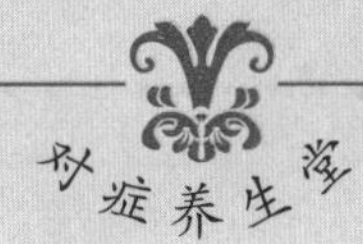

便秘吃什么？禁什么？

柴瑞震 主编

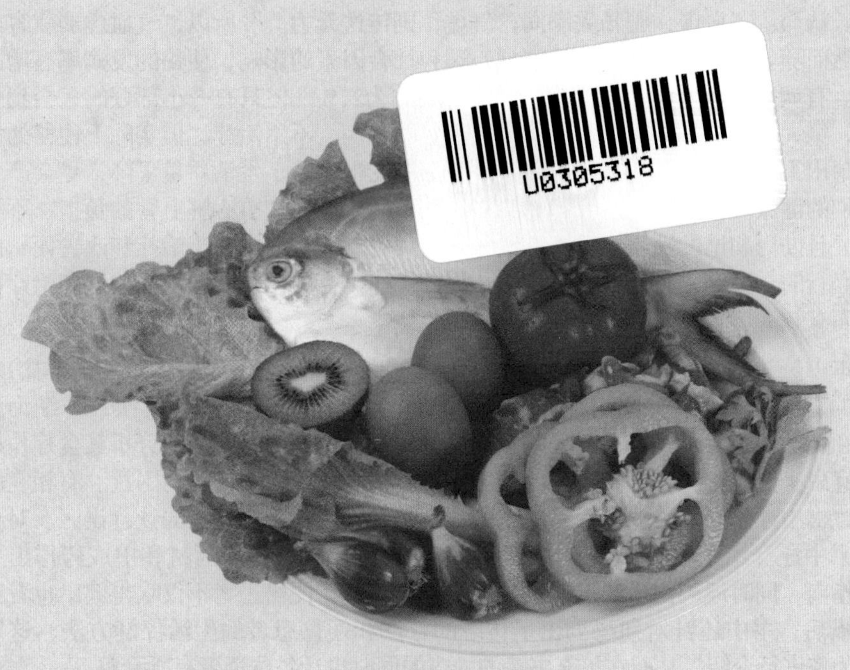

黑龙江出版集团
黑龙江科学技术出版社

序言 preface

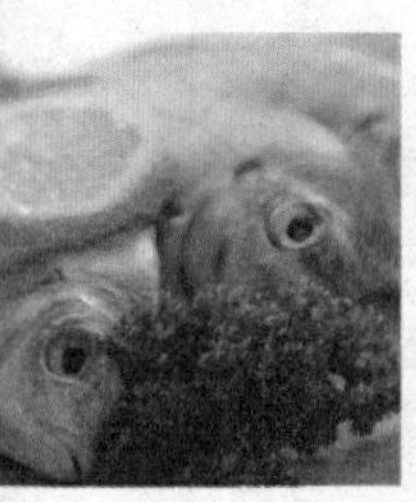
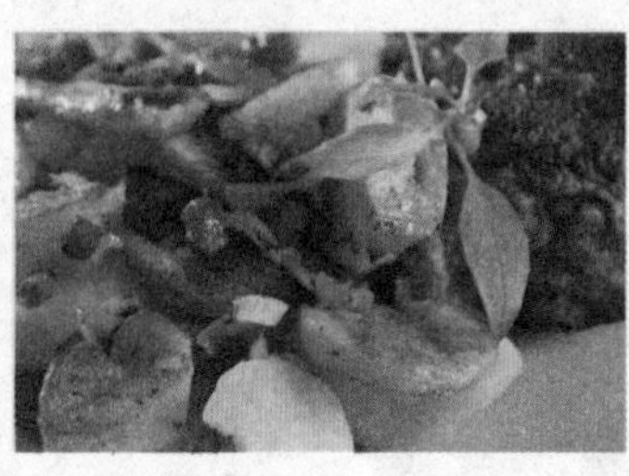
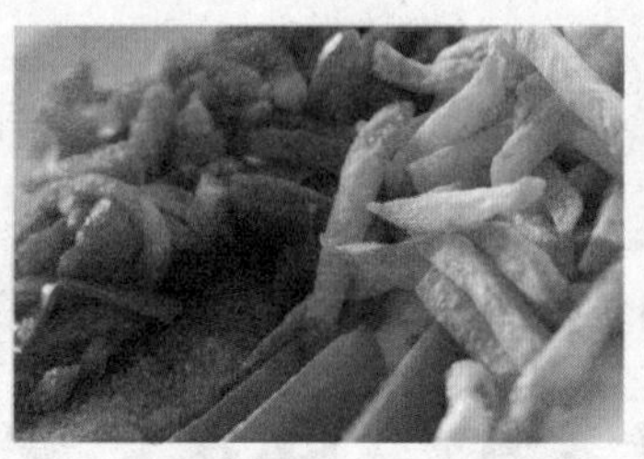
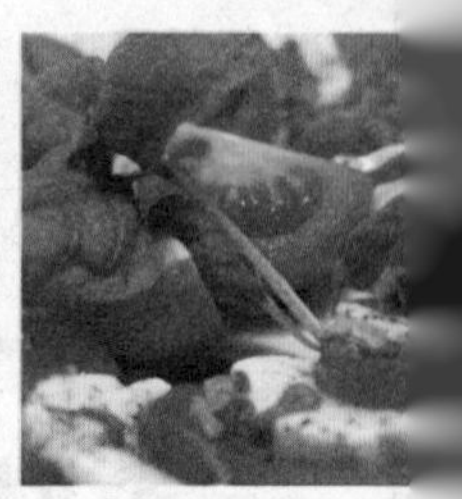

“便秘”是日常生活中一种常见的症状，都说“便秘”不是病，但是它确是人体的健康隐患。每天能够顺畅地排便，可以帮你把身体内的废物排走，从而使身体重新输入更多更好的新鲜物质，如果排便不通，积存在身体里的废物遗留下来会导致身体内的代谢变得缓慢，长此以往身体内就会存有很多的毒素，而外在的表现就是痤疮、口臭等，甚至有些人会出现很难看的脸色，同时对于整个身体状况也是有影响的。有报道指出“一天不排便等于吸一包烟”，可想而知，一天一次的排便对于身体的健康是多么重要。

便秘不是一种具体的疾病，而是临床上较为常见的一种症状，而引起便秘的原因也复杂多样。便秘通常表现为粪便硬结、排便量少、排便困难、排便不适、排便次数过少等。中医认为，便秘主要是由于燥热内结、气机郁滞、津液不足和脾肾虚寒所引起的。认为：“血虚，则肠失濡润；气虚，则传送无力。”所以，气血虚弱就容易便秘。然而随着人们饮食结构以及精神心理和社会因素的影响，便秘的发病率有增高的趋势。有调查显示，便秘在人群中的患病率约为27%，但只有一小部分的人会到及时就诊，绝大多数人常常不去理会，认为便秘不是病，不用治疗，但实际上便秘的危害已经超出人们的想象。长期便秘不仅让人很难受很痛苦，生活质量下降，更会严重危害人们的健康。便秘可诱发痔疮、肛裂，损害肝功能，加重心脏血管的负担、不孕不育，并且妨碍和谐的性生活，这些危害是极其可怕的。所以对于治疗和改善便秘症是势在必行的，而本书就是针对便秘症，详细讲述了有关便秘的知识，改善和治疗便秘全面而有效，是家庭不可缺少的一本书籍。

本书分为八个章节，首先，将便秘的一些知识结合中医对便秘的认识与治疗、便秘的生活调养、饮食原则进行介绍，帮助读者扫清知识障碍。其次，详细为读者收集和整理出了82种能防治便秘的食物，并对每一种食物进行介绍分析其食疗作用、搭配宜忌、健康吃法，多种选择为帮助患者更快、更好脱离便秘的困扰。有相宜就有相忌，书中还列出72种便秘患者忌吃的食物，帮助读者避免更多的饮食误区。对于便秘，书中还介绍了中医保健的知识，对能治疗便秘的一些中药材和中成药作出了正确的指南，同时还列出了36道调治便秘的花草茶，让便秘患者不仅吃得健康也看得舒服。最后，书中还针对便秘列出了传统的疗法和便秘患者的生活保健方法，这里会一一为您进行介绍，从而在扩充书籍的内容的同时也让各位读者有所受益。

书中提及便秘的知识比较全面，衷心希望能对便秘患者提供一定的帮助，为便秘患者排忧解难是本书的最终目的。同时，在编撰的过程中，难免出现纰漏，欢迎广大读者提出宝贵的意见，祝愿便秘患者早日恢复健康，远离便秘的困扰。

目录

Contents

第一章 便秘的健康学问，你知道吗？

便秘常识，不可忽视！

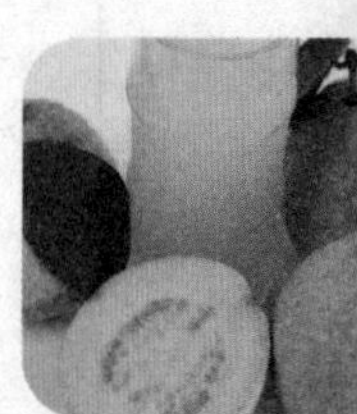

细说中、西医对便秘的认识

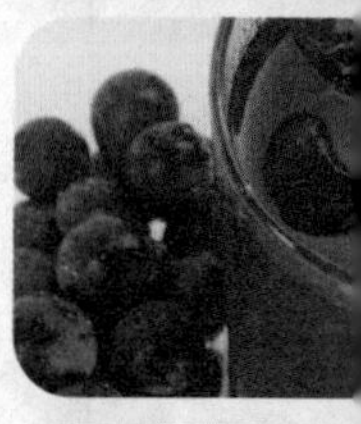

遵循饮食生活原则调治便秘

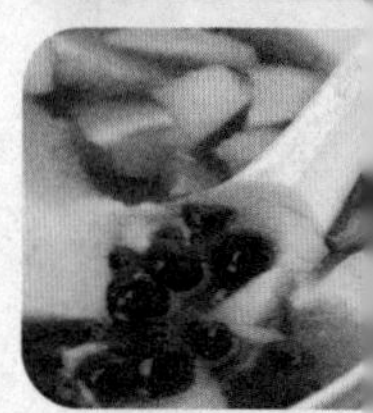

特殊人群便秘的饮食调理要点

目录

Contents

第二章 82种润肠通便的食物，你吃对了吗?

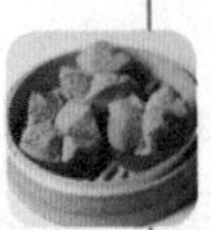
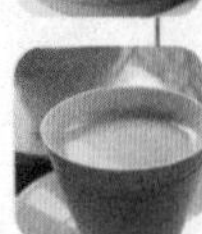
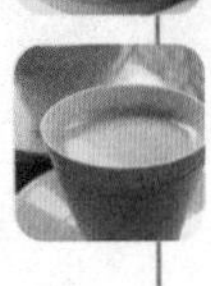
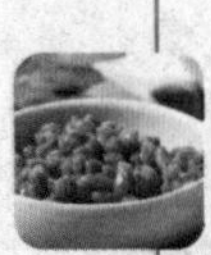

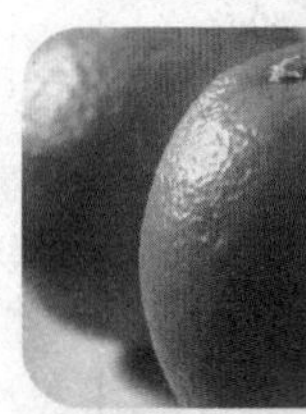
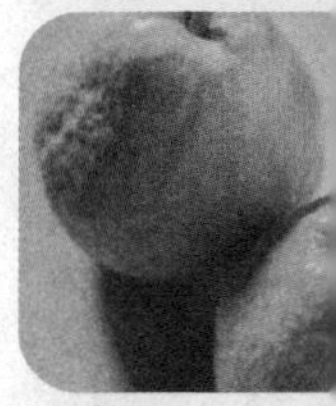
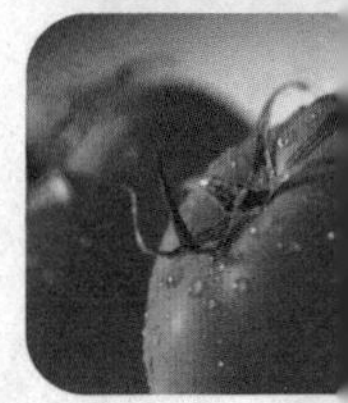

目录

Contents

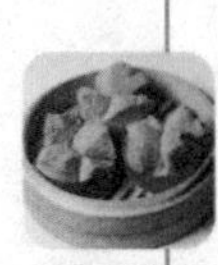
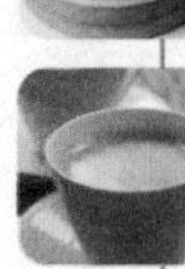
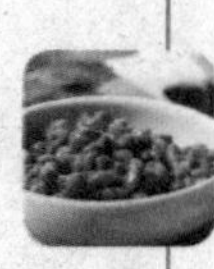
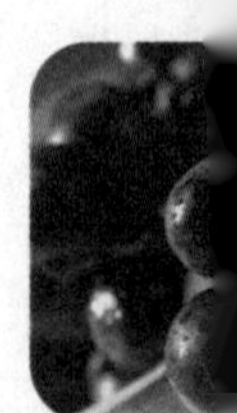
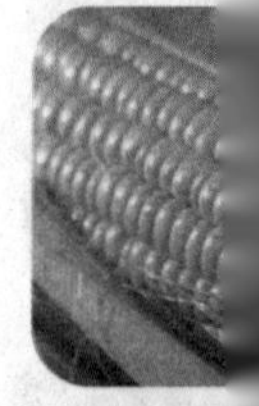
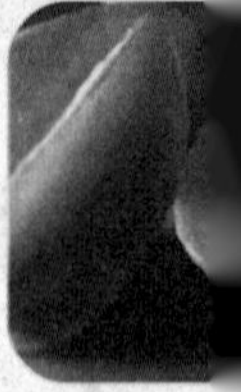

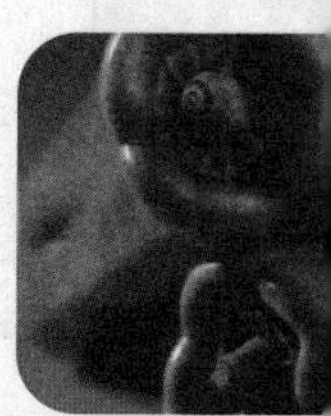
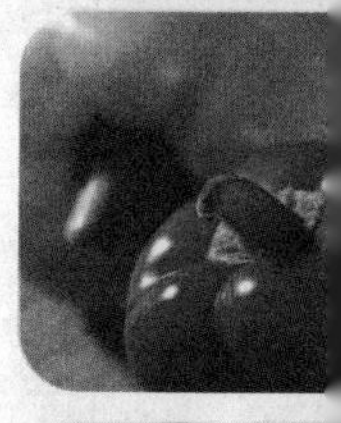
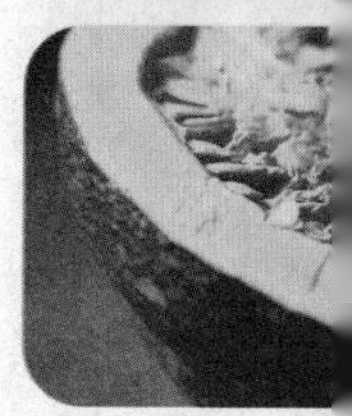

目录
Contents

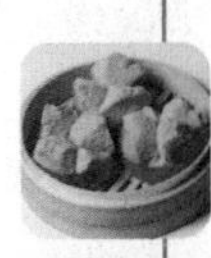
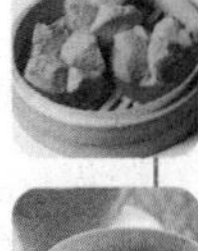
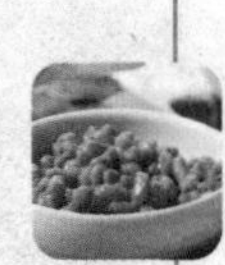
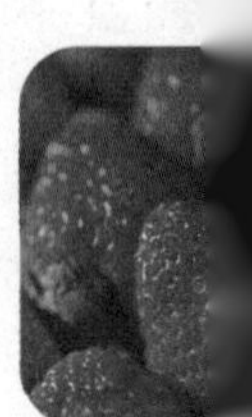
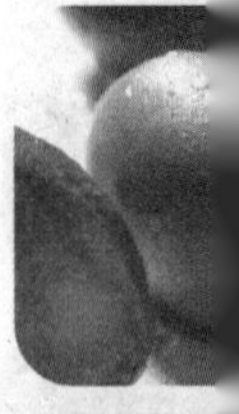
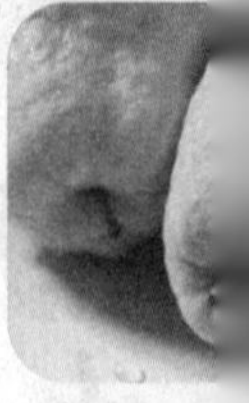

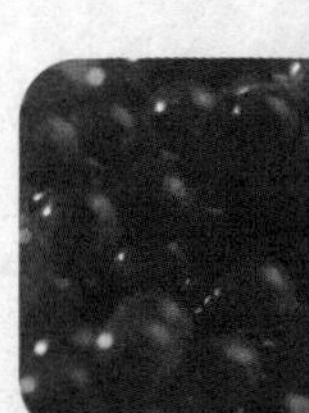

第三章 72种便秘患者慎吃食物，你吃错了吗?

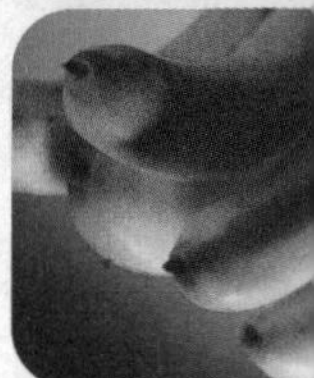

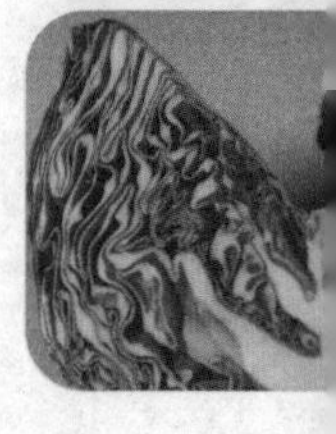

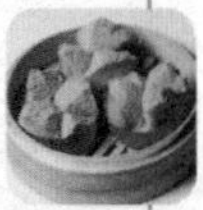

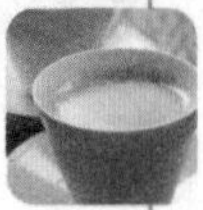

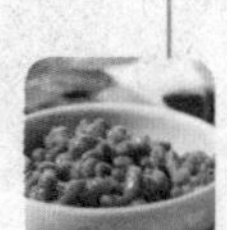
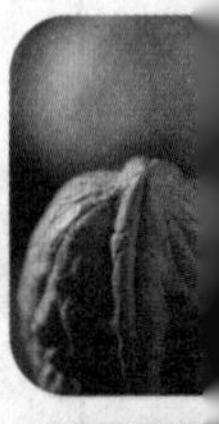
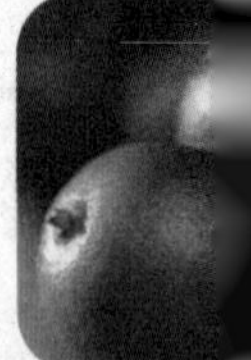
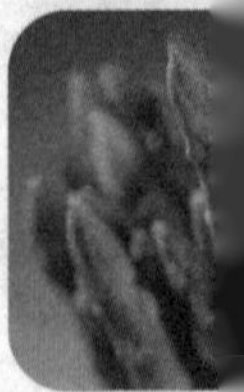

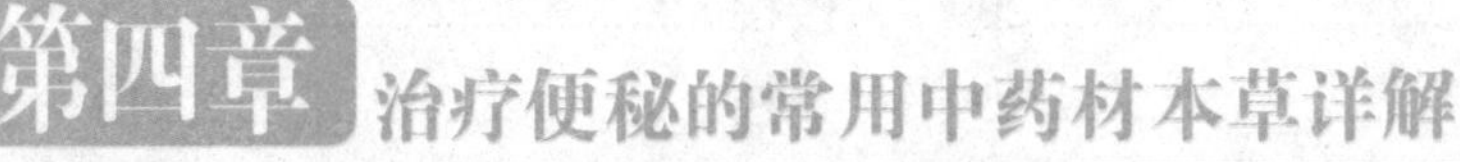

第四章 治疗便秘的常用中药材本草详解

第五章 治疗便秘常用中成药速查

第六章 36道调治便秘的花草药茶

第七章 治疗便秘的物理疗法集锦

第八章 便秘患者日常保健答疑

便秘患者用药保健答疑

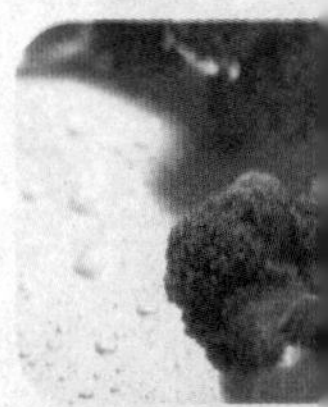
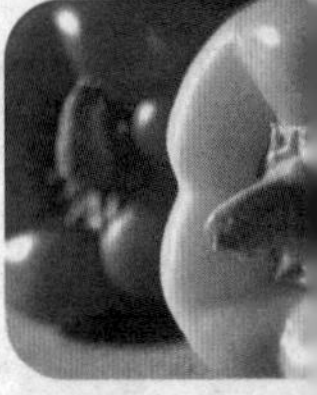
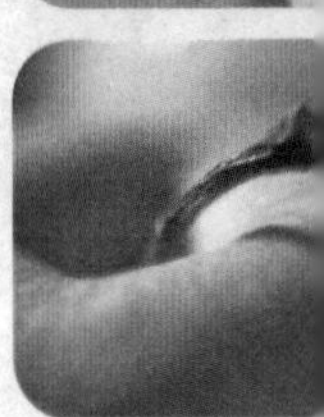

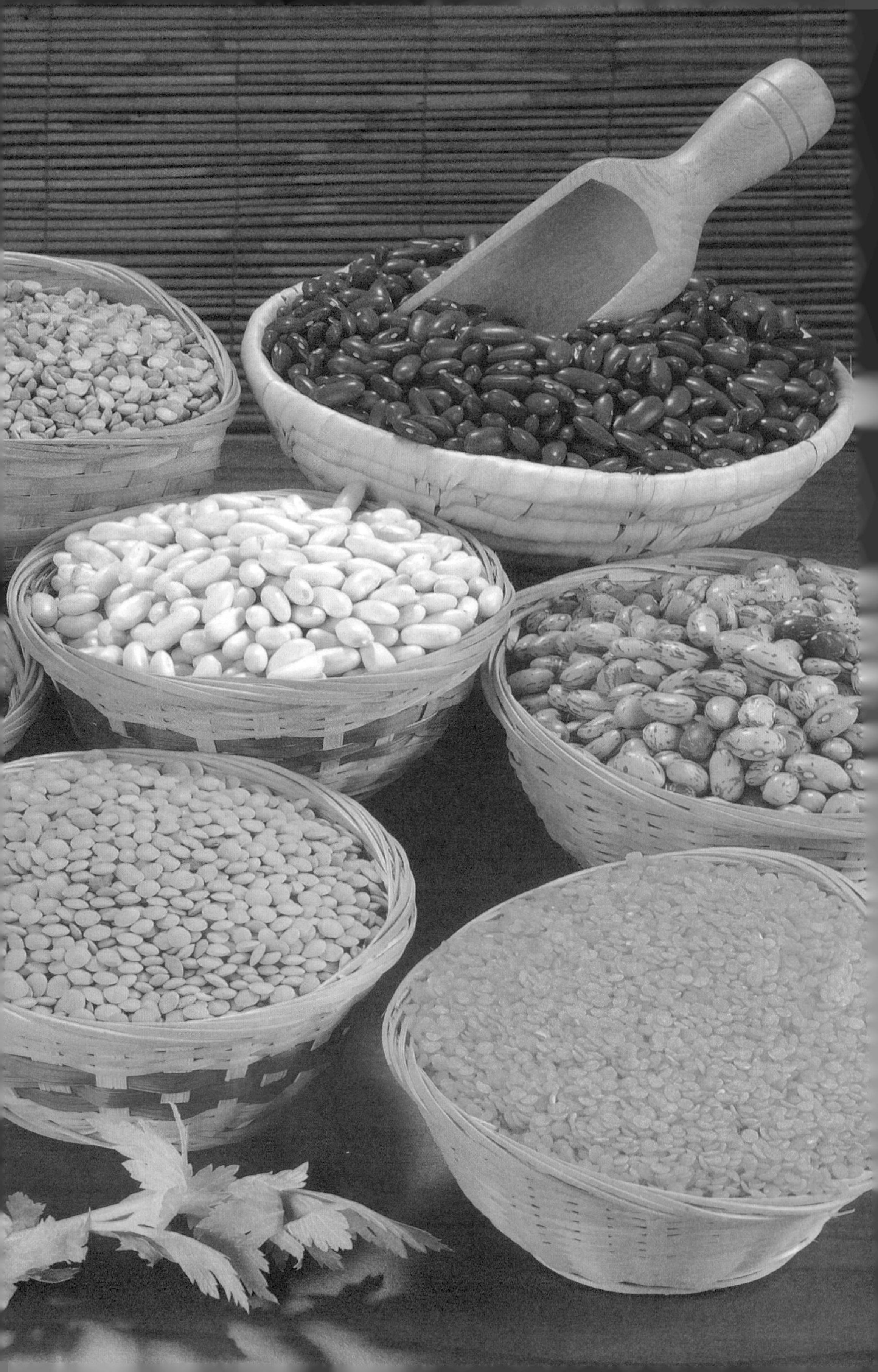

第一章

便秘的健康学问，你知道吗？

几乎每个人都曾经被便秘所困扰，便秘不属于疾病，而是一种症状。造成便秘的原因多种多样，精神压力、饮食失调、缺乏运动及多种疾病都会造成便秘。便秘是健康的警示灯，每当出现便秘，就是身体在提示您的健康出现了问题。可能是最近吃的水果蔬菜太少，也可能因为运动不够、肌肉松弛，或者是身体发生了严重的病变。仅仅用通便的泻药或润肠剂解决便秘，是治标不治本的，并不能从根源上解决便秘，还会忽略了身体的警示。便秘不仅是非健康状态的提示，其本身还会对生活质量和健康造成很大影响，便秘会引起许多并发症，造成高血压等病情的加重。所以关注便秘，保持肠道的通畅非常重要。

通过阅读本章，您可以了解正常的消化、排便过程与便秘的区别，造成便秘的根本原因，便秘与其他疾病的因果关系，便秘的危害，以及如何从饮食和生活方面调理便秘等问题。关注生活细节，为健康保驾护航。

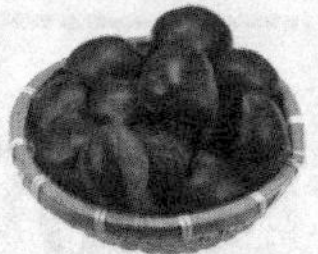

板栗

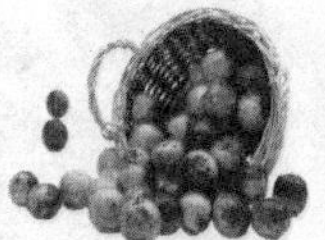

大枣

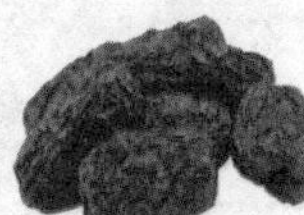

黑枣

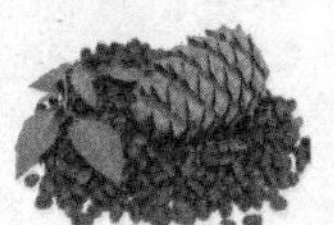

松子

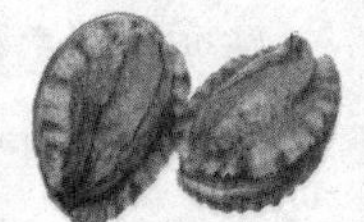

鲍鱼

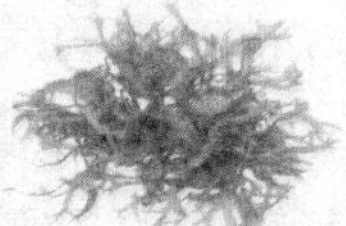

海藻

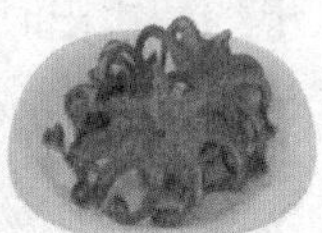

章鱼

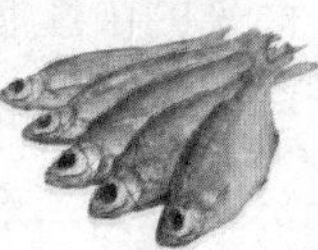

咸鱼

便秘常识，不可忽视！

◎许多人认为便秘不是病，殊不知长期、严重的便秘会对人体健康造成极大的威胁。本节介绍了关于便秘的一些基础知识及其危害，帮您了解便秘的成因及其影响。

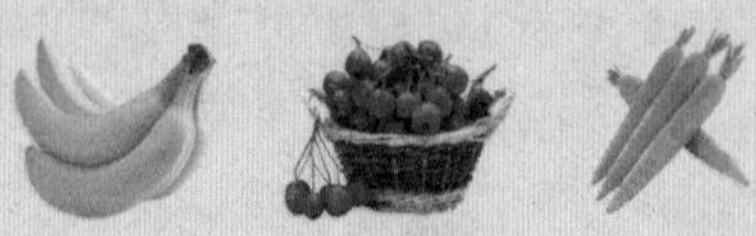

1 简述粪便的形成

粪便是在大肠处制造而成的，大肠并不进行食物的消化，其主要功能就是吸收水分和电解质，形成、贮存和排泄粪便。食物经过胃到小肠的消化吸收，剩余的糊状残渣从小肠进入大肠，大肠开始蠕动，吸收水分、无机盐和维生素，把糊状的残渣转变为固态，即粪便。

粪便中主要含有食物中没有消化的纤维素、结缔组织、上消化道的分泌物，如黏液、胆色素、黏蛋白、消化液、消化道黏膜脱落的残片、上皮细胞和细菌。如不吃蔬菜和粗粮等富含纤维素的食物，粪便组成常是一致的，即65%水分，35%固体。固体部分细菌最多，可达30%~50%，但大半细菌排出时已死亡。另外20%～30%是含氮物质，10%～20%是无机盐（钙、铁、镁等），脂肪占10%~20%，其中包括食物中未被吸收的脂肪，和由细菌、上皮残片而来的中性脂肪（三酰甘油）。另有胆固醇、嘌呤基和少量维生素。

正常粪便是圆柱形的，长10~20厘米，直径2~4厘米，重100~200克。食用蛋白质的粪便为棕黄色或黄色，有臭味，硬而成块，含有很多革兰氏阳性细菌。食用碳水化合物的粪便为棕绿色，恶臭味，软或半液体状，酸性，含有很多革兰氏阴性细菌。正常粪便稍有棕色，这是因有粪胆素和尿胆素，粪便颜色因食物而不同，某些药物可改变其颜色。正常粪便为碱性，其高低与在结肠存留时间长短成正比。稀便通常呈酸性，可刺激肛门周围皮肤而疼痛。食用辣椒或饮酒可引起肛门直肠反应性充血使痔疮急性发作。

2 正常排便与便秘

粪便形成后，由于结肠蠕动使各部结肠收缩，将粪便推向远段结肠，这种蠕动常由肝曲开始，每日2～3次，以每分钟1～2厘米的速度向前推进到左半结肠，直到乙状结肠贮留。但在进食后或早晨起床后由于胃结肠反射或体位反射而引起结肠总蠕动，以每小时10厘米的速度推进，如乙状结肠内存有粪便可使粪便进入直肠内，蓄积足够数量时（300克左右）将对肠壁产生一定压力则引起排便反射。

排便反射是一个复杂的综合动作，它包括不随意的低级反射和随意的高级反射活动。通常直肠是空虚的，当粪便充满直肠刺激肠壁感受器，发出冲动传入腰骶部脊髓内的低级排便中枢，同时上传至大脑皮质而产生便意。如环境许可，大脑皮质即发出冲动使排便中枢兴奋增强，产生排便反射，使乙状结肠和直肠收缩，肛门括约肌舒张，同时还须有意识地先行深吸气，声门关闭，增加胸腔压力，膈肌下降、腹肌收缩，增加腹内压力，促进粪便排出体外。

如环境不允许，则由腹下神经和阴部神经传出冲动，随意收缩肛管外括约肌，制止粪便排出。外括约肌的紧缩力比内括约肌大30%~60%，这可拮抗排便反射，因而能制止粪便由肛门排出，经过一段时间，直肠内粪便又返回乙状结肠或降结肠，这种结肠逆蠕动是一种保护性抑制。但若经常抑制便意，则可使直肠对粪便的压力刺激逐渐失去其敏感性，对排粪感失灵，加之粪便在大肠内停留过久，水分被过多地吸收而变干硬，产生排便困难，这是引起便秘的原因之一。

排便是可以随意志而延滞的，所以应当而且能够养成定时排便习惯。当人们早晨起床产生的反射，和早饭后产生的胃结肠反射，都可促进结肠集团蠕动，产生排便反射。因此，早上或早饭后定时排便符合生理要求，这对预防肛管直肠疾患是有很大的意义的。应该形成起床后或饭后排便的正常反射，除非环境不允许，就不应当有意识地抑制排便。

正常人的直肠对粪便的压力刺激具有一定的阈值，达到此阈值时，即产生便意。当100毫升粪便将直肠充盈25%时，或者直肠内压力达到约2.4千帕时，就可产生便意。要达到非排便不可的程度，直肠内容物和压力须增加3倍。但是否排便最后还取决于排便高级中枢对低级中枢的作用是抑制还是增强。

排便次数和习惯因人不同，一般每日1次，早饭后排便。也有的3~5日或更长时间排1次，却不感排便困难。排便后有舒适愉快的感觉。因此，不能只按照排便次数多少确定便秘、腹泻或排便的规律改变，应按各人的排便习惯来确定。

便秘是临床常见的复杂症状，而不是一种疾病，常表现为：便意少，排便次数也少；排便艰难、费力；排便不畅；大便干结、硬便，排便不净感；便秘伴有腹痛或腹部不适。部分患者还伴有失眠、烦躁、多梦、抑郁、焦虑等精神心理障碍。

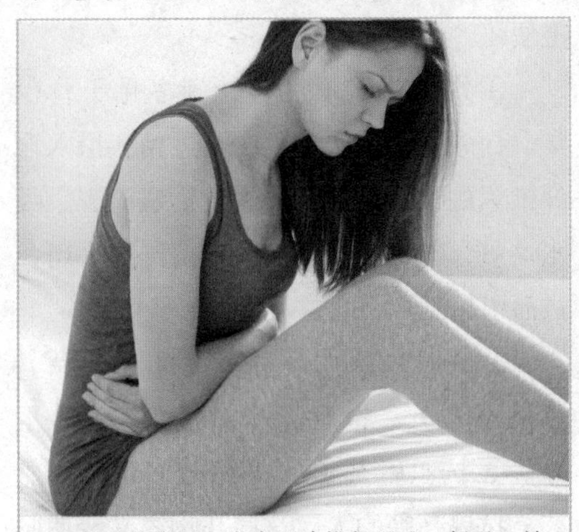
◎便秘比较常见，常表现为排便艰难、便干，并伴有腹痛或腹部不适

便秘的诊断标准

便秘的诊断标准为持续2周或2周以上的排便困难。可有排便次数少于3次/周，严重者可2~4周排便1次；排便时间延长，严重者每次排便时间可长达30分钟以上；大便性状发生改变，粪便干结；排便困难或费力，有排便不尽感。诊断后应考虑为功能性或器质性便秘，不能只考虑解决便秘症状，而应该找到引起便秘的原因。

4 易发生便秘的人群

随着人们饮食结构的改变及精神心理和社会因素的影响，便秘发病率有增高趋势。便秘在人群中的患病率高达27%，但只有一小部分便秘者会就诊。患者女性多于男性，老年多于青、壮年。因便秘发病率高、病因复杂，患者常有许多苦恼，便秘严重时会影响生活质量。以下人群更易患上便秘。

①饮食习惯不良，特别多见于青少年、白领女性，饮食过少、过精，摄入含纤维素的食物过少，导致食物残渣少、吸水性差，影响肠蠕动和肠道菌群的平衡，进而引起便秘。

②长时间服用解痛药（如阿托品、胃疡平等）、镇痛药（如吗啡、度冷丁等）、抗胆碱药（如胃舒平）、抗贫血药、抗癌药等的人。这些药物容易致使肠道发生功能性异常，引起便秘。

③生活节奏改变、工作压力大、精神紧张的人，如知识分子、脑力工作者、经理人、办公室人员、更年期妇女等。长期的精神压力造成植物神经功能紊乱，抑制胃肠运动，引起便秘。

④有器质性病变的人群：如肠道病变，肠道周围组织病变，脑或脊髓病变，代谢性内分泌疾病，肛门周围疾病，泌尿生殖系统疾病患者。这些病变直接影响肠道运转功能，容易引起便秘。

⑤体弱多病的人、老年人、孕产妇、婴幼儿，过度肥胖或营养不良的人，久坐不动的人。这些人可能发生腹肌及盆腔肌张力不足，排便推动力不足，难于将粪便排出体外，进而引起便秘。

⑥有些人滥用泻药或经常灌肠，忽视或强忍便意，造成排便反射丧失，也容易引起便秘。

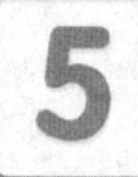

哪些疾病可能引起便秘

①肠道器质性病变：肿瘤、炎症或其他原因引起的肠腔狭窄或梗阻。

②直肠、肛门病变：直肠内脱垂、痔疮、直肠前膨出、耻骨直肠肌肥厚、耻直分离、盆底病等。

③内分泌或代谢性疾病：糖尿病、甲状腺功能低下、甲状旁腺疾病等。

④免疫系统性疾病：硬皮病、红斑狼疮等。

⑤神经系统疾病：中枢性脑部疾患、脑卒中、多发硬化、脊髓损伤以及周围神

经病变等。

⑥肠管平滑肌或神经源性病变。

⑦结肠神经肌肉病变：假性肠梗阻、先天性巨结肠、巨直肠、结肠冗长等。

⑧神经心理障碍。

⑨可能引起便秘的药物如下。

胃病药：如氢氧化铝、硫糖铝（舒可捷）、丽珠得乐、碳酸钙等。此类药物以中和胃酸或者保护胃黏膜为主，多有收敛作用，可能会引起大便干结而导致便秘，停药即可恢复正常。

止泻药：洛派丁胺等止泻药服用过量或者服用时间过长，也可能引起大便结燥，排便困难。

抗高血压药：钙通道拮抗剂（硝苯吡啶、维拉帕米）、可乐定等降压药物均存在可能引起便秘的副作用。

中枢神经系统药：抗抑郁药、抗精神病药（盐酸丙嗪）、抗震颤麻痹药（盐酸金刚烷胺）、抗惊厥药（苯巴比妥）等可影响神经反射，抑制肠蠕动而导致便秘。

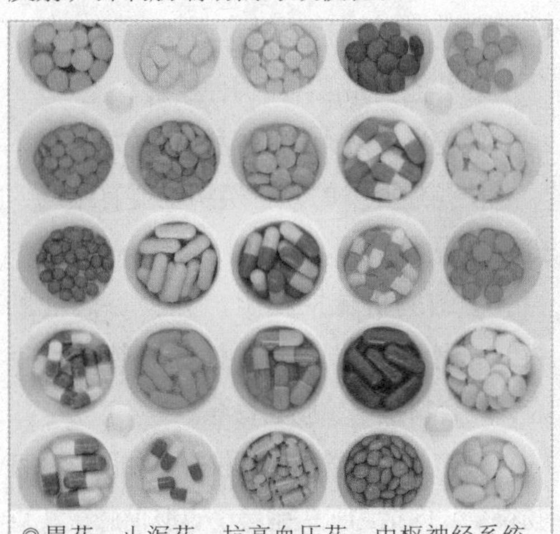

◎胃药、止泻药、抗高血压药、中枢神经系统药，都会在一定程度上引起便秘

其他药物：抗胆碱药（阿托品、普鲁苯辛、颠茄合剂），利尿药（呋噻米），抗过敏药（苯海拉明），麻醉药（吗啡），以及麻黄素、布洛芬、补钙药、补铁剂等长期服用或者过量服用时，都可能引起不同程度的便秘。

6 便秘会引发哪些疾病

粪便不仅是食物消化吸收后的残渣，还包含代谢后产生的诸多有害物质。如果不能及时排便，这些物质就会被肠道吸收，对人体造成损害。其影响包括消化道局部症状、全身症状和引发多种疾病。

①局部的消化道症状。由于食物残渣在肠道内停留过久，会在肠道细菌的作用下产生气体，如氮、二氧化氮、硫化氢等，这些气体大量积聚在肠腔内，可使肠管膨胀、静脉血液回流受阻，导致消化功能受到影响以及下腹胀满不适、钝痛、肠鸣、恶心、排气、打嗝、食欲不振等症状。

②全身症状。因食物残渣发酵腐败所产生的气体一旦进入血液循环，会引起一系列的中毒症状，如头痛、头晕、疲劳、口苦、心悸、心烦易怒、表情淡漠等，甚至可出现轻度贫血或营养不良症状，还会引起患者食欲不振、口臭、容易疲劳等。

③引发各类疾病。便秘会使患者的自主神经功能失常，使得皮肤微循环功能降低，加之粪便长时间停留于肠内产生的有害物质，易产生痤疮、黄褐斑等皮肤问题，还可能引发荨麻疹和哮喘。干燥坚硬

的粪块易损伤肛门，引起肛裂、痔疮等疾病。由于粪块压迫第三、第四及第五骼神经根前支，便秘症患者还会出现骶骨部、臀部、大腿后侧隐痛与酸胀等不适。

便秘极易引发急性阑尾炎：急性阑尾炎是常见病，发病率居各种急腹症的首位。除婴儿外，可发生在各个年龄阶段。从病因上讲，便秘可导致消化道功能紊乱，妨碍阑尾的血液循环，从而为细菌感染创造条件。同时阑尾是一个与盲肠相通的盲管，管腔细长，开口狭小。当出现便秘时，滞留的粪便形成了粪石，造成阑尾腔堵塞，更便于细菌入侵及繁殖而引起感染发炎，于是阑尾炎便发生了。

便秘易诱发直肠癌：直肠癌通常在直肠齿状线以上至乙状结肠起始部之间黏膜和黏膜下层发生，病灶表面高低不平，质地坚硬。生长迅速，容易转移，术后容易复发，是一种比较常见的肠道恶性肿瘤。

流行病学调查表明，直肠癌的发生与饮食习惯的改变，由素食改为高脂肪、高蛋白饮食有关。虽然不能说便秘症是引起直肠癌的直接病因，但便秘症可带来许多易引起直肠癌的物理性、化学性致癌因素。特别是肠道息肉患者，更易受到刺激诱发癌变。而直肠癌患者直肠肠腔狭窄，粪便通过困难，又会加重便秘症状况，形成恶性循环。

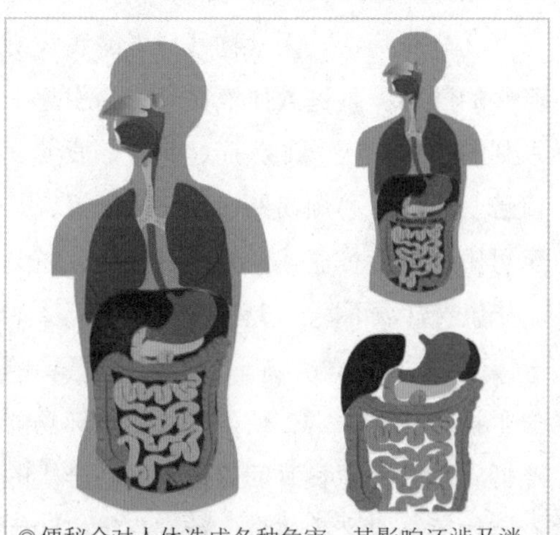

◎便秘会对人体造成各种危害，其影响还涉及消化道局部症状、全身症状和及引发多种疾病。

便秘可诱发的内科疾病如下。

临床常与便秘并发的内科疾病主要有以下几类。

①神经系统疾病。中枢性脑部疾患、脑卒中、多发硬化、脊髓损伤以及周围神经病变等。

②内分泌或代谢性疾病。如甲状腺功能减退、甲状腺功能亢进、低血钾、糖尿病、肥胖症等。

③免疫系统疾病。如硬皮病、红斑狼疮。

④循环系统疾病。如充血性心力衰竭、缩窄性心包炎、门静脉高压、肝静脉阻塞等综合征。

⑤精神或心理障碍。如精神病、抑郁症、神经性厌食症等。

⑥其他。如营养障碍性疾病。

便秘症容易诱发的外科疾病如下。

便秘症并发的外科疾病主要有结肠、直肠器质性病变及功能性障碍。

①结肠机械性梗阻。如良、恶性肿瘤，慢性肠扭转，特异性和非特异性炎症，吻合口狭窄，肠套叠等。

②直肠、肛管出口处梗阻。如肛管、直肠狭窄，内括约肌失弛缓，直肠前膨出，直肠内脱垂，盆底痉挛综合征，盆底疝等。

③结肠、直肠神经病变及肌肉异常。如假性肠梗阻、先天性巨结肠、特发性巨结肠、巨直肠、传输性结肠、肠易激综合征等。

便秘可诱发的妇科疾病：便秘常诱发的妇科疾病主要有盆底器质性病变及功能性障碍。女性子宫、输卵管、卵巢等内生殖器官位于骨盆腔内，前与膀胱为邻，后面及左右两侧靠近肠管。右侧输卵管挨着阑尾、盲肠、左侧输卵管与乙状结肠、直肠靠近。如果长期便秘，停留在肠管内排泄物中的各种细菌、病毒、霉菌等病原体，可以通过毛细血管、淋巴管直接蔓延到左侧输卵管及卵巢，引起附件炎症。轻者病变进展缓慢，症状不明显。重者可出现下腹痛、腰酸痛、白带过多、月经量大、痛经和性交痛等症状。另外输卵管若因炎症而发生堵塞，就会阻碍精卵相遇，造成不孕症。

便秘症易引发痔疮：痔疮是直肠末端黏膜下和肛管皮下静脉丛血管扩张和曲张形成的柔软静脉团，是临床的常见病、多发病。结合其发生部位可分为内痔、外痔、混合痔。便秘是痔疮形成的机械性因素之一。发生便秘症时，干硬粪块压迫直肠，使直肠黏膜下层的静脉直接受压，直肠肛门静脉回流障碍，特别是直肠上静脉及其分支，缺少静脉瓣，血液容易瘀积，从而诱发痔疮形成。痔疮可引起便秘或加重便秘。由于痔疮可造成排便疼痛，特别是痔核脱出时疼痛剧烈，往往导致患者惧怕排便时疼痛不敢便或强忍不排便，使粪便在肠内停留，使粪便干燥，引发或加重便秘。

便秘易诱发食管疾病：食管从胸腔到腹腔与胃相连，中间穿过膈肌，食管穿过膈肌的部位叫食管裂孔。当膈肌以下的食管及部分胃经过食管裂孔进入胸腔时，称为食管裂孔疝。该病的发病率随年龄增长而增高，老年人因为膈肌的弹性减弱、张力低下，食管裂孔逐渐变得松弛或加宽，更易发生食管裂孔疝。便秘是食管裂孔疝的常见诱发因素，当用力排便时，腹压会升高，极易将胃的部分挤压而通过食管裂孔形成疝，还会使已患有的食管裂孔疝加重。通常治愈便秘就可减少此病的发生。

老年人长期便秘易患痴呆症：正常情况下，人体肠道内的细菌能将没有被消化的蛋白质分解成氨、硫醇、吲哚、硫化氢和组织胺等有毒物质，便秘者由于粪便在肠道内停留时间长，这些物质会被更多地吸收入血，损害中枢神经系统，成为诱发阿尔茨海默病的因素。

7 便秘的危害

①便秘给肝硬化患者带来的危害。肝硬化是指肝内弥漫性纤维化并伴有结节形成的一种慢性肝病，可造成门静脉高压。门静脉高压严重时会出现肝硬化的严重并发症——消化道大出血。便秘症患者因大便干燥，难于排出，经常会拼力强排，致使腹腔内压力突然增加。对于肝硬化的患者，腹内压力的突然升高会使因门静脉高压而迂曲扩张的食管胃底静脉发生血管破

裂而出血，从而导致患者大量呕血、便血，甚至危及生命。

此外，肝硬化患者肝脏功能受损严重，发生代谢途径障碍，血液里有害物质增多，影响大脑功能，造成肝性脑病。便秘症患者延长了粪便中含氮物质与肠道内细菌接触的时间，促使氨及其他有毒物质的产生和吸收，从而导致和诱发肝性脑病。

②便秘对前列腺患者的危害。对于前列腺患者来说，便秘症还会加重病情。由于前列腺是生长在会阴部深处的栗子状性腺体，患者若发生便秘症，坚硬的大便推挤在直肠内，会直接挤压染病的前列腺，造成其血流不畅，特别是前列腺增生症患者和处于前列腺炎、前列腺癌发作期的患者，因便秘症带来的影响会更突出。

③便秘对肺结核患者有什么危害。对于肺结核有咯血症状的患者，特别是经常出现咯血症状的患者，经过治疗，咯血停止后，要特别注意保持排便通畅，以免因便秘症而过分用力排便，使胸、腹腔压力骤然升高，血管破裂，从而引起患者再度咯血或大量咯血。

④便秘对糖尿病患者的危害。便秘对正常人来说不足以对生命构成威胁，但对于糖尿病患者而言，便秘症却可能是致命的。在糖尿病的诸多并发症中，失明和心肌梗死是两项重要的致残、致死原因。然而如此严重的后果却往往是因便秘症引发的。这是因为，糖尿病的病程较长，因植物神经病变可导致顽固性便秘症。有研究显示，人在用力排便时，血压可明显升高。糖尿病患者多有视网膜微血管瘤或新生血管，瞬间的高血压可造成血管破裂，引起视网膜出血，导致失明。相当多的糖尿病患者伴有冠状动脉和脑动脉硬化，便秘症可造成血压急剧升高，心脏负荷加大，诱发急性心肌梗死的概率也大大增加。

⑤便秘会给儿童造成的危害。如果长期便秘，由于膨胀的直肠经常压迫膀胱壁，可引起膀胱容量的减小，白天可出现尿频，夜间则易发生遗尿。如果是学龄期儿童，则可能为了减少上厕所的次数而自觉限制饮水，从而加重便秘症，如此恶性循环，是儿童便秘症不易治愈的原因之一。另一方面，夜间遗尿会加重儿童的心理负担，因此，治疗遗尿必须首先治愈便秘症。

⑥便秘会对女性身体产生危害。从美容角度讲，女性长期便秘易使痤疮、疱疖的发生率提高，大多表现为皮肤较粗糙、干燥、面色不华。这是由于粪便在肠道里停留时间过长，粪便中所产生的毒素会对人的皮肤发挥不良作用。

8 便秘的预防

习惯性便秘症多是由后天养成的不良习惯造成的。而且一旦养成，就不容易改掉。以下几点对预防习惯性便秘症有明显效果：

①每天起床后，喝一大杯温开水或淡盐水，可湿润和刺激肠蠕动，引起便意。

②食物不要过于精细，宜选择一些富含

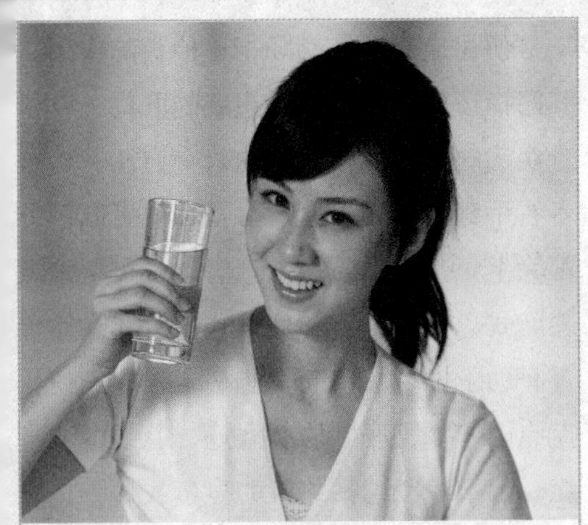
◎便秘需要预防，每天起床后喝一大杯温开水或淡盐水，可湿润和刺激肠蠕动

膳食纤维的食物，更不能养成偏食的习惯。

③要养成良好的排便习惯，每天定时排便。排便时要精力集中，摒弃排便时看报纸、书籍或听广播等不良习惯。

④多做运动，克服既不参加劳动又不参加体育锻炼的“贪安少动”的不良习惯。合理安排生活和工作，做到劳逸结合。适当的文体活动，特别是腹肌的锻炼有利于胃肠功能的改善，对于久坐少动和精神高度集中的脑力劳动者更为重要。

⑤经常多自我按摩腹部，能帮助肠道运动，以保持大便通畅。

⑥改变依赖泻药通便的不良习惯，若长时间服用泻药可引起贫血、抵抗力下降、营养不良等症。

9 便秘患者须做的常规检查

便秘症患者在哪些情况下需要做医疗检查。由于便秘并无特殊性症状，所以一般人常会忽略对便秘的检查。

而有些类型的便秘症表面之下，却隐藏有其他疾病，如症候性便秘症与器质性便秘症就具有此种隐患。

由此，即使普通的便秘症也应接受医师的诊察，以确定病因。如果症状符合以下所列举的几点，就应立即去医院接受检查：

①自幼儿时期就开始有持续性的便秘。

②过去从未发生便秘症情况，突然开始出现便秘。

③本来就经常便秘，近来尤其严重。

④出现顽固性的便秘，即使自行治疗也无法改善。

⑤粪便中带有血丝或黏液。

⑥便形不完整。

⑦伴随有剧烈的腹痛或呕吐。

通过便常规检查及便隐血试验确定便秘症类型。便常规检查及便隐血试验是确定便秘症类型的两种途径。检查时要仔细观察粪便的形状、大小、坚硬度、有无脓血和黏液等。不同原因或病变引起的便秘症，其粪便性状及检查结果不同。

①习惯性便秘症患者。其粪便多呈大段或大块状干燥粪便，或为秘结干硬的粗长条状。有少数习惯性便秘症患者的粪便为起初干硬而后溏软，也有的大便并不太坚硬却排便困难。

②痉挛性便秘症患者。其粪便呈干燥坚硬的颗粒状，状如羊粪或兔粪。

③肠梗阻便秘症或粪块堵塞性肠梗阻患者。主要表现为不排便、不排气，或由于干燥坚硬的粪块堵塞滞留于肠道，刺激

肠黏膜分泌大量黏液，呈黏液便，易误诊为腹泻。

④直肠便秘症患者。由于直肠功能性改变，如直肠平滑肌弛缓引起的直肠便秘症，粪便多为深褐色大团块状，或粪团表面附着黏液、血丝。

⑤肠结核患者。粪便干硬，常表现为便秘与腹泻交替出现。

⑥肠易激综合征患者。粪便如羊粪状，常伴有较多的黏液，或便秘与腹泻交替出现。

⑦直肠癌或其他原因引起的直肠狭窄所致的便秘症患者。其粪便条一侧常有沟，或粪便条逐渐变细，便条变细为其显著特点。

⑧因痔疮或肛裂而引发便秘症的患者。粪便表面常有鲜血，或排便后肛门滴血等。

⑨粪嵌塞性便秘症患者。其特点是肛门经常漏出少量粪便。便意频繁，但每次量少粪稀。直肠指诊检查可摸到直肠内堵满嵌塞的干燥粪块。

⑩结肠癌患者。右侧结肠癌常表现为便秘与腹泻交替出现，而左侧结肠癌表现为开始就出现进行性逐渐加重的便秘症。

做血常规检查对便秘症患者的作用。大肠癌特别是右侧结肠癌等患者的便秘症，常伴有不同程度的贫血。如果周围血液中有网织、点彩红细胞与多染色性红细胞增多，多为慢性铅中毒引起的便秘症。这类便秘症患者的血、尿含铅量的测定，有助于铅中毒的诊断。

便秘症患者做直肠指诊检查的作用。肛门指诊是用食指伸进患者的肛门，以检查疾病的一种简便易行的检查方法。检查者右手戴上消毒手套，食指和患者肛门外都涂上一些液体石蜡。患者体位可以采取膝胸式、左侧卧式和仰卧式。直肠指诊检查有助于发现肛门与直肠病变引起的便秘症原因，如直肠肿块、痔疮、肛裂，或炎症、狭窄、肛门括约肌的痉挛或松弛、坚硬的粪块堵塞和外来压迫等。通过肛门直肠指诊，可以发现以下疾病：

①通过指诊之前的望诊，可明确有无外痔、肛门周围脓肿、感染、肛裂、肛瘘等。

②诊断直肠癌时，可触及肿块，肿块造成直肠的狭窄，有时可有触痛及出血。

③诊断转移癌或腹腔内恶性肿瘤时，可触及块状物。

④女性通过肛门指诊可以发现有无子宫后倾、宫颈肿瘤、附件肿瘤或炎症；男性可以发现有无前列腺肥大或前列腺癌。

⑤对诊断某些急性腹症有特殊意义。

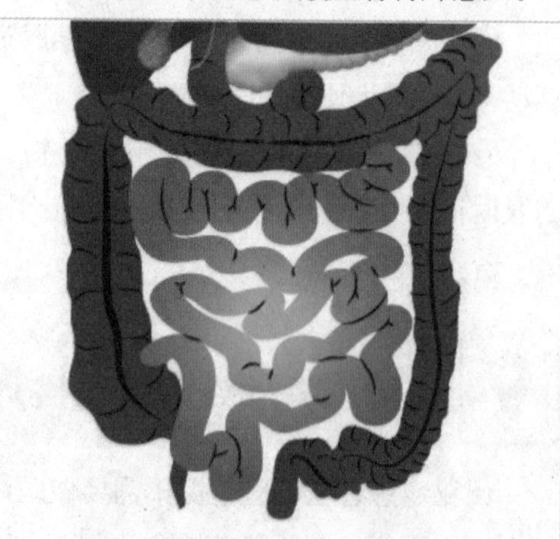

◎针对便秘患者，还需要进行相应的检查，不同的检查有不同的作用

⑥可以了解大便的性状。直肠癌或内痔出血时可见指套上染有鲜血。有些便秘症患者可在直肠内触到坚硬的粪块，可用手指将其挖出，起到治疗作用。对于腹泻患者，要注意指套上带出粪便的颜色，有无血液、黏液或脓液，必要时可将指套上的粪便进行化验检查。

便秘症患者做肠镜检查的必要。直肠和乙状结肠是消化道的末端，也是息肉、溃疡、恶性肿瘤的好发部位。直肠腺瘤性息肉又是癌前期病变，家族性多发性息肉病也常易癌变。溃疡性结肠炎也是比较常见的癌变诱因。直肠和乙状结肠的恶性肿瘤患者，往往先有大便习惯的改变和便血，常被误诊为痢疾和痔疮等，给患者带来严重的后果。因此，凡疑为直肠和乙状结肠病变的便秘症患者都应进行乙状结肠镜检查。

检查一般在指诊后进行，除了可直接观察肠黏膜是否有改变以及指诊发现的肿物的形态、大小、部位及颜色外，还可以直接观察肠黏膜是否存在病变，并可做活组织检查，这是很有价值的检查方法。纤维结肠镜检查的观察范围更为纵深，在技术熟练的情况下，诊断率更高。但检查也不是对任何人或在任何时候都适用，如遇有直肠或乙状结肠远端狭窄，内镜不能通过时，就不要强行插入；或当患者有腹膜刺激症状，不能耐受检查时，也不要强行检查；对于同时患有各种急性感染性疾病，近期发生过心肌梗死、急性腰背部损伤或下肢扭伤的病人及行经期妇女等，则要延期检查；对于有出血倾向或凝血障碍的患者，不宜进行活组织检查。

便秘症患者做影像学检查的必要。怀疑患者有消化道病变时，做胃肠道造影检查是一项重要的检查方法，它可以显示消化道有无狭窄、息肉、肿瘤、扩张、肠道憩室等造成便秘症的疾病。同时，还可以明确肠道的运动功能。以下为几种常见的胃肠道造影检查：

①X线腹部透视和X线腹部平片。对于诊断肠梗阻有重要意义。

②胃肠钡剂造影及X线检查。可以用来检查消化道病变；也可以观察胃肠运动功能；对于胃肠道肿瘤，可显示肿瘤在结肠的特异性阴影，肠蠕动波的变化。肠壁若被肿瘤浸润时，结肠袋不规则或消失，肠腔可出现狭窄等。另外，可帮助诊断巨结肠、巨直肠等。

③气钡双重造影。气钡双重造影可使肠内占位性病变、溃疡、憩室等微小病变显示出清晰影像，同时可显示发生病变的部位、分布、活动度等，对发现和诊断便秘症的病因有帮助。

此外，便秘症患者做B超检查可提示胃肠道肿瘤或其他部位肿瘤压迫肠道等情况。便秘症患者做磁共振成像检查可发现肿瘤的部位、大小，明确病变侵犯肠壁的深度等。

便秘症患者为何要做结肠运输试验。结肠运输试验，是让便秘症患者吞服一定数量的不透X线标志物，定时拍摄胶片，可了解到标志物在胃肠道内运行的速度及分布情况，借以区别和诊断便秘症的类型等。若是直肠性便秘症，腹部平片显示标志物在结肠中运行很快，最后聚积于直肠；若是结肠性便秘症，可显示出标志物分布于结肠的范围，评估出结肠的运行功能。

便秘症患者为什么应做肛管压力测定。肛管压力测定可反映和提示盆底肌肉和内外括约肌等排便肌的活动功能。检测包括基础压和紧缩压两项数据，前者主要表示内括约肌及部分外括约肌的活动功能，后者主要表示外括约肌的活动功能。

正常基础压力为0.490～0.735千帕（50～75毫米汞柱）；紧缩压为0.980～1.372千帕（100～140毫米汞柱）。紧缩压降低，表示外括约肌活动功能低下，多见于老年患者。紧缩压升高则多见于青年患者，基础压和紧缩压都升高多见于儿童。因此，肛管直肠压力测定，可区别全身性原因发生的便秘症和排便梗阻，并可评定肛门直肠的生理状况，提供帮助诊断和治疗的数据。如先天性巨结肠症病儿的肛管直肠压力增高，用气球注入空气法使直肠膨胀时，不出现内括约肌松弛反射，基础压不下降，内括约肌继续痉挛等。

患者应怎样配合医生为自己诊断。便秘症患者去医院就诊时，应向医生详细说明自己的病史，以使医生能准确地作出判断。以下是应向医生说明的几个方面：

①职业史。有长期铅接触史，包括从事含铅油漆与染料、蓄电池以及铅字排版等工作者，应该向医生说明。

②生活史。应详细讲述进餐情况、有无食癖、食物摄入量、食物中所含膳食纤维的量。还应讲清生活习惯与工作规律是否受到了干扰，包括出差、工作过分繁重、起居进餐无定时、卧床使用便盆等排便条件的改变，这些均可引起单纯性便秘症。此外，精神状态，包括情绪紧张、焦虑、忧郁等，这些常为肠道易激综合征的诱发因素。

③药物史。应向医生说明是否服用过能引起便秘症的药物，包括吗啡或阿片制剂，可待因、颠茄片、普鲁本辛、神经节阻滞药物及肠道吸附收敛药剂。

④起病与病程。应向医生说明便秘症开始的时间和整个过程。

如果排便习惯一向正常，而近期出现顽固性便秘症者，若能排除生活史、药物史方面的原因，则应警惕患有直肠、乙状结肠、降结肠肿瘤。病程漫长，伴有反复缓解与加重者，常为结肠过敏症。

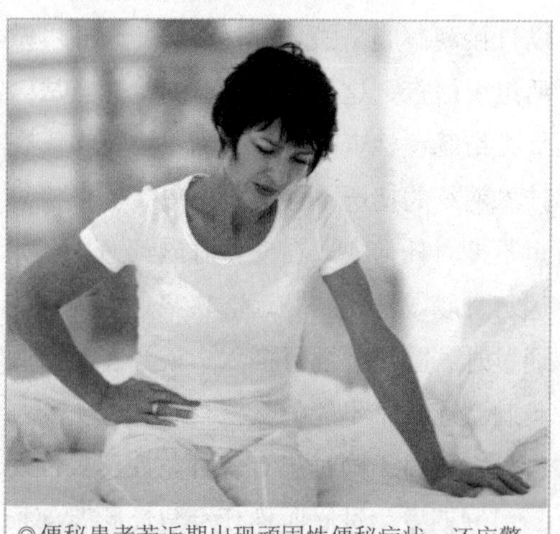

◎便秘患者若近期出现顽固性便秘症状，还应警惕是否患有直肠、乙状结肠等病

细说中、西医对便秘的认识

◎中、西医对于便秘都有各自的分类与治疗方法，本节较为详细地介绍了各种造成便秘的原因，方便读者判断自身的体质与造成便秘的根源所在。

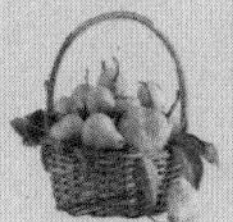

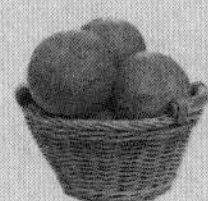

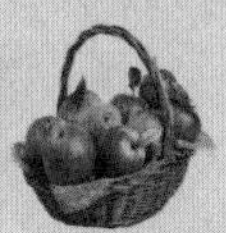

1 便秘的中医分型

便秘是指粪便在肠内滞留过久，秘结不通，排便周期延长；或周期不长，但粪质干结，排出艰难；或粪质不硬，虽有便意，但便而不畅的病症。中医理论上，便秘的基本病机为大肠传导功能失常，病位在大肠，与脾、胃、肝、肾、肺等脏腑的功能失调有关。病性可概括为寒、热、虚、实四种。相当于西医的功能性便秘。中医上的便秘常分为两类，即实秘和虚秘。

（1）实秘。

实秘为邪滞胃肠，壅塞不通所致，故以祛邪为主，给予泄热、散温、通导之法，使邪去便通。实秘分为阳明腑实便秘、气郁便秘、寒实内结便秘、肠燥便秘、热盛伤阴便秘、肝火伤阴便秘、痰热阻肺便秘和瘀血便秘。

①热秘：即阳明腑实便秘。症见大便秘结，腹部胀满，身热烦躁，口干口臭，排尿黄；舌红，苔黄燥少津，脉滑数。

治法：泄热导滞，润肠通便。

方药：麻子仁丸（汤）加减。津液已伤，加生地、玄参、麦冬以滋阴生津；郁怒伤肝，易怒目赤，加服更衣丸以清肝通便。

用法：上药头煎加水500毫升，煎30分钟左右，取汁200毫升；二煎加水400毫升，煎取汁150毫升，二煎药液混合，分2次服，每日1剂（即常规水煎服）。

②气秘：即气郁便秘。症见大便干结或不干结，欲便不能，排便不畅，每于情绪不好时便秘加重，伴有胸胁痞满，嗳气频作，腹胀不舒，纳谷不香；苔薄黄，脉弦。

治法：顺气导滞，攻下通便。

方法：六磨汤加减。气郁化火，便秘腹痛，舌红苔黄，加黄芩、栀子以清肝泻火；腹部胀痛较甚，加厚朴、柴胡、莱菔子以助理气。

用法：常规水煎服。因本方药大多为辛香之品，煎煮时间不宜太长，闻香气大出即可。

③冷秘：即寒实内结便秘。症见大便秘结，腹部冷痛，恶寒怕冷，面色淡白，手足发凉；舌质淡白，苔白润或腻，脉沉紧。

治法：温阳散寒通便。

方药：三物备急丸、大黄附子汤加减。脘腹胀满者，加木香、豆蔻（后下）；恶心呕吐者，加旋覆花（包煎）、代赭石。

用法：常规水煎服，分早晚温服。

④肠燥便秘：症见大便秘结，腹部胀满，身热烦躁，口干口臭，排尿黄；舌红，苔黄燥少津，脉滑数。

治法：清热润肠通便。

方药：麻子仁丸（汤）加减。药量因人而异，药味可随证加减。

用法：常规水煎服。

⑤热盛伤阴便秘：症见大便燥结，腹满不舒，口干唇裂，排尿短赤；舌质红绛，少苔，甚或无苔，舌干少津，脉细数。

治法：滋阴清热通便。

方药：增液承气汤加减。大便通后，仅服增液汤即可。

用法：常规水煎服。

⑥肝火伤阴便秘：症见表现大便干燥，数日不解，头痛目眩，耳鸣耳聋，胁痛易怒，烦躁失眠，目赤口苦；舌红苔黄，脉弦数。多见于暴怒伤肝者。

治法：清肝泄热通便。

方药：龙胆泻肝汤加减。用药量因人而异。

用法：常规水煎服。

⑦痰热阻肺便秘：症见大便燥结，胸满喘促，咳嗽痰多，黄稠痰；舌质暗红，苔黄腻，脉滑数。多见于肺气肿、肺心病合并感染者。

治法：清肺化痰，通便泻下。

方药：宣白承气汤加减。

用法：常规水煎服。

⑧瘀血便秘：症见大便秘结，胸腹胀痛、拒按，痛有定处。病变偏重于上腹部者，或有呃逆日久不止，或干呕，或心悸怔忡，或夜不能睡，或入暮潮热；病在少腹部者，少腹痛甚，甚至心神不宁，夜间发热，谵语烦渴等；舌质暗或紫暗，或有瘀点瘀斑，脉弦或沉实有力。常见于有较严重的外伤史或瘀血史的病人。

治法：活血化瘀，行气通便。

方药：偏上腹者用血府逐瘀汤加减：当归、生地、桃仁、红花、川芎、赤芍、牛膝、桔梗、柴胡、枳实、甘草。在少腹者用桃仁承气汤加减：桃仁、生大黄（后下）、芒硝、桂枝、甘草。

用法：常规水煎服。

（2）虚秘。

虚秘为肠失濡养，推动无力而致，故以扶正为先，给予益气温阳、滋阴养血之法，使正盛便通。虚秘包括气虚便秘、阴虚便秘、血虚便秘和阳虚便秘。

①气虚便秘：症见大便不干，虽有便意而临厕乏力，难于排出，汗出短气，便后疲乏，面白神疲，肢倦懒言，舌淡嫩，苔白，脉弱。

治法：补气健脾，润肠通便。

方药：黄芪汤加减。气虚明显，加党参、白术以增强补气之功；气虚下陷，肛门坠胀，可合用补中益气汤以升提阳气。

用法：常规水煎服。

②阴虚便秘：症见大便干结，状如羊屎，形体消瘦，或见颧红，眩晕耳鸣，心悸，腰膝酸软，舌质红，少苔，脉细数。

治法：滋阴补肾。

方药：六味地黄汤加减。胃阴不足，

口干口渴，可用益胃汤以滋养胃阴；阴亏燥结，热盛伤津，可用增液承气汤以增水行舟。

用法：常规水煎服。

③血虚便秘：症见大便干结，面色淡白无华，心悸健忘，头晕目眩，唇舌淡白，脉细。

治法：养血润燥。

方药：润肠丸加减。血虚有热，兼见心烦口干、苔薄、脉细数，加何首乌、玉竹、知母等以清热生津；津液已复而大便仍干燥，用五仁丸以润肠通便。

用法：常规水煎服。

④阳虚便秘：症见大便干或不干，排出困难，面色泛白，手足不温，喜热怕冷，腹中冷痛，或腰脊冷重，舌淡苔白，脉沉迟。

治法：温润通便。

方药：济川煎加减。寒凝气滞，腹痛较甚者，加肉桂、木香以温中行气止痛；胃气不和，恶心呕吐者，可加半夏、砂仁（后下）以和胃降逆。

2 便秘在西医中的各种类型

（1）器质性便秘。

器质性便秘指由于脏器的器质性病变（如消化道疾病、内分泌代谢疾病、药物及化学品中毒、神经系统疾病等）所致的便秘。症见大便干结，排便费力，粪便可呈羊粪状或出现假性腹泻，伴腹痛、腹泻，恶心及头昏；查体有时可在左下腹扪及粪块及痉挛的肠段。器质性成因可以分为肠内原因与肠外或血液原因等。肠内原因又可分为大便水含量少、纤维含量少、油质含量少、大肠阻塞四种。患器质性便秘的病人，必须重视原发病的治疗，否则，便秘无法得到根本解决。

（2）功能性便秘。

功能性便秘是指缺乏器质性病因，没有结构异常或代谢障碍，又除外肠易激综合征的慢性便秘。功能性便秘患者可以有粪便坚硬、排便困难、便不尽感和便次减少等表现。诊断之前症状出现至少已有6个月，且近3个月症状符合以上诊断标准。

（3）习惯性便秘。

习惯性便秘是指每周排便少于3次，或排便经常感到困难。便秘的人，不仅会因为大便滞留而使毒素吸收过多，也因大便排出缓慢而比正常人吸收过多的胆固醇。因此，长期便秘的人，面色昏黯、臃肿，呈现出一种异常的病态面容。习惯性便秘常见于原发性肠蠕动功能异常，大便蠕动输送延缓，归根到底也就是肠道的菌群失衡。

（4）顽固性便秘。

顽固性便秘多发于老年人，是指一种长期的、慢性功能性便秘；是由于先天结、直肠解剖结构变异而在不同年龄段逐渐产生排便困难的一类疾病。但也有学者认为习惯性便秘不仅仅只限于功能性便秘。它又包括结肠性便秘与直肠性便秘。因此，患有习惯性便秘的老年人应及早就医并查明便秘的原因。顽固性便秘是非手术治疗不能奏效的，以及药物治疗不能治愈的一类疾病。

（5）急性便秘。

急性便秘是指近期突然发生的便秘，包括器质性便秘、暂时性功能性便秘，是由肠梗阻、肠麻痹、急性腹膜炎、脑血管意外、急性心肌梗死、肛周疼痛性疾病等急性疾病引起的，主要表现为原发病的临床表现。急性便秘的原因比较复杂，且多无明显症状，但敏感的患者可主诉食欲减退、口苦、腹胀、嗳气、发作性下腹痛、排气多等胃肠症状，还可伴有头昏、头痛、易疲劳等神经症症状。症状的发生可能与肠蠕动功能失调有关，也可与精神因素有关。由于粪便干硬，或呈羊粪状，患者排便时可有下腹部痉挛性痛、下坠感等不适感觉。有时左下腹可触及香肠状痉挛的乙状结肠。

（6）慢性便秘。

慢性便秘为长时期的反复便秘，其发病可以是由急性便秘长期不愈转化而来的，亦可以是在发病初起即为慢性便秘，后者于慢性疾病所致的便秘中多见。便秘是大便秘结不通，排便时间延长或欲便而艰涩不畅的一种病症，便秘可是暂时性的，也可是长期的，通常长期便秘我们也称之为慢性便秘。

3 不同部位的便秘类型

（1）结肠性便秘。

结肠性便秘又称为弛缓性便秘，是由于结肠紧张度降低，即肠平滑肌松弛，肠蠕动减弱，致使食物残渣在结肠中运行迟缓，引起便秘。结肠性便秘多发生在体质虚弱、并伴有内脏下垂症状者以及年老体衰、大病以后或体力下降者。长期持续的结肠便秘，会出现腹胀、腹痛、食欲减退等症状。

（2）直肠性便秘。

直肠性便秘是粪便早已到达直肠，但因为神经反应迟钝，不能引发便意，致使大肠不能蠕动，而引起排便困难。直肠性便秘多发生在早晨无排便时间、痔疮、肛裂疼痛难忍以及经常灌肠者。肛裂的病人发生直肠性便秘会使肛裂加重，因为发生直肠性便秘时的大便往往特别硬。

（3）痉挛性便秘。

痉挛性便秘属于功能性便秘，是由于结肠运动过于强烈，引起结肠痉挛，肠腔过于狭窄，使大便无法通过而致的便秘，又称为肠道易激综合征，其特点是便秘—腹泻交替，或者是长期腹泻。羊粪状可提示痉挛性结肠便秘。

（4）梗阻性便秘。

梗阻性便秘，多属于器质性便秘，它是由于肠内或肠外的机械性肠梗阻，使肠内容物运行障碍所致。肠内梗阻常见于结肠癌，增殖型肠结核，不完全性肠套叠，肠扭转或结肠狭窄和其他原因所致的肠道梗阻。肠外压迫性梗阻常见于手术后肠粘连、结核性腹膜炎（粘连型）、妊娠等。此种便秘大多起病后会伴有其他症状。患者有不同程度的便秘，便次减少，排便困难，费时费力，排便不尽，便意频繁，腹胀，肛痛等。

遵循饮食生活原则调治便秘

◎造成便秘的原因有许多种，对于非器质性病变造成的便秘，良好的生活习惯和饮食习惯，是治疗调理的重要途径之一。

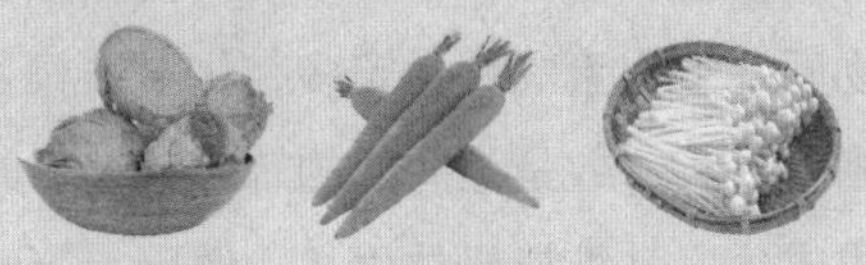

1 防治便秘的五大要素

（1）膳食纤维。

膳食纤维主要来自于植物的细胞壁，包含纤维素、半纤维素、树脂、果胶及木质素等。

膳食纤维是健康饮食不可缺少的，它在保持消化系统健康上扮演着重要的角色，同时摄取足够的纤维也可以预防心血管疾病、癌症、糖尿病以及其他疾病。膳食纤维可以清洁消化壁和增强消化功能；纤维同时可稀释和加速食物中的致癌物质和有毒物质的移除，保护脆弱的消化道和预防结肠癌；膳食纤维可减缓消化速度和最快速排泄胆固醇，所以可让血液中的血糖和胆固醇控制在最理想的水平；膳食纤维有很强的吸水能力或与水结合的能力，此作用可使肠道中粪便的体积增大，加快其转运速度，减少其中有害物质接触肠壁的时间；一些膳食纤维具有很强的黏滞性，能形成黏液型溶液，包括果胶、树胶、海藻多糖等；膳食纤维在肠道易被细菌酵解，其中可溶性纤维可完全被细菌酵解，而不溶性膳食纤维则不易被酵解；而酵解后产生的短链脂肪酸如乙酯酸、丙酯酸和丁酯酸均可作为肠道细胞和细菌的能量来源，促进肠道蠕动，减少胀气，改善便秘。

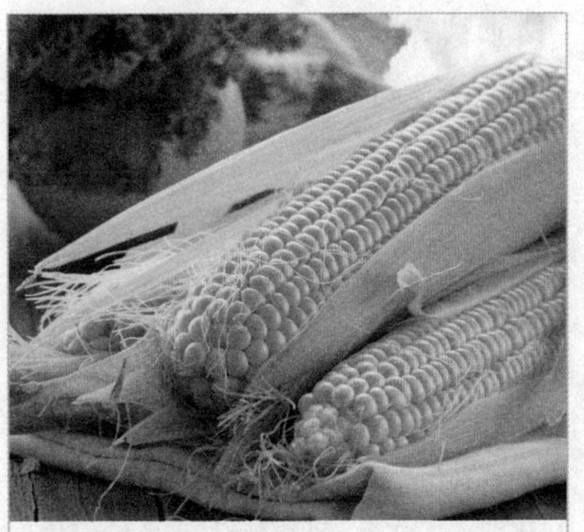

◎膳食纤维是健康饮食不可缺少的，食物来源于糙米、粳米、玉米、小米等

膳食纤维的主要食物来源为糙米、粳米、玉米、小米、大麦、小麦皮（米糠）和麦粉（黑面包的材料）等粗粮杂粮。此外，根菜类和海藻类中食物纤维较多，如牛蒡、胡萝卜、四季豆、红豆、豌豆、薯类和裙带菜等。在现代食品加工中，以米糠、麦麸、黑麦、燕麦、豆渣等富含膳食纤维的原料，经过系列加工制取相应的食物纤维产品，既可开发出直接口服的食疗型纤维制品，又可用作食品添加剂，诸如作为品质改良剂及膳食纤维强化剂添加到

酸奶等发酵食品、面包等焙烤食品之中。

（2）维生素。

维生素是人和动物为维持正常的生理功能而必须从食物中获取的一类微量有机物质。维生素的种类繁多，化学结构各不相同，大多数是某些酶的辅酶或辅基的组成成分，是维持机体生长、健康、繁殖和生产技能必不可缺的化合物，在体内起催化作用，能促进蛋白质、脂肪、碳水化合物等物质的合成与降解，从而控制代谢。维生素其本质为低分子有机物，它们不能在体内合成或者合成的量难以满足机体需要，所有必须由体外摄取。

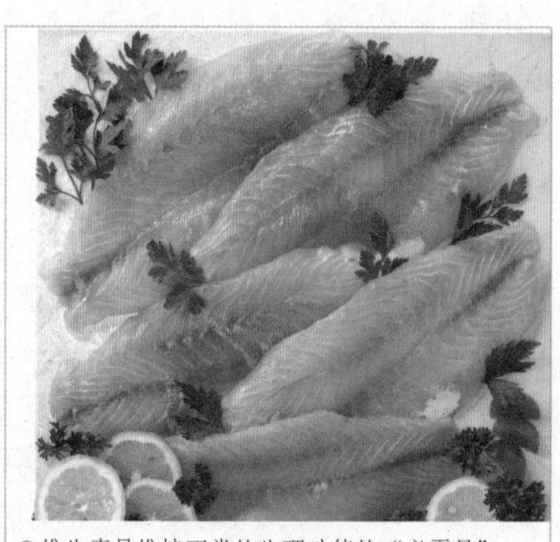

◎维生素是维持正常的生理功能的“必需品”，鱼肉中含丰富的维生素B_2，可适量摄取

鱼肝油、动物肝脏、奶类、蛋类、菠菜、辣椒、胡萝卜、苋菜、甘薯、橘、杏、柿、芹菜、小白菜、韭菜中富含维生素A。缺乏维生素B_1可患脚气病，可多食葵花子、花生、大豆、猪肉、谷类、野生食用菌。维生素B_2则集中于动物肝、肾、心以及蛋黄、鳝鱼、螃蟹、干豆类、花生、绿叶蔬菜、小米、面粉等食物中。维生素B_6多存在于谷类、豆类、蛋黄、肉、鱼、奶、酵母中。动物肝脏、奶、肉、鱼、蛋中富含维生素B_{12}。鱼肝油、蛋黄、牛奶、肝含有许多维生素D。富含叶酸的食物有各种蔬菜、动物肝脏、蛋黄、酵母等，豆类含量亦较多。而维生素E则多存在于各种绿叶蔬菜、植物油、谷物胚芽中。

（3）水。

水是地球上最常见的物质之一，是生命生存的重要资源，也是生物体最重要的组成部分。对于人来说，水是仅次于氧气的重要物质。

水是体内一切生理过程中生物化学变化必不可少的介质。水具有很强的溶解能力和电离能力，可使水溶性物质以溶解状态和电解质离子状态存在，甚至一些脂肪和蛋白质也能在适当条件下溶解于水中，构成乳浊液或胶体溶液。在新陈代谢过程中，人体内的物质交换和化学反应都是在水中进行的，水不仅是体内生化反应的介质，而且水本身也参与体内氧化、还原、合成、分解等化学反应，水是各种化学物质在体内正常代谢的保证；如果人体长期缺水，代谢功能就会异常，会使代谢减缓从而堆积过多的能量和脂肪，使人肥胖。由于水的溶解性好，流动性强，又包含于体内各个组织器官，水充当了体内各种营养物质的载体；在营养物质的运输和吸收、气体的运输和交换、代谢产物的运输与排泄中，水都是起着极其重要的作用。因为水的比热高，所以对机体有调节体温的作用。

此外，水还能够改善体液组织的循环，调节肌肉张力，并维持机体的渗透压和酸碱平衡。同时水还有滋润功能，使身体细胞经常处于湿润状态，保持肌肤丰满柔软。定时定量补水，会让皮肤特别水润、饱满、有弹性。水不仅有很好的溶解能力，而且有重要的稀释功能，肾脏在排泄水的同时可将体内代谢废物、毒物及食入的多余药物等一并排出，减少肠道对毒素的吸收，防止有害物质在体内慢性蓄积而引发中毒。

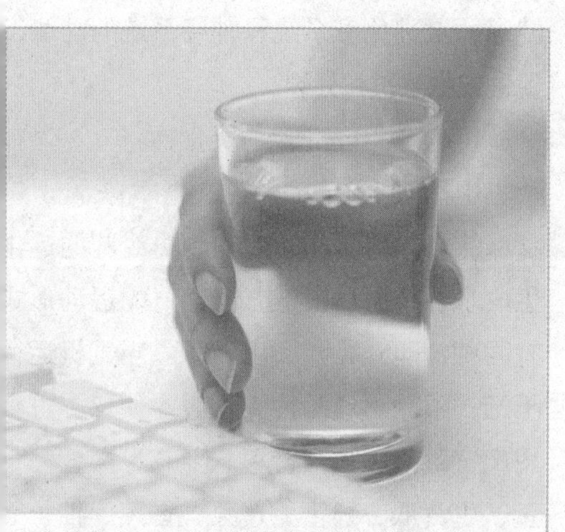

◎水是体内一切生理过程中生物化学变化必不可少的介质，适量饮水对身体有益

（4）酶。

催化特定化学反应的蛋白质、RNA或其复合体的物质被称为酶。酶是生物催化剂，能通过降低反应的活化能加快反应速度，但不改变反应的平衡点；具有催化效率高、专一性强、作用条件温和等特点。绝大多数酶的化学本质是蛋白质。

在生物体内，酶发挥着非常广泛的功能。信号转导和细胞活动的调控都离不开酶，酶也能产生运动，通过催化肌球蛋白上ATP的水解产生肌肉收缩，并且能够作为细胞骨架的一部分参与运送胞内物质。

在代谢途径中，多个酶以特定的顺序发挥功能：前一个酶的产物是后一个酶的底物；每个酶催化反应后，产物被传递到另一个酶中。有些情况下，不同的酶可以平行地催化同一个反应，从而允许进行更为复杂的调控。酶的存在确定了整个代谢按正确的途径进行；一旦没有酶的存在，代谢既不能按所需步骤进行，也无法以足够的速度完成合成以满足细胞的需要。

由食物中摄入的蛋白质、脂肪和淀粉等营养物质必须在酶的作用下分解为小分子，才能穿过肠壁上皮细胞，被毛细血管吸收。在口腔里有唾液淀粉酶，胃里有胃蛋白酶，肝脏则分泌脂肪酶，而胰腺分泌多种消化酶类，包括了胰蛋白酶、胰凝乳蛋白酶、脂肪酶和淀粉酶等多种复合体。这些酶通过对营养物质的分解，而达到促进吸收、全面调理、调经抗衰等综合作用。脾为后天之本，脾虚的人通常消化液分泌不足，营养吸收不足，气血不足，则生百病。

（5）肠道益生菌。

人体的肠道中存在着约一百万亿的细菌，其中既有有益菌也有有害菌。肠道不仅是消化器官，更是人体最大的免疫系统，因此，提高了胃肠的消化功能，就是提高了机体免疫力；不少研究证实，肠道的健康状况与肥胖、高血压、高血糖等代谢综合征的发病都有关系。

益生菌能改善消化不良、改善便秘、预防腹泻、预防胃溃疡及制造多种维生素等。所以，有肠道问题的人群，适当食用含有益生菌的食品，通过这种温和的方式补充益生菌，对缓解症状是有帮助的。目前已有实验证明，人体的肠道是一个能自然产生有益菌的发酵工厂，每天只需摄入一定量的营养物质，经过肠道消化、分解和发酵，便可产生大量的有益菌群，这也是肠道与生俱来的生理功能。

2 便秘的饮食调养原则

（1）规范控制饮食量。

饮食的量与大便直接相关，饮食太少形成大便的成分不足，大便量亦偏少；肠道得不到适度的充盈，蠕动功能减弱，容易引起便秘。饮食太多，导致消化道压力增大，一些食物难以被消化，摄水量不足以肠壁细胞运作，从而便量堆积越来越多，最后导致便秘。因此，每天均应进食一定量的食物，以利于大便的形成。

（2）适量进食含纤维素高的食物。

纤维素在肠道中不易被吸收，水分被吸收后，余下的食物残渣即成为大便。因此，要形成足量的大便，应多食富含纤维素的食物，如蔬菜、水果之类。有的人每天的进食量也不少，但大便还是秘结，从食物原因上讲，可能是吃得过于精细。过于精细的食物，经吸收水分和营养物质后，余下的渣滓偏少，不利于形成大便，常是导致便秘的原因之一。

（3）补充B族维生素。

B族维生素常常来自于相同的食物来源，如酵母等。研究证明它其实是一组有着不同结构的化合物，于是它的成员有了独立的名称，而B族维生素成为了一个总称。B族维生素族有12种以上，被世界公认的人体必需维生素有9种，全是水溶性维生素，在体内滞留的时间只有数小时，必须每天补充。B族维生素是所有人体组织必不可少的营养素，它们相互之间是协同作用的，能调节新陈代谢，维持皮肤和肌肉的健康，增进免疫系统和神经系统的功能，促进细胞生长和分裂。

（4）食用适量产气类食物。

中医理论中，水谷之精气来源于饮食，饮食入胃，经过腐熟，再经脾的运化生成水谷精微后输遍全身。气的运动形式有四种，即升、降、出、入。当气机运行不畅，阻滞不通时，人就容易便秘。可食用产气蔬菜，如马铃薯、萝卜、洋葱、黄豆、生黄瓜、蜂蜜、芹菜、香蕉、柚子等帮助产生气体，气体在肠内能增加肠蠕动，可达到下气利便之功。

（5）适当进食油脂食品。

油脂食物既可满足身体对脂肪的需要，也可促进脂溶性维生素的吸收，还有一定的润滑肠道作用。平素可适当进食油性食物，对有便秘的患者来说，是十分必要的。但要注意的是，过多的高脂肪饮食是不适宜的。

（6）多饮水。

水是机体必不可少的物质，对有便秘倾向的人来说，摄入足量的水分更为重要。水分可以润滑肠道，还可参与大便的形成，并使大便软化，以利于排出。如果水分偏少，大便常干涩难行。因此，每天应摄入足量的水分。

3 便秘的生活起居调养要点

（1）培养良好的饮食习惯。

每个人都应该养成良好的饮食习惯，而便秘患者更应注意这些饮食细节。每天早晨、上午、下午和晚上都要适量饮水，这样有利于维持血液胶体渗透压的相对稳定和代谢废物的排除。晨起饮水是为了及时的补充一夜丢失的水分。

吃饭要有规律，每日三餐，且要防止饥饱无常。吃晚饭的时间不要太晚，吃完晚饭就睡觉，会增加胃肠负担，甚或影响睡眠。由于胃排空需要4~6小时，应尽量在睡觉前4小时以前吃晚饭，以减轻胃肠负担。

吃饭要定量，防止暴饮暴食。早餐吃7分饱，中午8分饱，晚上6分饱。为了控制饭量，食量大的人可以饭前先喝点汤，或吃点水果沙拉，或先用点甜食以饱腹。要养成不吃零食的良好习惯。适量吃些水果和干果。

饭菜品种要杂，防止偏食。品种杂的好处是营养全面。偏食的害处是：一方面因过食肥甘厚腻，易引发肥胖，久之，易患糖尿病、高血压、高血脂等疾病；二是常因维生素和微量元素摄入不足而导致营养不良。

（2）一定要吃早餐。

有的上班族不吃早餐，久而久之，易因胆汁不能有规律排泄而患胆结石或便秘。有些人起床太晚，为了避免上班迟到，边走边吃，久而久之易引起消化不良。

（3）宜早起早睡。

有研究证实，与常熬夜的人相比，早睡早起的人精神压力较小，其精神健康程度较高。科研人员的分析结果表明，早睡早起者唾液中的皮质醇指标较低，因此他们的精神抑郁度也较低。据科研人员介绍，人体激素分早晨型和夜晚型两种，皮质醇是早晨型激素的代表，起着分散压力的作用。没有压力的生活是不存在的，因此这种激素对守护人类健康起着重要作用。常言“早起早睡，精神百倍”，就是这么一回事。

（4）要有良好的睡眠。

每个人都有自己特定的睡眠周期，选择最合适自己的睡觉时间及方式，做到每天按时睡觉，按时起床，养成良好的生活习惯，注意饮食营养，劳逸结合，增强体质。想要改善睡眠，专家提醒，可从调整生活习惯和心理状态两方面入手。首先，要选择相对舒适的睡眠环境，在睡前洗个热水澡或喝杯热牛奶；便秘患者可饮酸奶或蜂蜜水；且要注意调整生物钟变化，注意生活规律，使睡眠生物钟尽量与自然周期同步化；适当参加一些劳动、体育锻炼，注意劳逸结合；清淡饮食，多吃容易消化的食物，也有助于改善睡眠；睡前不要喝茶、可乐、咖啡、酒精等可以兴奋神经的饮料。

（5）避免疲劳过度。

长期过度的劳累，有可能引起猝死，也叫“过劳死”，引发心力衰竭、肺衰竭、肾衰竭、心肌梗死、脑出血等病症造成的猝死，主要原因是冠心病、心瓣膜病、心肌病和脑出血等；这些病的潜在性常被过劳者忽略，以至于酿成严重后果。人体劳累过度，就会影响脾胃功能，脾胃功能失常就会导致大肠的传导功能变差，就会引起腑气壅滞，而产生便秘。操劳过度会导致精神紧张，精神紧张就会抑制肠蠕动和消化液分泌，导致消化不良，引起便秘。

（6）要按时排便。

按时排便能定时清除体内垃圾，减少胃肠道负担，从而提高体内各种细胞新陈代谢的功能，也能改善内分泌问题。每天早晨喝一杯温开水有益于养成早晨定时排便的好习惯，便秘者也能在饮温开水后，适当饮用酸奶或者蜂蜜水来缓解便秘。

（7）每天应增加日常活动。

适量的运动可以缓和交感神经系统，定期运动能使人心情愉快，有助于缓解压力。对于便秘患者，专家建议加强腹部的运动，促进胃肠蠕动，有助于促进排便。如做简单的转腰运动，转腰时间最好放在早晨，空腹时最好，做完后再喝一杯温开水。仰卧屈腿、深蹲起立、骑自行车等运动都能帮助胃肠蠕动，从而改善便秘情况。

（8）禁止滥用泻药。

泻药是指能增加肠内水分，促进蠕动，软化粪便或润滑肠道促进排便的药物。临床主要用于功能性便秘。在中医理论中，使用泻下药中的攻下药、峻下逐水药时，因其作用峻猛，或具有毒性，易伤正气及脾胃，故年老体虚、脾胃虚弱者当慎用；妇女胎前产后及月经期应当忌用；应用作用较强的泻下药时，当奏效即止，切勿过量，以免损伤胃气；应用作用峻猛而有毒性的泻下药时，一定要严格炮制法度，控制用量，避免中毒现象的发生，确保用药安全。长期使用泻剂会产生依赖性，随着病情的发展，泻剂的用量亦会增加，最终会引起结肠细胞对刺激的阈值升高，形成泻剂结肠。含有蒽醌类泻剂会导致结肠黑病变，增加肠道肿瘤的发病率，长期服用会导致肝肾功能损害。所以，是药三分毒，泻药需慎服。

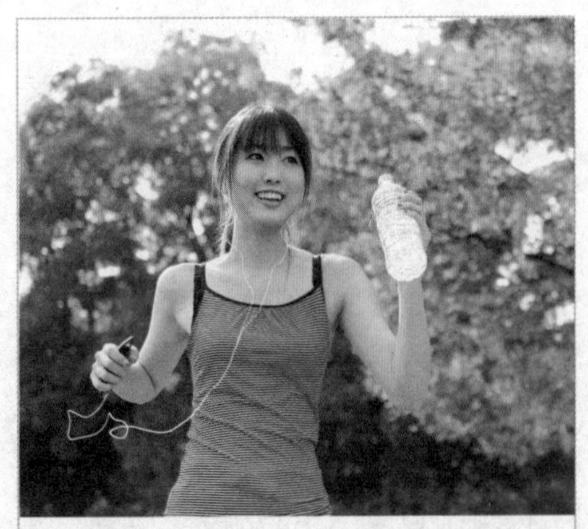

◎适量运动可以缓和交感神经系统，定期运动能使人心情愉快有助于缓解压力，对治疗便秘也有益

特殊人群便秘的饮食调理要点

◎通常，婴幼儿、老年人、孕产妇、更年期女性和肥胖者更易收到便秘的困扰，本节为您介绍这些特殊人群如何通过饮食和生活中的一些小习惯，来预防、改善便秘。

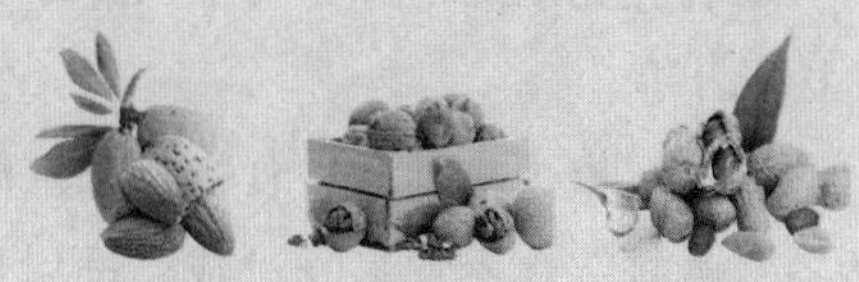

1 肥胖的便秘患者的饮食调理要点

【饮食原则】

①科学制定食谱，限定每日总能量和蛋白质、脂肪、糖类、矿物质、维生素的摄取量。既不可盲目节食减肥，也不可暴饮暴食。

②应广泛摄取各种食物，变化愈多愈好，养成不偏食的习惯。不要采取禁食某一种食品的减肥方法，例如不吃蔬菜、水果、粮食，只吃肉类的办法。因为蔬菜、水果和粗粮是主要的膳食纤维来源，这种饮食方式易导致便秘。

③多吃富含膳食纤维的食物，如糙米、玉米、芦笋、芹菜及各种水果。食物宜清淡，少油、少盐，烹调方法以蒸、煮、烤、炖等少油法为宜。保证每日食用300~500克的蔬菜，200~400克的水果。

④少吃或不吃糖果、甜点、罐头制品、蜜饯、高糖饮料、酒类等。

【生活调理】

①作息规律，起床后先喝一杯温开水或淡盐水。养成每天晨起后排便的习惯，起初没有便意也要尝试着排便，给身体一个应该排便的信号，逐渐调整养成习惯。

②进餐半小时后适当散步，有助于促进胃肠蠕动。

③加强体育锻炼，减少内脏及腹部脂肪的堆积，加强肌肉力量，都有助于排便。

2 孕妇便秘患者的饮食调理要点

【饮食原则】

①选择含纤维素多的食物。如糙米、小麦、玉米等粗杂粮，油菜、茼蒿、芹菜等蔬菜，苹果、梨、无花果、甜瓜等水果。

②选择含不饱和脂肪酸较多的食物。如杏仁、核桃、腰果、瓜子仁、芝麻、鱼类等。不宜吃过多含动物性脂肪高的食物，如五花肉、猪油等，这会造成脂肪的过度堆积，加重便秘。

③选择有促进消化、调节肠道菌群功能的食物。如牛奶、酸奶、乳酸饮料、柑橘、苹果等，可补充胃酸和消化液分泌不足。

④选择含维生素比较丰富的食物。如芹菜、莴笋、紫菜等各种新鲜的蔬菜水果。少吃腌菜、咸菜和煮得过于熟烂的蔬菜。

⑤补充充足的水分。可常饮鲜牛奶、鲜榨果汁等。

⑥应尽量少吃刺激性食物，如辣椒、浓茶、咖啡等；不宜多吃过咸、过甜及过于油腻的食物；绝对禁止饮酒吸烟。可以实行少食多餐制，以避免胃太空或太饱。

【生活调理】

①定时排便。孕妇一要养成定时排便的习惯，形成条件反射。正常人进食后有一种胃结肠神经反射，可以刺激结肠蠕动，要充分利用这种胃结肠神经反射，养成餐后定时排便的习惯。

②注意妊娠期保健。定期到固定的正规医院进行产检，发现胎位不正要及时纠正。因为胎位不正更易造成下腔静脉受压，静脉回流受阻。直肠下段及肛管静脉瘀血、扩张、弯曲而发生痔疮。一旦痔疮发生，则更容易引起便秘。

③适当进行活动。如做家务、散步等，有助于促进胃肠运动。避免久站、久坐、久卧，以防胃肠蠕动减慢，诱发功能性便秘。

④患有痔疮的孕妇可在每天便后用温水熏洗、坐浴；或用中药祛毒汤等熏洗、坐浴，以改善肛门局部血液循环，并保持肛门部位清洁，以此来减轻因排便导致的痔疮疼痛。

3 更年期便秘患者的饮食调理要点

【饮食原则】

①调整饮食结构。更年期综合征患者的消化功能开始减弱、胃肠蠕动变得迟缓。在饮食方面应进行适当调整，增加富含膳食纤维的食物及具有润肠通便作用的食物，多吃些五谷杂粮及各种水果干果。核桃仁、花生仁、松子仁、杏仁等，均具有良好的润肠通便作用。

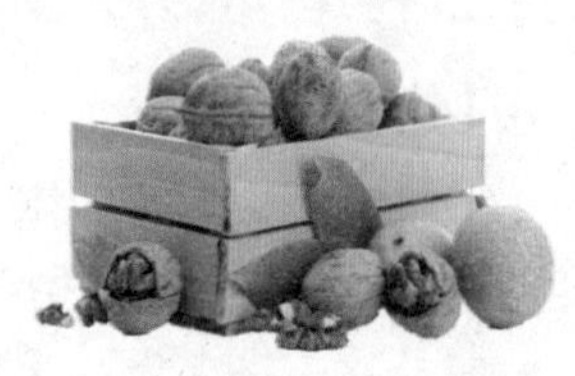

②少吃或不吃辛辣刺激性食物，如辣椒、花椒、浓咖啡、浓茶、烈性酒等，以免辛辣燥热刺激肠胃引起便秘。

【生活调理】

①选择适当的运动。进入更年期后，人体植物神经功能紊乱、内分泌失调，容易引发便秘，此时应合理安排生活起居、工作学习时间，结合实际身体情况和习惯，选择散步、慢跑、骑自行车、打羽毛球、太极拳、保健体操、舞蹈等运动，配合腹部按摩和腹肌锻炼，以增强体质及胃肠平滑肌张力，从而达到有效预防便秘的目的。

②心理自我调节。人们在更年期或更年前期，容易发生精神心理上的改变，要善于自我调节和自我控制。参与一些自己喜爱的娱乐活动，有助于培养积极乐观的生活态度和平和的心绪，如养花、养鱼、养鸟、练习书法、绘画、欣赏音乐等都是

不错的选择。另外，尽量避免精神刺激，做到恬淡虚无，遇事不怒，心胸开阔，无忧无虑，情绪平稳，精神愉快，以免由于精神紧张、焦虑烦恼等引起交感神经兴奋，抑制肠胃运动而发生便秘。

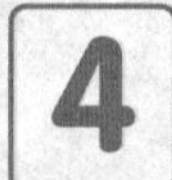

4 老年人便秘患者的饮食调理要点

【饮食原则】

①老年人的消化功能逐渐衰退，应注意调整饮食结构，适当多吃些富含食纤维的食物，如各种新鲜蔬菜、水果、五谷杂粮、豆类等食物，因为这些食物可以增加食物残渣，增加粪便体积和吸水能力，刺激肠道蠕动、促进排便。

②做菜时应适量食用植物油，以增加润肠通便作用，避免偏食或食物过于精细。对于患有高脂血症、高血压、冠心病等疾病的老年人，应选择橄榄油、葵花子油等植物油，避免食用肥肉、荤油等。

③老年人要养成适量饮水的习惯，如每天晨起要空腹喝一杯温开水，不仅有利于补充体内水分，更能预防及治疗便秘。

【生活调理】

便秘不仅会给老年人带来较明显的不适，更能引起许多并发症。所以保持大便通畅是老年人保健防病、延年益寿的关键之一。

久坐少动或喜静善卧是很多老年人的习惯，也是老年人体力逐渐下降并引起排便困难的重要因素之一。坚持户外活动和适宜的体育锻炼，如慢跑、快走、散步、打太极拳、做腹式呼吸等，不仅能增强体质，保持体力和精力，还可增进食欲，促进肠蠕动，使腹壁肌肉、膈肌、盆腔肌肉、肛提肌等排便肌群，得到锻炼而肌力增强，从而减少老年人排便困难的概率，预防便秘的发生。

5 小儿便秘患者的饮食调理要点

【饮食原则】

①母乳喂养的婴儿发生便秘的概率低于以其他方式喂养的孩子。按不同月龄对营养的需求科学喂养，合理添加辅食，有助于预防小儿便秘。

②纠正及预防儿童偏食，有些孩子不爱吃蔬菜、水果，而偏爱肉类，这种饮食习惯易导致肠内食物残渣减少，对结肠的刺激减弱，从而导致便秘。要鼓励孩子多吃蔬菜、水果、杂粮等，养成良好的饮食习惯。

【生活调理】

①对于婴幼儿要多抱、多做按摩，不能长时间放在摇篮里，以利于预防便秘。

②在儿童时期就应培养孩子养成良好的排便习惯，避免孩子因羞怯、贪玩等原因有便而不排。此外，还要注意预防感冒等热病，预防肠道蛔虫症等消化道疾病的发生。

③有的孩子不喜欢运动，长期这样会导致腹肌、膈肌、肛提肌的肌力减弱，肠蠕动减弱，排便力量减弱，最终形成便秘。因此，应培养孩子养成多运动的习惯，多做球类、跑步、跳绳、游泳等有氧运动。

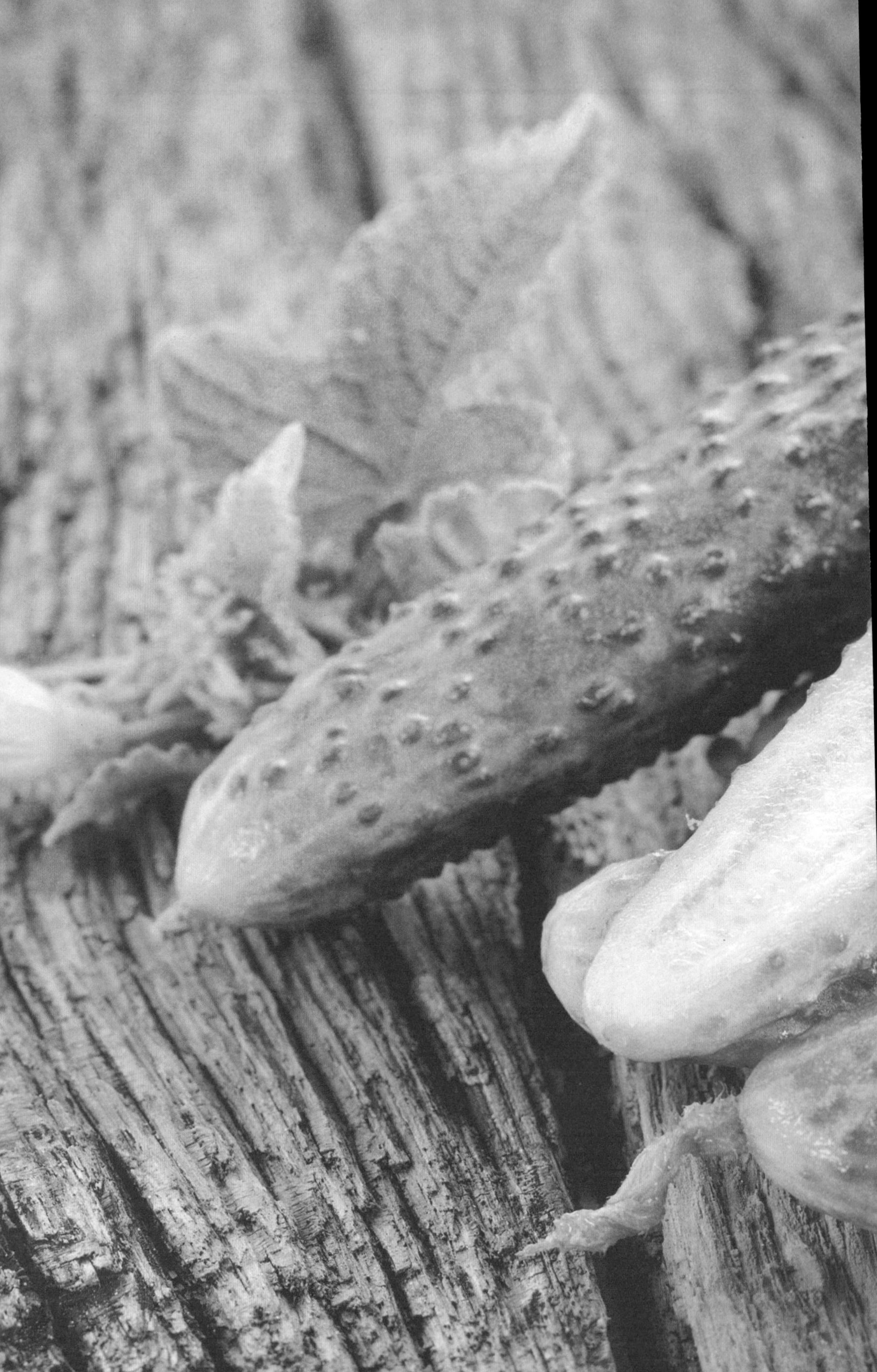

第二章

82种润肠通便的食物，你吃对了吗？

现代生活中，随着人们饮食结构的变化和精神、社会因素的影响，便秘的发病率在不断增高。大部分人认为便秘不是一种病，便对其置之不理，也有很多患者会到医院进行灌肠，费精力又花钱。古人云："药补不如食补，食补不如水补。"确实，便秘患者除了喝足大量的水之外，天然而有效的食物对于便秘患者也具有很好的辅助和改善作用。

本章针对便秘，列出了82种润肠通便的食物，患者可以根据自身的症状和饮食爱好选择适合的食物，从而脱离便秘的"苦海"。本章除了向读者介绍每种食物的基本知识，如食物别名、性味归经、所含能量等之外，还提供其搭配宜忌、应用指南以及健康吃法等实用内容，帮助患者轻轻松松从食物中吃出健康，让每位患者都获益良多。

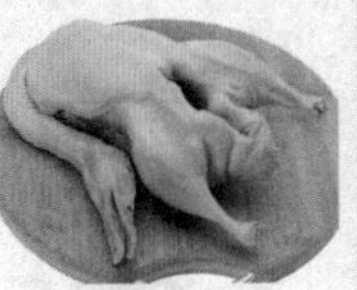
鸭肉

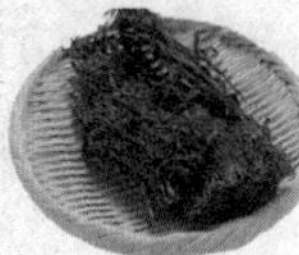
紫菜

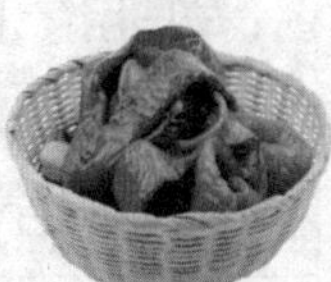
海带

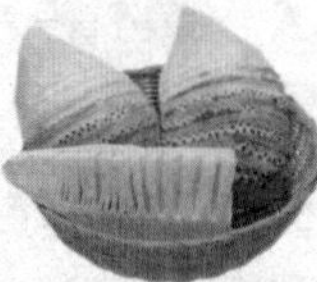
竹笋

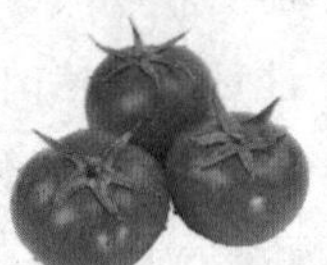
西红柿

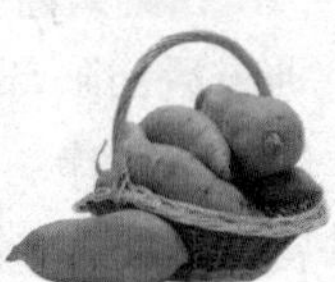
红薯

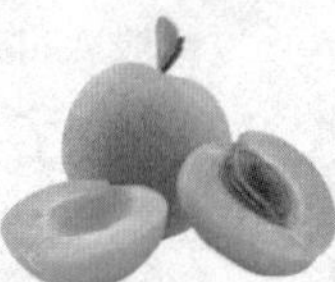
杏子

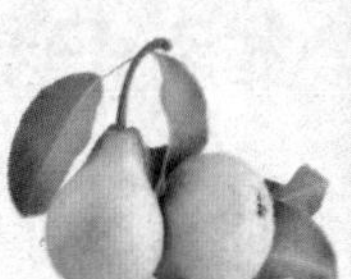
梨

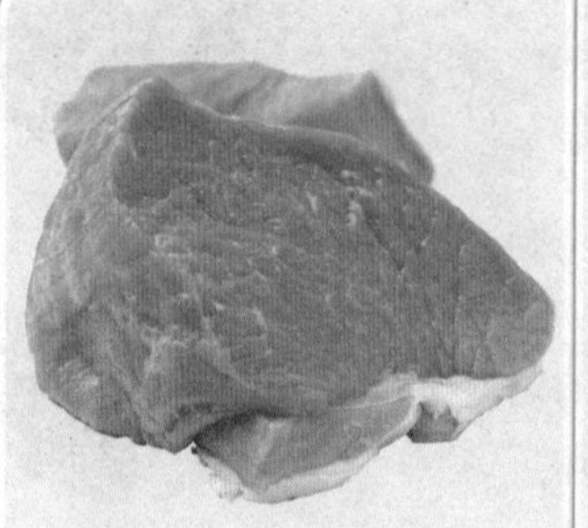

【每日用量】80~100克

【性味归经】性温，味甘。归脾、胃、肾经。

猪肉

Zhurou

[别名] 豚肉、豕肉、彘肉

能量 598.6千焦/100克

【调理关键词】

蛋白质、碳水化合物、脂肪

◎瘦猪肉富含油脂，能润滑助通，缓解便秘。其蛋白质含量较高，还含有丰富的B族维生素，可以使身体感到更有力气，还能改善缺铁性贫血。

◎食疗作用

猪肉具有滋阴润燥、补虚养血的功效，对消渴羸瘦、热病伤津、便秘、燥咳等病症的患者有食疗作用。猪肉既可提供血红蛋白和促进铁吸收的半胱氨酸，又可提供人体所需的脂肪酸，所以能从食疗方面来改善缺铁性贫血。猪肉可润肠胃、利二便，对于便秘患者有很好的食疗效果。

◎选购保存

新鲜猪肉有光泽、红色均匀，用手指压肌肉后凹陷部分能立即恢复。买回的猪肉先用水洗净，然后分割成小块，装入保鲜袋，再放入冰箱保存。

◎适合患者

一般人都可食用。

◎搭配宜忌

猪肉+大蒜	✓	增强体质
猪肉+白萝卜	✓	润肠通便
猪肉+茶	✗	引起便秘
猪肉+杏仁	✗	引起腹痛

应用指南

1.防治贫血、月经不调：将500克瘦肉用清水冲洗干净，切成块；30克当归洗净；将两种材料放进锅中，加入适量清水，以大火煮沸，小火煎煮至熟，加盐调味即可。

2.防治痔疮、便秘：将60克猪肉洗净，切块；30克槐花洗净，再将槐花和猪肉一起放进锅中，加适量水，大火煮沸，小火熬煮成汤即可。

3.防治慢性支气管炎：将100克猪肉用清水冲洗干净，切成块；60克无花果洗净，去子后切半；将猪肉和无花果一起放入碗中，加盐和开水后，放进锅中隔水蒸熟即可食用。

温馨提示

猪肉不宜在猪刚被屠杀后煮食，食用前不宜用热水浸泡，在烧煮过程中忌加冷水，不宜多食煎炸咸肉，不宜多食加硝酸盐腌制的猪肉，忌食用猪油渣。

调理吃法1 双耳炒肉片 补虚强身+滋阴润燥

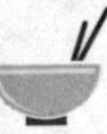

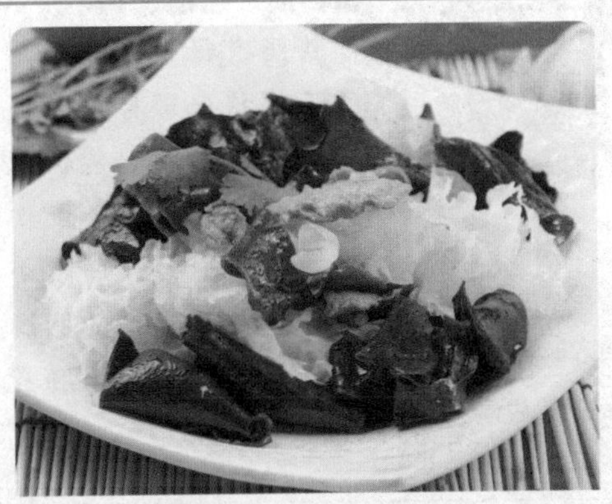

◎材料 香菇20克，黑木耳20克，银耳20克，猪肉150克，姜、葱、水淀粉适量

◎制作 ①香菇洗净,切片；木耳和银耳用温水发透，撕成小朵待用；姜切片；葱切段。②猪肉洗净切片，用水淀粉浆好待用。③热锅下油，入肉片、姜片、葱段炒至变色，入双耳、香菇，炒熟调味即成。

◎专家点评 本品适用于体虚、便秘、皮肤干燥粗糙等病的患者。

调理吃法2 玉米粒煎肉饼 丰肌泽肤+通畅润便

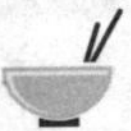

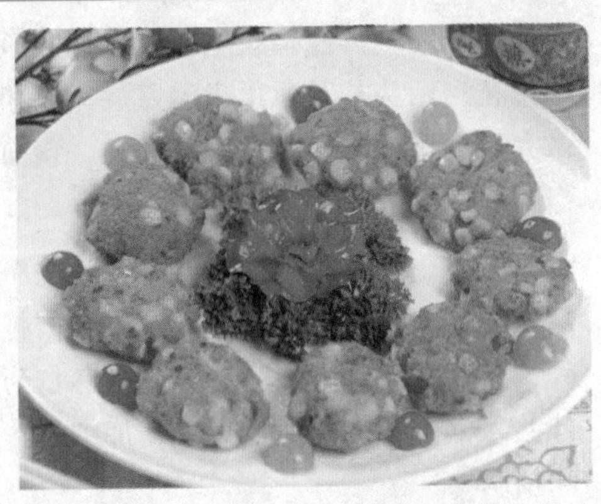

◎材料 猪肉500克，玉米粒200克，青豆100克，盐、鸡精、水淀粉各适量

◎制作 ①猪肉洗净，剁成蓉；玉米粒洗净；青豆洗净。②将猪肉与水淀粉、玉米、青豆混合均匀，加盐、鸡精，搅匀后做成饼状。③油锅烧热，将肉饼放入锅中，用中火炸熟，捞出控油摆盘即可。

◎专家点评 本品适用于便秘、皮肤干燥、脾胃虚弱等症的患者。

调理吃法3 砂锅丸子 补血益血+滋阴润燥

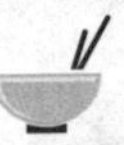

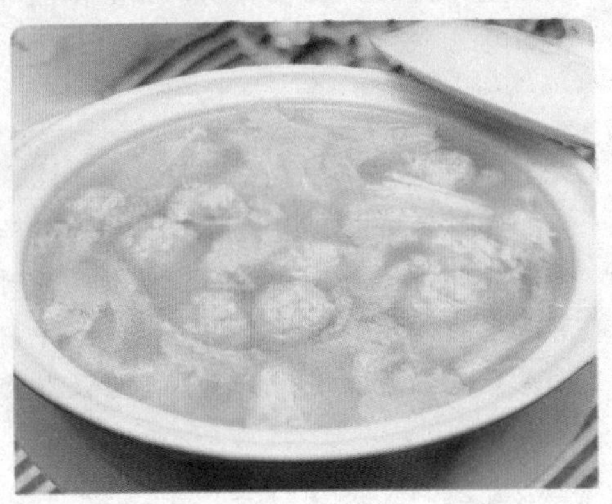

◎材料 猪肉350克，大白菜200克，盐少许，鸡精适量

◎制作 ①猪肉洗净剁成泥，用手挤成丸子；大白菜洗净，切段。②锅放入水，加入肉丸、大白菜煮至肉丸熟透。③加盐和鸡精调味即可。

◎专家点评 本品适用于便秘、面色萎黄、血虚等症的患者。

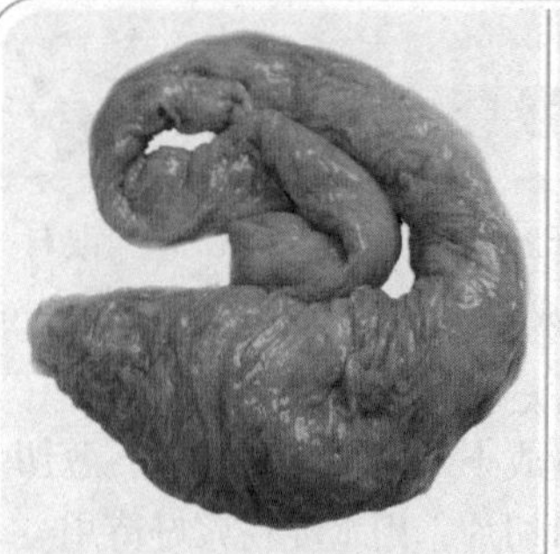

【每日用量】10~30克

【性味归经】性微温，味甘。归大肠经。

猪肠

Zhuchang

[别名] 猪大肠

能量 820.4千焦/100克

【调理关键词】

蛋白质、脂肪、钙

◎猪肠有很强的韧性，并不像猪肚那样厚，还有适量的脂肪。能促进胃肠道蠕动，防止便秘。猪肠分为大肠、小肠和肠头，它们的脂肪含量是不同的，小肠最瘦，肠头最肥。

◎食疗作用

猪肠有润肠、祛风、解毒、止血的功效，能去下焦风热、止排尿数，主治肠风便血、血痢、痔漏、脱肛等症。还有润燥、补虚、止渴之功效。可用于防治虚弱口渴、脱肛、痔疮、便血、便秘等症。

◎选购保存

在选购肉禽类食物或水产类食物时主要以新鲜为主，一般来说新鲜的猪肠呈乳白色，质稍软，具有韧性，有黏液，不带粪便及污物。而变质的猪肠呈淡绿色或灰绿色，组织软，无韧性，易断裂，具有恶臭味。猪肠应冷冻保存。

◎适合患者

痔疮患者、排尿频多者、便血脱肛者。

◎搭配宜忌

猪肠+香菜	✓	增强免疫力
猪肠+豆腐	✓	健脾开胃
猪肠+葱	✓	健脾和胃
猪肠+甘草	✗	引起中毒

应用指南

1.防治便血、痔疮：取猪肠1条，用水冲洗干净，再往猪肠里塞进10克洗净的槐花，两头扎紧，用米醋煮烂，捣和做丸，如梧桐子大，每次服50丸，食前当归酒服下。

2.防治习惯性便秘：将猪大肠洗净后切成小段；海参以水泡发；火麻仁打碎，煎汁去渣。把猪肠、海参、麻仁药汁共入锅中，加水适量炖熟，加细盐、味精调味。

3.防治脱肛症：将100克猪肠洗净，马齿苋洗净，切成小段，往猪肠里塞进马齿苋，扎口，放进锅中，加上精盐炖烂即可。

温馨提示

猪肠常用来“固大肠”，作为防治久泻脱肛、便血、痔疮的辅助食品，可用适当的药物如槐花、枳壳纳入肠中，扎定，煮熟后食用，但感冒患者及脾虚滑泻者忌用。

调理吃法1 猪肠煲豆腐

清热解毒+润肠通便 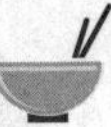

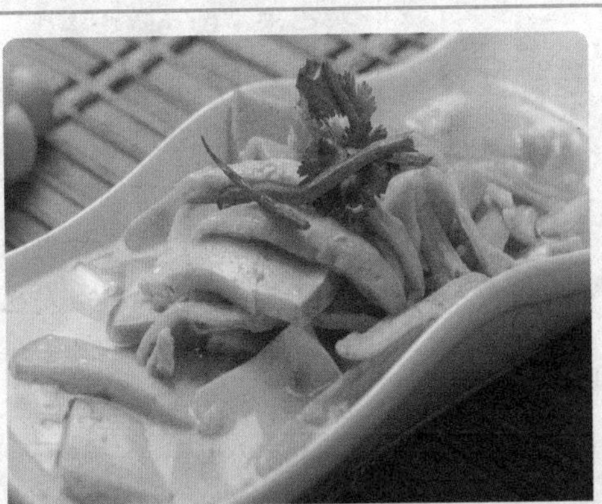

◎材料 猪大肠200克，豆腐200克，香菜、胡萝卜、葱、盐各少许

◎制作 ①猪大肠剪开，洗净切条；豆腐洗净切片；香菜洗净，切段；胡萝卜洗净，切丝；葱洗净，切末。②锅中注油烧热，放入猪大肠稍炒后，再放入豆腐炒匀，注入适量水焖煮。③煮熟加盐调味，再放入葱拌匀，撒上香菜、胡萝卜丝即可。

◎专家点评 本品适用于便秘患者。

调理吃法2 菜心蚕豆煲肥肠

清热止血+润肠通便 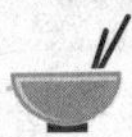

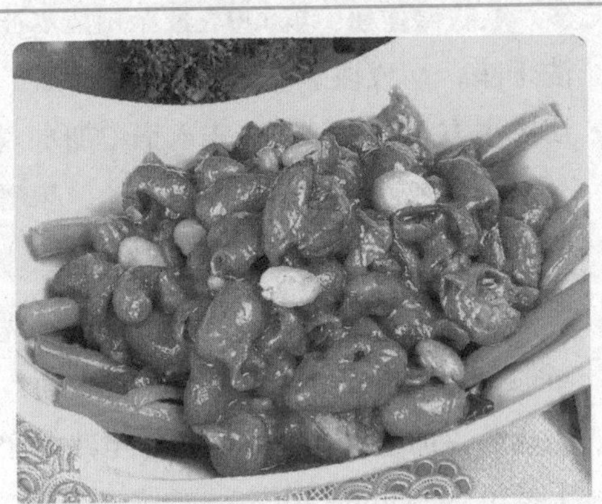

◎材料 猪大肠400克，菜心200克，蚕豆、酱油、料酒、盐、味精各少许

◎制作 ①猪大肠剪开洗净，切片；菜心洗净，切段，用沸水焯熟后装入盘中；蚕豆去壳洗净。②炒锅注油烧热，放入猪大肠炒至变色，再放入蚕豆一起翻炒。③炒至熟时，倒入酱油、料酒拌匀，加入盐、味精调味，起锅倒在盘中的菜心上即可。

◎专家点评 本品适用于便秘、痔疮患者。

调理吃法3 草头肠子

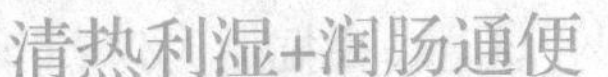

清热利湿+润肠通便 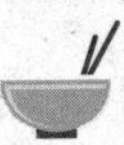

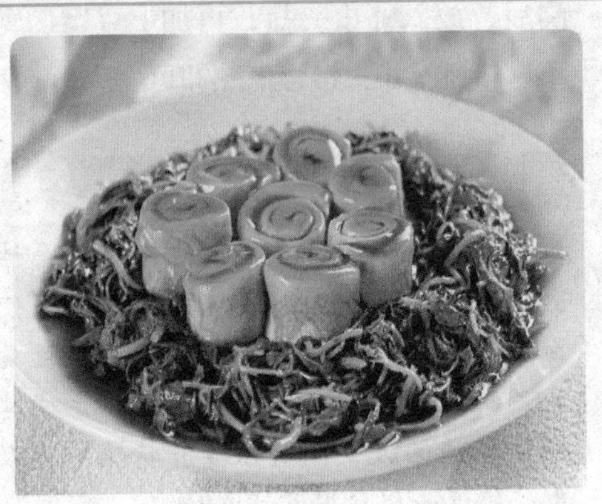

◎材料 草头500克，猪大肠1根（大约400克），调味料适量

◎制作 ①将猪大肠洗净后汆水，切段；草头洗净备用。②大肠内放入调味料，焖约半小时；草头煸炒后装盘。③将焖好的大肠放于草头上即可。

◎专家点评 本品适用于便秘、便血、痔疮等症的患者。

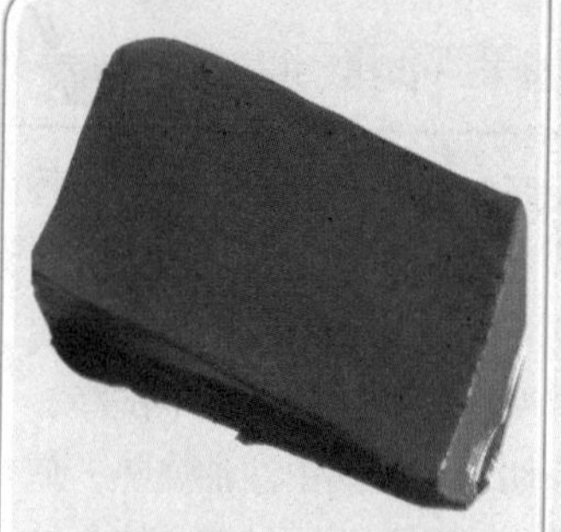

【每日用量】每次50克

【性味归经】性平，味咸。无毒。归肝、脾经

猪血

Zhuxue

[别名] 血豆腐

能量 230.2千焦/100克

【调理关键词】

蛋白质、铁、维生素C

◎猪血中的血浆蛋白被人体内的胃酸分解后，会产生一种解毒、清肠的分解物，能够与侵入人体内的粉尘、有害金属微粒发生化合反应，有助于毒素排出体外。猪血富含铁，具有补血作用。

◎食疗作用

猪血中的血浆蛋白被人体内的胃酸分解后，能产生一种解毒、清肠的分解物，易将毒素排出体外。吃猪血还可以防治便秘。另外，猪血富含铁，对贫血而面色苍白者有改善作用，是排毒养颜的理想食物。

◎选购保存

猪血一般呈暗红色，较硬、易碎。切开猪血块后，切面粗糙，有不规则小孔，有淡淡腥味。放入冰箱冷藏保存。

◎适合患者

贫血患者、老年人、妇女以及从事粉尘、纺织、环卫、采掘的工作者可常食，适宜血虚头风眩晕者食用；适宜肠道寄生虫病人腹胀嘈杂者食用。

◎搭配宜忌

搭配	宜忌	效果
猪血+韭菜	✓	清肺健胃
猪血+菠菜	✓	润肠通便
猪血+海带	✗	导致便秘
猪血+大豆	✗	消化不良

应用指南

1.防治便秘：取500克菠菜用清水冲洗干净，切成段；200克猪血洗净后，切成小方丁备用，猪血先入锅中加水煮开，然后加入菠菜稍煮，放入盐、味精调味即可。

2.帮助排除体内的污物：将猪血洗净，切成小块，炒锅置火，加上食油，烧热后，加上猪血，不断翻炒至熟，加上葱花、盐即可食用。

3.防治钙质不足：将猪血和豆腐洗净，切成块；青菜洗净，切碎，加水煮沸后，放入虾皮、盐，再加上豆腐、青菜、猪血，小火慢慢煮熟即可。

温馨提示

猪血中含有钴，能防止人体内恶性肿瘤生长；猪血还含有维生素K，能促使血液凝固，因此有止血作用。不能过量食用猪血，否则会造成铁中毒，影响其他矿物质的吸收，所以除非特殊需要人群，建议一周食用不超过2次。

调理吃法1 猪血汆白肉——解毒清肠+补血美容

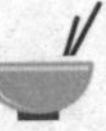

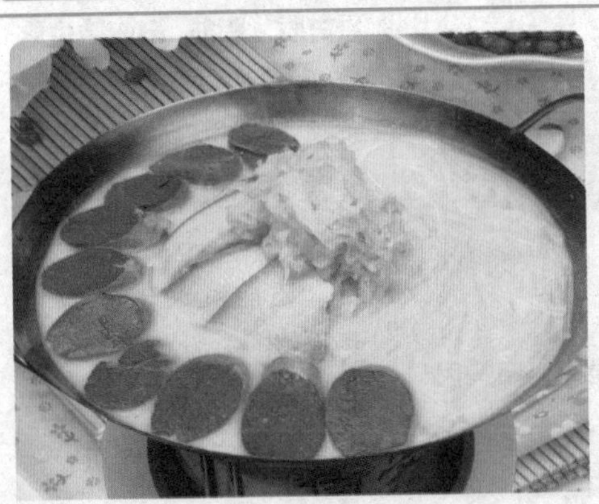

◎材料 五花肉、猪血各250克，白菜、粉丝各100克，三鲜汤、盐、鸡精各适量

◎制作 ①五花肉洗净，切片；猪血洗净，切厚片；白菜洗净，切丝；粉丝泡发备用。②将三鲜汤注入锅中烧开，下入粉丝、五花肉、猪血、白菜煮至九成熟，加盐和鸡精调味。

◎专家点评 本品适用于便秘、身体虚弱、贫血等症的患者。

调理吃法2 韭菜花烧猪血——排毒养颜+润肠通便

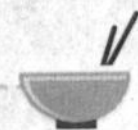

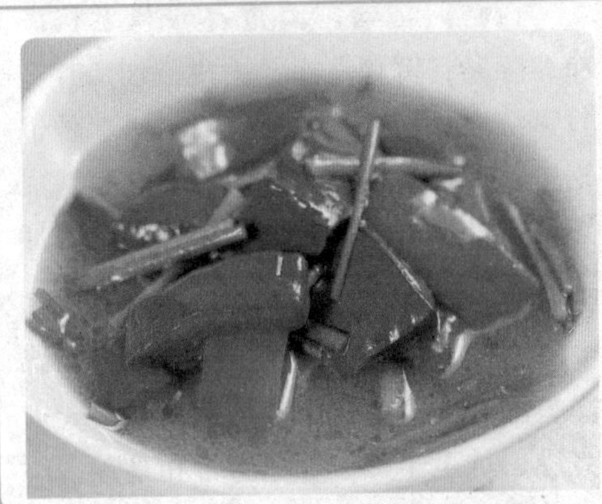

◎材料 韭菜花100克，猪血150克，红椒1个，上汤200毫升，姜、蒜、调味料各适量

◎制作 ①猪血切块，韭菜花切段，姜切片，蒜去皮切片，红椒切块。②锅中水烧开，放入猪血焯烫，捞出沥水。③油烧热，爆香蒜、姜、红椒，加入猪血、上汤及调味料煮入味，再加入韭菜花即可。

◎专家点评 本品适用于便秘、贫血、失眠多梦等症的患者。

调理吃法3 韭香豆芽猪血汤——补血养血+解毒清肠

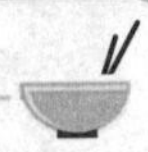

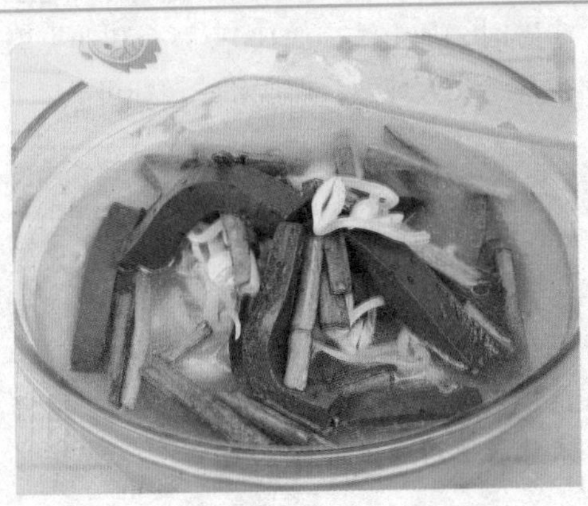

◎材料 猪血150克，黄豆芽45克，韭菜10克，精盐、味精、香油各适量

◎制作 ①将猪血洗净切条，黄豆芽洗净，韭菜择洗净切成段备用。②净锅上火倒入水，下入猪血焯水，捞起冲净待用。③净锅上火倒入色拉油，下入黄豆芽煸炒出香味，倒入水，下入猪血，调入精盐、味精烧沸煲至熟，淋入香油，撒上韭菜即可。

◎专家点评 本品适于便秘、贫血患者。

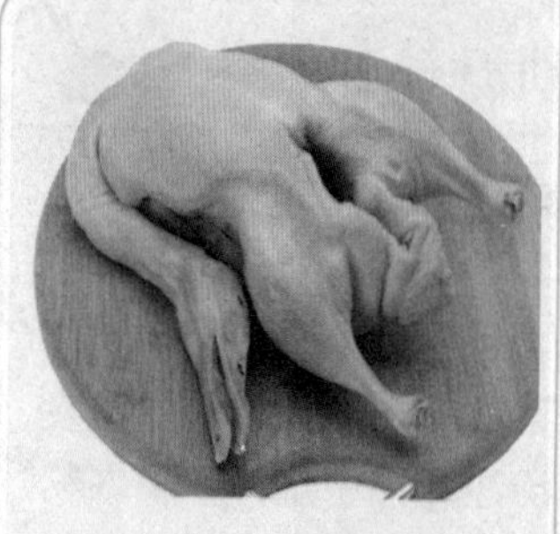

鸭肉

Yarou

【每日用量】每次约50克

【性味归经】性寒，味甘。归脾、胃、肺经。

[别名] 鹜肉、家凫肉、白鸭肉

能量 1004.6千焦/100克

【调理关键词】

蛋白质、脂肪、B族维生素

◎鸭肉能润滑肠道，通便排毒。所含B族维生素，能有效抵抗脚气病、神经炎和多种炎症，还能抗衰老。鸭肉中含有较为丰富的烟酸，对心肌梗死等心脏疾病患者有保护作用。

◎食疗作用

鸭肉具有大补虚劳、滋五脏之阴、清虚劳之热、补血行水、养胃生津、止咳自惊的功效。鸭肉不仅脂肪含量低，且所含脂肪主要是不饱和脂肪酸，能起到保护心脏的作用。鸭肉属凉性食物，可以很好的改善人体燥气，缓解大便干燥的症状

◎选购保存

要选择肌肉新鲜、脂肪有光泽的鸭肉。保存鸭肉的方法很多，我国农村用熏、腊、风、腌等方法保存。

◎适合患者

营养不良、上火、水肿、虚弱、食少、大便秘结、癌症、糖尿病、肝硬化腹水、肺结核、慢性肾炎水肿等患者。

◎搭配宜忌

鸭肉+山药	宜	滋阴润肺
鸭肉+豆豉	宜	降低脂肪
鸭肉+鳖肉	忌	水肿腹泻
鸭肉+栗子	忌	引起中毒

应用指南

1.防治便血、痔疮：一只老鸭洗净，除杂；鲜藕洗净，去皮，切成片；竹笋洗净，切成块，所有材料一起放进锅中，加适量水，大火煮沸，炖至八成熟，再加上鲜藕和竹笋，小火炖熟，加盐和味精即可。

2.防治高血压、高血脂：一只鸭洗净，除杂，放进锅中，加适量水，大火煮沸，炖至半熟，加上海带和马蹄，小火炖熟，加盐和味精即可。

3.防治便秘、口干舌燥：老鸭一只，洗净，除杂，放进锅中，大火炖至半熟时，加上洗净的100克百合和50克黑木耳，文火炖熟，加盐和味精即可。

温馨提示

在炖制老鸭的时候，加上几片火腿能增加鸭肉的鲜香味。咳嗽痰少、咽喉干燥、阴虚阳亢之头晕头痛、水肿、排尿不利等患者可多食；脾胃虚寒、感冒未愈、便泻肠风者应忌食。

调理吃法1 芋头鸭煲

养胃生津+补血行水 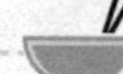

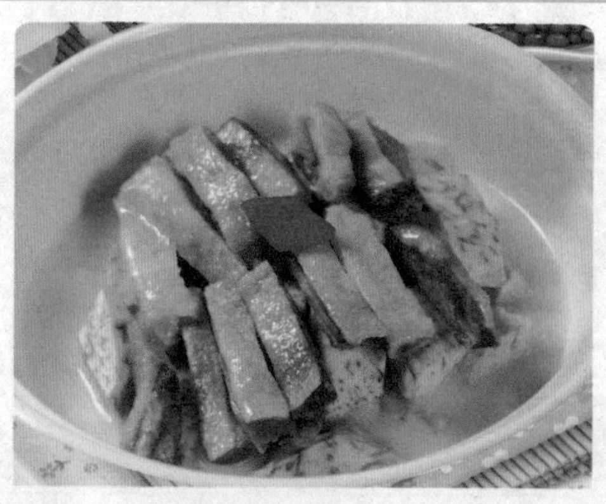

◎材料 鸭肉200克，芋头300克，盐、味精各适量

◎制作 ①鸭肉洗净，入沸水中汆去血水后，捞出切成长块；芋头去皮洗净，切块。②锅内注油烧热，下鸭块稍翻炒至变色后，注入适量清水，并加入芋头块焖煮。③待焖至熟后，加盐、味精调味，起锅装入煲中即可。

◎专家点评 本品适用于脾胃虚弱、贫血、便秘、排尿不利等症的患者。

调理吃法2 鸭子炖黄豆

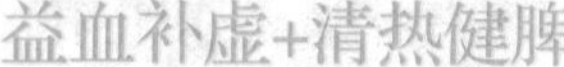益血补虚+清热健脾 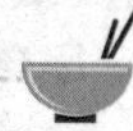

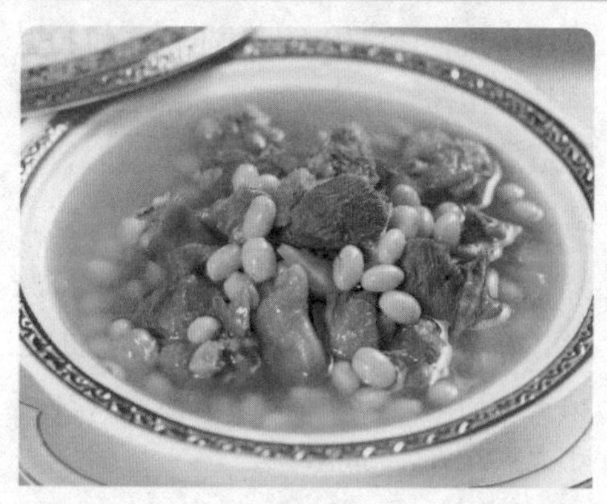

◎材料 鸭半只，黄豆200克，盐少许，味精适量

◎制作 ①将鸭洗净斩块。②鸭块与黄豆一起入锅中过沸水，捞出。③上汤倒入锅中，放入鸭子和黄豆，炖1小时后调入盐、味精即可。

◎专家点评 本品适用于贫血、排尿不利、水肿、便秘等症的患者。

调理吃法3 奶汤草菇鸭

补脾益气+养胃生津 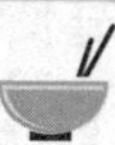

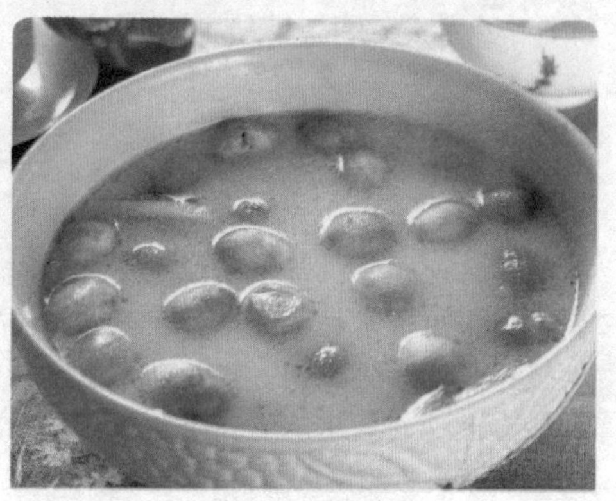

◎材料 鸭肉300克，草菇200克，姜、葱、炼乳、调味料各适量

◎制作 ①将鸭肉洗净后剁成小块，草菇洗净，葱切段，姜切片备用。②锅中水煮沸，下入鸭块过水汆烫后，捞起沥干水分。③锅中烧水，下入鸭块、草菇、姜片煮熟后，加入炼乳和剩余用料调匀，撒入葱段即可。

◎专家点评 本品适用于体质虚弱、头晕乏力、便秘、贫血等症的患者。

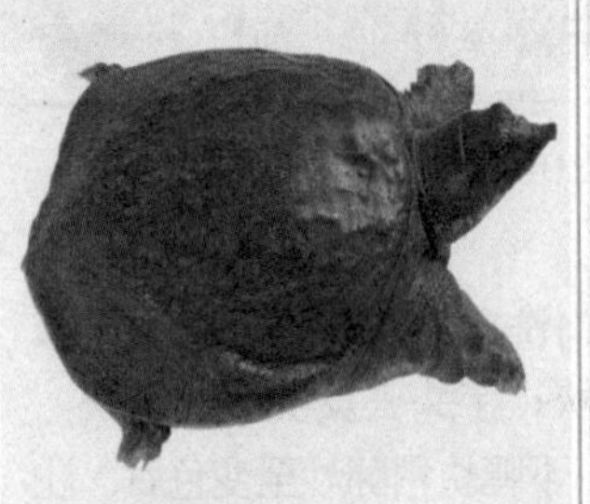

【每日用量】每次30克

【性味归经】性平、味甘。归肝经。

甲鱼

Jiayu

[别名] 鳖、团鱼、元鱼、王八

能量 1205.6千焦/100克

【调理关键词】

蛋白质、脂肪、钙、铁

◎甲鱼益气补虚，滋阴通便。其含高蛋白质和脂肪，特别是它的边缘肉裙部分还含有动物胶质，不容易消化吸收，一次不宜吃得太多。维生素能够增强身体的抗病能力及调节人体的内分泌功能。

◎食疗作用

甲鱼具有益气补虚、滋阴壮阳、益肾健体、净血散结等功效，对降低血胆固醇、高血压、冠心病具有一定的辅助疗效。甲鱼是含有多种维生素和微量元素的滋补珍品，能够增强身体的抗病能力及调节人体的内分泌功能。能提高人体免疫功能，促进新陈代谢，增强人体的抗病能力，有养颜美容和延缓衰老的作用。

◎选购保存

甲鱼要选背部呈橄榄色，上有黑斑，腹部为乳白色的。可以将甲鱼养在冰箱冷藏室的果盘盒内，既可以防止蚊子叮咬，又可延长甲鱼的存活时间

◎适合患者

腹泻、疟疾、痨热、肺结核等症患者。

◎搭配宜忌

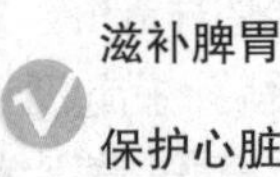

甲鱼+桂圆 滋补脾胃
甲鱼+蜂蜜 保护心脏

甲鱼+鸭蛋 引起腹痛
甲鱼+柿饼 消化不良

应用指南

1.防治肝肾虚损：将1只甲鱼洗净，除杂斩块，放进锅中，加上洗净的30克枸杞和山药，15克女贞子和熟地黄，加水适量，大火煮沸，小火炖煮3小时，加盐即可。

2.防治脾胃虚弱：将300克甲鱼洗净，除杂，斩成小块，放进锅中，加上适量洗净的大枣和桂圆，用大火煮沸，小火煮2小时，加盐即可。

3.防治体虚、气血不足者：将300克甲鱼洗净，除杂后斩成小块，放进锅中，加适量水和10克花旗参，大火煮沸，小火熬煮2小时，加盐调味即可。

温馨提示

在杀甲鱼时，可将它的胆囊取出，将胆汁与水混合，再涂于甲鱼全身，稍等片刻，用清水把胆汁洗掉，就可以去除腥味，然后再烹调。变质的甲鱼不能吃；煎煮过的鳖甲没有药用价值。孕妇吃了会影响胎儿健康。

调理吃法 1 枸杞地黄甲鱼汤

滋阴凉血+补血补肝

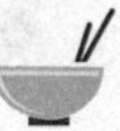

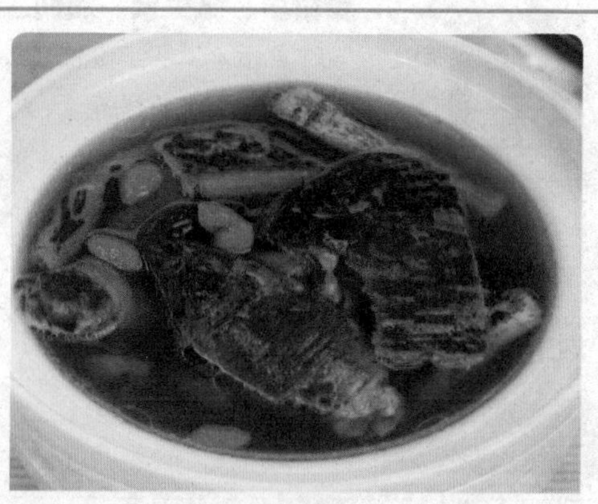

◎材料 甲鱼1只，熟地黄、枸杞各适量，盐、味精各适量

◎制作 ①熟地黄、枸杞均洗净，浸水10分钟。②甲鱼洗净，斩块，汆水。③将熟地黄、枸杞放入砂煲，注水烧开，下入甲鱼，用小火煲煮4小时，加盐、味精调味即可。

◎专家点评 本品适用于火气大引起的便秘、肝肾阴虚等症的患者。

调理吃法 2 甲鱼猪骨汤

补益调中+补肾健骨

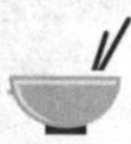

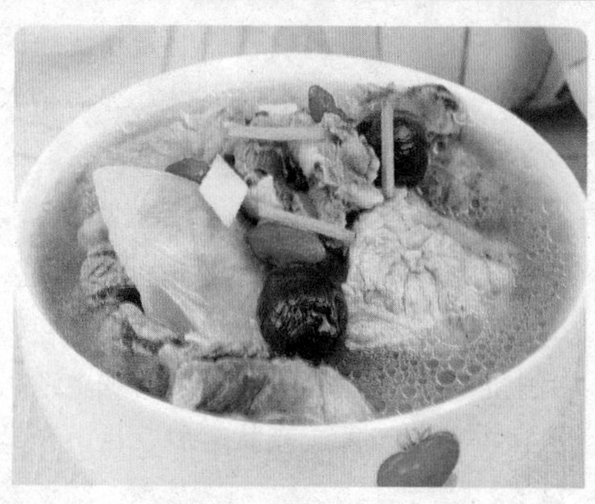

◎材料 甲鱼200克，猪骨175克，枸杞2克，盐、姜片各适量

◎制作 ①将甲鱼洗净斩块，汆水；猪骨洗净斩块，汆水；枸杞洗净备用。②净锅上火倒入水，加入姜片烧开，下入甲鱼、猪骨、枸杞煲至熟，调入盐即可。

◎专家点评 本品适用于便秘、身体虚弱、肺结核等症的患者。

调理吃法 3 龟肉粳米粥

补虚养肾+滋阴补血

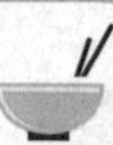

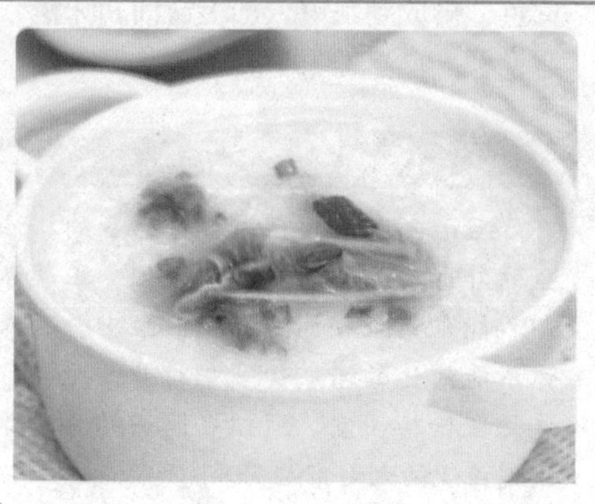

◎材料 粳米100克，龟肉150克，料酒、盐、枸杞、姜、盐、味精、香油、葱花各适量

◎制作 ①粳米洗净浸泡；龟肉剁块。②油锅烧热，下入龟肉炒，烹入料酒，加少许盐炒熟后盛出。③锅中注水烧沸，放粳米煮至五成熟，再放龟肉、枸杞、姜丝煮至粥成，加盐、味精、香油调匀，撒葱花便可。

◎专家点评 适于肝肾阴虚、便秘等患者。

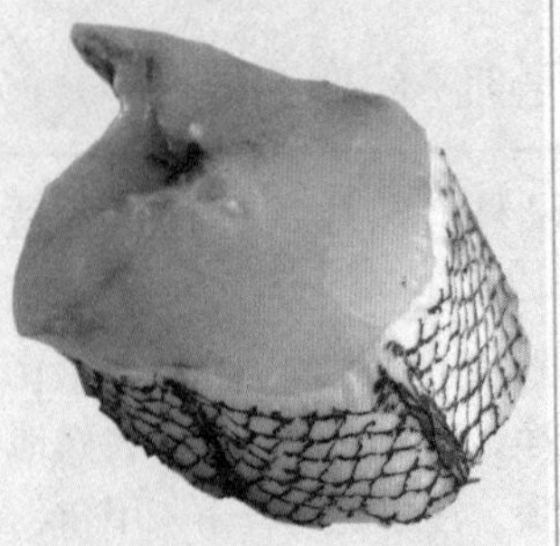

【每日用量】90克左右

【性味归经】性平，味甘。归肝、胃经。

鳕鱼

Xueyu

[别名] 大头青、大口鱼、鳘鱼

能量 368.4千焦/100克

【调理关键词】

蛋白质、维生素、脂肪

◎鳕鱼活血止痛，通便。鱼肉中含有丰富的镁元素，对心血管系统有很好的保护作用，有利于预防高血压、心肌梗死等心血管疾病。鳕鱼肝油中所含营养成分的比例，是人体每日所需要量的最佳比例。

◎食疗作用

鳕鱼的肉、骨、鳔、肝均可入药，对于跌打损伤、脚气、咯血、便秘、褥疮、烧伤、外伤的创面及阴道炎、子宫颈炎患者等有一定的食疗效果。鳕鱼的肝油品质较高，具有抑制结核杆菌、迅速液化坏疽组织等功效。

◎选购保存

一般市售的鳕鱼都是切成块状的。新鲜鳕鱼的鱼肉略带粉红色，冰冻鳕鱼的肉则为白色。鱼身较为圆润，肉质有弹性的比较好。可以在鳕鱼的表面抹上盐，用保鲜膜包好，放入冰箱冷冻保存。

◎适合患者

便秘、脚气、咯血等患者。

◎搭配宜忌

宜	
鳕鱼+咖喱	容易消化
鳕鱼+辣椒	增进食欲

忌	
鳕鱼+香肠	损害肝功能
鳕鱼+洋葱	降低蛋白质

应用指南

1.防治便秘：将鳕鱼洗净，除杂，切成小块，放进锅中，加上姜和洗净的豆腐块，加上适量水，大火煮沸，小火煮至汤成，加盐即可。

2.防治食欲不振：将鳕鱼洗净，除杂，切成小块，油锅置火，加上食油，烧热，然后将鱼放进油锅炸成金黄色；锅中加上番茄块和菠萝块，再加上适量水和番茄酱，煮成糊状之后，再淋在鳕鱼上。

3.防治跌打损伤：将鳕鱼洗净，除杂，切成大块，放进油锅中煎成两面金黄色，再放到锅中，加上酱油和味精、适量水，煎煮至熟即可。

温馨提示

经常会有用油鱼来冒充鳕鱼的，油鱼的外形与鳕鱼长得有些近似，但营养却不能跟鳕鱼相提并论，油鱼中含有人体不能消化的蜡质，多吃对身体无益，这种鱼价格便宜。所以在购买鳕鱼时建议到正规的大超市购买。

调理吃法1 清蒸鳕鱼泥 润肠通便+活血止痛

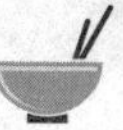

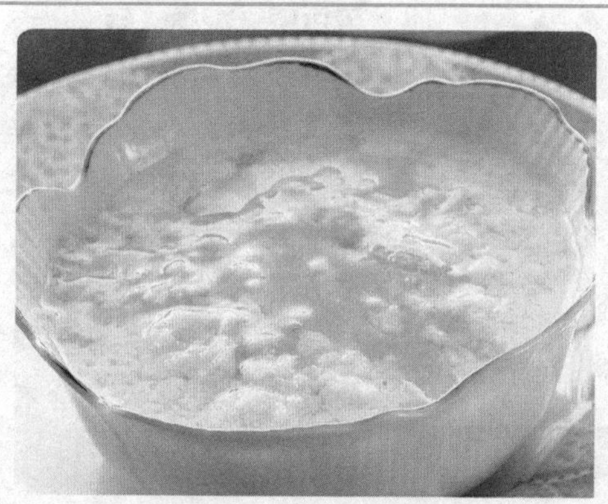

◎材料 鳕鱼片200克，鸡蛋1个，盐少许，胡椒粉适量

◎制作 ①鳕鱼洗净去皮和骨，切成细丁，盛入大碗中，加盐和胡椒粉拌匀。②移入蒸锅，大火快蒸5分钟后熄火，趁热时打入鸡蛋拌匀即可食用。

◎专家点评 本品适用于便秘、外伤出血等症的患者。

调理吃法2 红豆鳕鱼 补血益气+清肠解毒

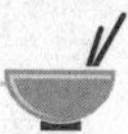

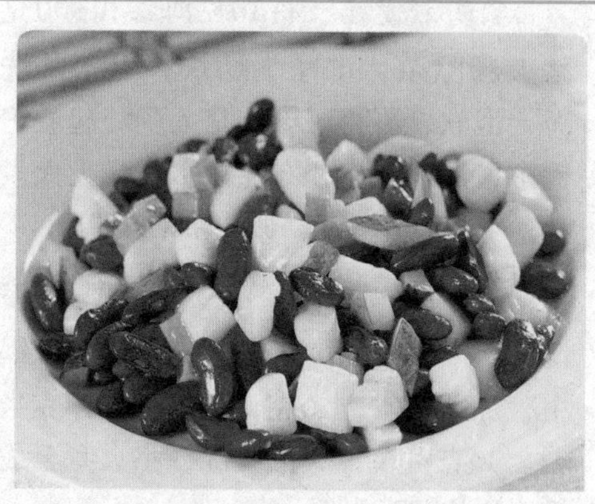

◎材料 红腰豆50克，鳕鱼150克，盐、味精、绍酒、淀粉、蛋清、胡椒粉、香油各适量

◎制作 ①鳕鱼切丁，加盐、味精、绍酒拌匀，再用蛋清、淀粉上浆。②锅注水，倒入红腰豆煮沸后倒出；油锅烧热，放入鳕鱼滑炒至熟盛出；锅中再放入水、盐、味精、胡椒粉，倒入鱼丁和红腰豆。③用淀粉勾芡，淋少许香油即可。

◎专家点评 适于贫血、便秘症患者。

调理吃法3 什锦鳕鱼盏 润肠通便+增强免疫力

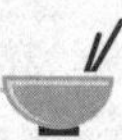

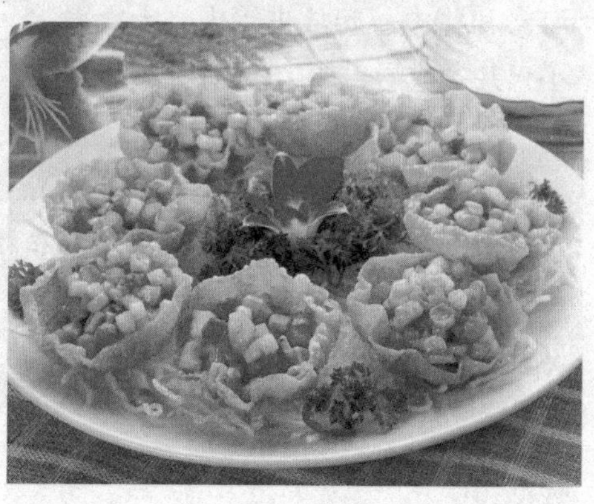

◎材料 大黄皮豆腐盏、鳕鱼、白萝卜、玉米粒、粉丝、鸡蛋、蜜枣、蛋黄、淀粉、干葱、蒜蓉、调味料各适量

◎制作 ①鳕鱼洗净，切粒，拌入盐、蛋黄、淀粉，油炸至金黄捞出；再将粉丝入油锅中炸至起泡，捞出，分别垫入盘底。②白萝卜、蜜枣洗净，切粒。③爆香干葱、蒜蓉，下入所有原材料、调味料炒匀，装入大黄皮豆腐盏中即可。

◎专家点评 本品适于便秘患者。

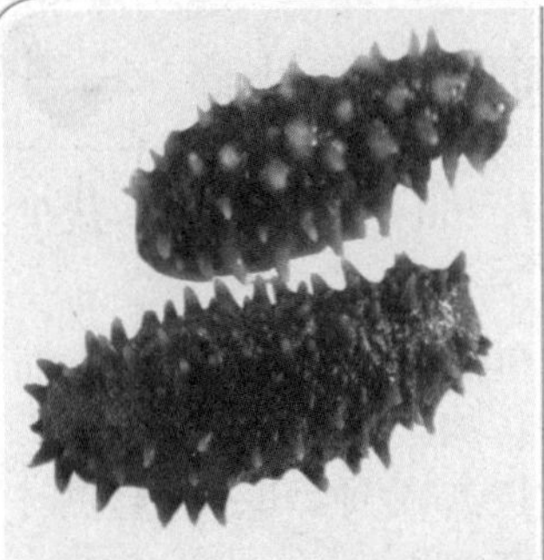

【每日用量】每天80克

【性味归经】性平，味甘、咸。归肺、肾经。

海参

Haishen

[别名] 刺参、海鼠

能量 326.5千焦/100克

【调理关键词】

蛋白质、糖类、硒

◎海参通肠润燥、可改善便秘，海参中含有的活性物质酸性多糖、多肽等能大大提高人体免疫力，人体只要免疫力强，就能抵抗各种疾病的侵袭。海参大量含有的硒能有效防癌抗癌。

◎食疗作用

海参具有补肾益精、滋阴健阳、补血润燥、调经祛劳、养胎利产等阴阳双补的功效。长期服用可以增强身体抵抗力，使患感冒概率降低，加强记忆力，改善睡眠质量。

◎选购保存

购买海参的时候，要看海参的肉质和含盐量。海参以参刺排列均匀为好，肉质肥厚，含盐量低的为上品。

◎适合患者

气血不足、肾阳不足、阳痿遗精、肝炎、高脂血症、冠心病、动脉硬化、便秘等病症者。

◎搭配宜忌

海参+鸭肉	✓	滋补五脏
海参+菠菜	✓	生津润燥
海参+柿子	✗	引起腹痛
海参+醋	✗	影响口感

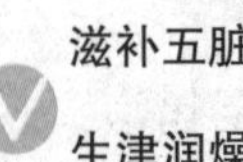

应用指南

1.防治便秘：将30克海参和100克猪大肠除杂，洗净，切块；黑木耳洗净，泡软；再将海参和猪大肠一起放进锅中，加适量水和30克黑木耳，大火煮沸，小火共同煮汤，加盐和味精即可。

2.防治产后乳汁不足：将100克海参洗净，切块；200克猪蹄洗净，放进锅中，加适量水、20克王不留行、15克当归、30克黄芪，大火煮沸，小火煮至成汤，加盐即可。

3.防治体质虚弱：将适量的海参洗净，切块；适量猪肉洗净，切片；再将海参和猪肉一起放进锅中，大火煮沸，小火共煮成汤，加盐和味精调味即可。

温馨提示

海参在烹调前先用冷水泡发。在泡发海参时，切勿沾染油脂、碱、盐等成分，否则会妨碍海参吸水膨胀。发好的海参不能够再冷冻，所以一次不宜发得太多。

调理吃法1 海参过油肉 ——补血润燥+滋阴补肾

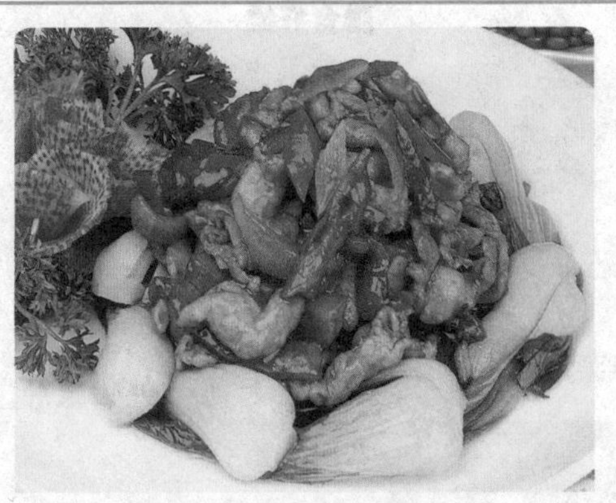

材料 海参200克，猪肉200克，上海青100克，青椒、红椒、盐、酱油、水淀粉各适量

制作 ①海参洗净，切条；猪肉洗净，切小块；上海青洗净，焯熟后摆盘；青椒、红椒均去蒂洗净，切菱形片。②起油锅，放入海参、猪肉炒至变色后，放入青椒、红椒，加盐、酱油调味。③快熟时，用水淀粉勾芡，盛在盘中的上海青上即可。

专家点评 本品适用于便秘、贫血患者。

调理吃法2 什锦辽参 ——补肾益精+通畅润便

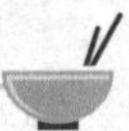

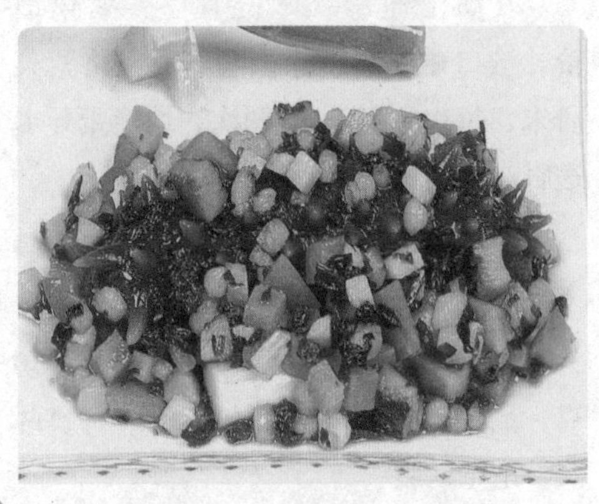

材料 辽参200克，鲜虾仁100克，胡萝卜、青椒、红椒、芦笋、调味料各适量

制作 ①辽参洗净；虾仁洗净，切粒；胡萝卜洗净切丁；青、红椒去蒂洗净，切丁；芦笋洗净，焯熟后备用。②热锅下油，入海参稍炒，再放入其他材料同炒，加调料炒至入味，稍微加点水，待汤汁收干后，装盘。③将芦笋摆盘即可。

专家点评 本品适用于便秘患者。

调理吃法3 蒜薹炒海参 ——补血润燥+增强免疫力

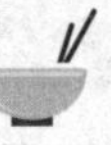

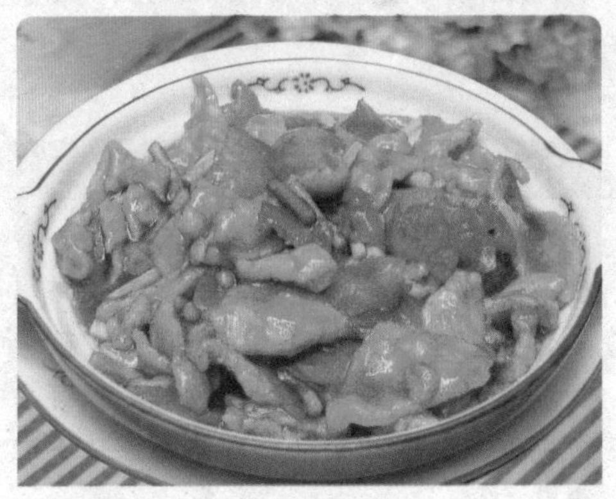

材料 猪肉、海参各250克，蒜薹100克，盐3克，酱油、水淀粉各适量

制作 ①猪肉洗净，切块；海参洗净，切块；蒜薹洗净，切段。②起油锅，放入猪肉、海参炒一会，再放入蒜薹同炒，加盐、酱油炒至入味。③起锅前，用水淀粉勾芡即可。

专家点评 本品适用于便秘、免疫力低下、体虚、贫血等症的患者。

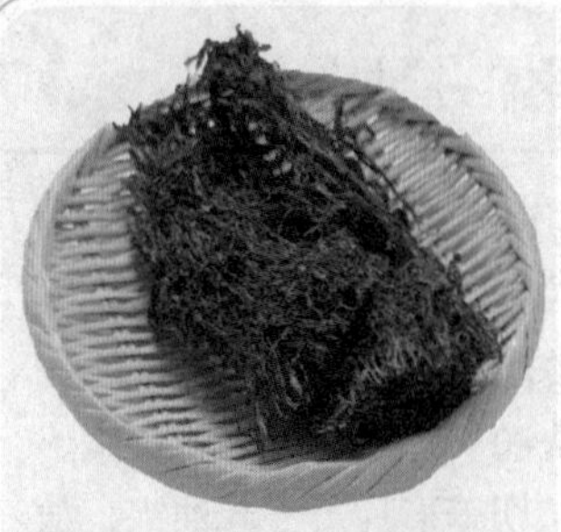

【每日用量】每次15克

【性味归经】性寒，味甘、咸。归肺经。

紫菜

Zicai

[别名] 紫英、索菜、灯塔菜

能量 866.5千焦/100克

【调理关键词】

膳食纤维

◎紫菜中1/5的营养成分是膳食纤维，可以促进排便，将有害物质排出体外，保持肠道健康。紫菜营养丰富，含碘量很高，可用于治疗因缺碘引起的“甲状腺肿大”。

◎食疗作用

紫菜具有化痰软坚、清热利水、补肾养心的功效。紫菜中含有丰富的钙、铁元素，可使儿童、老人的骨骼和牙齿得到保健。紫菜还有软坚散结功能。其中维生素B_{12}有活跃脑神经，预防衰老和记忆力衰退，改善忧郁症之功效。

◎选购保存

以色泽紫红、无杂质、干燥的紫菜为佳。紫菜是海味品，容易还潮变质。储存时，最好装在密封干燥的黑色塑料袋中，放置在清洁、阴凉、避光处或冰箱内。

◎适合患者

淋巴结核、淋病、胃溃疡、夜盲症、阳痿、头皮屑增多者。

◎搭配宜忌

搭配	宜忌	功效
紫菜+白萝卜	✓	清心开胃
紫菜+田螺	✓	营养丰富
紫菜+柿子	✗	不利消化
紫菜+花菜	✗	影响钙的吸收

应用指南

1.防治咳嗽、咯吐臭痰：紫菜适量，放口中干嚼，徐徐咽下，或将紫菜研末，每次3克，一日两次，用蜂蜜开水送服，或用蜂蜜炼为丸，每次6克。

2.防治甲状腺肿大：紫菜30克，萝卜500克，洗净，去皮，切成块，陈皮一片，水煎服；或用紫菜60克，黄药子30克，高粱酒500毫升，浸泡十天，每日两次，适量饮服。

3.防治便秘：将适量的紫菜去除杂质、洗净，然后放进锅中，加适量清水，煮滚后，加入1个打散的鸡蛋，加盐和味精即可。

温馨提示

紫菜做汤时，要最后再撕入紫菜并立即起锅，以免紫菜烧煮时间过长而损失营养。若紫菜在凉水浸泡后呈蓝紫色，说明紫菜在干燥、包装前已被有毒物质污染，这种紫菜对人体有害，不能食用。

调理吃法1 营养紫菜卷 软坚散结+清肠解毒

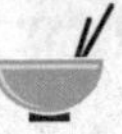

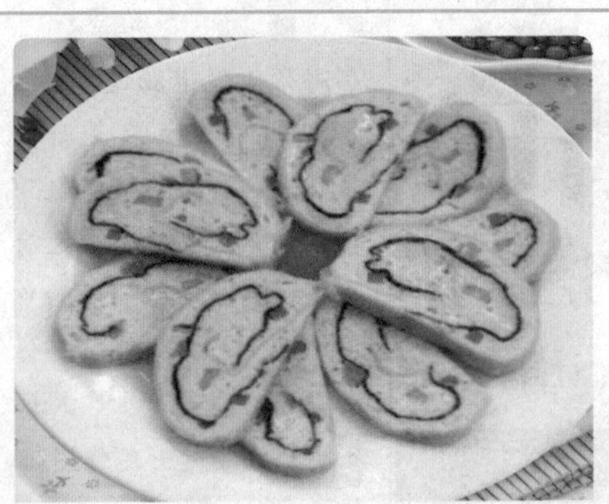

◎材料 紫菜适量，蛋皮50克，面粉100克，盐、辣椒粉、牛奶、葱花各适量

◎制作 ①面粉加水揉匀，再拌入牛奶调好，静置。②面团中再加盐、葱花、辣椒粉揉匀。③分别取适量的面团，压扁，一面铺上紫菜，一面放蛋皮，然后卷起来，入蒸笼蒸熟，取出切块即可。

◎专家点评 本品适用于二便不利、饮酒过多、烦热不安等症的患者。

调理吃法2 肉末紫菜豌豆粥 预防衰老+润肠通便

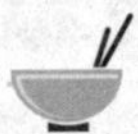

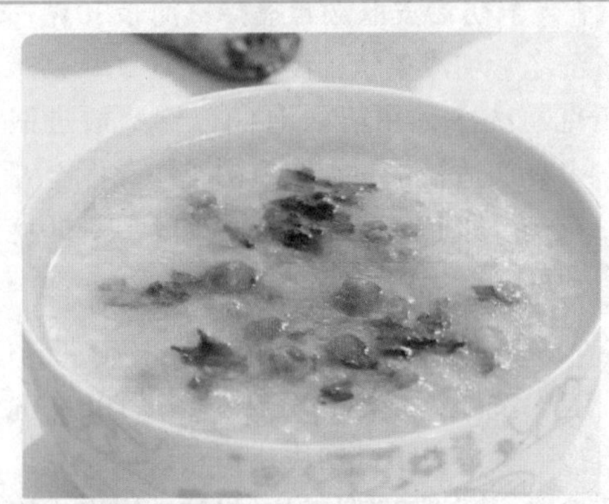

◎材料 大米100克，猪肉50克，紫菜20克，豌豆30克，胡萝卜30克，盐、鸡精各适量

◎制作 ①紫菜泡发，洗净；猪肉洗净，剁成末；大米淘净，泡好；豌豆洗净；胡萝卜洗净，切成丁。②锅中加水，放进大米、豌豆、胡萝卜，大火烧开，下猪肉至熟。③小火将粥煮成，放进紫菜拌匀，加盐、鸡精即可。

◎专家点评 本品适于便秘、水肿患者。

调理吃法3 白菜紫菜猪肉粥 清热化痰+润肺止咳

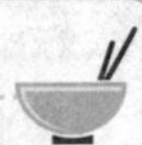

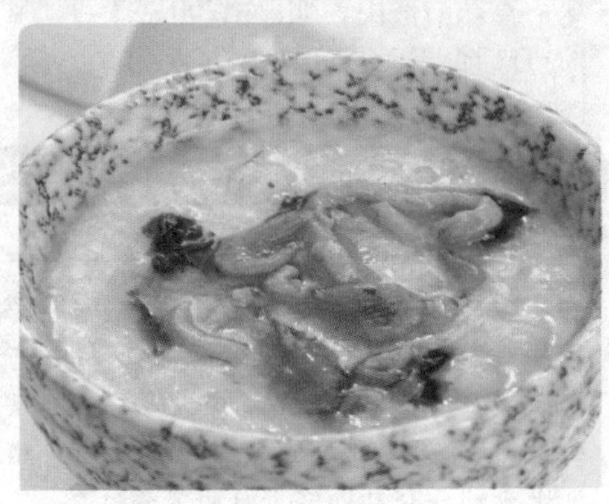

◎材料 白菜心30克，紫菜20克，猪肉80克，虾米30克，大米150克，盐、味精各适量

◎制作 ①猪肉洗净，切丝；白菜心洗净，切成丝；紫菜泡发，洗净；虾米洗净；大米淘净，泡好。②锅中放水，大米入锅，旺火煮开，改中火，下入猪肉、虾米，煮至虾米变红。③改小火，放入白菜心、紫菜，慢熬成粥，下入盐、味精即可。

◎专家点评 本品适用于便秘患者。

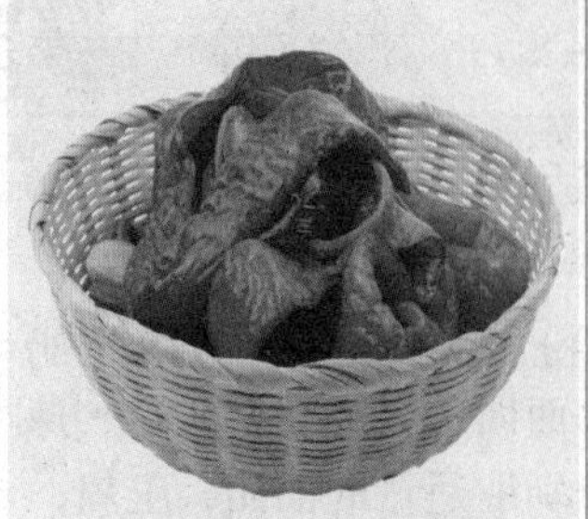

海带

Haidai

【每日用量】每餐15克

【性味归经】性寒，味咸。归肝、胃、肾经。

[别名] 昆布、江白菜

能量 50.2千焦/100克

【调理关键词】

碘、砷

◎海带能促进肠道蠕动，加速排便。海带含碘和碘化物，有防治缺碘性甲状腺肿的作用；海带还有降压、降血清胆固醇的作用。海带富含的砷是机体必需的微量元素，在人体细胞代谢中起一定作用。

◎食疗作用

海带能化痰、软坚、清热、降血压、防治夜盲症、维持甲状腺正常功能。海带还能抑制乳腺癌的发生。另外，海带能量低，对于预防肥胖症颇有益。

◎选购保存

质厚实、形状宽长、身干燥、色淡黑褐或深绿、边缘无碎裂或黄化现象的，才是优质海带。将干海带剪成长段，洗净，用淘米水泡上，煮30分钟，放凉后切成条，分装在保鲜袋中放入冰箱里冷冻起来。

◎适合患者

甲状腺肿大、高血压、冠心病、动脉粥样硬化、急性肾衰竭、脑水肿患者。

◎搭配宜忌

海带+木耳	✓	促进营养吸收
海带+冬瓜	✓	降血脂、降血压
海带+猪血	✗	引起便秘
海带+柿子	✗	降低营养

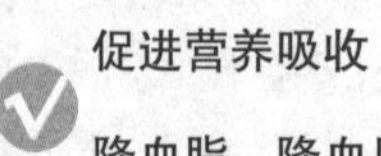

应用指南

1.防治皮肤湿毒瘙痒：海带50克，洗净，切成条状，浸泡10分钟；绿豆50克，洗净，用清水泡10分钟，放进锅中，加适量水，大火煮沸，小火煮至开花，再加上海带煮4分钟，加上红糖50克即可。

2.防治高血压、高血脂：海带30克，洗净，浸泡10分钟；冬瓜100克洗净，去皮去子，切成块；薏苡仁30克，洗净，再把全部材料一起放进锅中，加适量水，熬煮成汤。

3.治慢性咽炎：海带500克，洗净切块，煮熟后捞出，加白糖200克拌匀，腌渍1日后食用。每日2次，每次50克。

温馨提示

食用前，应先将海带洗净后，再浸泡，可将浸泡的水和海带一起下锅做汤食用，这样可避免溶于水中的甘露醇和某些维生素被丢弃，从而保存了海带中的有效成分。为保证海带鲜嫩可口，用清水煮约15分钟即可，时间不宜过久。

调理吃法1 海带蒸肉 泄热利水+散结抗癌

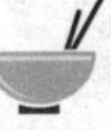

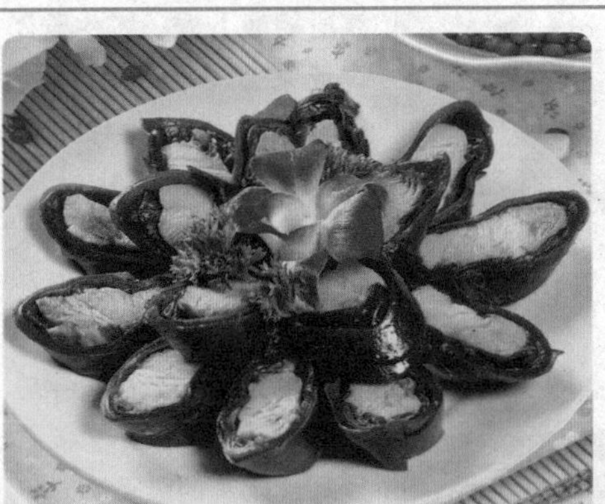

◎材料 五花肉300克，海带200克，盐少许，味精适量

◎制作 ①将猪肉洗净，切条，加入盐腌渍2分钟；海带用冷水泡好洗净。②用泡好的海带卷起五花肉，切段，锅中放入水蒸熟即可。

◎专家点评 本品适用于便秘、肥胖、咳喘等症的患者。

调理吃法2 海带土豆条炖肉 止咳平喘+润肠通便

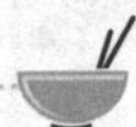

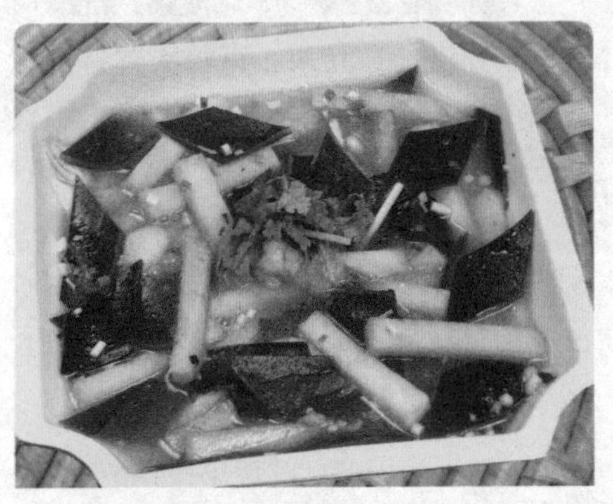

◎材料 清蒸肉200克，海带、土豆各150克，香菜少许，葱、盐、鸡精、高汤各适量

◎制作 ①清蒸肉，切块；海带泡发洗净，切片；土豆去皮洗净，切条；香菜洗净，备用；葱洗净，切末。②锅下油烧热，放入土豆炸至五成熟，再放入海带、清蒸肉，加盐、鸡精，倒入高汤，炖煮至熟，撒上葱花、香菜即可。

◎专家点评 本品适用便秘、咳嗽患者。

调理吃法3 卤海带 软键散结+止咳平喘

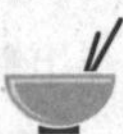

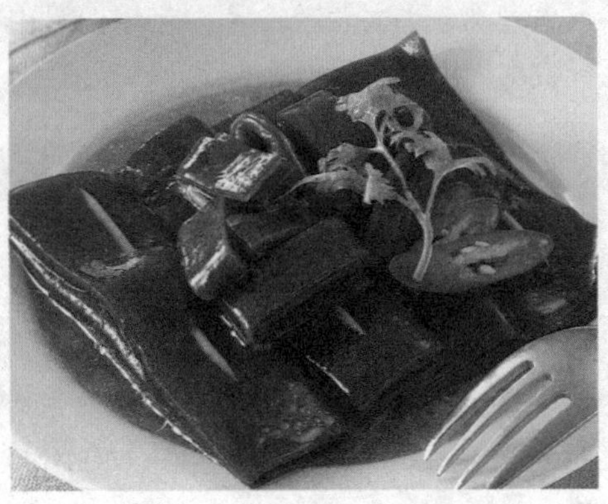

◎材料 海带300克，葱15克，八角、糖、酱油、卤汤、香油各适量

◎制作 ①海带洗净，放入滚水中焯烫，捞出沥干，用牙签串起来；葱洗净，切段。②锅中放入八角、糖、酱油、水，加入海带及葱，大火煮开，转小火卤至海带熟烂，捞出，排入盘中，淋上适量卤汤及香油即可端出。

◎专家点评 本品适用于咳喘、水肿、便秘患者。

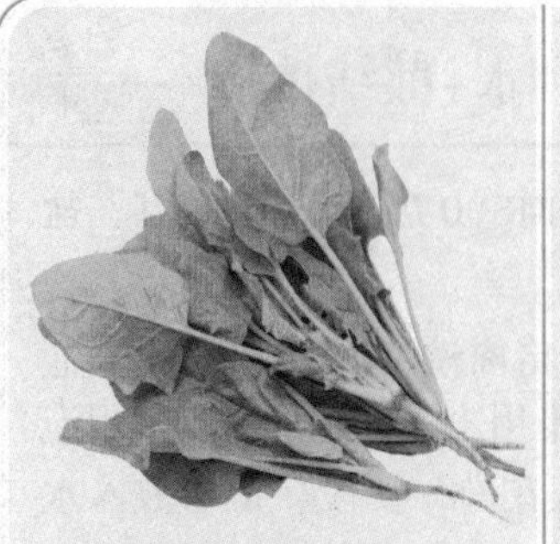

【每日用量】80~100克

【性味归经】性凉，味甘、辛。归大肠、胃经。

菠菜

Bocai

[别名] 赤根菜、鹦鹉菜

能量 100.5千焦/100克

【调理关键词】

铁质胡萝卜素、维生素C

◎菠菜富含粗纤维，有促进肠道蠕动的作用。菠菜是有名的补血食物，含铁质的胡萝卜素相当丰富，可以算是补血蔬菜中的重要食物。菠菜中的维生素C和叶酸含量丰富，可以增强产妇对铁元素的吸收力。

◎食疗作用

菠菜对于痔疮、慢性胰腺炎、便秘、肛裂等病症的患者有食疗作用，能促进生长发育、增强抗病能力，促进人体新陈代谢，延缓衰老。

◎选购保存

挑选叶色较青、新鲜、无虫害的菠菜为宜。冬天可用无毒塑料袋保存，如果温度在0℃以上，可在菠菜菜叶上套上塑料袋，口不用扎，根朝下戳在地上即可。

◎适合患者

电脑工作者，糖尿病患者，高血压患者，便秘者，贫血者，坏血病患者，皮肤粗糙、过敏者。

◎搭配宜忌

菠菜+鸡血	✓	保护肝肾
菠菜+花生	✓	美白肌肤
菠菜+鳝鱼	✗	导致腹泻
菠菜+核桃	✗	引起结石

应用指南

1.防治便秘：将500克菠菜，洗净切段；猪血洗净，切块；再将所有材料放进锅中，加上适量水，大火煮沸，小火熬煮成汤，加盐调味即可。

2.防治便血、贫血：500克菠菜洗净，切段；猪血500克，洗净，切块，放进锅中煸炒，加上料酒，至水干时加上汤、盐、菠菜，煮沸即可盛入盆中。

3.防治糖尿病：鲜菠菜根150克洗净切碎，鸡内金10克，洗净；然后将两者放进锅中，加水适量，煎煮30分钟，取出汁；再在锅中加入淘净的大米适量，大火煮沸，小火煮烂成粥，调味，1日内分数次食用。

温馨提示

菠菜宜焯水后再进行烹调，以降低草酸含量。菠菜含草酸较多，有碍机体对钙的吸收，故吃菠菜时宜先用沸水烫软，捞出再炒。多食菠菜能促进生长发育、增强抗病能力、促进人体新陈代谢、延缓衰老。

调理吃法1 特色菠菜

润燥滑肠+有助消化

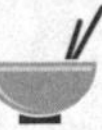

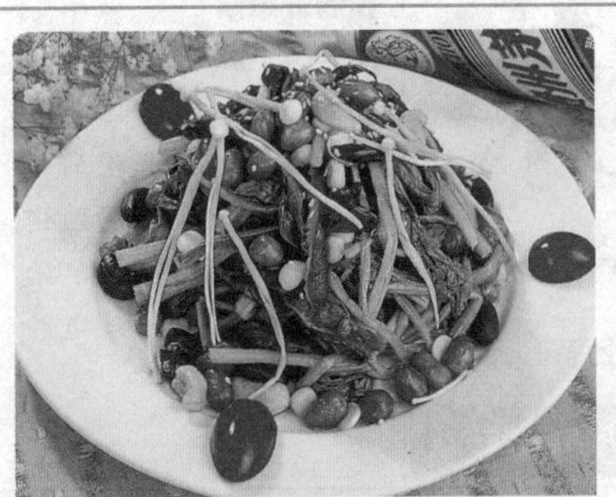

◎材料　菠菜400克，花生仁、杏仁、金针菇、香菇、白芝麻、红豆、腰果、玉米、盐、鸡精各适量

◎制作　①菠菜洗净，切长段，入沸水锅中焯水至熟，捞出待用。②炒锅注油烧热，放入除菠菜以外的所有原材料炒香，倒在菠菜上。最后加盐和鸡精拌匀即可。

◎专家点评　本品适用于便秘、消化不良、贫血等症的患者。

调理吃法2 银耳菠菜

补血润肤+通肠润便

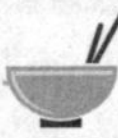

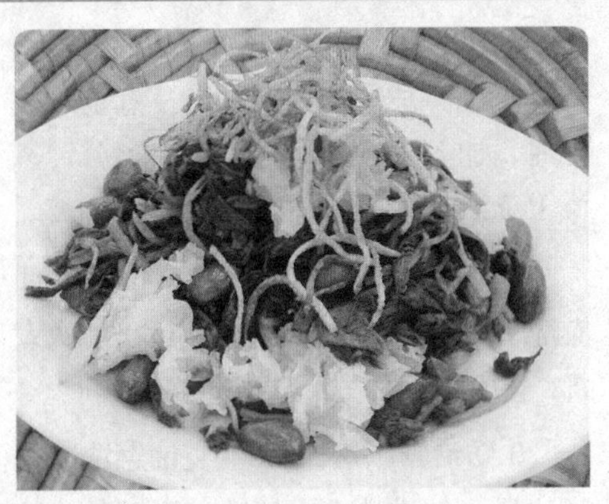

◎材料　菠菜250克，花生仁100克，银耳50克，土豆丝50克，盐、鸡精各适量

◎制作　①将菠菜洗净，切段，入沸水锅中汆水至熟，装盘待用；银耳泡发，洗净，撕成小朵，焯水，待用；花生仁洗净，与土豆丝分别入油锅炸熟。②将所有原材料加盐和鸡精搅拌均匀即可。

◎专家点评　本品适用于便秘、皮肤干燥、糖尿病等症的患者。

调理吃法3 菠菜香葱卷

止渴润肠+滋阴平肝

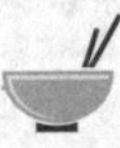

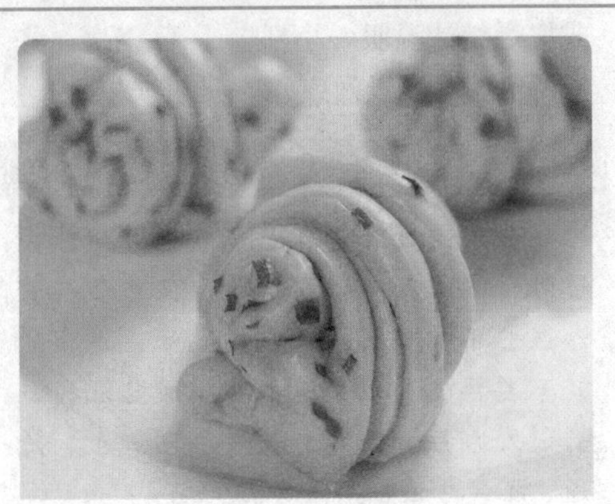

◎材料　面团500克，菠菜10克，葱15克

◎制作　①香葱洗净切碎；菠菜叶洗净搅打成汁，加入面团揉透，再擀薄。②把葱放于擀薄的菠汁面皮上，再将面皮对折起来。③将对折的面皮用刀先切一连刀，再切断，然后将面团拉伸扭起。打结成花卷生坯，放置醒发1小时，上笼蒸熟即可。

◎专家点评　本品适用于便秘、贫血、消化不良等症的患者。

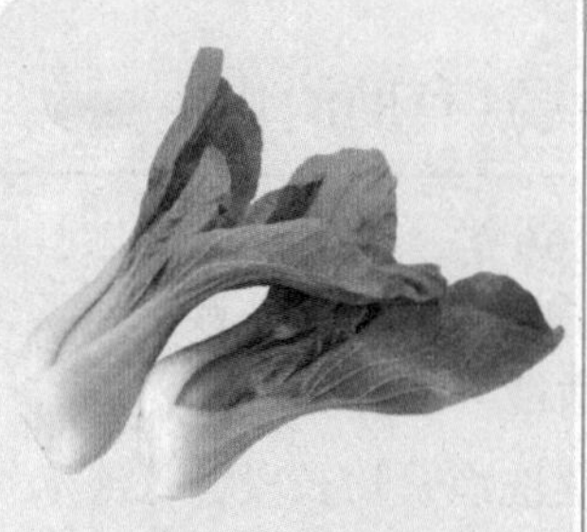

【每日用量】每餐150克

【性味归经】性温，味辛。归肝、肺、脾经。

油菜

Youcai

[别名] 青江菜、上海青、苦菜

能量 96.3千焦/100克

【调理关键词】

植物纤维素

◎油菜中含有大量的植物纤维素，能促进肠道蠕动，增加粪便的体积，缩短粪便在肠腔内停留的时间，从而防治多种便秘，预防肠道肿瘤。

◎食疗作用

油菜具有活血化瘀、消肿解毒、促进血液循环、润肠通便、美容养颜、强身健体的功效。油菜中含有丰富的钙、铁、钾和维生素C，胡萝卜素也很丰富，是人体黏膜及上皮组织维持生长的重要营养源，对于抵御皮肤过度角化大有脾益。

◎选购保存

宜挑选新鲜、油亮、无虫、无黄叶的嫩油菜，用两指轻轻一掐即断者为佳。冬天可用无毒塑料袋保存。油菜不宜长期保存，放在冰箱中可保存24小时左右。

◎适合患者

口腔溃疡者，口角湿白者，齿龈出血、牙齿松动者，瘀血腹痛者，癌症患者。

◎搭配宜忌

油菜+黑木耳	✓	平衡营养
油菜+豆腐	✓	清肺止咳
油菜+螃蟹	✗	引起中毒
油菜+南瓜	✗	降低营养

应用指南

1.防治习惯性便秘：将500克油菜洗净，切段；100克蘑菇洗净，切块；锅烧热，加油，放进油菜，鲜汤，煮至八成熟时，加上盐、味精、蘑菇，煮1分钟，浇上鸡油即可。

2.防治高血压、高血脂：将500克油菜洗净，切段；锅烧热，加上菜油，大火煮沸，再加上油菜、盐，炒熟即可。

3.防治糖尿病：将500克油菜洗净，切成段，放进沸水中焯熟，沥干后，装盘，加上麻油和油伴食。

4.防治丹毒、乳痈：用油菜煮汁食或捣烂绞汁温服一小杯，一日三次；并用鲜油菜叶捣烂敷患处一日更换三次。

温馨提示

食用油菜时要现做现切，并用旺火爆炒，这样既可保持鲜脆，又可使其营养成分不被破坏。吃剩的熟油菜过夜后就不要再吃，以免造成亚硝酸盐沉积，易引发癌症。痧痘、怀孕早期妇女、疥疮、狐臭等慢性病患者要少吃

调理吃法1 油菜香菇 宽肠通便+强身健体

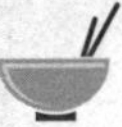

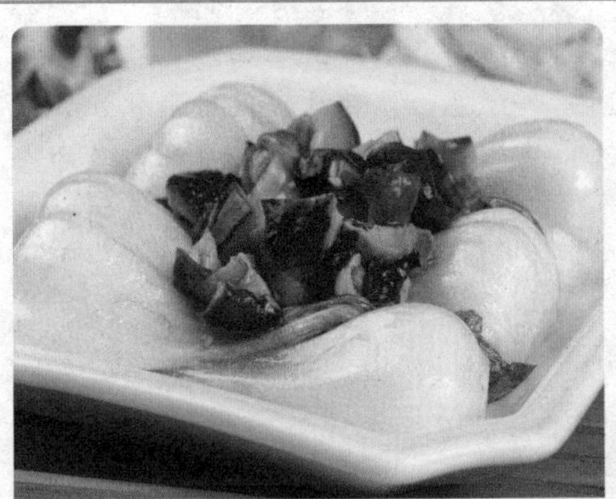

◎材料 油菜500克，香菇10朵，盐、白糖、味精、高汤、水淀粉各适量

◎制作 ①油菜洗净，对切成两半；香菇泡发洗净，去蒂，一切为二。②炒锅入油烧热，先放入香菇炒香，再放入油菜、盐、白糖、味精，加入高汤，加盖焖约2分钟，以水淀粉勾一层薄芡即可出锅装盘。

◎专家点评 本品适用于习惯性便秘、体虚、乳痈等症的患者。

调理吃法2 油菜炒木耳 解毒消肿+通肠润便

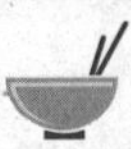

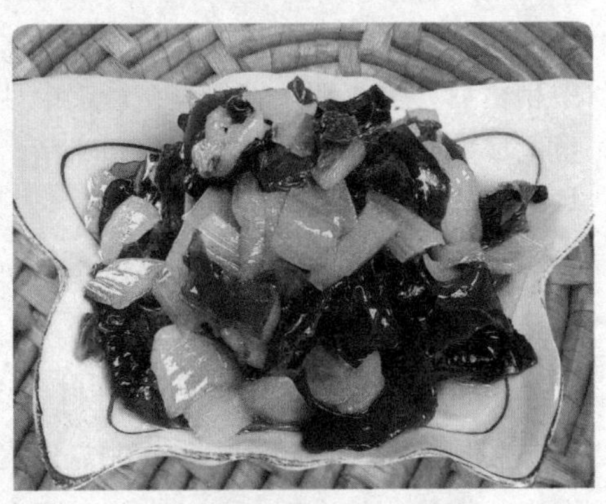

◎材料 油菜300克，黑木耳200克，盐、鸡精各适量

◎制作 ①将油菜洗净，切段；黑木耳泡发，洗净，撕成小朵。②锅置火上，注入适量油烧热，放入油菜略炒，再加入黑木耳一起翻炒至熟。③最后加入盐和鸡精调味，起锅装盘即可。

◎专家点评 本品适用于便秘、贫血、身体虚弱等症的患者。

调理吃法3 口蘑扒油菜 益气安神+宽肠通便

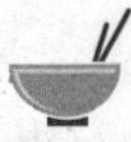

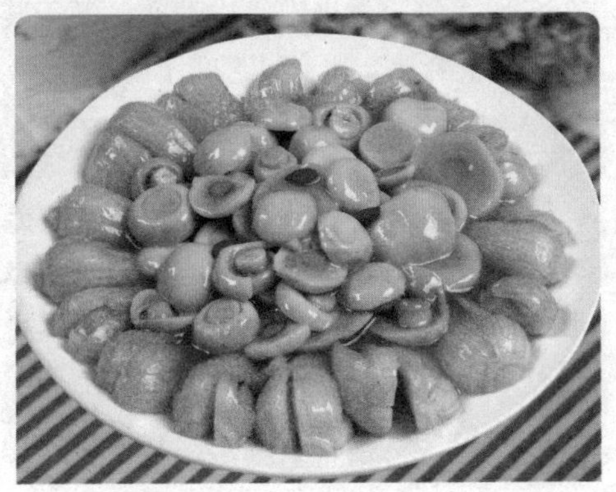

◎材料 油菜400克，口蘑150克，枸杞30克，高汤、蚝油、盐、鸡精各适量

◎制作 ①油菜洗净，对半剖开，焯水，沥干摆盘；口蘑洗净，沥干备用；枸杞洗净。②锅注油烧热，下入口蘑翻炒，注入适量高汤煮开，加入枸杞。③加入蚝油、盐和鸡精调味，起锅倒在油菜上。

◎专家点评 本品适用于习惯性便秘、烦躁不安、体虚等症的患者。

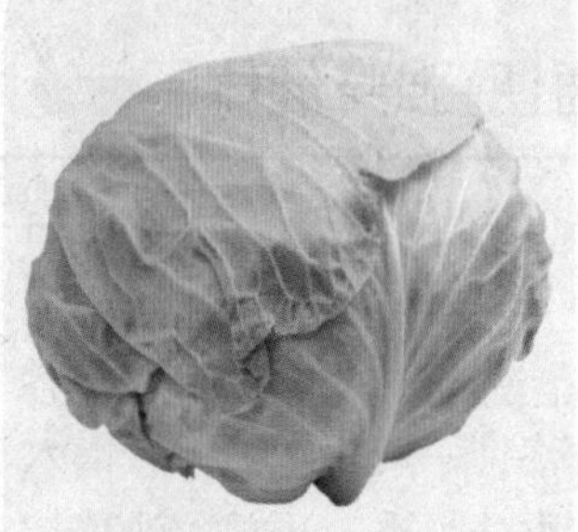

【每日用量】100克左右

【性味归经】性平，味甘。归脾、胃经。

包菜

Baocai

[别名] 卷心菜、莲花白

能量 71.2千焦/100克

【调理关键词】

维生素、叶酸

◎多吃包菜，还可增进食欲，促进消化，预防便秘。新鲜的包菜中含有植物杀菌素，有抑菌消炎的作用。

◎食疗作用

新鲜的包菜中含有植物杀菌素，有抑菌消炎的作用，对咽喉疼痛、外伤肿痛、蚊叮虫咬、胃痛、牙痛有一定的缓解作用。包菜中富含维生素C、维生素U、叶酸；包菜能提高人体免疫力，预防感冒，保障癌症患者的生活质量。

◎选购保存

在购买蔬菜时宜选择新鲜的，以结球紧实，修整良好；无老帮、焦边、侧芽萌发，无病虫害损伤的包菜为佳，另外，还要看包菜的重量，较轻的一般没有较重的好吃。宜冷藏。

◎适合患者

胃及十二指肠溃疡患者、糖尿病患者、容易骨折的老年人。

◎搭配宜忌

包菜+西红柿	✓	益气生津
包菜+木耳	✓	健胃补脑
包菜+黄瓜	✗	降低营养价值
包菜+兔肉	✗	引起腹泻

应用指南

1.防治食欲不振：将250克包菜洗净，切成条状；200克番茄洗净，再开水中稍烫后，去皮切块；包菜在炒锅中炒至七成熟时，加上番茄，加盐和味精，炒熟即可。

2.防治便秘：将250克包菜洗净，切小块；炒锅烧热后，加上食油，炒至七分熟，加上盐和味精，继续炒熟即可。

3.防治雀斑、老年斑：将300克包菜洗净，切块，放进锅中，加水，煮至七分熟时，加上肉片和盐，煮熟即可。

4.防止骨骼疏松：将200克包菜洗净，切成条，放进沸水中焯熟，沥干装盘，加上麻油、盐、黑芝麻伴食。

温馨提示

皮肤瘙痒性疾病、眼部充血患者忌食。包菜含有粗纤维量多，且质硬，故脾胃虚寒、泄泻以及小儿脾弱者不宜多食；另外对于腹腔和胸外科手术后，胃肠溃疡及其出血特别严重时，腹泻及肝病时不宜吃。

调理吃法 1 醋熘包菜

养胃益脾+宽肠通便

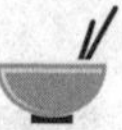

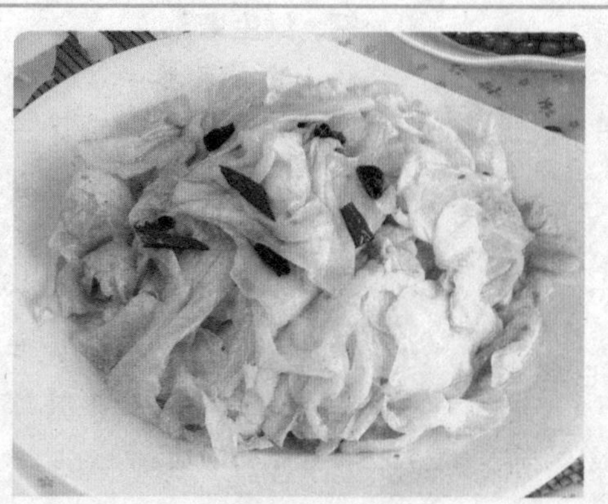

◎材料 包菜400克，干辣椒40克，盐、老抽、醋各适量

◎制作 ①将包菜洗净，切片；干辣椒洗净，切段。②锅加油烧热，放入干辣椒爆香，再倒入包菜快炒至熟。③加入少许醋、老抽和盐调味，起锅装盘。

◎专家点评 本品适用于便秘、血糖高等症的患者。

调理吃法 2 芝麻包菜

润肠通便+健脾益胃

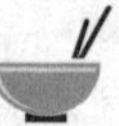

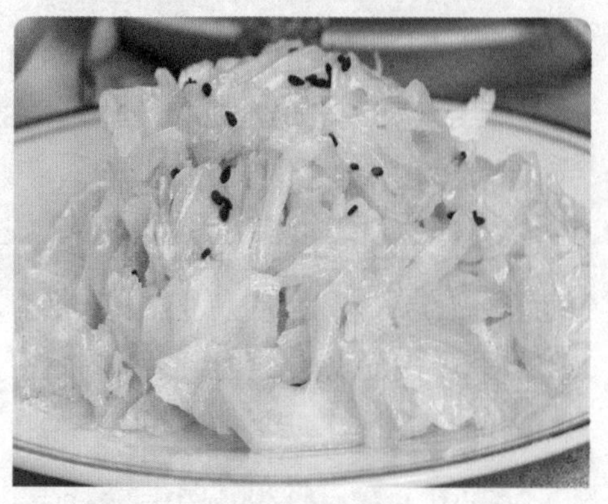

◎材料 黑芝麻10克，包菜嫩心500克

◎制作 ①芝麻洗净，入锅内小火慢炒，当炒至芝麻发香时盛出凉凉，碾压成粉状。包菜心洗净，切小片。②炒锅上火，花生油烧热，投入包菜心炒1分钟，后加盐，用旺火炒至包菜熟透发软，加味精拌匀，起锅装盘，撒上芝麻屑拌匀即成。

◎专家点评 本品适用于便秘、糖尿病、肥胖症患者。

调理吃法 3 烫包菜

益气生津+清肠润燥

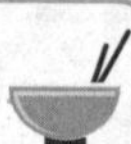

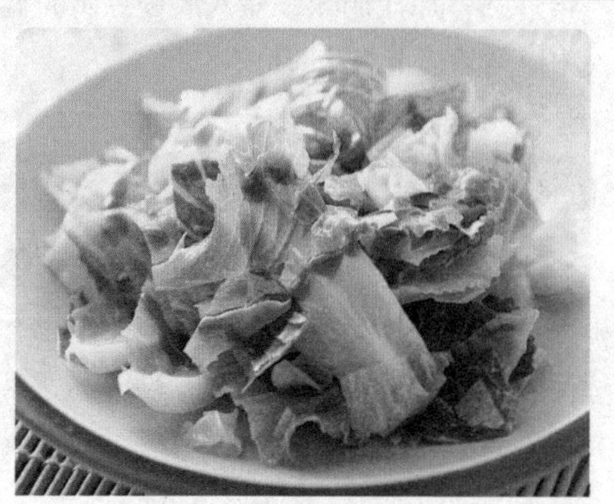

◎材料 包菜200克，酱油膏适量

◎制作 ①将包菜洗净，切小片，然后入开水中烫熟，捞出，沥干水分后装盘。②将适量酱油膏淋在包菜上搅拌均匀即可食用。

◎专家点评 本品适用于便秘、身体疲倦、食欲不振、糖尿病等症的患者。

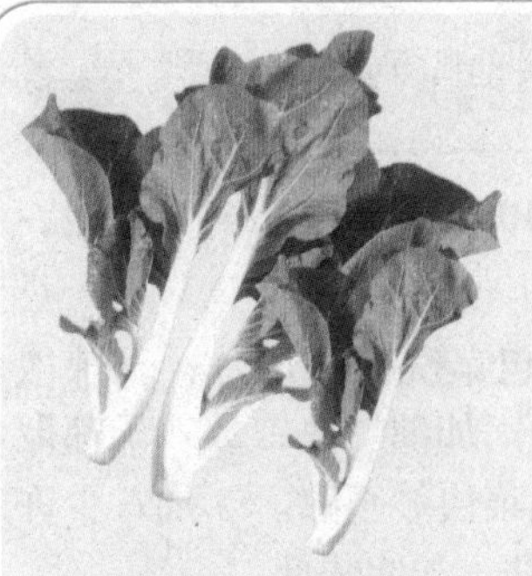

【每日用量】每餐70克

【性味归经】性凉，味甘。归肺、胃、大肠经。

小白菜

Xiaobaicai

[别名] 不结球白菜、青菜

能量 62.8千焦/100克

【调理关键词】

钙、维生素

◎小白菜营养丰富，能解热除烦，通利肠胃。其含钙量较高，是防治维生素D缺乏（佝偻病）的理想蔬菜。小白菜含维生素B_1、维生素B_6、维生素B_5等，具有缓解精神紧张的功能。

◎食疗作用

小白菜解热除烦，通利肠胃。小白菜可以促进人体的新陈代谢，具有清肝的作用。能通肠利胃，促进肠管蠕动，保持大便通畅。还能健脾利尿，促进吸收，而且有助于荨麻疹的消退。

◎选购保存

挑选叶色较青、新鲜、无虫害的小白菜为宜。冬天可用无毒塑料袋保存，小白菜包裹后冷藏只能保存2～3天，如连根一起贮藏，可稍延长1～2天。

◎适合患者

一般人皆可食用。尤其适宜肺热咳嗽、便秘、丹毒、漆疮、疮疖等患者及缺钙者食用。

◎搭配宜忌

小白菜+虾皮	✓	营养全面
小白菜+猪肉	✓	促进儿童成长
小白菜+兔肉	✗	引起腹泻
小白菜+醋	✗	营养流失

应用指南

1.防治便秘：将200克小白菜洗净，切碎；大米洗净，泡发后放进锅中，加适量水，大火煮至米粒开花，加上小白菜，煮至粥成，加上味精和盐即可。

2.防止皮肤粗糙、色素沉着：将小白菜洗净，切碎；适量豆腐洗净，切块，放进锅中，加适量水，煮至熟后，加上小白菜和油，煮熟，加盐调味即可。

3.防癌抗癌：将200克小白菜洗净，切成粒；200克豆腐洗净，切块，略微汆烫后，捞出沥干。油锅烧热，加上小白菜炒熟，加盐调味，盛入放进豆腐的盘中。然后浇上鸡汁即可。

温馨提示

小白菜含钙量高，是防治维生素D缺乏（佝偻病）的理想蔬菜。小白菜不宜生食，用小白菜制作菜肴，炒、煮的时间不宜过长，以免损失营养。

调理吃法1 小白菜炖芋头 益脾养胃+通肠润便

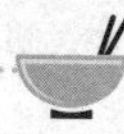

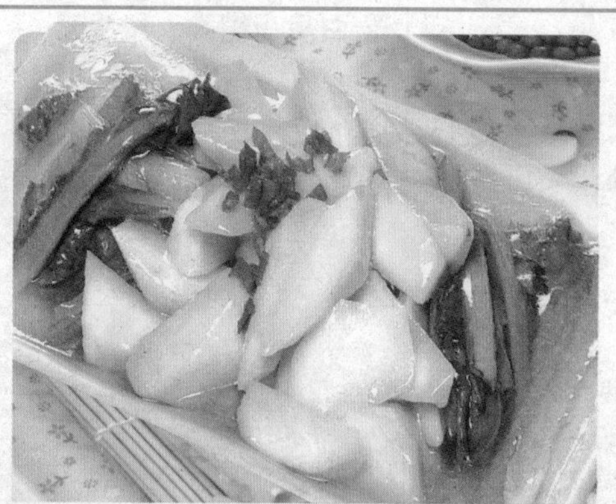

◎材料 小白菜250克，芋头150克，蒜、鸡精、盐、水淀粉各适量

◎制作 ①将小白菜洗净，切段；芋头去皮，洗净，切块，入锅中焯水至七成熟。②炒锅注油烧热，放入蒜蓉炒香，倒入芋头翻炒，加入适量清水炖煮，倒入小白菜。③加入鸡精和盐调味，最后用水淀粉勾芡，出锅即可。

◎专家点评 本品适用于便秘、脾胃虚弱、肺热咳嗽等的患者。

调理吃法2 小白菜烩豆腐 清肠解毒+调和脾胃

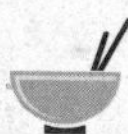

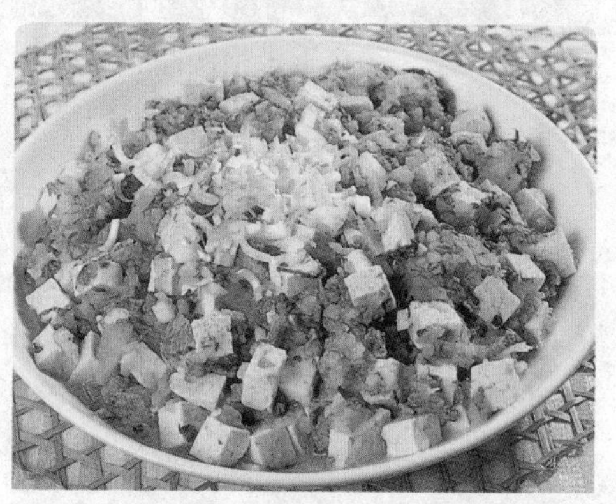

◎材料 小白菜300克，豆腐250克，葱白30克，蒜蓉20克，盐、鸡精、水淀粉各适量

◎制作 ①小白菜洗净，剁碎；豆腐洗净，切丁；葱白洗净，切丝。②炒锅注油烧热，入蒜蓉炒香，豆腐滑炒，倒入适量高汤，入小白菜用中火煮开。③加葱白，加盐、鸡精调味，用水淀粉勾芡即可。

◎专家点评 本品适用于便秘、咳嗽、消化不良等的患者。

调理吃法3 芝麻炒小白菜 滋阴润燥+补肝益肾

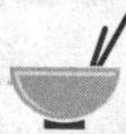

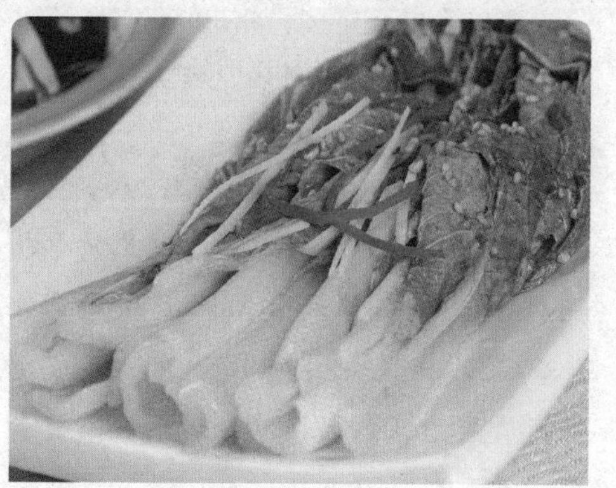

◎材料 小白菜500克，白芝麻15克，姜丝、盐各适量

◎制作 ①放少许白芝麻入锅，锅热后转小火，不断地炒芝麻，有香味溢出时盛盘。②小白菜洗净，锅加油烧热，放姜丝炝锅，再放入小白菜，猛火快炒，然后放盐调味，等菜熟的时候把刚才准备好的白芝麻放下去，再翻炒两下就可以出锅了。

◎专家点评 本品适用于便秘、头发早白、脾胃虚弱等症的患者。

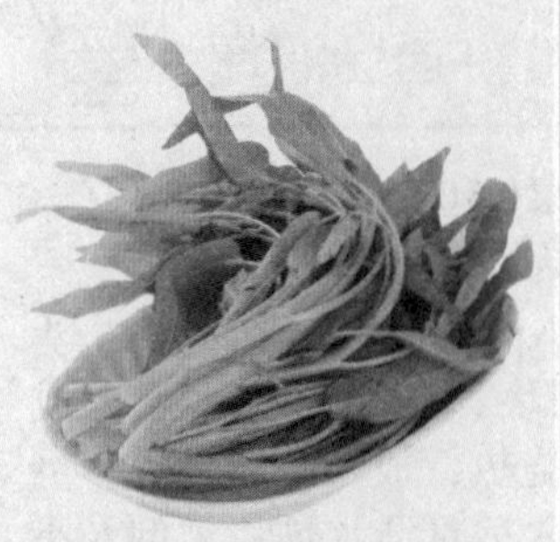

【每日用量】每餐50克

【性味归经】性平，味甘。归肝、心、小肠经。

空心菜

Kongxincai

[别 名] 通心菜、无心菜、竹叶菜

能量 83.7千焦/100克

【调理关键词】

蛋白质、糖类、维生素

◎空心菜粗纤维含量较丰富，能促进肠道蠕动。含丰富的维生素与微量元素，它所具有的钙、钾、维生素C、胡萝卜素、核黄素的含量均比一般疏菜高一至数倍。

◎食疗作用

空心菜有清热、解毒、凉血、利尿作用，对热痢、痔疮、便秘、便血、虫咬、皮炎及湿疹患者，都有一定的食疗作用。

◎选购保存

选购空心菜时，以色正，鲜嫩，茎条均匀，无枯黄叶，无病斑，无须根者为优。失水萎蔫、软烂、长出根的为次等品，不宜购买。空心菜不耐久放，如想保存较长的时间，可选购带根的空心菜，放入冰箱中冷藏可维持5～6天。

◎适合患者

高血压、头痛、糖尿病、鼻血、便秘、淋浊、痔疮、痈肿等患者。

◎搭配宜忌

空心菜+橄榄油 防止老化

空心菜+尖椒 解毒降压

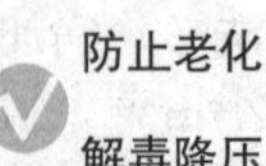

空心菜+牛奶 影响钙质吸收

空心菜+酸奶 影响钙质吸收

应用指南

1.防治糖尿病：将60克空心菜梗洗净，切成段；30克玉米须洗净，与空心菜梗一起放进锅中，加适量水，煎煮10分钟，即可饮用。

2.防治小儿夏热、口渴、尿黄：将100克空心菜洗净，切成段；马蹄6个洗净，打碎，与空心菜一起放进锅中，加适量水，煮成汤。

3.防治肺热咳嗽、鼻出血：将空心菜洗净，切段；白萝卜洗净，去皮，切块，与空心菜一起放进榨汁器中，榨成汁，加上蜂蜜搅拌均匀即可饮用。

4.防治白带过多：将300克空心菜，150克鲜白槿花同猪肉共炖熟食用。

温馨提示

空心菜不可炒得太烂，以免营养损失过多。炒空心菜时，若加点豆腐乳汁，菜的味道会更鲜美可口。体质虚弱、脾胃虚寒、大便溏泄者最好不要食用。

调理吃法1 砂锅虾酱空心菜 清热解毒+润肠通便

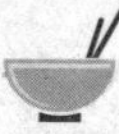

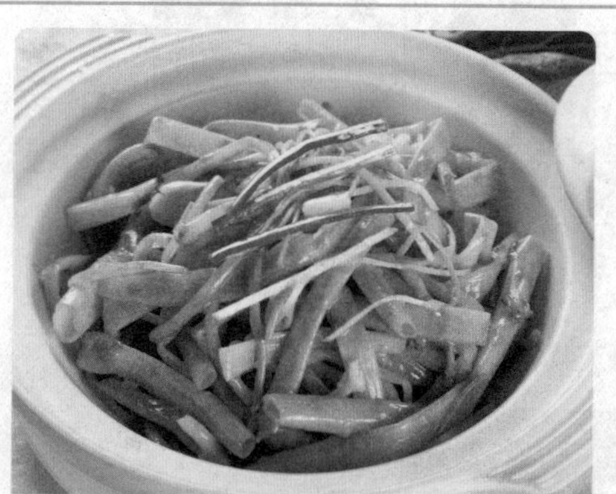

◎材料 空心菜500克，虾酱5克，姜、蒜、盐、鸡精、白砂糖各适量

◎制作 ①空心菜去根去叶洗净，留梗切长段；姜去皮洗净切丝；蒜剥去皮，洗净切粒。②砂锅上火烧热，放入油，加入蒜粒、姜丝、虾酱炒香。③放进洗净的空心菜梗，翻炒至空心菜熟，调入盐、鸡精、白砂糖，拌匀即可出锅。

◎专家点评 本品适用于便秘、痔疮、便血等症的患者。

调理吃法2 风味空心菜梗 利尿除湿+清肠解毒

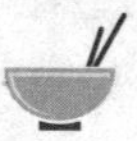

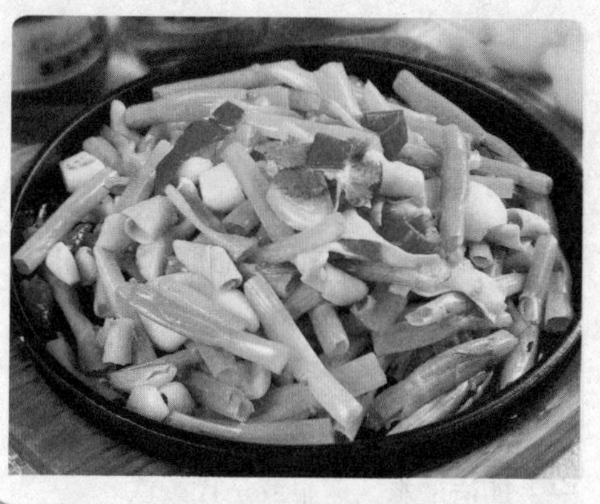

◎材料 空心菜梗350克，鸭肠100克，红椒50克，大蒜10克，盐、料酒、大蒜、鸡精各适量

◎制作 ①空心菜洗净，切段；鸭肠洗净，用盐和料酒腌渍；红椒洗净，切圈；大蒜洗净，切丁。②油锅烧热，入鸭肠爆炒，装盘；锅再注油烧热，入大蒜爆香，再倒入空心菜梗翻炒，加入红椒一起炒至熟。③加盐和鸡精调味，起锅装盘即可。

◎专家点评 本品适用于便秘、便血患者。

调理吃法3 空心菜粥 凉血利尿+润肠通便

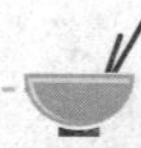

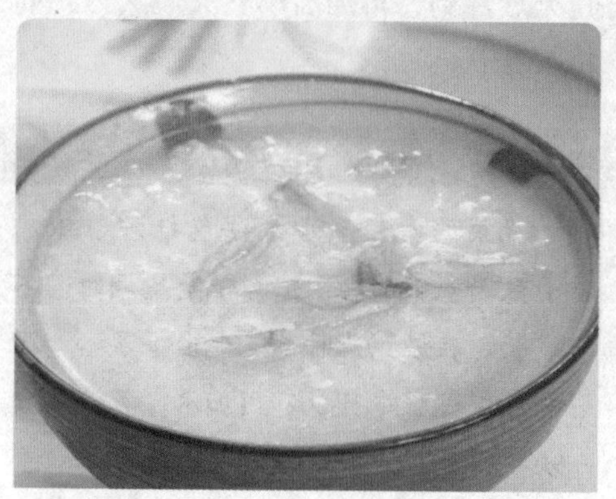

◎材料 空心菜15克，大米100克，盐适量

◎制作 ①大米洗净，泡发；空心菜洗净，切圈。②锅置火上，注水后，放入大米，用旺火煮至米粒开花。放入空心菜，用文火煮至粥成，调入盐入味，即可食用。

◎专家点评 常食此粥，能起到清热凉血、利尿除湿、解毒的功效。本品适用于便秘、排尿不利、便血等症的患者。

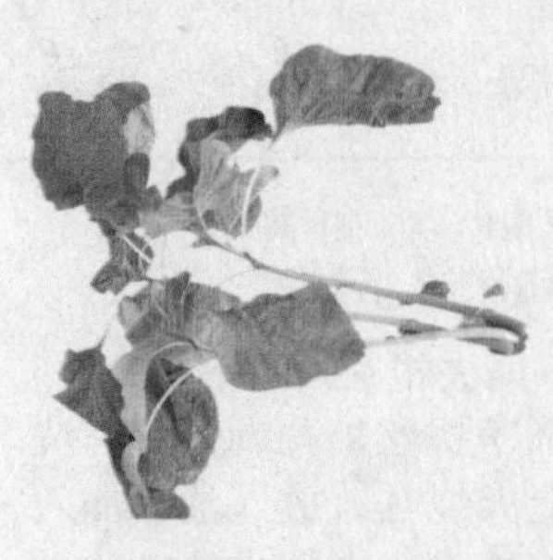

【每日用量】每餐80克

【性味归经】性凉，味微甘。归肺、大肠经。

苋菜

Xiancai

[别 名] 长寿菜、野苋菜、雁来红

能量 104.6千焦/100克

【调理关键词】

铁、钙、维生素

◎苋菜可促进排毒。其富含易被人体吸收的钙质，能防止肌肉痉挛（抽筋）。此外，还含有丰富的铁和维生素K，能促进凝血，增加血红蛋白含量并提高携氧能力，促进造血功能。

◎食疗作用

苋菜具有清热利湿，凉血止血，止痢。主治赤白痢疾，二便不通，目赤咽痛，鼻衄等病症。常食可以减肥轻身，促进排毒，防止便秘。

◎选购保存

苋菜，以叶片大而完整、较嫩为主，紫红色较好，萎烂的苋菜则不宜选购。苋菜不耐久放，最好现买现吃，尽量吃完。短期存放可用保鲜膜包裹或放入保鲜袋，置冰箱冷藏。

◎适合患者

老人、儿童、女性、减肥者、急慢性肠炎患者、痢疾患者、大便秘结者、临产孕妇等人群。

◎搭配宜忌

搭配	宜/忌	效果
苋菜+猪肝	✓	增加免疫力
苋菜+鸡蛋	✓	滋阴润燥
苋菜+菠菜	✗	降低营养价值
苋菜+甲鱼	✗	引起中毒

应用指南

1.防治便秘：紫苋菜150克洗净，切段；60克粳米洗净，放进锅中，加适量水，大火煮至米粒开花，加上紫苋菜，煮熟，加盐即可。

2.防治疾痢、湿热腹泻：将500克苋菜洗净，切成段，用食油煸炒，加上食盐、醋、大蒜即可食用。

3.防治热淋、排尿不利：将60克苋菜，100克蕹菜，洗净，切碎，放进锅中，加适量水，煎服或是代茶饮。

4.防治二便不通：苋菜400克，取嫩尖洗净；锅内下麻油，烧热，入苋菜，旺火炒片刻，再加高汤文火煨熟，起锅装入碗中。

温馨提示

苋菜的常用烹调方法包括炒、炝、拌、做汤、下面和制馅。但是烹调时间不宜过长。在炒苋菜时可能会出很多水，所以在炒制过程中可以不用加水。苋菜不宜一次吃得太多，否则易引起皮炎。

调理吃法1 苋菜鱼片汤 清热解毒+润肠通便

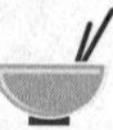

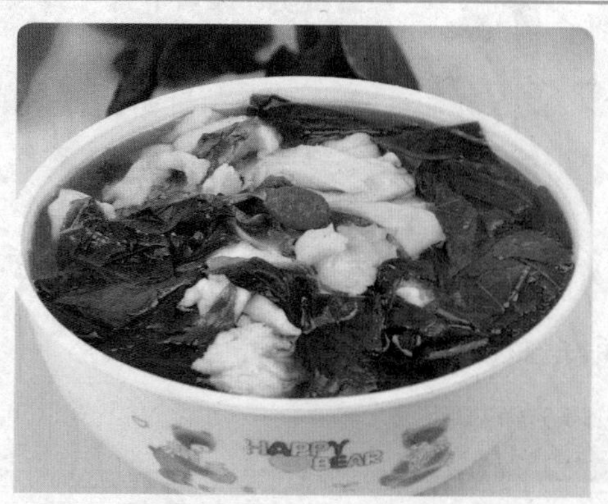

◎材料 鳕鱼300克，苋菜100克，葱、姜各适量，淀粉、盐、味精各适量

◎制作 ①将鳕鱼去鳞、去腮、去内脏，洗净去骨，肉切成大片，加淀粉抓匀；苋菜洗净切段备用。②锅上火倒入高汤，调入葱末、姜末、盐、味精，下入鱼片、苋菜煲至熟即可。

◎专家点评 本品适用于二便不利、贫血、内火大等症的患者。

调理吃法2 银鱼苋菜粥 除湿利水+强化骨骼

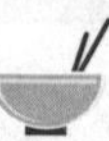

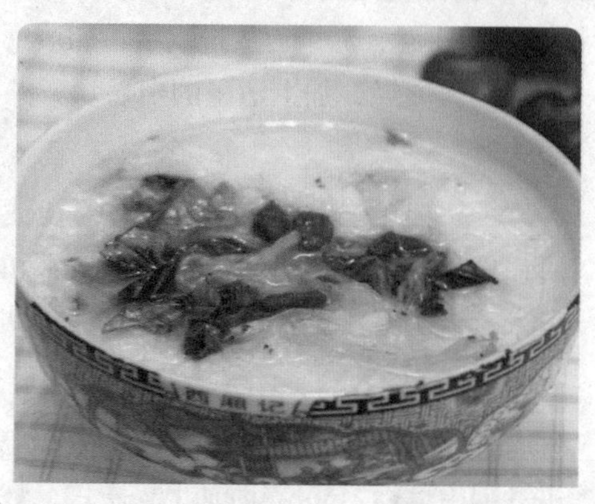

◎材料 小银鱼50克，苋菜10克，稠粥1碗，香油、料酒、盐、胡椒粉、味精、枸杞各适量

◎制作 ①小银鱼洗净，用料酒腌渍去腥；苋菜洗净。②锅置火上，放入小银鱼，加适量清水煮熟。③倒入稠粥，放入枸杞、苋菜稍煮，加盐、味精、香油、胡椒粉调匀便可。

◎专家点评 本品适用于便秘、体质虚弱、二便不利等症的患者。

调理吃法3 绿豆苋菜枸杞粥 清热解毒+生津止渴

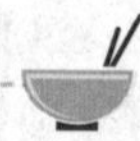

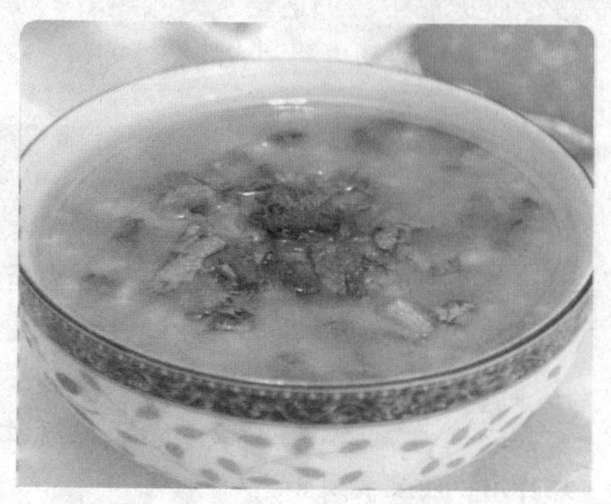

◎材料 大米、绿豆各40克，苋菜30克，枸杞5克，冰糖适量

◎制作 ①大米、绿豆均泡发洗净；苋菜洗净，切碎；枸杞洗净，备用。②锅置火上，倒入清水，放入大米、绿豆、枸杞煮至开花。③待煮至浓稠状时，加入苋菜、冰糖稍煮即可。

◎专家点评 本品适用于心烦不安、便秘、排尿不利等症的患者。

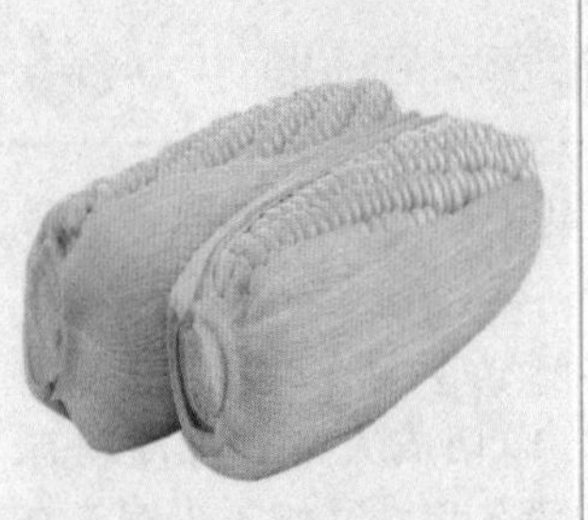

【每日用量】每餐100克

【性味归经】性平，味甘。归脾、肺经。

玉米

Yumi

[别名] 苞米、包谷、珍珠米

能量 443.7千焦/100克

【调理关键词】

蛋白质、胡萝卜素

◎玉米含蛋白质、脂肪、糖类、胡萝卜素、B族维生素、维生素E及丰富的钙、铁、铜、锌等多种矿物质；具有刺激胃肠蠕动、加速粪便排泄的功能。

◎食疗作用

玉米具有开胃、利胆、通便、利尿、软化血管、延缓细胞衰老、防癌抗癌的功效。玉米含有丰富的纤维素，不但可以刺激肠蠕动，防止便秘，还可以促进胆固醇的代谢，加速肠内毒素的排出。

◎选购保存

玉米以整齐、饱满、无隙缝、色泽金黄、表面光亮者为佳。保存玉米需将外皮及毛须去除，洗净后擦干，用保鲜膜包起来放入冰箱中冷藏。

◎适合患者

水肿、脚气病、排尿不利、腹泻、动脉粥样硬化、冠心病、习惯性流产、不育症等患者。

◎搭配宜忌

玉米+菜花	✓	健脾养胃
玉米+洋葱	✓	生津止渴
玉米+田螺	✗	引起中毒
玉米+菠菜	✗	影响维生素的吸收

应用指南

1.防治便秘：取100克玉米渣，用凉水浸泡3小时，沥干后放进锅中，加适量水，慢火炖烂，加上适量的白薯块，共同煮粥。

2.防癌治癌：将玉米洗净，切成块；排骨洗净，放进锅中，加适量水和玉米，大火煮沸，小火煮成汤，加盐调味即可。

3.抗衰老：将适量玉米粒洗净，放进炒锅中煸炒，5分熟时加上松子仁，炒至熟即可。

4.防治皮肤干燥：将适量玉米粒洗净，放进锅中，加适量水，煮熟后，沥干，淋上用盐和鸡精调成的芡汁即可。

温馨提示

玉米棒可直接煮食，玉米粒可煮粥、炒菜或加工成副食品。玉米中含有一种特殊的抗癌物质——谷胱甘肽，它可以进入人体内与多种致癌物质结合，使其失去致癌性。霉坏变质的玉米有致癌作用，不宜食用。

调理吃法1 玉米银耳浆

调中和胃+通肠润便

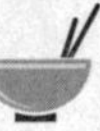

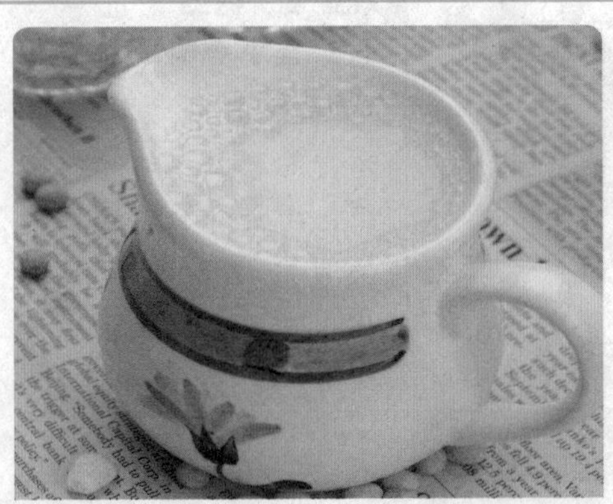

◎材料 玉米、黄豆各30克，银耳10克，蜂蜜适量

◎制作 ①黄豆洗净，泡软，银耳泡发，去杂质，洗净后撕小朵；玉米洗净。②将所有材料放进豆浆机中，加水打成浆，烧沸后滤出豆浆，待温加上蜂蜜，搅拌均匀即可。

◎专家点评 本品适用于便秘、皮肤粗糙干燥等症的患者。

调理吃法2 玉米绿豆糊

清热解毒+润肠通便

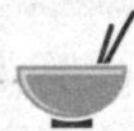

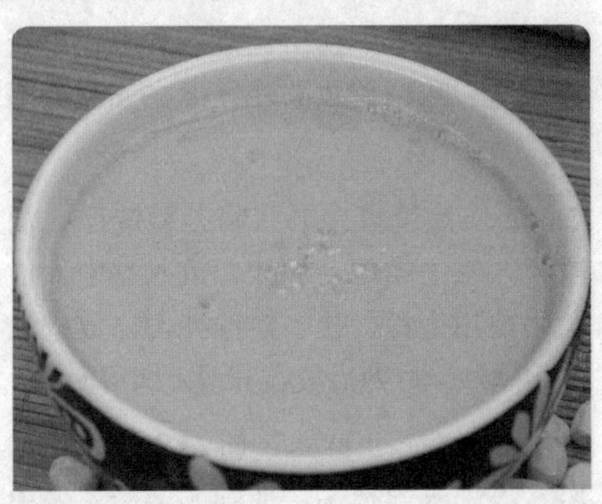

◎材料 粳米70克、玉米粒30克、绿豆20克

◎制作 ①粳米淘洗干净，浸泡2小时；绿豆洗净，浸泡4小时；玉米粒洗干净。②将所有材料放入豆浆机中，按照豆浆机提示制作成粉糊，煮熟即可。

◎专家点评 本品适用于便秘、肥胖症、血脂高等症的患者。

调理吃法3 玉米炖排骨

通肠润便+清热利水

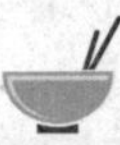

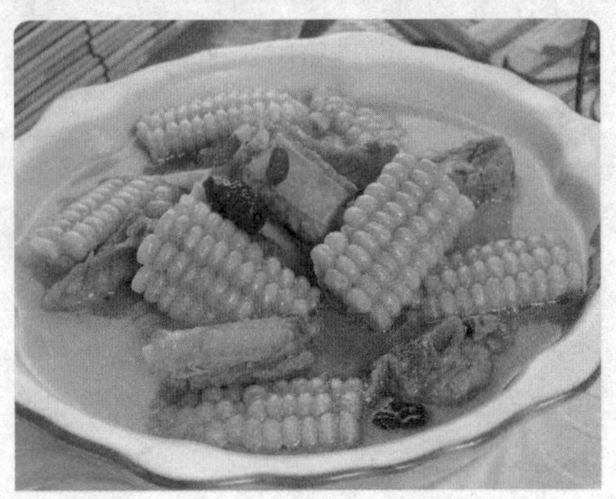

◎材料 玉米1个，排骨500克，枸杞、大枣各5克，葱、姜各适量

◎制作 ①排骨洗净斩件；枸杞、大枣泡发；玉米洗净切块；葱、姜洗净切丝。②锅中注水烧开，入排骨焯烫，捞出沥水。③锅中注水，入所有原材料，用大火烧开后，转文火炖30分钟，调味即可。

◎专家点评 本品适用于便秘、排尿不利、体质虚弱等症的患者。

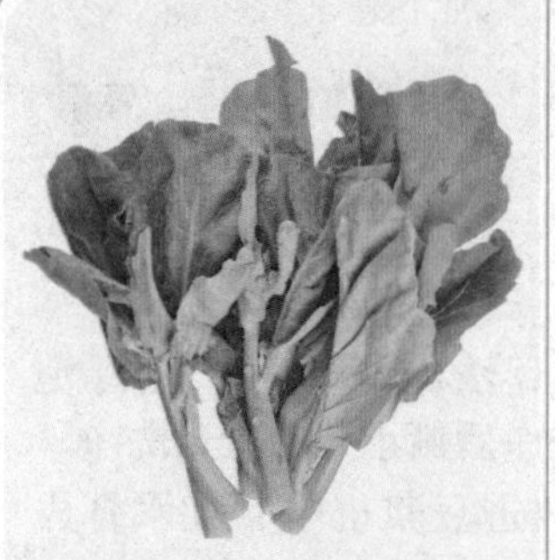

【每日用量】每餐100克

【性味归经】性平，味甘。归肝、胃经。

芥蓝

Jielan

[别名] 白花芥蓝

能量 79.5千焦/100克

【调理关键词】

纤维素、糖类

◎芥蓝中含有有机碱，这使它带有一定的苦味，能刺激人的味觉神经，增进食欲，还可加快胃肠蠕动，有助消化。它还含有大量膳食纤维，能防止便秘。

◎食疗作用

芥蓝具有利尿化痰、解毒祛风、清心明目、降低胆固醇、软化血管、预防心脏病的作用。它还含有大量膳食纤维，能防止便秘。

◎选购保存

选购时先看其茎部，宜选味道清香、茎部鲜嫩、粗度适中的。茎部太粗或中间有白点的芥蓝质地较老，含纤维多，咀嚼有渣，不够脆嫩。再看其叶片应选择叶片浓绿、整齐、圆滑鲜嫩的，且应没有黄叶、烂叶。购买后宜放入冰箱冷藏，不宜长时间保存。

◎适合患者

食欲不振、便秘、高胆固醇患者。

◎相宜搭配

芥蓝+西红柿	防癌
芥蓝+山药	消暑
芥蓝+牛肉	增加蛋白质
芥蓝+虾仁	养胃

应用指南

1.防治便秘：将300克芥蓝洗净，切段，放进沸水中捞出，盛入盘中；用酱油、盐、味精兑成芡汁，淋在芥蓝上即可。

2.防治脾胃虚弱：将芥蓝洗净，切段，入锅中爆炒，加盐，放入盘中；适量牛肉用生粉、盐、酱油拌匀，放进油锅中爆炒，炒熟后放在芥蓝上即可。

3.防治心火旺盛：将芥蓝洗净，切段，入沸水锅焯汤；油锅入蒜蓉，爆出香味后，加上芥蓝，炒熟，加盐即可。

4.防治排尿不利：将芥蓝洗净，切成段；猪肉洗净，放进锅中爆炒；芥蓝放油锅炒熟后倒进猪肉，加盐即可。

温馨提示

芥蓝菜有苦涩味，炒时加入少量糖和酒，可以改善口感，同时，加入汤水要比一般菜多一些，炒的时间要长些，因为芥蓝梗粗，不易熟透，烹制时水分挥发必然多些。

调理吃法1 芥蓝木耳炒肉 润肠通便+增加食欲

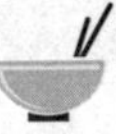

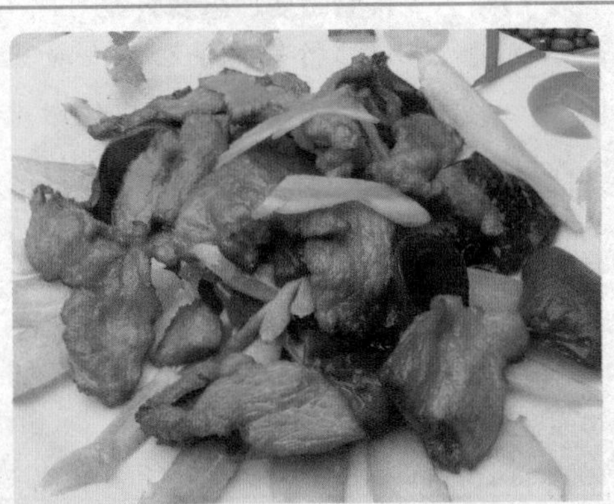

◎材料 猪肉250克，芥蓝、黑木耳各150克,，盐、味精适量

◎制作 ①猪肉洗净，切片；芥蓝洗净，去皮，切片；黑木耳用水泡发备用。②油锅烧热，放入肉，加盐翻炒，加入黑木耳炒匀。③炒至八成熟时，放入芥蓝炒匀，出锅前加盐、味精炒匀，装盘即可。

◎专家点评 本品适用于便秘、贫血、食欲不振等症的患者。

调理吃法2 玉米芥蓝拌杏仁 润肠通便+清心益目

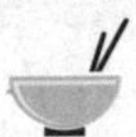

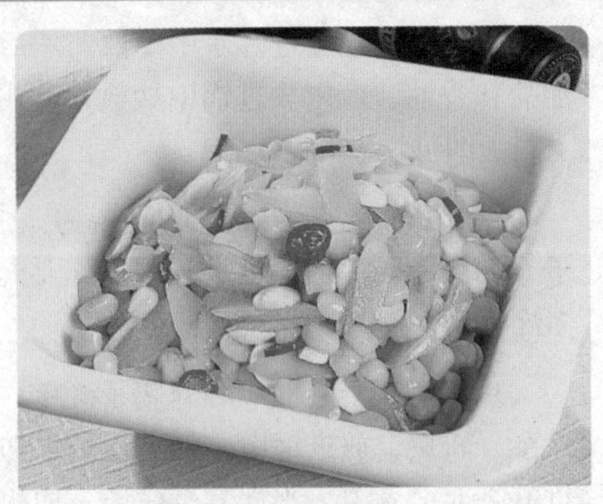

◎材料 芥蓝、玉米各200克，杏仁150克，红尖椒15克，香油及调味料各适量

◎制作 ①芥蓝去皮洗净切片，杏仁泡发洗净，玉米洗净，红尖椒洗净切圈。②杏仁蒸熟；芥蓝、玉米分别在开水中煮熟，捞出过凉水；红椒在开水中稍烫，捞出。将熟的杏仁、芥蓝、玉米加香油及调料拌匀，撒上红尖椒即可。

◎专家点评 本品适用于便秘患者。

调理吃法3 芥蓝桃仁 润燥滑肠+解毒利咽

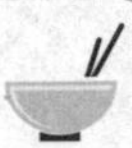

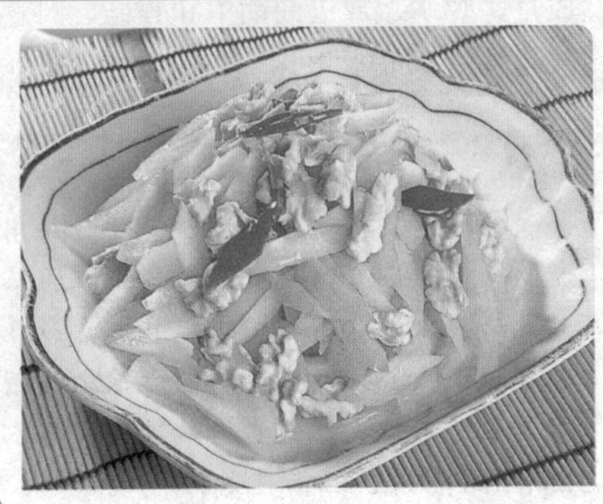

◎材料 芥蓝200克，核桃仁80克，红椒适量，盐、味精、生抽各适量

◎制作 ①芥蓝摘去叶子，去皮，洗净，切成小片，放入开水中焯熟。②红椒洗净，切成小片。③芥蓝、核桃仁、红椒装盘，淋上盐、味精、生抽，搅拌均匀即可。

◎专家点评 本品适用于便秘、咽喉肿痛、食欲不振、贫血等症的患者。

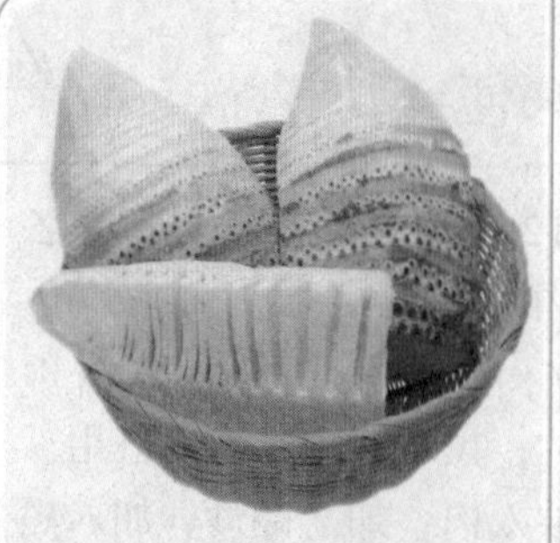

【每日用量】每餐50克

【性味归经】性微寒、味甘。归胃、大肠经。

竹笋

Zhusun

[别名] 笋、闽笋

能量 79.5千焦/100克

【调理关键词】

蛋白质、膳食纤维

◎竹笋中蛋白质含量比较高，在蛋白质代谢过程中占有重要地位的谷氨酸和有维持蛋白质构型作用的胱氨酸，都有一定的含量。竹笋还含大量纤维素，能消除积食、防止便秘。

◎食疗作用

竹笋具有清热化痰、益气和胃、治消渴、利水道、利膈爽胃、帮助消化、去食积、防便秘等功效。竹笋不仅能促进肠道蠕动，帮助消化，去积食，防便秘，还有预防大肠癌的功效。

◎选购保存

竹笋与竹笋节之间的距离要近，距离越近的竹笋越嫩，外壳色泽鲜黄或淡黄略带粉红，笋壳完整且饱满光洁为佳。宜在低温条件下保存，但不能保存过久，否则质地变老会影响口感。建议保存一周左右。

◎适合患者

肥胖者、习惯性便秘患者。

◎搭配宜忌

搭配	宜忌	效果
竹笋+鸡肉	✓	暖胃益气
竹笋+猪腰	✓	补肾利尿
竹笋+羊肉	✗	导致腹痛
竹笋+豆腐	✗	易形成结石

应用指南

1.防治便秘：将竹笋洗净，黄瓜洗净，去子，一起放进沸水中焯熟，然后加盐和香油、葱末放进锅中炒熟，淋在材料上即可。

2.防治内脏有火：将苦瓜洗净，去子，切块，入锅加适量水和竹笋，大火煮沸，小火煮1小时，加盐即可。

3.防治脾胃虚弱：将1只鸭子洗净，除杂，斩块，放进锅中，加上适量水和竹笋，大火煮沸，小火煮至成汤，加盐即可。

4.防治大便不利：将竹笋洗净，切成片，焯水，放进油锅中和香菇、肉片一起炒熟，加盐即可。

温馨提示

竹笋以春笋、冬笋味道最佳。食用前应先用开水焯过，以去除笋中的草酸。竹笋有涩味，吃时可将其连皮放在淘米水中，加入一个去籽的红辣椒，用温火煮好后熄火，让它自然冷却，再取出来用水冲洗，涩味就没了。

调理吃法1 韭菜薹拌竹笋

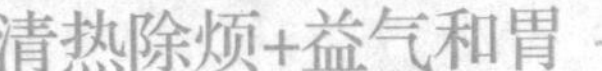

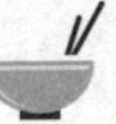

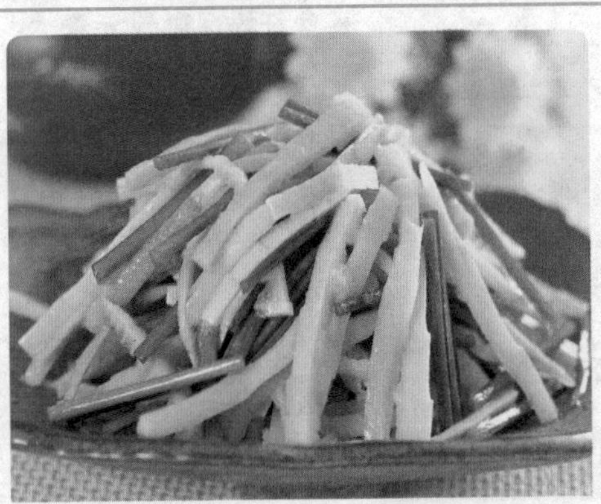

◎材料 竹笋150克，韭菜薹50克，盐、味精各适量

◎制作 ①竹笋洗净切成条状，韭菜薹切成段。②将笋条和韭菜段依次下入沸水中焯熟，捞出沥干水分后装入碗内。③加入所有调味料拌匀后装盘即可。

◎专家点评 本品适用于便秘、高血压、肥胖症的患者。

调理吃法2 鳕鱼笋片汤

利膈爽胃+利中润肠

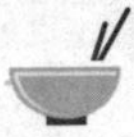

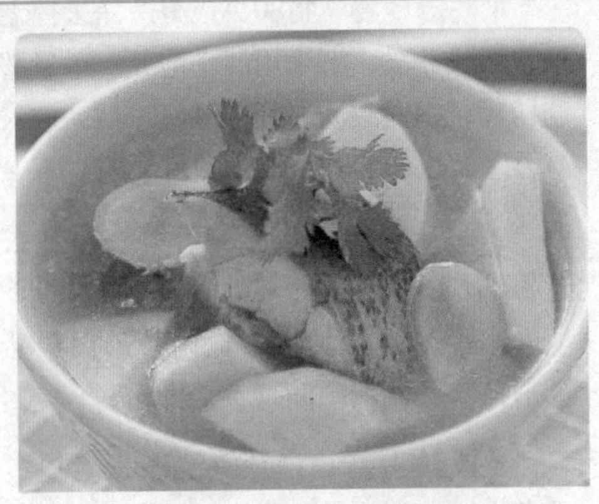

◎材料 鳕鱼300克，竹笋200克，盐、味精各适量

◎制作 ①鳕鱼洗净切小块；竹笋剥壳，切滚刀块备用。②将所有材料放入锅中，加水以中小火煮至沸腾，转小火续煮10分钟，加入调味料煮滚即可。

◎专家点评 本品适用于便秘、胃口不开、食欲不振的患者。

调理吃法3 清炒方竹笋

滋阴凉血+利尿通便

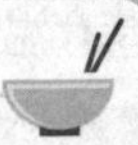

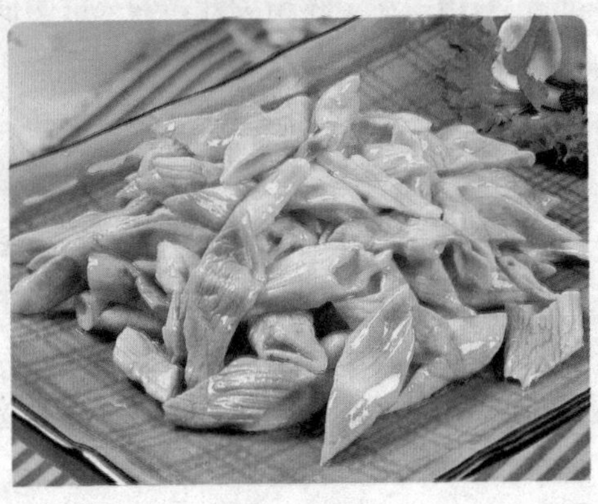

◎材料 方竹笋400克，盐3克，鸡精1克

◎制作 ①将方竹笋洗净，斜切成块，入开水中稍焯水，捞起放入冷水中浸泡，捞起沥干。②油锅注油烧至七成热，放入方竹笋爆炒。③调入盐翻炒入味，再调入鸡精，起锅装盘即可。

◎专家点评 本品适用于便秘、排尿不利、心胃有热的患者。

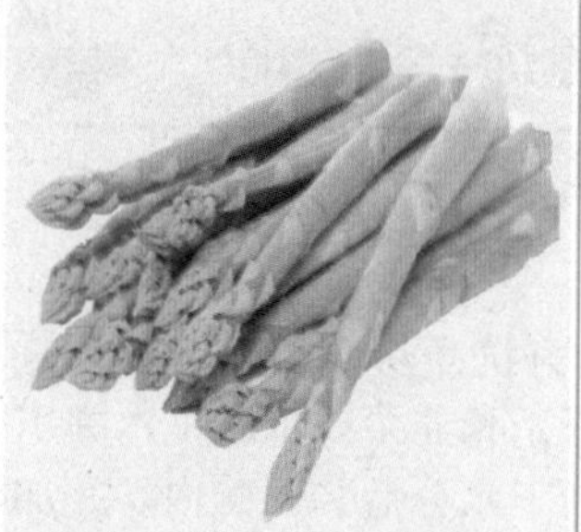

【每日用量】每餐50克

【性味归经】性凉，味苦、甘。归肺经。

芦笋

Lusun

[别名] 青芦笋

能量 79.5千焦/100克

【调理关键词】

膳食纤维、微量元素

◎芦笋具有人体所必需的各种氨基酸、膳食纤维，常食用有易消化，对心脏病、高血压、心率过速、疲劳症、水肿、膀胱炎、排尿困难等病症有一定的疗效。

◎食疗作用

芦笋具有调节机体代谢，提高身体免疫力的功效，在对高血压、心脏病、白血病、血癌、水肿、膀胱炎等的预防和防治中，具有很强的抑制作用和药理效应。食用芦笋有益脾胃，对人体许多疾病有很好的防治效果。

◎选购保存

选购芦笋，以全株形状正直、笋尖花苞（鳞片）紧密、不开芒，未长腋芽，没有水伤腐臭味，表皮鲜亮不萎缩，细嫩粗大者为佳。由于芦笋嫩茎冰点只有0.6℃，故储存温度不要过低。

◎适合患者

高血压、高脂血症、便秘等患者。

◎搭配宜忌

搭配	宜忌	效果
芦笋+沙拉	✓	消除疲劳
芦笋+冬瓜	✓	降压降脂
芦笋+羊肉	✗	导致腹痛
芦笋+羊肝	✗	降低营养价值

应用指南

1.防治便秘：将80克芦笋洗净去掉老根，切成寸段，海米用温水泡软，适量蘑菇切片；锅内放汤烧开，调好味后，放入芦笋、海米和蘑菇，烧开即可装碗

2.防治气血不足：将芦笋洗净，去老根切段，肉切片；锅内放油烧热，下葱、姜、辣椒焖炒后，放肉片炒白，然后下芦笋、调料一同炒香后即可。

3.改善炎症：将芦笋洗净去老根，香菇片去根部、胡萝卜去皮、白果去壳，四种原料用开水焯一下备用；锅内放油烧热，下入葱、姜炒香后，下入原料、高汤、盐、味精烧开，勾芡淋明油即可装盘食用。

温馨提示

芦笋味淡,具有回甘的苦味,但如果苦味过重或有其他异味,就说明芦笋受到了过多农药、污水、毒气和工业垃圾等污染的侵害,要避免食用。患有痛风者不宜多食。

调理吃法1 清炒芦笋 防癌抗癌+清热利尿

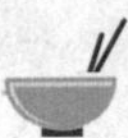

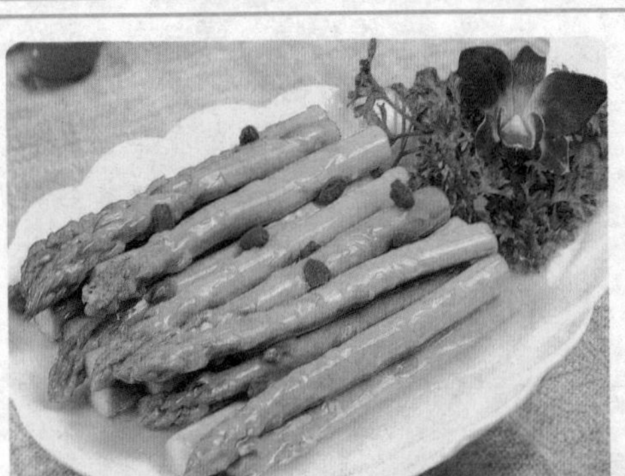

◎材料 芦笋350克，盐3克，鸡精2克，醋5毫升

◎制作 ①将芦笋洗净，沥干水分。②炒锅加入适量油烧至七成热，放入芦笋，放入适量醋炒匀。③最后调入盐和鸡精，炒入味后即可装盘。

◎专家点评 本品适用于易上火、高血压、便秘的患者。

调理吃法2 核桃仁拌芦笋 提神健脑+增强免疫

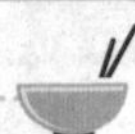

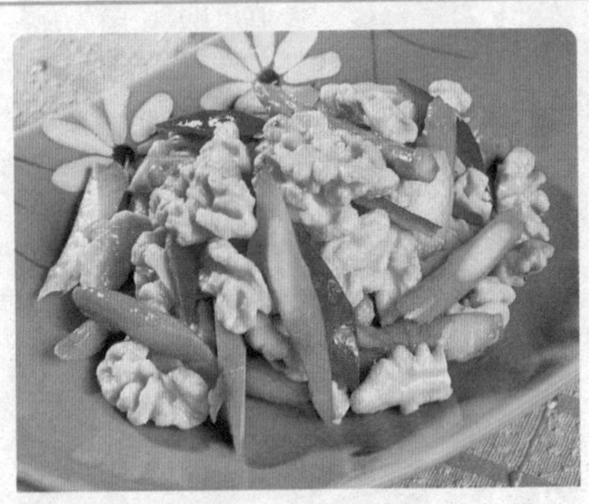

◎材料 芦笋100克，核桃仁50克，红椒10克，盐、香油各适量

◎制作 ①芦笋洗净，切段；红椒洗净，切片。②锅入水烧开，放入芦笋、红椒焯熟，捞出沥干水分，盛入盘中，加盐、香油、核桃仁一起拌匀即可。

◎专家点评 本品适用于食欲不振、气血不足、便秘的患者。

调理吃法3 鲜芦笋炒银耳 清热利尿+清肠解毒

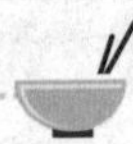

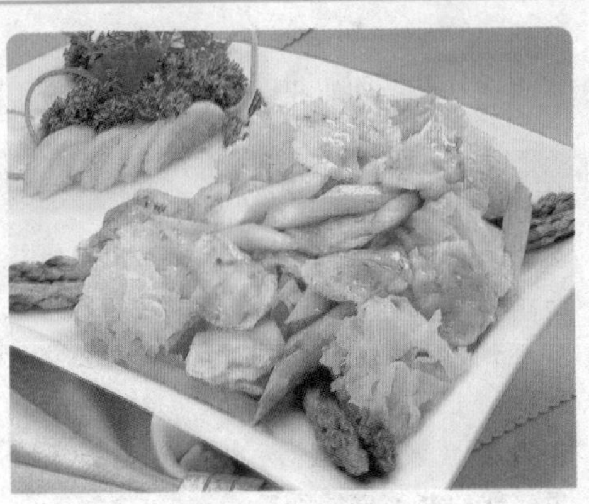

◎材料 芦笋200克，银耳100克，虾仁50克，盐、鸡精各适量

◎制作 ①芦笋洗净，切段；银耳泡发洗净，备用；虾仁洗净，切片。②锅入水烧开，放入芦笋焯烫，捞出沥干备用。③锅下油烧热，放入芦笋、银耳、虾仁滑炒至八成熟，加盐、鸡精调味，待熟装盘即可。

◎专家点评 本品适用于便秘、排尿不利、营养不良、贫血等症的患者。

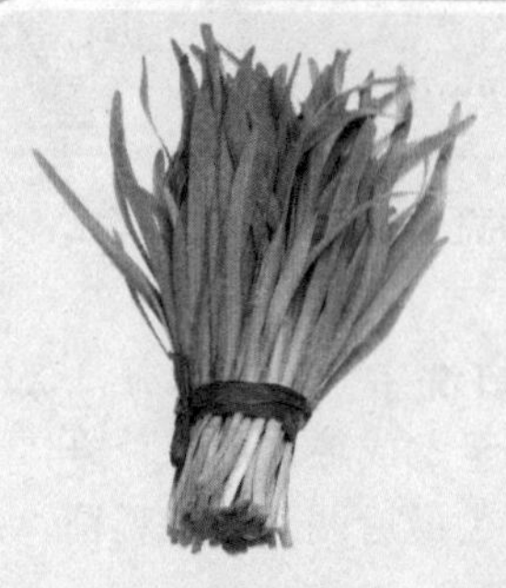

【每日用量】每餐50克

【性味归经】性温，味甘、辛。归肝、肾经。

韭菜

Jiucai

[别名] 韭、扁菜、起阳草

能量 108.8千焦/100克

【调理关键词】

维生素、蛋白质、碳水化合物

◎韭菜中含有丰富的纤维素，每100克韭菜含1.5克纤维素，比大葱和芹菜都高，可以促进肠道蠕动、预防大肠癌的发生，同时又能减少人体对胆固醇的吸收。

◎食疗作用

韭菜具有温肾助阳、益脾健胃、行气理血、润肠通便的功效。多吃韭菜，可养肝，增强脾胃之气。韭菜含有大量维生素和粗纤维，能增进胃肠蠕动，防治便秘，预防肠癌。

◎选购保存

冬季到春季出产的韭菜，叶肉薄且柔软，夏季出产的韭菜则叶肉厚且坚实。选购的时候选择韭菜上带有光泽的用手抓时叶片不会下垂， 结实而新鲜水嫩的。韭菜不耐储存，最好现买现吃。

◎适合患者

夜盲症、干眼病患者，体质虚寒、皮肤粗糙、便秘、痔疮患者。

◎搭配宜忌

韭菜+豆腐	宜	防治便秘
韭菜+绿豆芽	宜	通便补虚
韭菜+蜂蜜	忌	导致腹泻
韭菜+白酒	忌	容易上火

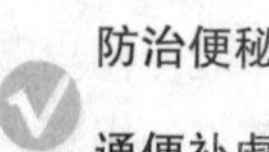

应用指南

1.防治便秘：将适量的韭菜洗净，切成小段；适量的虾仁洗净；将韭菜放进炒锅煸炒，炒至5分熟时，加上虾仁和盐，炒熟即可。

2.防治孕吐：将韭菜洗净，切段，放进榨汁器中榨汁，取50毫升韭菜汁，加上糖搅拌均匀即可。

3.防治子宫脱垂：将250克韭菜洗净，切成段，放进锅中，加适量水，加热成汤汁，待温，熏洗外阴部。

4.防治消化不良：将150克韭菜洗净，切段；猪肝洗净，切片；将两种材料放进锅中，加适量水，大火煮沸，小火煮10分钟，加盐即可。

温馨提示

韭菜中含有硫化物，而硫化物遇热易于挥发，因此烹调韭菜时需要急火快炒起锅，稍微加热过火，便会失去韭菜风味。韭菜虽有强精作用，但过量食用会败肾、流眼屎，所以也不要天天食用。熟的韭菜不能隔夜吃。

调理吃法1 韭菜炒核桃仁——提神补脑+温肾助阳

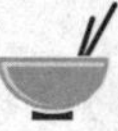

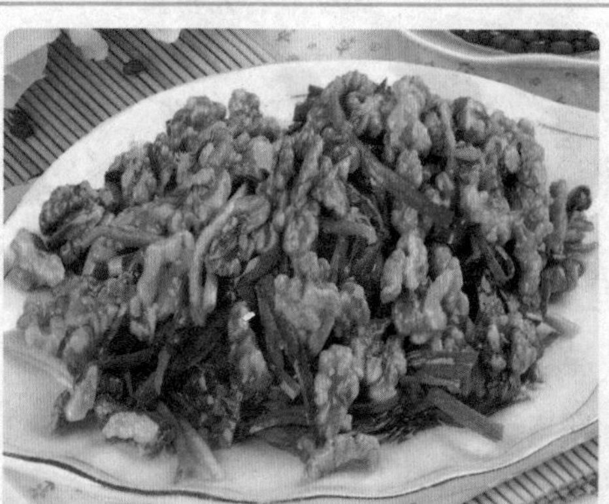

◎材料 韭菜350克，核桃仁300克，红椒20克，盐、鸡精、水淀粉各适量

◎制作 ①韭菜洗净，切段；核桃仁洗净，焯水沥干；红椒洗净，切丝。②油锅烧热，入蒜蓉爆香，下入核桃仁滑炒，再倒入韭菜一起翻炒均匀。调入盐、鸡精炒匀，最后加水淀粉勾芡，起锅装盘即可。

◎专家点评 本品适用于便秘、食欲不振、消化不良等症的患者。

调理吃法2 葱油韭菜拌豆腐干——润肠通便+补肾温阳

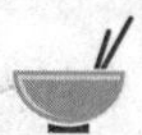

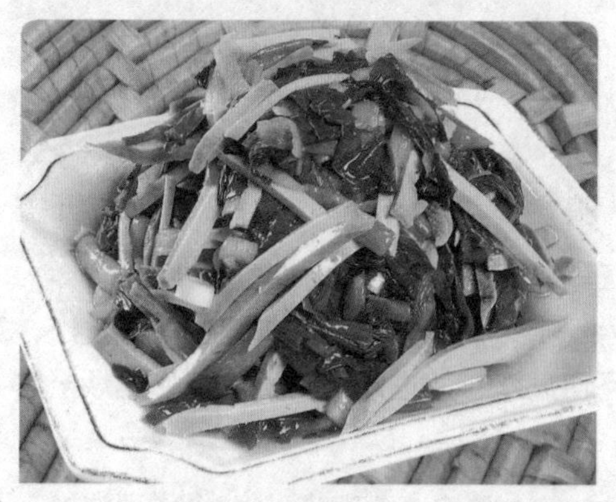

◎材料 韭菜400克，豆腐干200克，葱花10克，盐、鸡精、老抽、香油各适量

◎制作 ①将韭菜洗净，切段；豆腐干洗净，切成细条。②炒锅加油烧至七成热，下入豆腐干翻炒，再倒入韭菜同炒至微软。③加葱花、盐、鸡精、老抽和香油一起炒匀即可。

◎专家点评 本品适用于便秘、跌打损伤、胃口不开等症的患者。

调理吃法3 韭菜炒黄豆芽——补气养血+清肠解毒

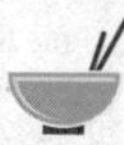

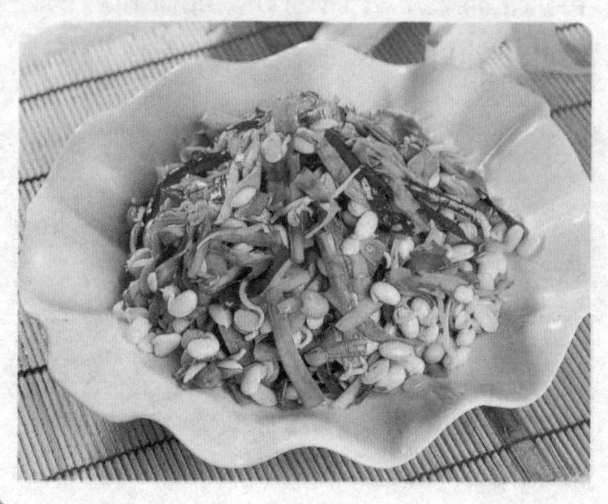

◎材料 韭菜200克，黄豆芽200克，干辣椒40克，蒜蓉、香油、盐、鸡精各适量

◎制作 ①将韭菜洗净，切段；黄豆芽洗净，沥干水分；干辣椒洗净，切段。②锅加油烧热，放入干辣椒和蒜蓉炒香，倒入黄豆芽翻炒，再倒入韭菜一起炒至熟。③最后加入香油、盐、鸡精炒匀，装盘即可。

◎专家点评 本品适用于便秘、贫血、食欲不振等症的患者。

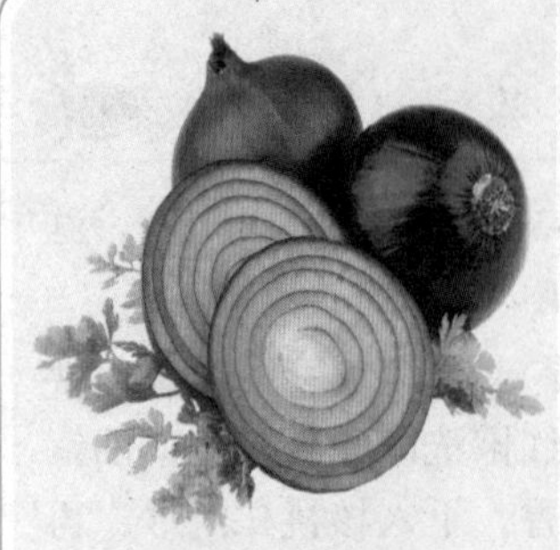

洋葱

Yangcong

【每日用量】每餐50克

【性味归经】性温，味甘。归肝、脾、胃经。

[别名] 玉葱、葱头、洋葱头、圆葱

能量 163.2千焦/100克

【调理关键词】

维生素、无机盐

◎洋葱中含糖、蛋白质及各种无机盐、维生素等营养成分，对机体代谢起一定作用，较好地调节神经，增长记忆。其挥发成分亦有较强的刺激食欲、帮助消化、促进吸收等功能。

◎食疗作用

洋葱具有散寒、健胃、发汗、祛痰、杀菌、降血脂、降血压、降血糖、抗癌之功效。洋葱还有一定的提神功效，对感冒具有防治作用，因为其有很强的杀菌能力。

◎选购保存

要挑选球体完整、没有裂开或损伤、表皮完整光滑的。保存应将洋葱放入网袋中，然后悬挂在室内阴凉通风处，或者放在有透气孔的专用陶瓷罐中。

◎适合患者

高血压、高血脂、动脉硬化、糖尿病、癌症、急慢性肠炎、痢疾等病症患者以及消化不良、饮食减少和胃酸不足者。

◎搭配宜忌

搭配	宜忌	功效
洋葱+大蒜	✓	防癌抗癌
洋葱+红酒	✓	降压降糖
洋葱+鸡蛋	✓	健胃养脾
洋葱+蜂蜜	✗	伤害眼睛

应用指南

1.防治消化不良：500克洋葱洗净，剖成6瓣，放进泡菜坛中，腌制4日，待其味酸甜而略辛辣时即可。

2.防治失眠：取洋葱适量，洗净，捣烂，置于小瓶内盖好，睡前打开盖子，闻其气味，10分钟内即可入睡。

3.防治感冒：将200克的洋葱洗净，切成丝，放进油锅里煸炒，加盐炒至熟即可。

4.防治食欲不佳：将3个洋葱洗净，去皮切成丝；3个鸡蛋磕在碗里，加点盐打散，放进油锅里煎出香味即可。然后再加上洋葱，不断翻炒，加盐和鸡精翻炒几下即可。

温馨提示

洋葱是西餐的主要蔬菜之一，可以做汤，做配料、调料和凉菜。洋葱不宜加热过久，以保持有些微辣味为最好。不可过量食用，因为它易产生挥发性气体，过量食用会产生胀气和排气过多，给人造成不快。

调理吃法1 洋葱炒肉 健胃润肠+增进食欲

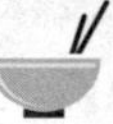

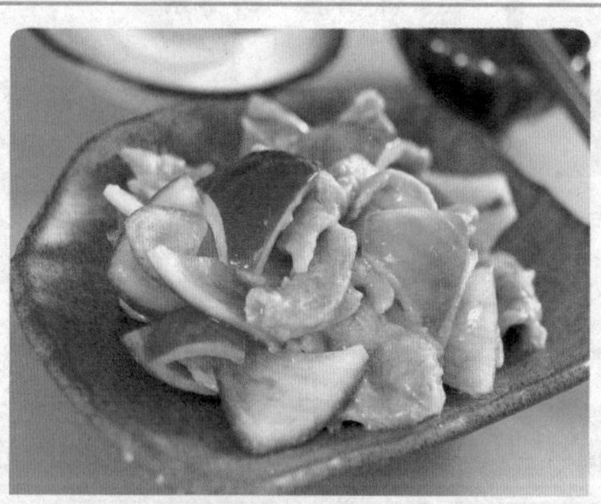

◎材料 洋葱1个，瘦肉200克，生姜、淀粉、盐、味精各适量

◎制作 ①洋葱洗净切成角状，生姜去皮切成片。②瘦肉洗净切成片，用淀粉、盐、味精腌渍入味。③锅中加油烧热，下入姜片、肉片炒至变色后，再下入洋葱片炒熟，调入味即可。

◎专家点评 本品适用于便秘、食欲不振、消化不良等症的患者。

调理吃法2 洋葱炒芦笋 增强免疫+润肠通便

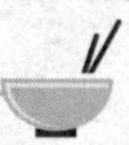

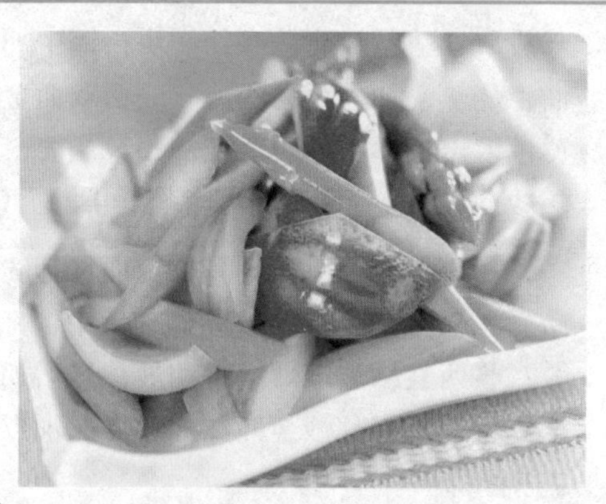

◎材料 洋葱150克，芦笋200克，调味料适量

◎制作 ①芦笋洗净，切成斜段；洋葱洗净切成片。②锅中加水烧开，下入芦笋段稍焯后捞出沥水。③锅中加油烧热，下入洋葱爆炒香后，再下入芦笋稍炒，下入调味料炒匀即可。

◎专家点评 本品适用于便秘、免疫力低下、糖尿病等症的患者。

调理吃法3 洋葱排骨汤 降低血压+帮助消化

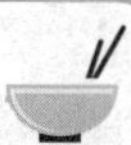

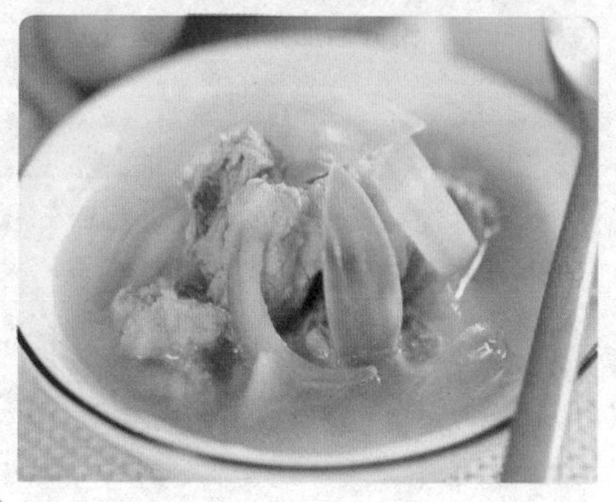

◎材料 洋葱150克，排骨200克，盐少许，味精、姜片各适量

◎制作 ①排骨洗净砍成小段，洋葱洗净切片。②将排骨段下入沸水中稍氽后，捞出沥干。③锅中加水烧开，下入排骨、洋葱、姜片一起炖熟后，调入盐、味精等调料调味即可。

◎专家点评 本品适用于便秘、消化不良、高血压、糖尿病等症的患者。

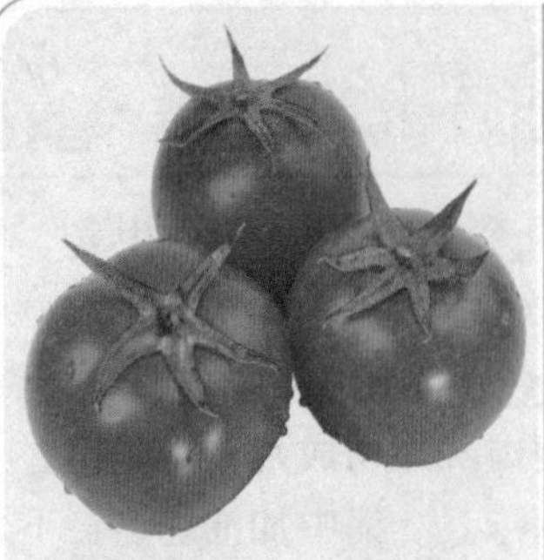

【每日用量】2~3个

【性味归经】性凉、味甘、酸。归肺、肝经。

西红柿

Xihongshi

[别名] 番茄、番李子、洋柿子

能量 79.5千焦/100克

【调理关键词】

果酸、纤维素

◎番茄中含有丰富的果酸、纤维素，有助消化，润肠通便，所含的抗氧化剂可以防止自由基对皮肤的破坏，具有明显的美容抗皱的效果。吃生的西红柿能补充维生素C，吃煮熟的能补充抗氧化剂。

◎食疗作用

西红柿具有止血、降压、利尿、健胃消食、生津止渴、清热解毒、凉血平肝的功效，其所含果酸及纤维素，有助消化、润肠通便的作用，可防治便秘。西红柿还可以补血养血和增进食欲。

◎选购保存

以个大、饱满、色红成熟、紧实者为佳，常温下置通风处能保存3天左右，放入冰箱冷藏可保存5~7天。

◎适合患者

发热、口渴、食欲不振、习惯性牙龈出血、贫血、头晕、心悸、高血压、急慢性肝炎、急慢性肾炎、夜盲症和近视眼者。

◎搭配宜忌

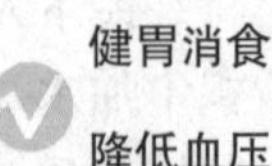

西红柿+芹菜 ✓	健胃消食
西红柿+山楂 ✓	降低血压
西红柿+南瓜 ✗	降低营养
西红柿+虾 ✗	产生剧毒

应用指南

1.防治便秘：西红柿洗净，去皮，切成块，适量豆腐洗净，切块；锅中加油，烧热，加入豆腐慢煎，煎至双面金黄色取出，锅中加入西红柿和葱、姜，翻炒，再加上豆腐，加水烧煮即可。

2.防治食欲不振：将300克西红柿洗净，去皮切块，100克鸡蛋磕在碗中，打散；将西红柿放进炒锅中翻炒，然后加上鸡蛋，不断翻炒至西红柿熟烂，加点糖和醋即可。

3.防治视力减退：将200克西红柿洗净，去皮切块；适量的猪肝洗净，切片，用酱油拌匀。油锅烧热，入番茄爆炒，加盐和开水，滚开后加猪肝炒熟即可。

温馨提示

开水浇在西红柿上，或者把西红柿放入开水里焯一下，皮就能很容易地被剥掉了。不要买带尖、底很高或有棱角的，也不要挑选拿着感觉分量很轻的，这些都是用催红素催熟的西红柿。

调理吃法1 西红柿肉片

健胃消食+补中益气

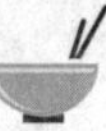

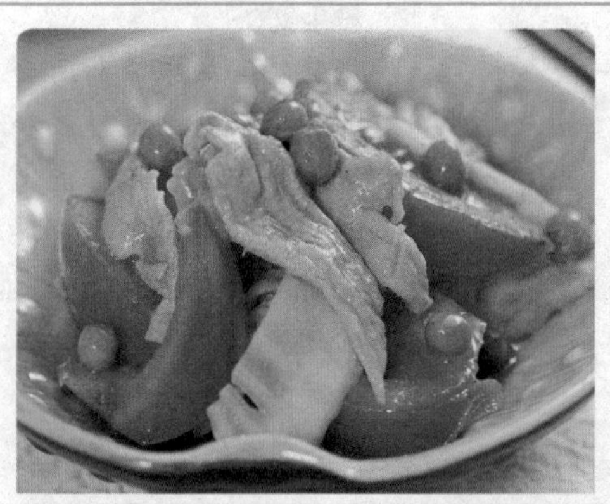

◎材料 猪瘦肉300克，豌豆15克，冬笋25克，西红柿1个，盐、味精、淀粉各适量

◎制作 ①冬笋切片；西红柿洗净切块；豌豆洗净；猪肉洗净切片，加盐、味精调味，再加淀粉拌匀。②油锅烧热，下肉片滑散后捞出。③锅内留油，入其他材料炒匀，入瘦肉和盐，待沸后勾芡即成。

◎专家点评 本品适用于脾胃不和、食欲不振、便秘等症的患者。

调理吃法2 西红柿菠菜汤

生津止渴+清肠解毒

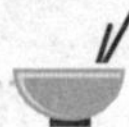

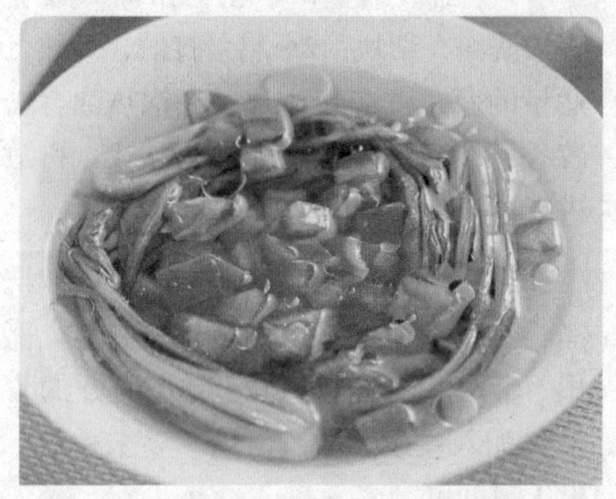

◎材料 西红柿150克，菠菜150克，盐适量

◎制作 ①西红柿洗净，在表面轻划数刀，入滚水汆烫后，撕去外皮，切丁；菠菜去根后洗净，焯水，切长段。②锅中加水煮开，加入西红柿煮沸，续放入菠菜。③待汤再沸，加盐调味即成。

◎专家点评 本品适用于食欲不振、贫血、便秘等症的患者。

调理吃法3 西红柿炒豆腐

通肠润便+清热解毒

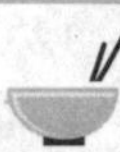

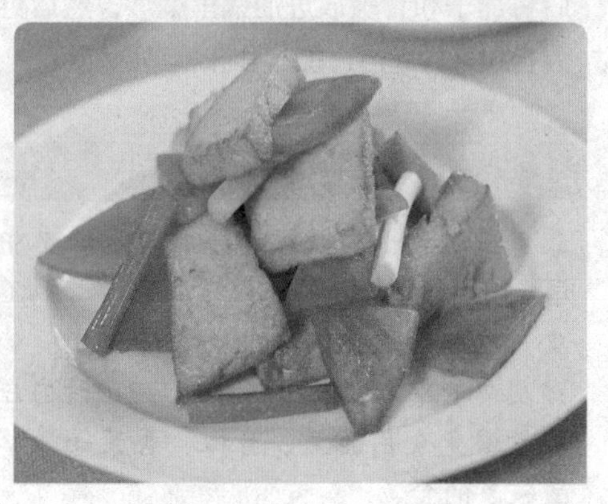

◎材料 嫩豆腐1000克，西红柿150克，盐、白糖、鲜汤、胡椒粉、生粉、味精、葱段各适量

◎制作 ①豆腐切厚块过水；西红柿切块。②炒锅用武火加热，入油烧至七成热，入西红柿块翻炒，加盐、白糖翻炒，盛起。③原锅内倒入鲜汤、白糖、盐和胡椒粉拌匀，将豆腐倒入烧沸，用生粉勾芡，加西红柿和油，用武火略收汤汁，撒上味精、葱段即可。

◎专家点评 本品适用于便秘患者。

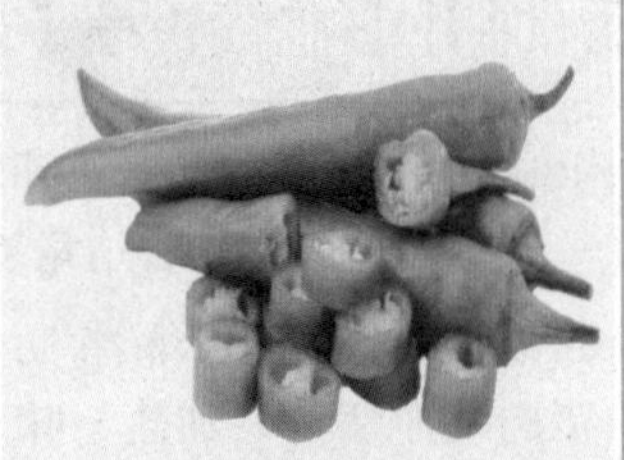

【每日用量】每餐60克

【性味归经】性热，味辛。归心、脾经。

青椒

Qingjiao

[别 名] 甜椒、大椒、菜椒

能量 96.3千焦/100克

【调理关键词】

维生素C

◎其特有的味道和所含的辣椒素有刺激唾液和胃液分泌的作用，能增进食欲，帮助消化，促进肠蠕动，防止便秘。它还可以防治坏血病，对牙龈出血、贫血、血管脆弱有辅助疗效。

◎食疗作用

青椒具有温中下气、散寒除湿的功效。青椒能增强人的体力，缓解因工作、生活压力造成的疲劳。其特有的味道和所含的辣椒素有刺激唾液和胃液分泌的作用，能增进食欲，帮助消化，促进肠蠕动，防止便秘。

◎选购保存

选购青椒的时候，要选择外形饱满、色泽浅绿、有光泽、肉质细腻、气味微辣略甜有分量的。青椒属于果实类蔬菜，贮藏温度不能太低，适宜的贮藏温度为9～12℃，且要通风。

◎适合患者

食欲不佳、伤风感冒等患者。

◎相宜搭配

青椒+鳝鱼	可开胃爽口
青椒+苦瓜	美容养颜
青椒+红椒	防治感冒
青椒+黄瓜	润肠通便

应用指南

1.防治便秘： 200克西红柿和100克青椒洗净，切块；2个鸡蛋打散，炒熟，适量的蒜，洗净切成片；底锅热油，爆蒜香，然后倒入西红柿炒至黏软，再放进青椒和鸡蛋，加盐即可。

2.防治伤风感冒： 将150克青椒洗净，去子，放进锅中煸至外皮鼓泡，盛出；锅内留底油烧热，倒入煸好的青椒，加入豆豉、盐、白糖、姜末稍炒，淋上醋即可。

3.防治食欲不振： 1个茄子洗净切丝，用水浸泡。3个青椒洗净，切成丝；先后将茄子和青椒放进油锅里煸炒，然后再混合起来一起炒，加盐和味精炒熟即可。

温馨提示

在切青椒的时候，先将刀在冷水中蘸一下，再切就不会太辣眼睛。青椒不宜一次吃得过多，一般为每餐60克。小孩及中老年人在服用钙片前后2小时内应尽量避免食用菠菜、青椒、香菜等含草酸较多的食物。

调理吃法1 青椒肉末 增进食欲+促进消化

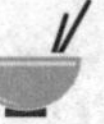

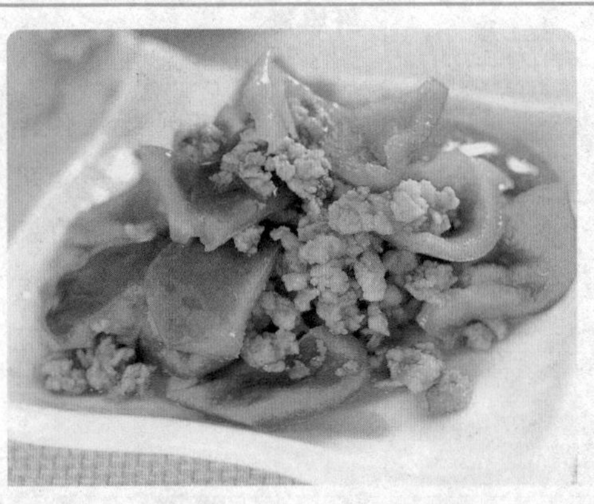

◎材料 青椒300克，瘦肉末200克，盐、味精各适量，姜、蒜各适量

◎制作 ①将青椒洗净切成小块；姜、蒜均洗净剁成蓉。②锅中加油烧热，下入姜、蒜爆香，再下入肉末炒至变色。③加入青椒继续炒至熟后，调入盐、味精调味，炒匀即可。

◎专家点评 本品适用于消化不良、食欲不振、便秘等症的患者。

调理吃法2 青椒炒黄瓜 开胃消食+通肠润便

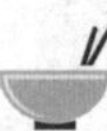

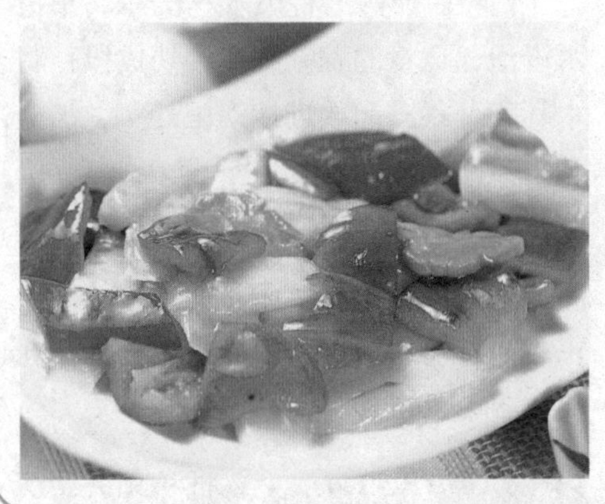

◎材料 黄瓜200克，青椒100克，红椒20克，调味料适量

◎制作 ①黄瓜洗净，切成斜刀片，青椒、红椒洗净切成大片。②锅中加水烧沸，下入黄瓜片、青椒片、红椒片焯水后捞出。③将所有原材料下入油锅中，加入调味料爆炒2分钟即可。

◎专家点评 本品适用于便秘、贫血、食欲不振、消化不良等症的患者。

调理吃法3 黑木耳炒青椒 温中散寒+通肠润便

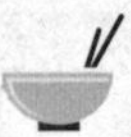

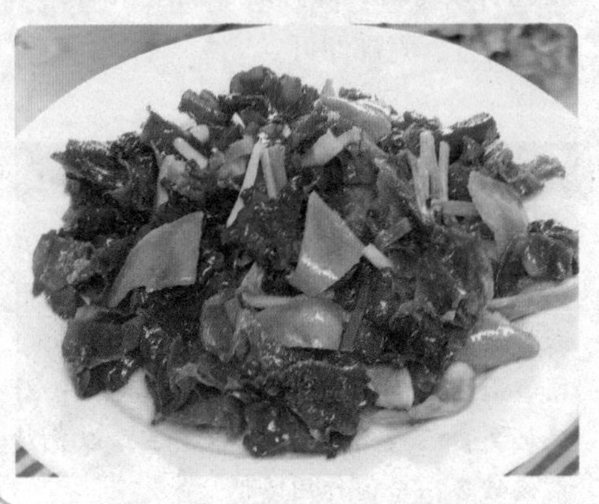

◎材料 水发木耳、青椒各150克，葱、盐、味精各适量

◎制作 ①将水发木耳洗净，撕小朵；青椒洗净，切块；葱洗净，切段。②锅中油烧热，放入水发木耳、青椒，翻炒。③调入盐，放入葱，炒熟即可。

◎专家点评 本品适用于便秘、贫血、伤风感冒等症的患者。

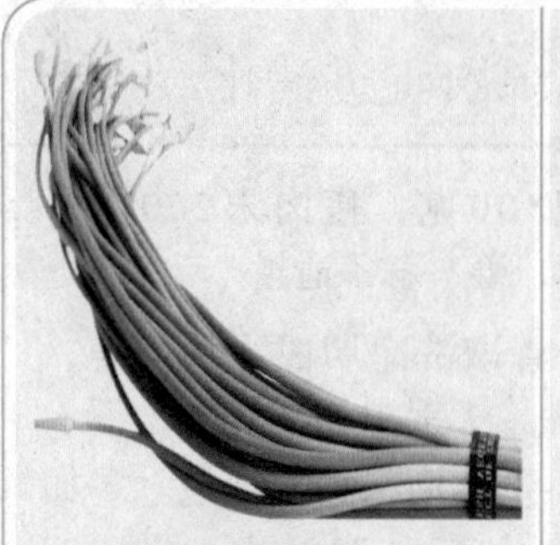

【每日用量】每餐60克

【性味归经】性平，味甘，无毒。归肺、脾经。

蒜薹

Suantai

[别名] 蒜苔、蒜毫、青蒜

能量 255.3千焦/100克

【调理关键词】

纤维素

◎蒜薹外皮含有丰富的纤维素，可刺激大肠排便，调治便秘。多食用蒜薹，能预防痔疮的发生，降低痔疮的复发次数，并对轻中度痔疮有一定的治疗效果。

◎食疗作用

蒜薹具有温中下气，补虚，调和脏腑，以及具有活血、防癌、杀菌的功效。蒜薹外皮含有丰富的纤维素，可刺激大肠排便，调治便秘。多食用蒜薹，能预防痔疮的发生，降低痔疮的复发次数，并对轻中度痔疮有一定的防治效果。

◎选购保存

应挑选长条脆嫩、枝条浓绿、茎部鲜嫩者。根部发黄、顶端开花、纤维粗的则不宜购买。

◎适合患者

小儿虫症、冠心病、便秘、动脉硬化、高血脂、痔疮等症患者。

◎搭配宜忌

蒜薹+莴笋	√	预防高血压
蒜薹+香干	√	平衡营养
蒜薹+蜂蜜	×	易伤眼睛
蒜薹+大葱	×	破坏营养

应用指南

1.防治便秘：将黑木耳洗净，用清水浸泡；适量的蒜薹洗净，切成段；将木耳和蒜薹一起放进炒锅里炒熟，加盐和味精，拌匀即可。

2.防治牙龈出血：将100克蒜薹洗净，切成段；生菜洗净，切成段；然后再将两种材料放进炒锅中炒熟，加盐和味精调味即可。

3.防治免疫力低下：将50克蘑菇洗净，切半；400克豆腐洗净，切成块；适量的蒜薹洗净，切段。锅中加上高汤，放进所以材料，烧开后，加上米醋、味精和香油，煮沸即可。

温馨提示

消化能力不佳的人最好少食蒜薹，过量食用蒜薹可能会影响视力；蒜薹有保护肝脏的作用，但过多食用则反而会损害肝脏，可能造成肝功能障碍，使肝病加重。蒜薹不宜烹制得过烂，以免辣素被破坏，杀菌作用降低。

调理吃法1 蒜薹炒肉 温中下气+调和脏腑

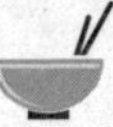

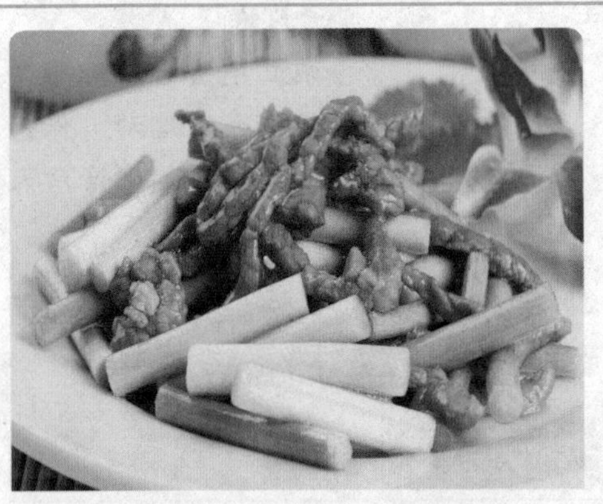

◎材料 肉丝、蒜薹各200克，淀粉、盐、酱油、味精各适量

◎制作 ①将淀粉、盐、适量水放在肉丝中，抓匀码味；蒜薹洗净切段，加少许盐拌匀，腌渍。将酱油、味精、适量水放入淀粉中调成芡汁。②油烧热，蒜薹放入稍炒，盛出。油再烧热，下入肉丝煸炒，炒至肉丝表面发白时推至锅边。下蒜薹炒匀，调入芡汁勾芡，起锅装盘即成。

◎专家点评 本品适用于便秘、痔疮患者。

调理吃法2 蒜薹炒鸭片 补虚健体+防癌抗癌

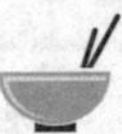

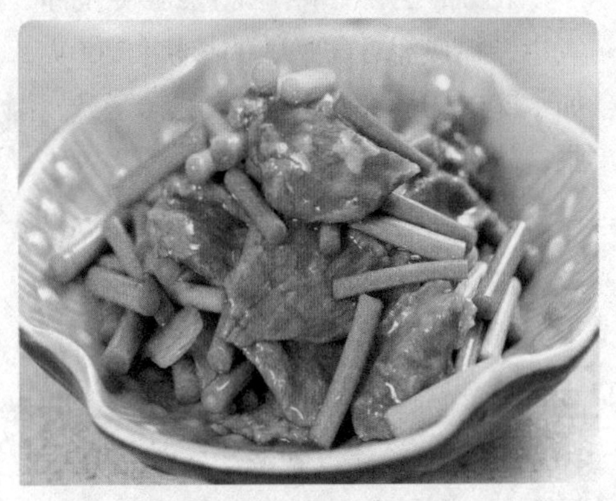

◎材料 鸭肉300克，蒜薹100克，姜、酱油、淀粉、料酒、盐、味精各适量

◎制作 ①鸭肉洗净切片；姜拍扁，加酱油略浸，挤出姜汁，与酱油、淀粉、料酒、鸭片拌匀。②蒜薹洗净，切段，下油锅略炒，加盐、味精，炒匀盛出。③锅洗净，热油下姜爆香，倒入鸭片，改小火炒散，再改大火，倒入蒜薹，炒匀即可。

◎专家点评 本品适用于便秘、体虚、食欲不振等症的患者。

调理吃法3 土豆炒蒜薹 调和脾胃+润肠通便

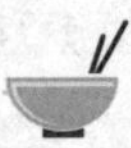

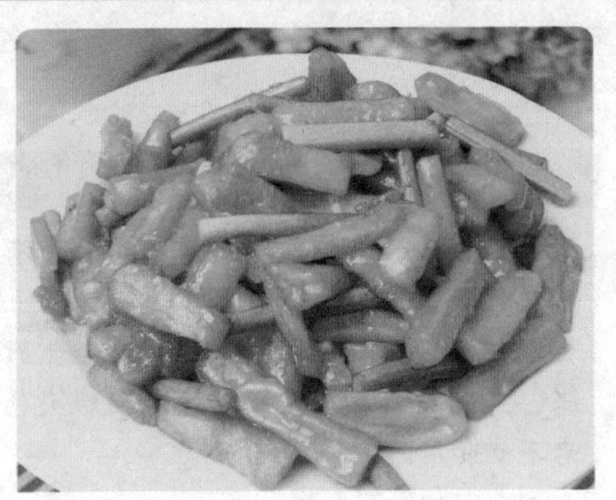

◎材料 土豆300克，蒜薹200克，蒜、盐、鸡精、酱油、水淀粉各适量

◎制作 ①土豆去皮洗净，切条状；蒜薹洗净，切段；蒜去皮洗净，切末。②锅入水烧开，放入蒜薹焯水后，捞出沥干备用。③锅下油烧热，入蒜爆香后，放入土豆、蒜薹一起炒，加盐、鸡精、酱油调味，待熟时用水淀粉勾芡装盘即可。

◎专家点评 本品适用于便秘、脾胃虚弱、食欲不振等症的患者。

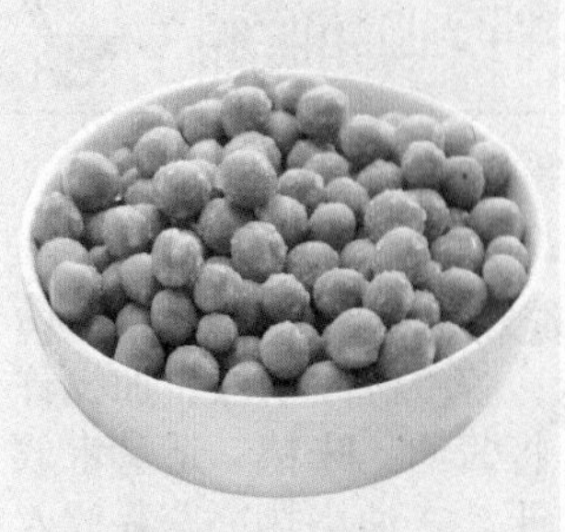

【每日用量】每次50克

【性味归经】性温，味甘。归脾、胃、大肠经。

豌豆

Wandou

[别名] 青豆、麻豆、寒豆

能量 447.9千焦/100克

【调理关键词】

膳食纤维

◎豌豆中富含粗纤维，能促进大肠蠕动，保持大便通畅，起到清洁大肠的作用。

◎食疗作用

豌豆具有益中气、止泻痢、调营卫、利排尿、消痈肿、解乳石毒之功效，豌豆中富含粗纤维，能促进大肠蠕动，保持大便通畅，起到清洁大肠的作用。

◎选购保存

手握一把豌豆时咔嚓作响表示其新鲜程度高，豌豆上市的早期要买饱满的，后期要买偏嫩的。荚果扁圆形表示正值最佳的商品成熟度。荚果正圆形表示已经过老，筋（背线）凹陷也表示过老。购买的青豌豆生的没吃，不要洗直接放冰箱冷藏；如果是剥出来的豌豆就适于冷冻。最好在一个月内吃完。

◎适合患者

脱肛、慢性腹泻、子宫脱垂等患者。

◎搭配宜忌

豌豆+虾仁	✓	提高营养价值
豌豆+蘑菇	✓	消除食欲不佳
豌豆+蕨菜	✗	降低营养
豌豆+菠菜	✗	影响钙的吸收

应用指南

1.防治便秘：将鲜豌豆200克洗净，煮烂，捣成泥，与炒熟的核桃仁200克，加水200毫升，煮沸，每次吃50毫升，温服，一日两次。

2.防治消渴口干：嫩豌豆250克，洗净，放进锅中，加水适量，大火煮沸，小火煮熟，食豆并饮汤。

3.防治脾胃不和：豌豆120克，陈皮10克，芫荽60克，各洗净，放进锅中，加适量水，大火煮沸，小火煮15分钟，饮汤即可。

温馨提示

烹饪豌豆时不宜使用硬水（含有钙、镁离子浓度超标的水），否则豌豆会咬不开、嚼不烂。豌豆粒多食会腹胀，尿路结石、皮肤病和慢性胰腺炎患者不宜食用。

调理吃法1 豌豆炒肉 开胃消食+清肠通便

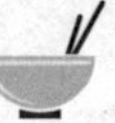

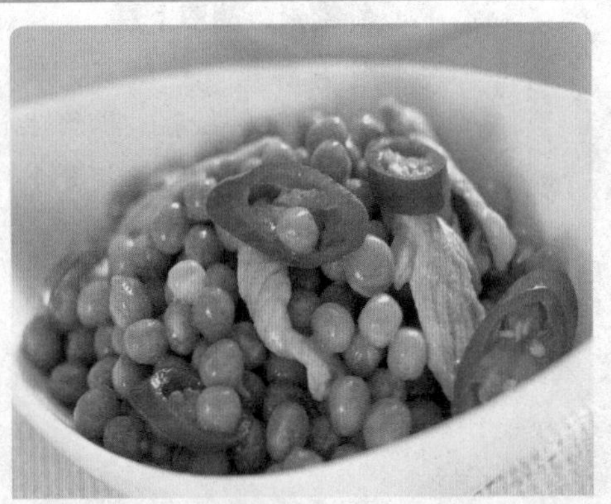

◎材料 豌豆250克，瘦肉100克，甜椒1个，盐、味精、水淀粉各适量

◎制作 ①瘦肉洗净，切成片；甜椒切圈。②瘦肉加少许水淀粉腌渍5分钟后入三成油温中滑开。③锅中放油，爆香甜椒，下入豌豆翻炒，再下入少许水焖5分钟，下入肉片和调味料即可。

◎专家点评 本品适用于便秘、食欲不佳的患者。

调理吃法2 豌豆炒胡萝卜 补血养颜+生津止渴

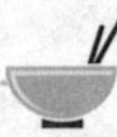

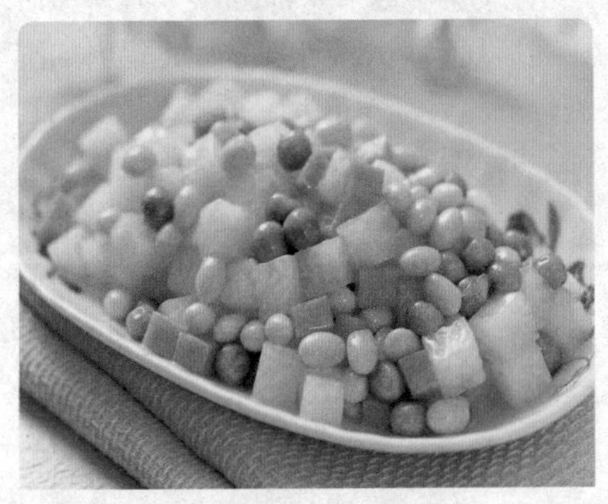

◎材料 豌豆200克，黄豆100克，冬瓜150克，胡萝卜50克，盐、鸡精、水淀粉各适量

◎制作 ①将豌豆和黄豆分别洗净，入沸水锅中氽水，捞起沥干；冬瓜去皮，洗净，切丁；胡萝卜洗净，切丁。②炒锅注油烧热，放入胡萝卜和冬瓜滑炒，再放入豌豆和黄豆翻炒至熟。③最后调入盐和鸡精调味，加水淀粉勾芡即可。

◎专家点评 本品适用于贫血、便秘患者。

调理吃法3 豌豆炒玉米 补血养颜+益脾和胃

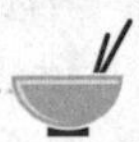

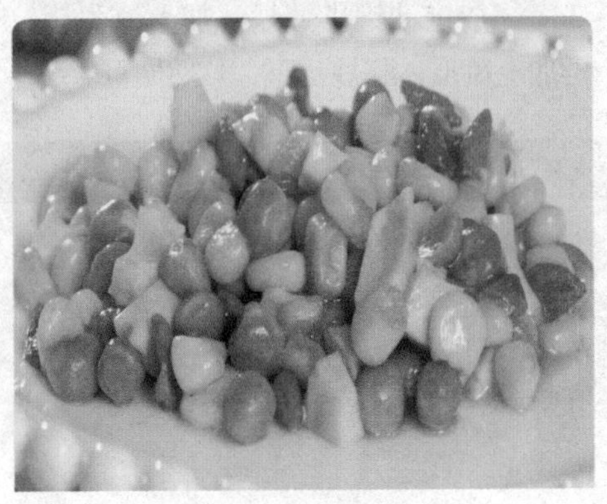

◎材料 豌豆200克，玉米、莲藕各100克，枸杞25克，盐、鸡精各适量

◎制作 ①将豌豆、玉米、枸杞分别洗净，沥干水分；莲藕洗净，去皮，切丁。②炒锅注油烧热，放入豌豆和玉米翻炒，再下入莲藕和枸杞同炒至熟。③加盐和鸡精调味，起锅装盘。

◎专家点评 本品适用于便秘、贫血、脾胃虚弱等症的患者。

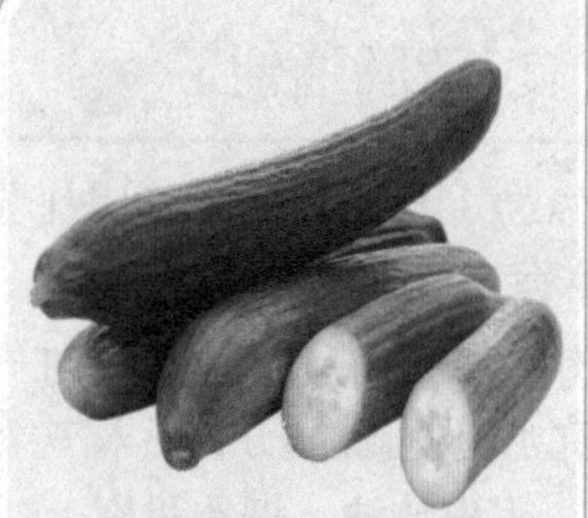

【每日用量】每日一根

【性味归经】性凉，味甘。归肺、胃、大肠经。

黄瓜

Huanggua

[别名] 胡瓜、青瓜

能量 62.8千焦/100克

【调理关键词】

纤维素、胡萝卜素

◎黄瓜富含纤维素、蛋白质、维生素B_2、维生素C、维生素E、胡萝卜素、烟酸、钙、磷、铁等营养成分，能促进肠内腐败食物的排泄，是美容养颜的首选。

◎食疗作用

黄瓜具有除湿、利尿、降脂、镇痛、促消化的功效。尤其是黄瓜中所含的纤维素能促进肠内腐败食物排泄，有助于润肠通便，防止便秘。

◎选购保存

选购黄瓜，色泽应亮丽，若外表有刺状凸起，而且黄瓜头上顶着新鲜黄花的为最好。保存黄瓜要先将它表面的水分擦干，然后再放入密封保鲜袋中，封好袋口后冷藏即可。

◎适合患者

热病患者，肥胖、高血压、高血脂、水肿、癌症、嗜酒者及糖尿病患者。

◎搭配宜忌

黄瓜+乌龟	✓	健脾利气
黄瓜+大蒜	✓	排毒瘦身
黄瓜+柑橘	✗	破坏维生素C
黄瓜+花生	✗	导致腹泻

应用指南

1.防治便秘：先将100克黄瓜洗净切成菱形片状，15克紫菜洗净；锅内加清汤，烧沸后，入黄瓜、精盐、酱油，煮沸，下入紫菜，淋上香油，调味即可。

2.防治皮肤粗糙：将适量的黄瓜、柠檬洗净，切小块，放进榨汁机，加上南眉子，搅成汁后，用蜂蜜调匀即可。

3.防治食欲不振：将200克黄瓜洗净，拍成小块，放进碗中，加上盐、香油、醋，伴匀，浸20分钟，即可食用。

4.防治脾胃不和：将2根黄瓜洗净，切段，放进碗中，加盐拌匀。适量虾仁洗净，放进油锅里翻炒，加上糖和盐，再加上黄瓜，翻炒几下，炒熟即可。

温馨提示

黄瓜尾部含有较多的苦味素，苦味素有抗癌作用，所以烹制时不宜把黄瓜尾部全部丢掉，这是因为，黄瓜把儿含有较多苦味素，苦味成分为葫芦素C。

调理吃法1 黄瓜西红柿 排毒养颜+利水利尿

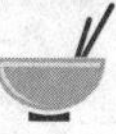

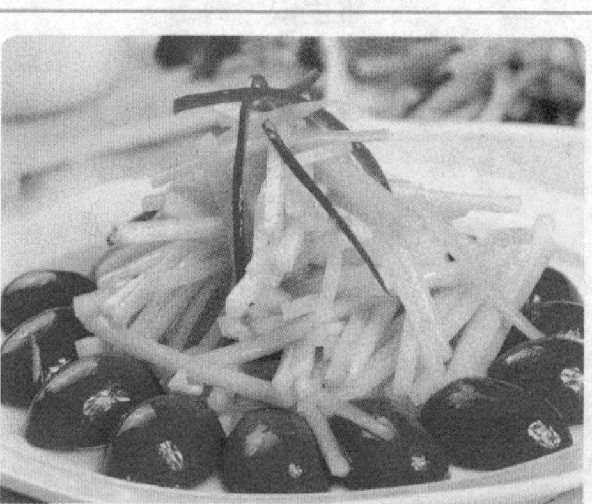

◎材料 嫩黄瓜1根，小西红柿10个，芥末、生抽各适量

◎制作 ①黄瓜洗净，切丝；小西红柿去蒂洗净，对半切开。②先将小西红柿摆入盘中，再将黄瓜丝堆在小西红柿上面。③取一小碟，放入准备好的芥末和生抽，制成味碟，蘸着吃。

◎专家点评 本品适用于便秘、咽喉肿痛、烦渴等症的患者。

调理吃法2 黄瓜梨爽 排毒瘦身+清肺止咳

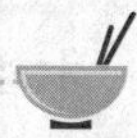

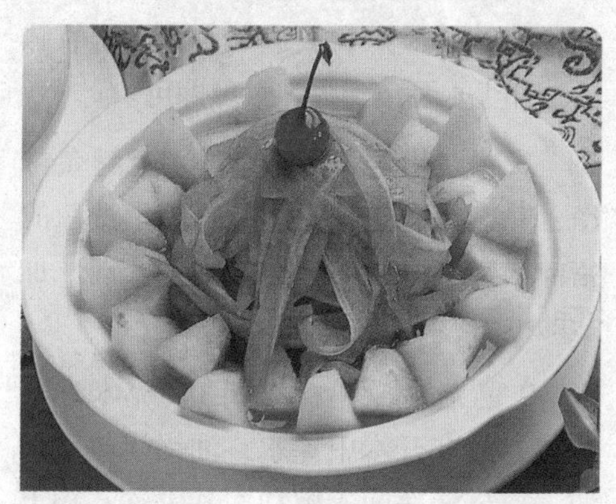

◎材料 黄瓜200克，梨300克，白糖适量，樱桃1枚

◎制作 ①黄瓜去皮，洗净，切薄条；梨去皮，洗净，切块。②将白糖倒入装有清水的碗中，至完全融化，淋在黄瓜和梨上，将樱桃放置其上即可。

◎专家点评 本品适用于便秘、肥胖症、肺热咳嗽等症的患者。

调理吃法3 黄瓜炝双耳 养心润肺+解毒消肿

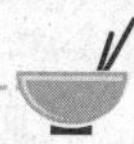

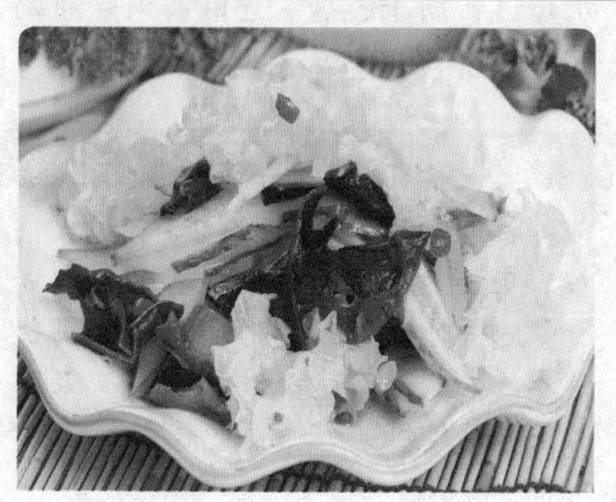

◎材料 银耳、木耳各20克，嫩黄瓜2根，调味料适量

◎制作 ①银耳、木耳泡发洗净，撕成小片；黄瓜洗净，切成小块。②将黄瓜、银耳、木耳一起放入沸水中焯烫2分钟，捞出沥干水分。③将所有调味料放入原材料中拌匀即可。

◎专家点评 本品适用于便秘、肺热咳嗽、排尿不利、咽喉肿痛等症的患者。

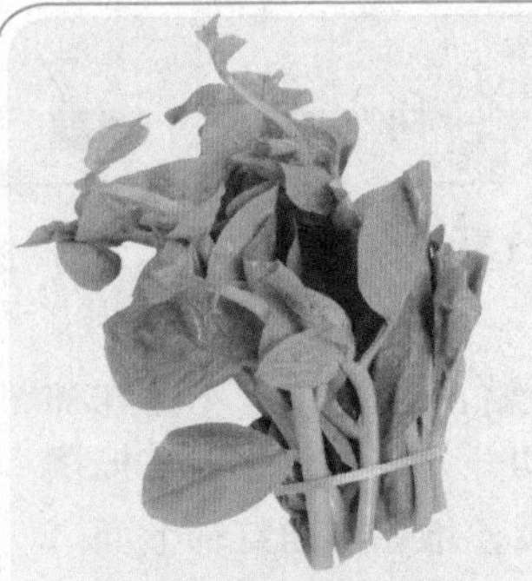

【每日用量】50~70克

【性味归经】性寒、味甘，归心、大肠、小肠经。

木耳菜

Muercai

[别名] 藤菜、篱笆菜、胭脂菜

能量 83.7千焦/100克

【调理关键词】

维生素、钙

◎因富含维生素A、B族维生素、维生素C和蛋白质，而且能量低、脂肪少，经常食用能降压、益肝、清热凉血、利尿、防止便秘等，极适宜老年人食用。此外，其钙含量很高，是菠菜的2~3倍。

◎食疗作用

木耳菜具有清热、解毒、滑肠、润燥、凉血、生肌的功效，可用于防治便秘、痢疾、疖肿、皮肤炎症等病。木耳菜的钙含量很高，是菠菜的2~3倍，且草酸含量极低，是补钙的优选经济菜。同时木耳菜菜叶中富含一种黏液，对抗癌防癌有很好的辅助治疗作用。

◎选购保存

选购木耳菜要选叶片宽大肥厚、光滑油亮的。将木耳菜放在塑料袋中存放，以减少水分蒸发，保持其新鲜度。

◎适合患者

高血压、肝病、便秘患者可以多食，极适宜老年人食用。

◎搭配宜忌

木耳菜+黄瓜 减肥塑身

木耳菜+高汤  补充钙质

木耳菜+鸡肉 增加蛋白质

木耳菜+牛奶  影响钙质吸收

应用指南

1.防治便秘：300克木耳菜洗净，沥干；酸菜切成末，放进锅中，炒出香味后，加上木耳菜，调味炒熟即可。

2.防治钙质不足：将500克鲤鱼洗净，除杂，放进锅中稍煎，加上洗净的猪肉、蜜枣和木耳菜，文火煲3小时，加盐即可。

3.防治食欲不振：将300克木耳菜洗净，放在开水中焯水，油锅烧热，加油，放进洗净的青椒和木耳爆炒，加上高汤，稍炖即可。

4.防治高血压：木耳菜洗净，用沸水焯过，沥干装盘。芝麻酱用麻油调开，均匀淋在木耳菜上即可。

温馨提示

木耳菜适宜素炒，而且要用旺火快炒，因为木耳菜中含有较多的黏液成分，炒得时间长了易渗出黏液，容易使营养流失，并且不宜放酱油。孕妇及脾胃虚寒者慎食。

调理吃法1 香油木耳菜 降低血压+滑肠解毒

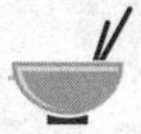

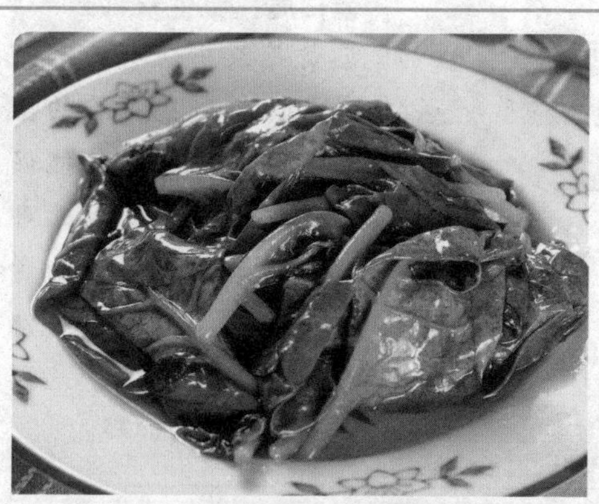

◎材料 木耳菜300克，盐少许，鸡精、香油各适量

◎制作 ①将木耳菜洗净，去掉根部。②锅内放少许食用油，将木耳菜翻炒几下，再放入盐、鸡精，炒匀后淋入香油，起锅装盘即可。

◎专家点评 本品适用于便秘、排尿不利、皮肤炎症等症的患者。

调理吃法2 山楂木耳菜粥 开胃消食+润肠通便

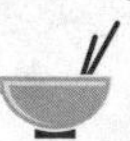

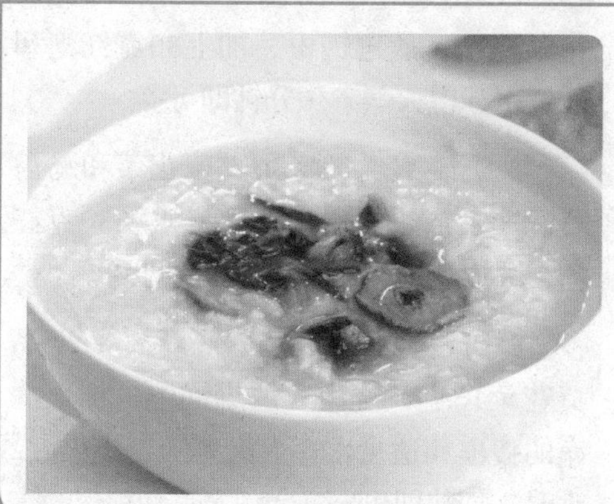

◎材料 山楂20克，木耳菜10克，大米100克，冰糖适量

◎制作 ①大米洗净，用清水浸泡；山楂洗净；木耳菜洗净后切丝。②锅置火上，注入清水，放入大米煮至七成熟。③放入山楂煮至粥将成，放入冰糖、青菜稍煮后调匀便可。

◎专家点评 本品适用于食欲不振、消化不良、便秘等症的患者。

调理吃法3 芦荟木耳菜粳米粥 清热解毒+宽肠通便

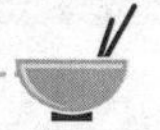

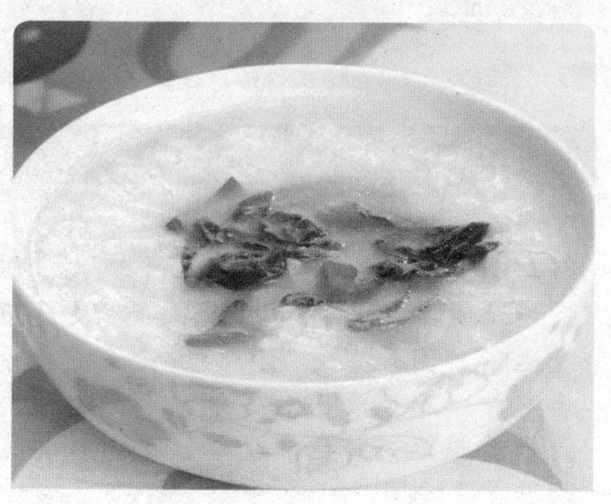

◎材料 大米100克，芦荟、木耳菜各适量，胡萝卜、盐各少许

◎制作 ①大米泡发洗净；芦荟洗净，切小片；木耳菜洗净；胡萝卜洗净，切小块。②锅置火上，注入水后，放入大米煮至米粒开花，放入芦荟、木耳菜、胡萝卜。③改用小火煮至粥成闻见香味时，调入盐入味，即可食用。

◎专家点评 本品适用于便秘患者。

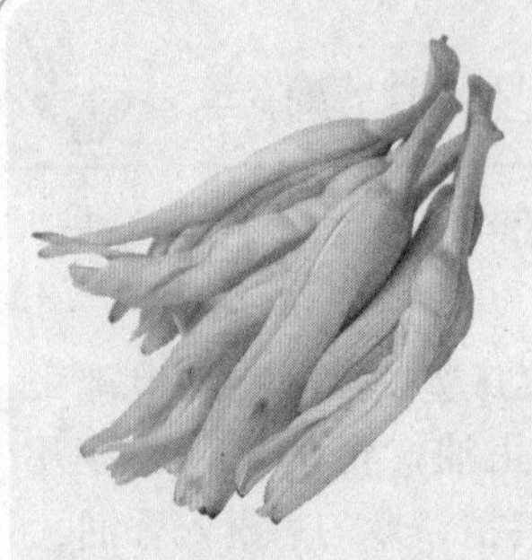

【每日用量】每餐15克

【性味归经】性微寒、味甘。归心、肝经。

黄花菜

Huanghuacai

[别名] 金针菜、川草、安神菜

能量 833.0千焦/100克

【调理关键词】

蛋白质、维生素

◎黄花菜中含有的有效成分能抑制癌细胞的生长，丰富的粗纤维能促进大便的排泄，因此可作为防治肠道癌瘤的食品。黄花菜有较好的健脑，抗衰老功效，是因其含有丰富的卵磷脂。

◎食疗作用

黄花菜具有清热、利湿、利尿、健胃消食、明目、安神、止血、通乳、消肿等功能。防治肝炎、黄疸、风湿性关节炎、牙周炎、通乳、痢疾、痔疮、习惯性便秘、排尿不通等病症。黄花菜中含有的效成分能抑制癌细胞生长，丰富的粗纤维能促进大便的排泄，因此可作为防治肠道癌的食品。

◎选购保存

菜条丰润，色泽呈黄白色或金黄色，油分大，弹性强，香气纯正、浓郁。

◎适合患者

情志不畅、心情抑郁、气闷不舒、神经衰弱、健忘失眠者；气血亏损、心慌气短、阳痿早泄、月经不调等患者。

◎搭配宜忌

黄花菜+猪肉　增强体质

黄花菜+马齿苋　清热祛毒

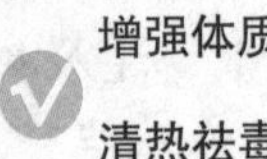

黄花菜+鹌鹑　引发痔疮

黄花菜+驴肉　引起中毒

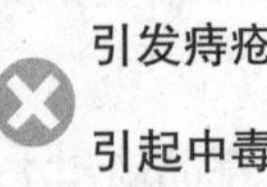

应用指南

1.防治便秘、痔疮疼痛：将30克黄花菜洗净，放进锅中，加上30克红糖和适量水，中火煎煮10分钟即可。

2.防治痢疾：将30克黄花菜和马齿苋洗净，放进锅中，加适量水和30克红糖，大火煮沸，小火煮10分钟即可。

3.防治乳腺炎、乳汁不下：将干品黄花菜15克，洗净，放进锅中，加上洗净的瘦肉和适量水，大火煮沸，小火煮2小时，加盐即可。

4.防治风湿性关节痛：将30克黄花菜根洗净，放进锅中，加适量水和黄酒，煎服即可。

温馨提示

鲜黄花菜含有秋水仙碱，食用后会引起咽喉发干、呕吐、恶心等现象，但一经蒸煮洗晒后再食用，就无不良反应发生了。因此，黄花菜必须在蒸煮晒干后存放，而后食用。另外，市面上所卖的干黄花菜若是色泽金黄，多用硫黄熏蒸过，要慎用。

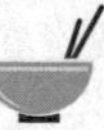

调理吃法1 木耳炒黄花菜 —— 提神健脑+健胃消食

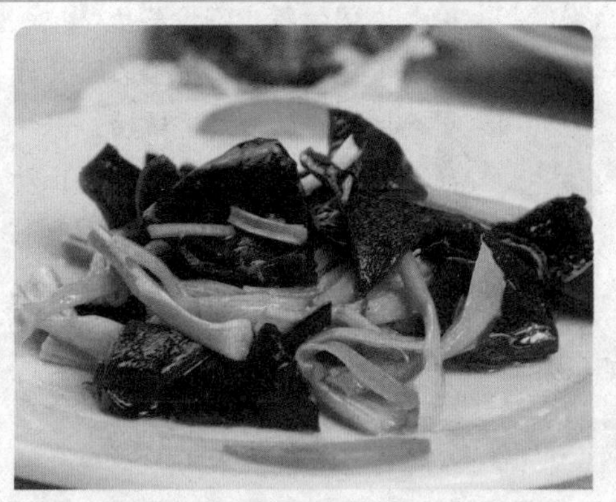

◎材料 木耳50克，黄花菜60克，葱、素鲜汤、盐、味精、水淀粉各适量

◎制作 ①木耳泡发洗净，用手撕成小片；黄花菜用冷水泡发，洗净，挤去水分。②锅中放油烧热，先放入葱花煸香，再放入木耳、黄花菜煸炒，加入素鲜汤、盐、味精煸炒至入味，勾芡即可。

◎专家点评 本品适用于便秘、胃口不好、神经衰弱等症的患者。

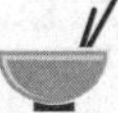

调理吃法2 肉丝炒黄花菜 —— 通肠润便+清热利湿

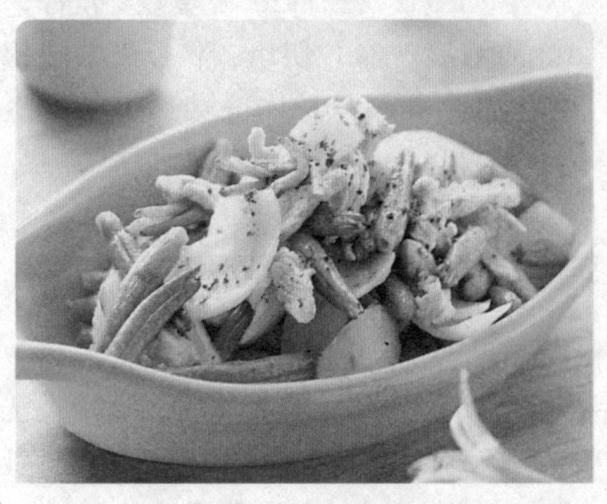

◎材料 肉丝、百合、黄花菜各200克，盐、味精各适量

◎制作 ①百合剥瓣，去掉老边和心；黄花菜去蒂，洗净。②油锅加热，先下入肉丝拌炒，续下黄花菜、百合，加盐调味，并加入2大匙水快炒，待百合变半透明状加味精即可。

◎专家点评 本品适用于便秘、大便带血、排尿不利等症的患者。

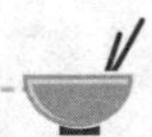

调理吃法3 黄花菜木耳肉片汤 —— 防癌抗癌+消食开胃

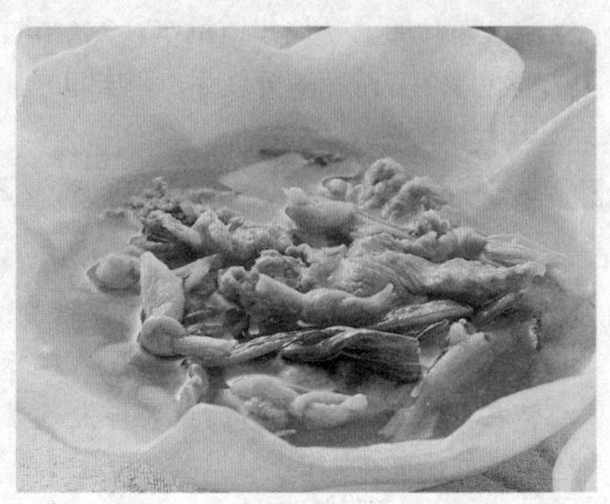

◎材料 干黄花菜100克，木耳1朵，肉片200克，油菜1棵，盐适量

◎制作 ①黄花菜去硬梗，打结，以清水泡软，捞出沥干。②木耳洗净，切粗丝；油菜洗净，切段。③锅中加4碗水煮沸后，下黄花菜、木耳、肉片，待肉片将熟，续下油菜，加盐调味，再沸即可。

◎专家点评 本品适用于便秘、胃口不好、失眠等症的患者。

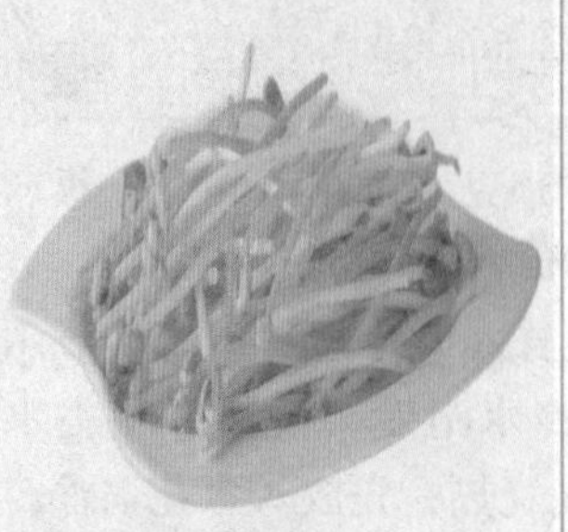

【每日用量】每次50克

【性味归经】性凉、味甘。归脾、大肠经。

黄豆芽

Huangdouya

[别 名] 如意菜

能量 184.2千焦/100克

【调理关键词】

蛋白质、膳食纤维

◎黄豆芽中所含的膳食纤维能刺激肠道蠕动，保护皮肤和毛细血管，防止动脉硬化，防治老年高血压。另外因为黄豆芽含维生素C，所以是美容食品。常吃黄豆芽能营养毛发，使头发保持乌黑光亮。

◎食疗作用

黄豆芽具有清热明目、补气养血、润肠通便、防止牙龈出血、防止心血管硬化及降低胆固醇等功效。吃黄豆芽对青少年生长发育、预防贫血等大有好处。常吃黄豆芽还有健脑、抗疲劳、抗癌的作用。

◎选购保存

消费者最好选购顶芽大、茎长、有须根的豆芽。雪白和有刺激味道的豆芽不要购买。豆芽质地娇嫩，含水量大，一般保存起来有两种方法，一种是用水浸泡保存，另一种是放入冰箱冷藏保存。

◎适合患者

胃中积热、妇女妊娠、高血压、癌症、癫痫、肥胖、便秘、痔疮患者。

◎搭配宜忌

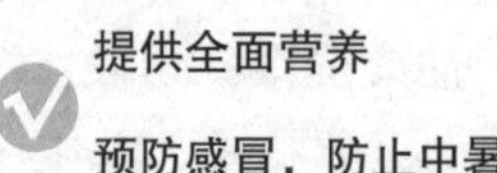

黄豆芽+黑木耳	✓	提供全面营养
黄豆芽+牛肉	✓	预防感冒，防止中暑
黄豆芽+猪肝	✗	破坏营养
黄豆芽+皮蛋	✗	导致腹泻

应用指南

1.防治便秘：将200克黄豆芽洗净，300克豆腐洗净，切块；将豆腐放进锅中，加适量水，煮10分钟后，加上豆芽、香油、盐，稍煮即可。

2.防治贫血：200克黄豆芽洗净；200克猪骨洗净，入锅加适量水和15克大枣，煮1小时后，入黄豆芽，稍煮即可。

3.防治消化不良：黄豆芽200克洗净，100克豆腐洗净，切块；250克排骨洗净，放进锅中，加上豆腐，煮上1小时后，加上黄豆芽，稍煮即可。

4.防治胃火大：将30克鲫鱼处理干净，入锅，加上姜片和适量水，煮1小时后，加上200克洗净的黄豆芽，调味即可。

温馨提示

黄豆芽所含的维生素C较易流失，烹调过程要迅速，或用油急速快炒，或用沸水略汆取出调味食用。豆芽的风味主要在于它脆嫩的口感，煮炒得太过熟烂，营养和风味尽失。

调理吃法1 胡萝卜炒豆芽 补气养血+清肠解毒

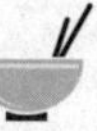

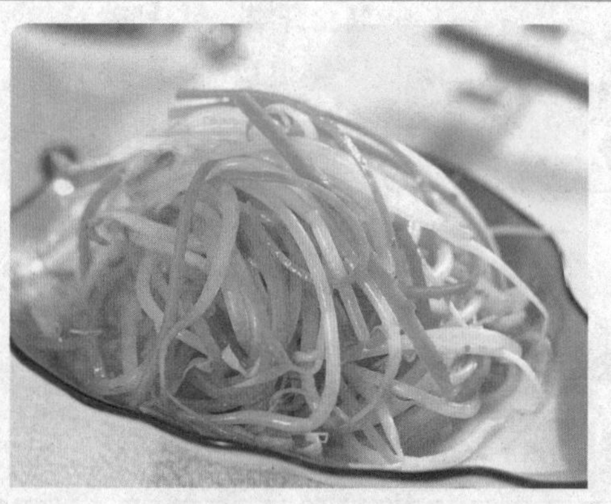

◎材料 胡萝卜、豆芽各100克，盐少许，鸡精、醋、香油各适量

◎制作 ①胡萝卜去皮洗净，切丝；豆芽洗净备用。②锅下油烧热，放入胡萝卜、豆芽炒至八成熟，加盐、鸡精、醋、香油炒匀，起锅装盘即可。

◎专家点评 本品适用于便秘、贫血、痔疮等症的患者。

调理吃法2 松仁豆芽 增强免疫+清热明目

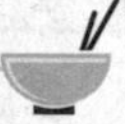

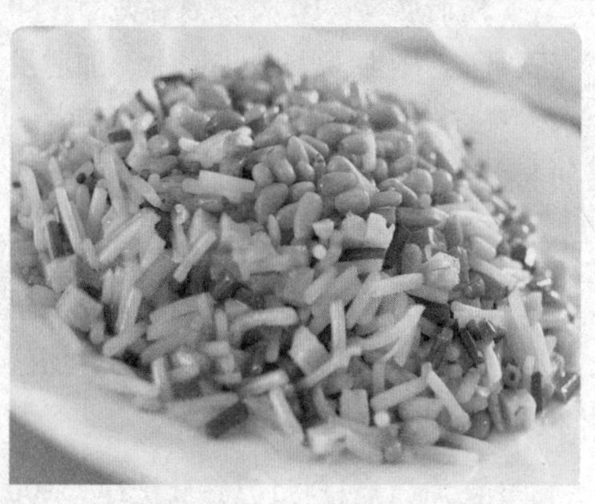

◎材料 黄豆芽300克，松仁50克，葱、盐、鸡精各适量

◎制作 ①黄豆芽洗净，切段；松仁洗净，沥干水分；葱洗净，切段。②炒锅烧热，放入松仁爆香，捞起待用；锅底留油，放入黄豆芽翻炒，再倒入松仁一起炒匀。③最后加盐和鸡精调味，撒上葱花炒匀即可。

◎专家点评 本品适用于便秘、免疫力低下、痔疮等症的患者。

调理吃法3 黄豆芽炒大肠 增强免疫+通肠润便

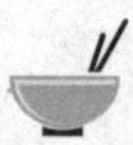

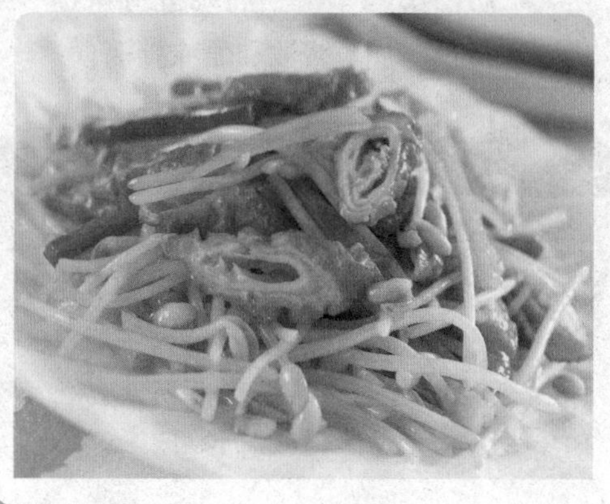

◎材料 黄豆芽250克，红椒10克，卤大肠100克，葱段、蒜蓉、调料各适量

◎制作 ①将卤大肠斜刀切件；红椒洗净，切丝；黄豆芽洗净，入锅中炒至八成熟备用。②锅中下油，入卤大肠炸至金黄色，捞出。③锅中爆香葱段、蒜蓉、红椒，下黄豆芽、大肠和调料，炒香即可。

◎专家点评 本品适用于便秘、二便不利、免疫力低下等症的患者。

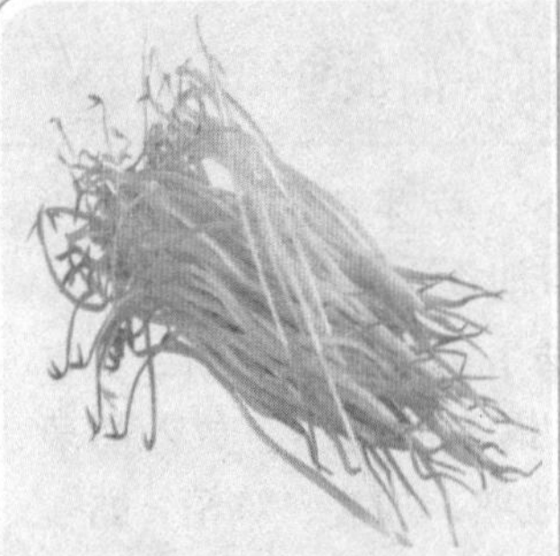

【每日用量】每次30克

【性味归经】性凉，味甘。归胃、三焦经。

绿豆芽

Lüdouya

[别 名] 绿豆菜

能量 75.3千焦/100克

【调理关键词】

膳食纤维、氨基酸

◎绿豆芽含多种营养素，经常食用对于维生素B_2缺乏引起的舌疮口炎、维生素C缺乏引起的疾病等都有辅助治疗作用。经常食用绿豆芽对口腔溃疡有一定疗效。

◎食疗作用

绿豆芽能清暑热、通经脉、解诸毒，还能调五脏、美肌肤、利湿热。绿豆芽含多种维生素，经常食用对于维生素B_2缺乏引起的舌疮口炎、维生素C缺乏引起的疾病等都有辅助防治作用。

◎选购保存

正常的绿豆芽略呈黄色，不太粗，水分适中，无异味；不正常的颜色发白，豆粒发蓝，芽茎粗壮，水分较多，有化肥的味道。另外，购买绿豆芽时选5～6厘米长的为好。

◎适合患者

湿热瘀滞、食少体倦、热病烦渴、大便秘结、排尿不利、目赤肿痛等患者。

◎搭配宜忌

绿豆芽+猪肚	✓	降低胆固醇吸收
绿豆芽+鸡肉	✓	预防心血管疾病
绿豆芽+葱	✓	增加免疫力
绿豆芽+猪肝	✗	降低营养价值

应用指南

1.防治便秘：100克绿豆芽洗净；50克豆腐洗净，切块，放进锅中，加适量水，煮15分钟后，加上绿豆芽，稍煮，加上盐和味精、香油即可。

2.防治支气管炎：将1只猪心洗净，除杂，切成片；放进锅中，加上100克洗净的绿豆芽和20克陈皮，加水炖汤，加盐即可。

3.防治胃痛：将1只猪肚洗净，100克豆芽和蒲公英洗净，塞进猪肚里，放进锅中，加水煮至烂熟，加盐即可。

4.防治醉酒不醒：将绿豆芽洗净，用开水烫过，加上酱油和醋凉拌而食。

温馨提示

烹饪方面，炒豆芽时应热锅快炒，使维生素C少受破坏。绿豆芽性寒，烹调时宜配上一点姜丝，中和它的寒性。炒绿豆芽时加入一点醋，既可防止维生素B_1流失，又可以加强减肥作用。

调理吃法1 豆腐皮拌豆芽 防癌抗癌+解毒利尿

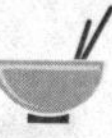

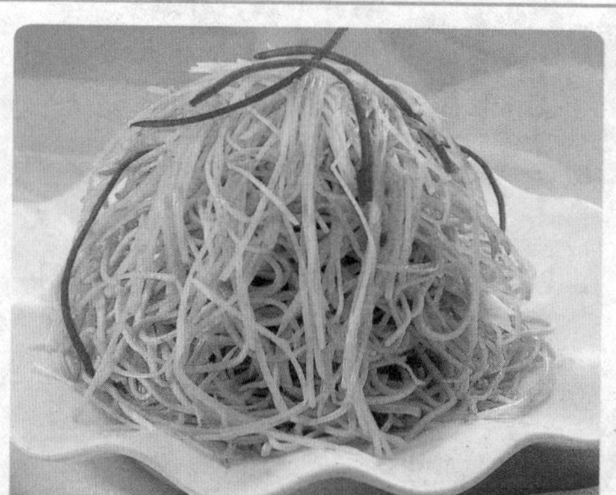

◎材料 豆腐皮300克，绿豆芽200克，甜椒30克，盐、味精、生抽、香油各适量

◎制作 ①豆腐皮、甜椒洗净，切丝；绿豆芽洗净，掐去头尾备用。②将备好的材料放入开水中稍烫，捞出，沥干水分，放入容器里。③往容器里加盐、味精、生抽、香油搅拌均匀，装盘即可。

◎专家点评 本品适用于便秘、排尿不利、酒毒等症的患者。

调理吃法2 绿豆芽拌豆腐 排毒瘦身+通肠润便

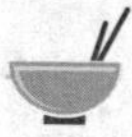

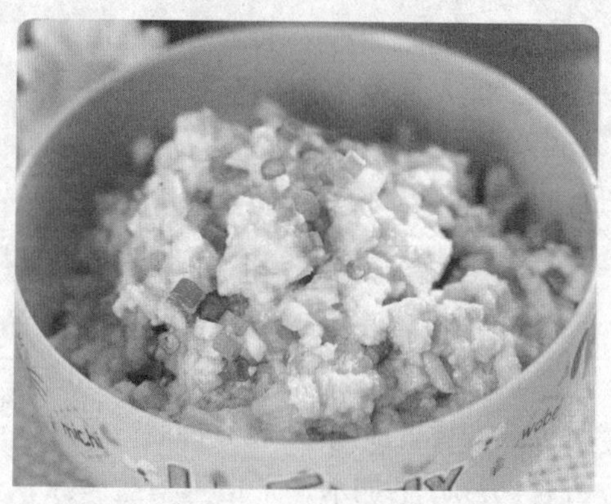

◎材料 新鲜绿豆芽20克，豆腐70克，小葱、盐各少许

◎制作 ①将绿豆芽和小葱切成小段，在沸水中焯熟备用。②将豆腐切块用开水烫一下，放入碗中，并用勺研成豆腐泥。③将所有原料混合在一起加盐拌匀即可。

◎专家点评 本品适用于便秘、肥胖症、身体疲倦等症的患者。

调理吃法3 韭菜绿豆芽 排毒瘦身+补肾壮阳

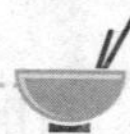

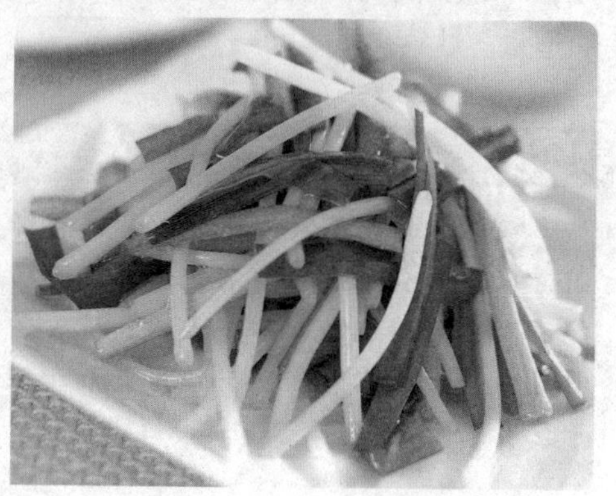

◎材料 韭菜100克，绿豆芽250克，葱、生姜、花生油、盐、味精、香油各适量

◎制作 ①绿豆芽洗净，沥水；韭菜择洗干净，切成段；葱、生姜洗净，切成丝。②锅置火上，放入花生油，烧热后下入葱丝、姜丝爆香，再放入绿豆芽煸炒几下。③下入韭菜段翻炒均匀，加入盐、味精、香油调味即成。

◎专家点评 本品适用于便秘、食欲不振、排尿不利等症的患者。

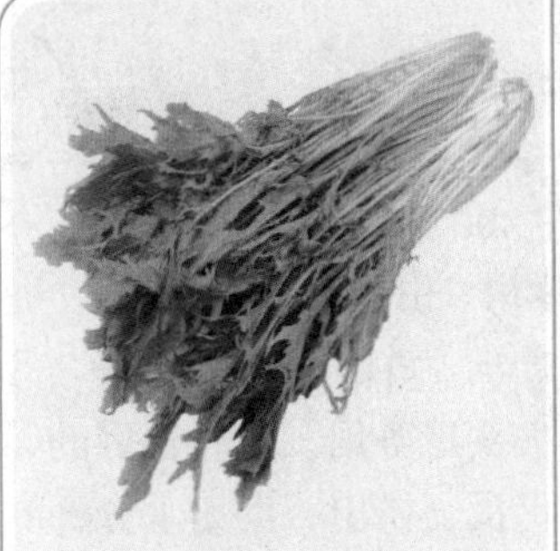

【每日用量】每次50克

【性味归经】性温，味辛。归肝、胃、肾经。

雪里蕻

Xuelihong

[别名] 雪里红、春不老

能量 133.9千焦/100克

【调理关键词】

胡萝卜素、纤维素

◎雪里蕻含有大量的胡萝卜素和食用纤维素，具有明目与润肠通便的作用，可防止便秘，尤适于老年人及惯性便秘者食用。

◎食疗作用

雪里蕻具有解毒消肿，开胃消食，温中利气的功效。明目利膈。主治疮痈肿痛，胸膈满闷，咳嗽痰多，耳目失聪，牙龈肿烂，便秘等病症。能促进胃、肠消化功能，增进食欲，可用来开胃，帮助消化。

◎选购保存

雪里蕻色青绿，具有香气和鲜味，咸度适口，质地脆嫩、无根须、老梗、泥沙、污物者为佳。将雪里蕻加盐全部装好以后，用塑料布将坛口严密封好，放在阴凉的地方，大约20天即可食用。

◎适合患者

适用于咳嗽多痰、牙龈肿烂、便秘等症的患者食用。

◎搭配宜忌

雪里蕻+猪肝 有助于钙的吸收

雪里蕻+百合 滋阴润肺

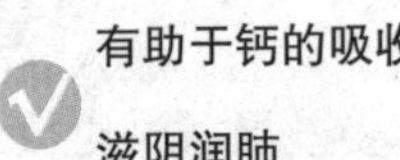

雪里蕻+鲤鱼 容易致癌

雪里蕻+醋 降低营养价值

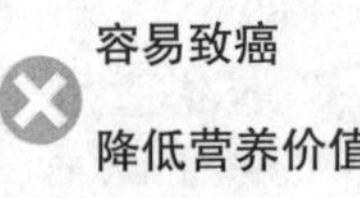

应用指南

1.防治习惯性便秘：将500克腌制好的雪里蕻洗净后拧干水，切细待用。锅烧热，加入适量菜油，至七分热时，入蒜末煸香，下雪里蕻煸炒，炒出香味后略加鲜汤，待汤干，盛盘中即可食用。

2.防治食欲不振：将300克雪里蕻洗净后拧干水，切极细，百合200克洗净待用。锅烧热，下麻油，待油烧至五成热时，放入雪里蕻煸炒，2分钟后，再加入百合同炒，略加水，下适量精盐调味，旺火烧至百合熟时，即可起锅装盘。

3.防治体虚浮肿：300克雪里蕻洗净，100克肉末，50克香菇丁煸炒，水豆腐适量。炒菜食用即可。

温馨提示

雪里蕻营养丰富，含有大量的粗纤维，过多的食用后不易消化，对肠胃功能不利，故消化功能不全者不宜多食。雪里蕻一般不宜鲜食，只作为腌菜和梅干菜供人食用。

调理吃法1 雪里蕻豌豆 开胃消食+解毒消肿

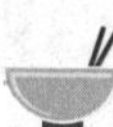

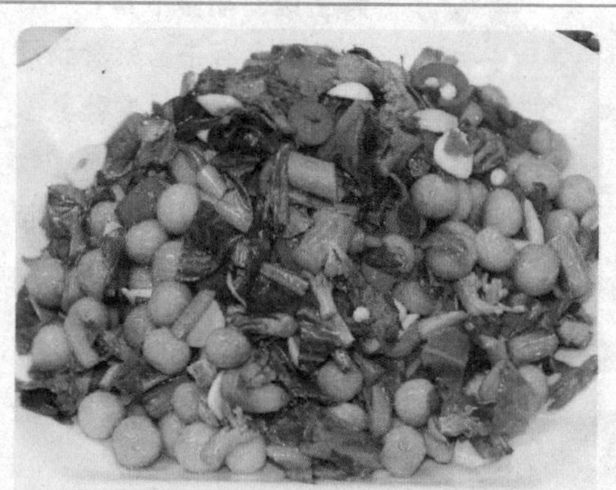

◎材料 雪里蕻400克，豌豆200克，红椒50克，大蒜10克，盐、香油各适量

◎制作 ①将雪里蕻洗净，切碎；豌豆洗净，入沸水锅中汆水；红椒洗净，切圈；大蒜洗净，切片。②锅留油烧热，放入大蒜和红椒爆香，倒入豌豆和雪里蕻一起翻炒均匀。③调入盐和香油调味，起锅装盘。

◎专家点评 适用于便秘、耳目失聪、肥胖症患者。

调理吃法2 雪里蕻炒蚕豆 防癌抗癌+醒脑提神

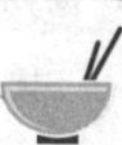

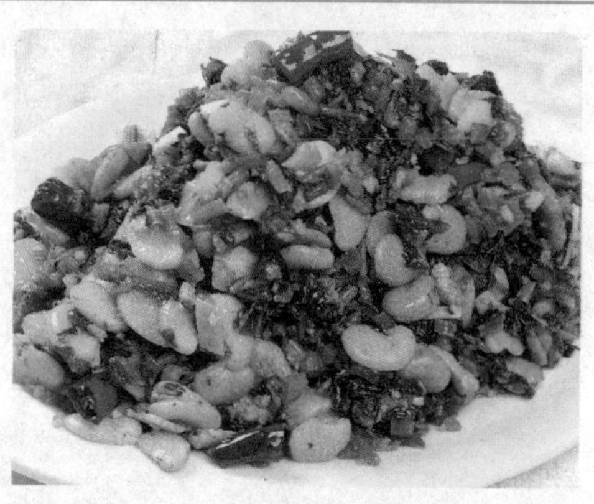

◎材料 雪里蕻250克，蚕豆250克，猪瘦肉100克，干辣椒20克，盐、鸡精各适量

◎制作 ①将雪里蕻洗净，切碎；蚕豆洗净，焯水，捞出沥干水分待用；猪瘦肉洗净，剁成肉末；干辣椒洗净，切段。②油烧热，倒入肉末滑炒至熟，装盘；油烧热，倒入干辣椒爆香，加蚕豆和雪里蕻翻炒，倒入肉末炒匀。加盐和鸡精，起锅装盘即可。

◎专家点评 本品适用于便秘患者。

调理吃法3 雪里蕻花生米 提神健脑+开胃消食

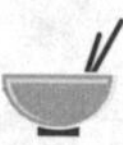

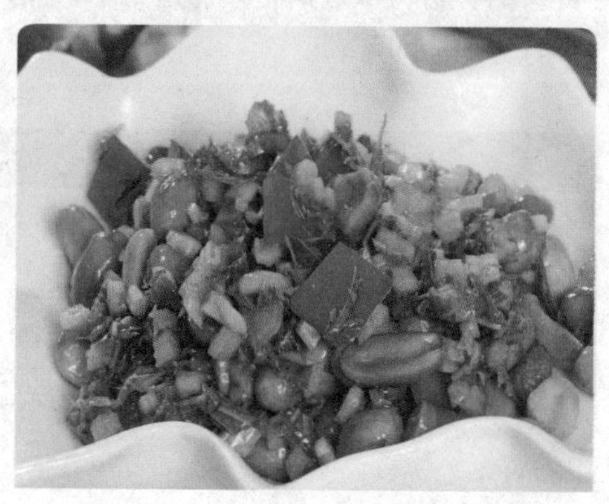

◎材料 新鲜花生米200克，咸雪里蕻150克，红椒25克，姜、鲜汤、调味料各适量

◎制作 ①所有原材料洗净。②锅烧热，入花生米和鲜汤，放入整片雪里蕻叶，烧煮至花生米酥烂，拣去雪里蕻叶，捞出花生米沥干汤汁。③油锅烧热，放红椒末、姜末、雪里蕻末煸出香味，加花生米，加鲜汤烧沸，调味装盘即成。

◎专家点评 本品适于食欲不振者。

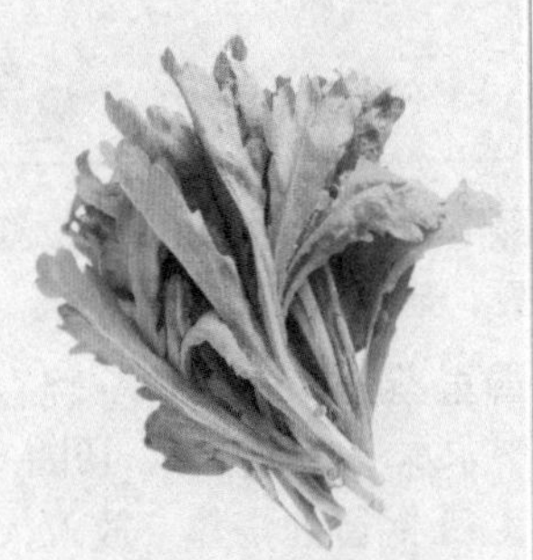

【每日用量】50~100克

【性味归经】性温，味甘、涩。归肝、肾经。

茼蒿

Tonghao

[别名] 蓬蒿、菊花菜、蒿菜、艾菜

能量 87.9千焦/100克

【调理关键词】

维生素、胡萝卜素

◎茼蒿含有丰富的食物纤维、维生素C、多种氨基酸、脂肪、蛋白质、矿物盐等营养成分，有助于肠道蠕动，能改善肌肤粗糙的状况、能养心安神、降压补脑、降低胆固醇、降血压、利排尿。

◎食疗作用

茼蒿具有平补肝肾、缩排尿、宽中理气的作用。其中含有特殊香味的挥发油，有助于宽中理气，消食开胃，增加食欲。丰富的粗纤维有助于肠道蠕动。含有丰富的营养物质，且气味芬芳，可以养心安神、稳定情绪，降压补脑，防止记忆力减退。

◎选购保存

以叶宽大、缺刻浅、水嫩、深绿色的茼蒿为佳。宜放在冰箱冷藏，最好即买即食，不宜长时间保存。

◎适合患者

咳嗽痰多、肠胃不和、记忆力减退、习惯性便秘患者。

◎搭配宜忌

茼蒿+鸡蛋	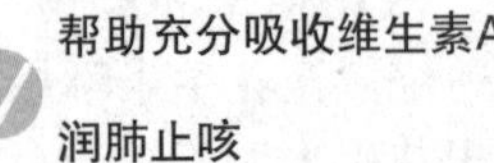	帮助充分吸收维生素A
茼蒿+蜂蜜		润肺止咳
茼蒿+醋	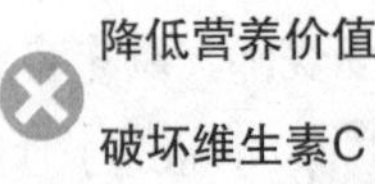	降低营养价值
茼蒿+胡萝卜		破坏维生素C

应用指南

1.防治便秘：取200克新鲜茼蒿洗净剁碎，捣取汁；将汁水拌生豆粉勾稀芡；适量笋、香菇洗净，切作小丁；清水煮沸后下笋丁、香菇丁，改小火烧10分钟，加盐，倒入茼蒿汁勾稀的豆粉，使成浅腻状，再浇上熟精油即成。

2.防治消化不良：将200克鲜茼蒿洗净，3个鸡蛋打破取蛋清；茼蒿加适量水煎煮，快熟时，加入鸡蛋清煮片刻，调入油、盐即可。

3.防治免疫力低下：将适量的白萝卜洗净去皮，切块；茼蒿洗净，切段；再将两种材料放进锅中，加适量水，煮1小时，加盐即可。

温馨提示

火锅中加入茼蒿，可促进鱼类或肉类蛋白质的代谢，对营养的摄取有益。茼蒿辛香滑利，胃虚泄泻者不宜多食。茼蒿气浊、上火，一次忌食过量。

调理吃法1 素炒茼蒿 —— 开胃消食+清血养心

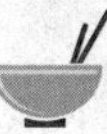

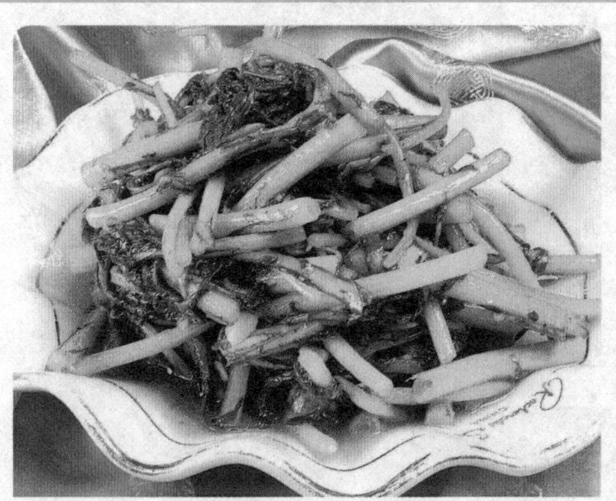

◎材料 茼蒿500克，蒜蓉10克，盐、味精各适量

◎制作 ①将茼蒿洗净，然后切段。②油锅烧热，放入蒜蓉爆香，倒入茼蒿快速翻炒至熟。③最后调入盐和鸡精调味，出锅装盘即可。

◎专家点评 本品适用于心烦不安、失眠多梦、夜尿频繁等症的患者。

调理吃法2 凉拌茼蒿 —— 开胃消食+润肠通便

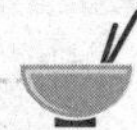

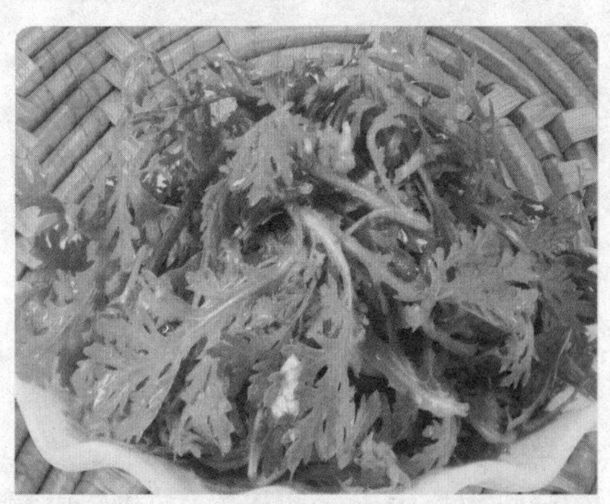

◎材料 茼蒿400克，红椒10克，蒜蓉20克，盐、鸡精各少许

◎制作 ①将茼蒿洗净，切成长段，将茼蒿入沸水锅中焯水，捞出沥干水分，装盘待用；红椒洗净，切丝。②锅注油烧热，下入红椒和蒜蓉爆香，倒在茼蒿上，加盐和鸡精搅拌均匀即可。

◎专家点评 本品适用于胃口不好、便秘、记忆力减退等症的患者。

调理吃法3 茼蒿沙拉 —— 降低血压+通便利肺

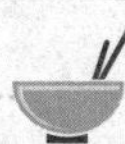

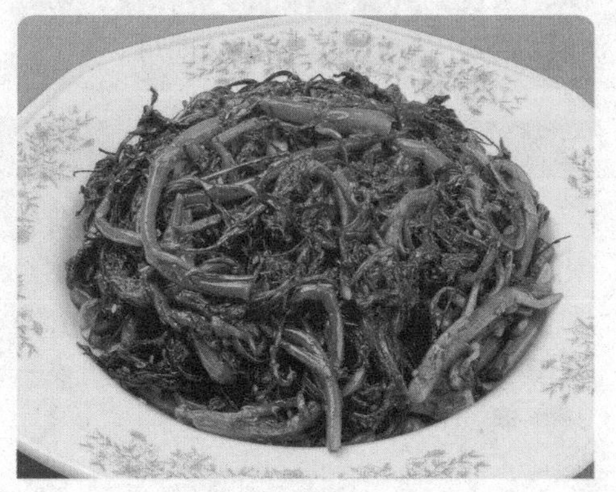

◎材料 茼蒿1捆，葱、蒜各适量

◎制作 ①将茼蒿理干净，去除较硬的粗梗。②茼蒿在盐水中焯好后用冷水冲洗，沥干。③将茼蒿内的水挤出，用葱末和蒜末进行调味。

◎专家点评 本品适用于便秘、排尿不利、食欲不振等症的患者。

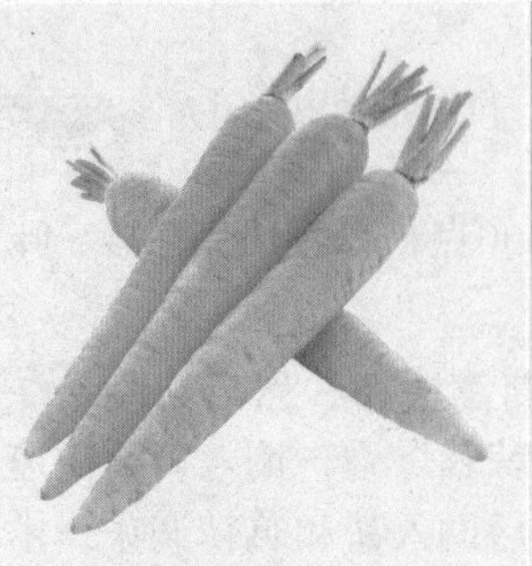

胡萝卜

Huluobo

【每日用量】每天1根

【性味归经】性平，味甘。归心、肺、脾经。

[别名] 红萝卜、金笋、丁香萝卜

能量 180.0千焦/100克

【调理关键词】

胡萝卜素

◎胡萝卜富含维生素，可刺激肠道蠕动，并有轻微而持续发汗的作用，可刺激皮肤的新陈代谢，增进血液循环，从而使皮肤细嫩光滑，肤色红润，对美容健肤有独到的作用。

◎食疗作用

胡萝卜有健脾和胃、补肝明目、清热解毒、壮阳补肾、透疹、降气止咳等功效，可用于肠胃不适、便秘、夜盲症等患者。胡萝卜也适宜于皮肤干燥、粗糙，或患毛发苔藓、黑头粉刺、角化型湿疹者食用。

◎选购保存

要选根粗大、心细小，质地脆嫩、外形完整的胡萝卜，另外，表面光泽、感觉沉重的为佳。将胡萝卜加热，放凉后用容器保存，冷藏可保鲜5天，冷冻可保鲜2个月左右。

◎适合患者

癌症、高血压、夜盲症、干眼症、营养不良、食欲不振、皮肤粗糙者。

◎搭配宜忌

胡萝卜+香菜	✓	开胃消食
胡萝卜+菠菜	✓	防止中风
胡萝卜+酒	✗	损害肝脏
胡萝卜+柠檬	✗	破坏维生素C

应用指南

1.防治便秘：将1根胡萝卜汁洗净，去皮，切成块，放进榨汁器中榨成汁，加上蜂蜜搅拌均匀，即可饮用。

2.防治小儿营养不良：将适量的胡萝卜洗净，去皮，切碎；粳米洗净，与胡萝卜一起放进锅中，加适量水，煮至成粥即可。

3.防治食欲不佳：将1个胡萝卜和半个苹果洗净，去皮去子，切成丁，放进榨汁机中榨成汁，滤去渣，放进锅中煮沸，即可。

4.防治风寒感冒：将100克胡萝卜洗净，去皮；40克马蹄洗净，去皮，切成块；同煮，最后加白糖调味即可。

温馨提示

烹制胡萝卜和白萝卜时加少量醋，就可以保护维生素C不被破坏。趁热吃炖胡萝卜，可以很好地发挥其作用。食用胡萝卜时，要多放点油，最好与肉类一块烹调，其效果最好。

调理吃法1 胡萝卜烩木耳

提神健脑+清热解毒

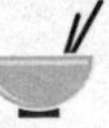

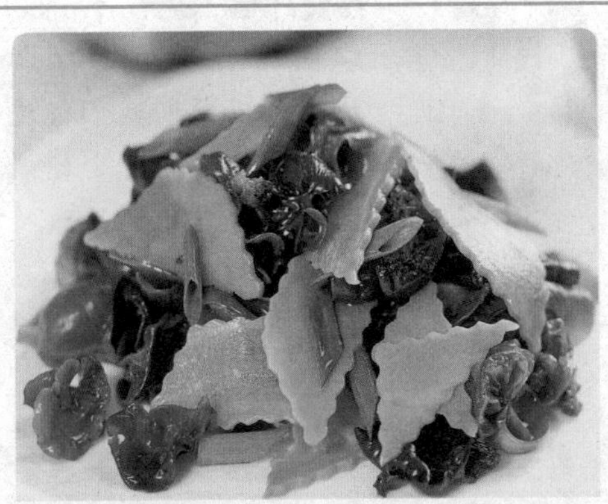

◎材料 胡萝卜200克，木耳20克，姜片、葱段、料酒、盐、生抽、糖、鸡精各适量

◎制作 ①木耳用冷水泡发洗净；胡萝卜洗净，切片。②锅置火上倒油，待油烧至七成热时，放入姜片、葱段煸炒，随后放木耳稍炒一下，再放胡萝卜片，再依次放料酒、盐、生抽、糖、鸡精，炒匀即可。

◎专家点评 本品适用于皮肤干燥、便秘、肠胃不适等的患者。

调理吃法2 山药炒胡萝卜

开胃消食+补肝明目

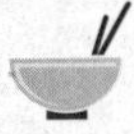

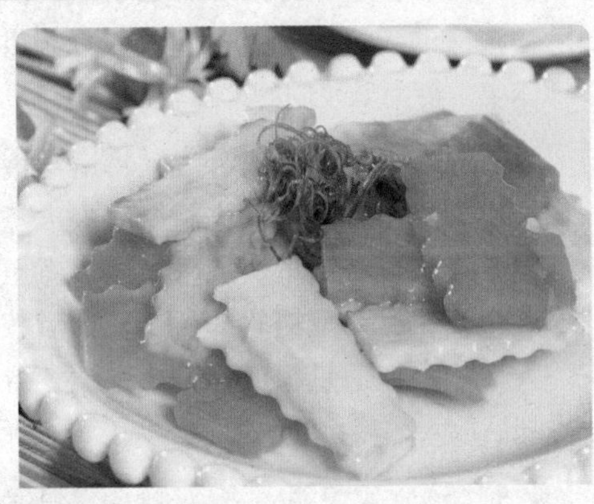

◎材料 山药、胡萝卜各200克，冰糖、蜂蜜各适量，盐少许

◎制作 ①山药、胡萝卜洗净切块，分别焯水，沥干。②冰糖、蜂蜜、盐，加清水放入锅中煮，汤汁熬浓稠时，加入山药、胡萝卜翻炒均匀即可。

◎专家点评 本品适用于脾胃虚弱、夜盲症、食欲不振、便秘等症的患者。

调理吃法3 三色泡菜

开胃消食+通肠润便

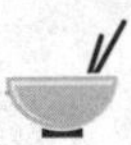

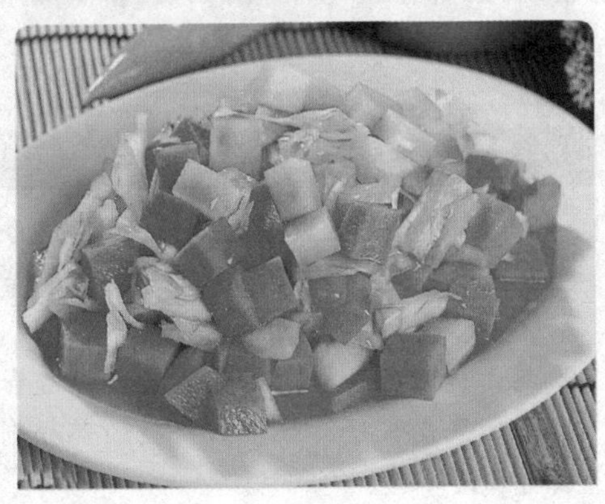

◎材料 胡萝卜400克，莴笋250克，包菜100克，盐、生姜、白酒、大蒜、红椒、红糖、凉开水各适量

◎制作 ①胡萝卜洗净，切丁；莴笋洗净去皮，切丁；包菜洗净备用。②将备好的原材料晾干，放进有盐、生姜、白酒、大蒜、红椒、红糖、凉开水的泡菜坛中密封腌渍5天，捞出装盘即可。

◎专家点评 本品适用于便秘、食欲不振、夜盲症患者。

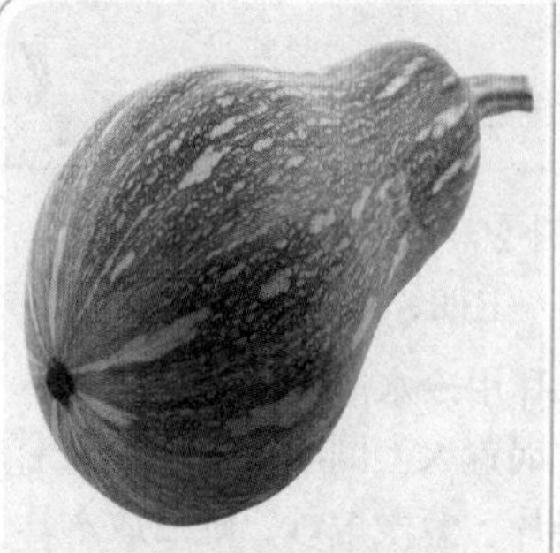

南瓜

Nangua

【每日用量】每次100克

【性味归经】性温，味甘。归脾、胃经。

[别名] 麦瓜、番瓜、倭瓜、金冬瓜

能量 92.1千焦/100克

【调理关键词】

膳食纤维、胆汁

◎南瓜有助于分泌胆汁，可以帮助我们促进肠胃蠕动，帮助食物消化，同时其中的果胶可以让我们免受粗糙食品的刺激，保护我们的胃肠道黏膜。

◎食疗作用

南瓜具有补中益气、消炎止痛、化痰排脓、解毒杀虫功能，还能生肝气、益肝血、保胎。南瓜中丰富的类胡萝卜素在机体内可转化成具有重要生理功能的维生素A，从而对上皮组织的生长分化、维持正常视觉、促进骨骼的发育具有重要生理功能。

◎选购保存

应挑选外形完整、瓜梗蒂连着瓜身的新鲜南瓜。南瓜切开后，可将南瓜子去掉，用保鲜袋装好后放入冰箱冷藏室保存。

◎适合患者

糖尿病、前列腺肥大、动脉硬化、胃黏膜溃疡、肋间神经痛、痢疾、蛔虫病、下肢溃疡、便秘者以及中老年人等。

◎搭配宜忌

南瓜+牛肉 ✓ 补脾健胃

南瓜+芦荟 ✓ 美白肌肤

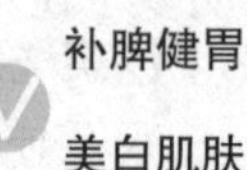

南瓜+辣椒 ✗ 破坏维生素C

南瓜+菠菜 ✗ 降低营养价值

应用指南

1.防治便秘：将南瓜切成小块，随后与洗净的大米、花生一起放入豆浆机杯体中，待南瓜浆制好即可食用。

2.防治中暑、口干舌燥：将适量南瓜去皮切成小块备用。先将绿豆大火煮至半开花，再将南瓜块放入，小火煮至绿豆全开花、南瓜糯软即可。盛出后按个人口味添加适量糖或蜂蜜或米酒，待冷却后放入冰箱，随时取饮。

3.防治脾胃虚弱、营养不良：将100克南瓜去皮，洗净切细备用。50克大米淘净，放入锅中，加清水适量煮粥，待沸时放入南瓜，至粥熟时，入食盐调味服食。

温馨提示

南瓜多吃会助长湿热，尤其皮肤患有疮毒易风痒、黄疸和脚气病患者皆不宜多量食用。南瓜的皮含有丰富的胡萝卜素和维生素，所以最好连皮一起食用，如果皮较硬，就用刀将硬的部分削去再食用。

调理吃法1 生拌南瓜丝

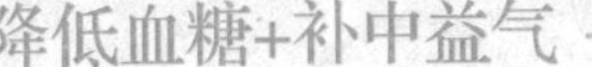

降低血糖+补中益气

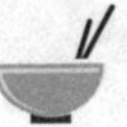

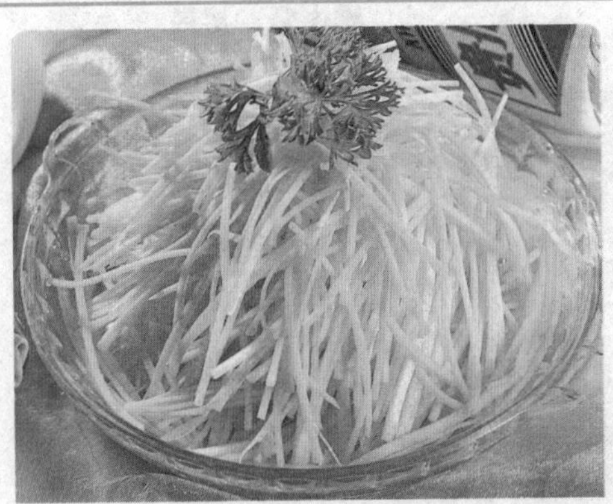

◎材料 南瓜350克，盐少许，香油适量，香菜少许

◎制作 ①将南瓜去皮洗净，切丝。②锅入水烧开，放入南瓜丝焯熟后，捞出沥干装盘，加盐、香油拌匀即可。

◎专家点评 本品适用于便秘、糖尿病、脾胃虚弱、气短乏力等症的患者。

调理吃法2 南瓜炒百合

降低血压+润肺益气

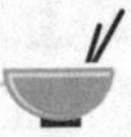

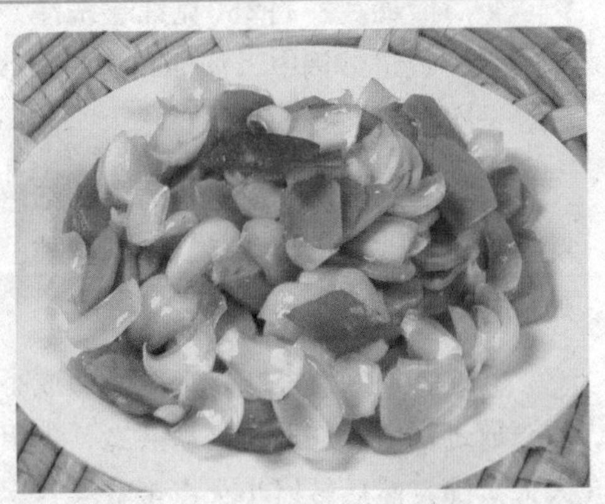

◎材料 南瓜、百合各300克，青椒、红椒、盐各适量

◎制作 ①南瓜去皮，洗净，切成小片；百合洗净；青椒、红椒去蒂去子，洗净，切成块。②锅倒水烧沸，倒入百合焯熟后捞出待用。③锅倒油烧热，放入南瓜翻炒至快熟后，再加入百合、青椒、红椒同炒，加入盐，稍炒即可出锅。

◎专家点评 本品适用于糖尿病、咳喘、便秘等症的患者。

调理吃法3 豆腐南瓜粥

降低血糖+健胃消食

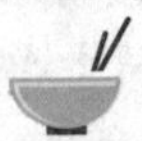

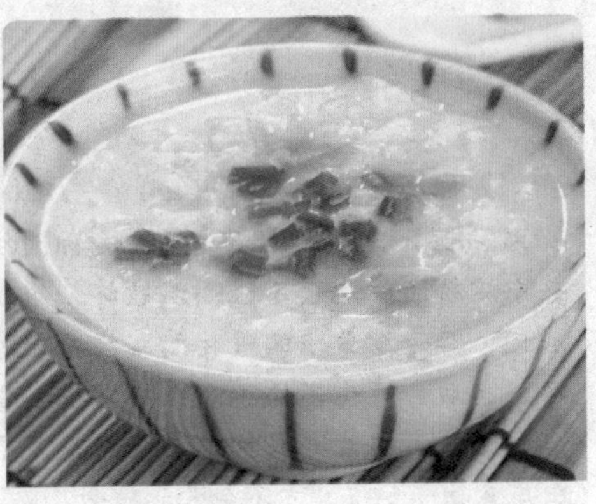

◎材料 南瓜、豆腐各30克，大米100克，盐、葱花各适量

◎制作 ①大米泡发洗净；南瓜去皮洗净，切块；豆腐洗净，切块。②锅置火上，注入清水，放入大米、南瓜用大火煮至米粒开花。③再放入豆腐，用小火煮至粥成，加入盐调味，撒上葱花即可。

◎专家点评 本品适用于便秘、食欲不振、糖尿病等的患者。

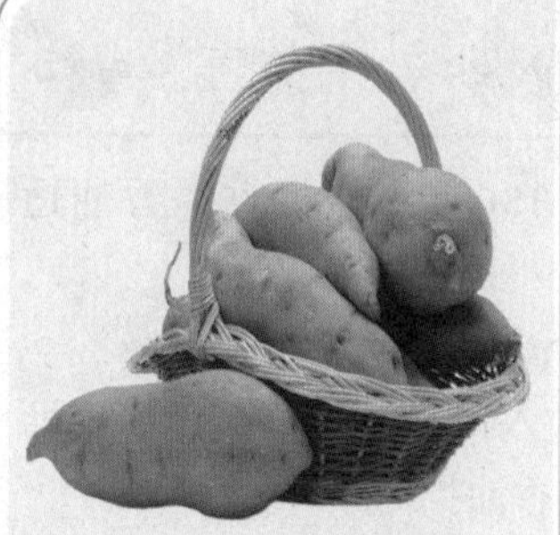

【每日用量】每次150克

【性味归经】性平，微凉，味甘。归脾、胃经。

红薯

Hongshu

[别名] 番薯、甘薯、山芋

能量 414.4千焦/100克

【调理关键词】

维生素、果胶

◎红薯含有大量的纤维素和果胶，能刺激消化液分泌及肠胃蠕动，从而起到通便作用。

◎食疗作用

红薯具有健脾胃、强肾阴以及和胃、暖胃、益肺等功效。红薯干富含蛋白质、淀粉、果胶、纤维素、氨基酸、维生素及多种矿物质，有“长寿食品”之誉。具有抗癌、保护心脏、预防肺气肿等功效。

◎选购保存

购买红薯一般要选择外表干净、光滑、形状好、坚硬和发亮的。发芽、表面凹凸不平的红薯不要买，表示已经不新鲜了。表面有伤的红薯也不要买，因为不容易保存，容易腐烂，红薯表面上有小黑洞的，说明红薯内部已经腐烂，也不宜选购。保持干燥，不宜放在塑料袋中。

◎适合患者

便秘、脾胃虚弱、消化不良等患者。

◎搭配宜忌

红薯+糯米	✓	健脾和胃
红薯+莲子	✓	帮助安眠
红薯+柿子	✗	造成胃溃疡
红薯+西红柿	✗	造成结石、腹泻

应用指南

1.防治便秘：将250克红薯洗净，切成块，放进炒锅中，加油和盐一起炒熟，一次吃完，一天1次。

2.防治大排便不通：将适量的红薯叶洗净，切成段，捣烂后，加上红糖，贴在肚脐处即可。

3.防治黄疸：将红薯洗净，切成小块，放进锅中，加适量红糖共煮，先用大火煮沸，然后转以小火煮至红薯熟烂即可。

温馨提示

红薯一定要蒸熟煮透。一是因为红薯中淀粉的细胞膜不经高温破坏，难以消化；二是红薯中的气化酶不经高温破坏，吃后会产生不适感。红薯缺少蛋白质和脂质，因此要搭配蔬菜、水果及蛋白质食物一起吃，才不会营养失衡。

调理吃法1 红薯玉米粥 补脾益气+宽肠通便

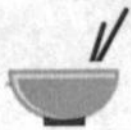

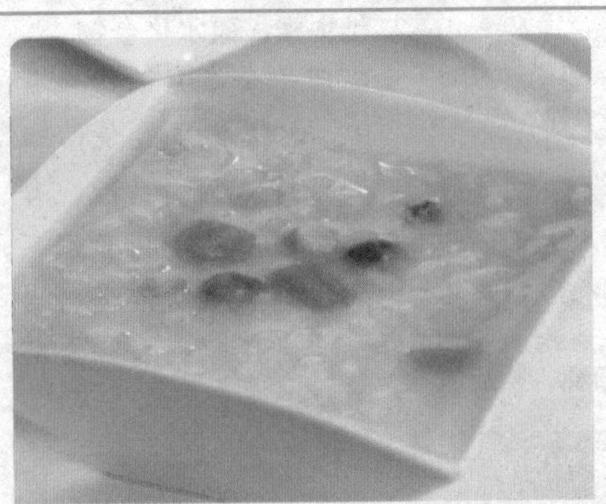

◎材料 红薯、玉米、玉米粉、南瓜、豌豆各30克，大米40克，盐适量

◎制作 ①玉米、大米泡发洗净；红薯、南瓜去皮洗净，切块；豌豆洗净。②锅置火上，放入大米、玉米煮至沸时，放入玉米粉、红薯、南瓜、豌豆。③改用小火煮至粥成，加入盐入味，即可食用。

◎专家点评 本品适用于便秘、肥胖症、血虚等症的患者。

调理吃法2 红薯米糊 通便排毒+健脾养胃

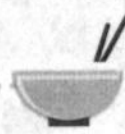

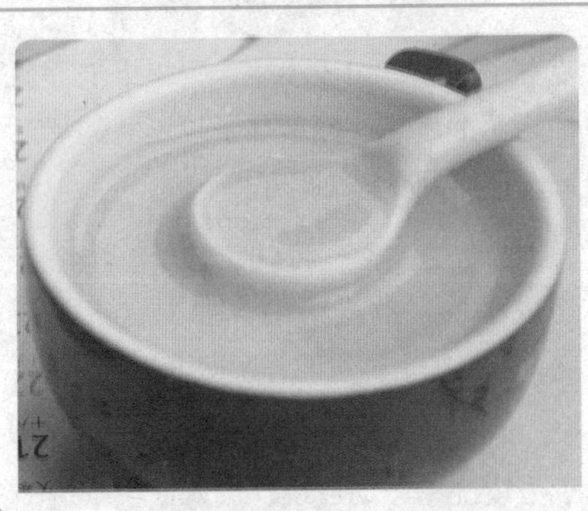

◎材料 红薯40克、大米50克、燕麦30克、生姜适量

◎制作 ①红薯清洗干净，切成小粒；大米、燕麦分别淘洗干净，浸泡软；生姜去皮洗净，切片。②将上述材料放进豆浆机中，加适量水，按豆浆机提示制作好米糊，装杯即可。

◎专家点评 本品适用于脾胃虚弱、食欲不振、便秘等症的患者。

调理吃法3 绿豆红薯豆浆 清肠排毒+补虚健体

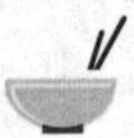

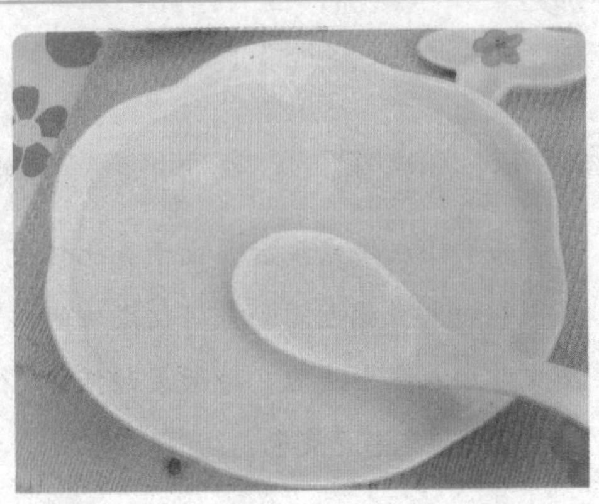

◎材料 黄豆45克、绿豆20克、红薯30克，白糖适量

◎制作 ①黄豆、绿豆洗净，泡软；红薯去皮，洗净，切碎。②将所有材料放入豆浆机中，添水搅打成豆浆，滤出，将汁液烧沸后加入白糖拌匀即可。

◎专家点评 本品适用于便秘、体虚、肠胃有火者。

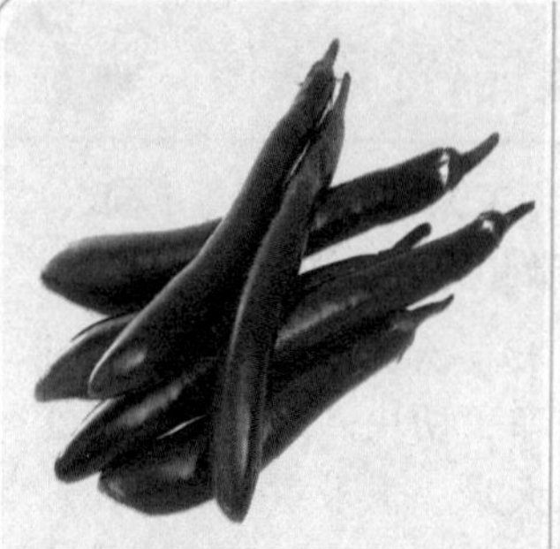

【每日用量】每次60克

【性味归经】味甘、性凉。归脾、胃、大肠经。

茄子

Qiezi

[别名] 茄瓜、白茄、紫茄

能量 87.9千焦/100克

【调理关键词】

维生素、碳水化合物

◎茄子含丰富的维生素P，这种物质能使心血管保持正常的功能。每天服用蒸茄子，长期下来，可有效防治内痔出血，对便秘也有一定的缓解作用。

◎食疗作用

茄子具有活血化瘀、清热消肿、宽肠之效，适用于肠风下血、热毒疮痈、皮肤溃疡等患者。

◎选购保存

茄子以均匀周正，老嫩适度，无裂口、无腐烂、无锈皮、无斑点，皮薄、子少、肉厚、细嫩的为佳、茄子的表皮覆盖着一层蜡质，具有保护茄子的作用，一旦蜡质层被冲刷掉，就容易受微生物侵害而腐烂变质。

◎适合患者

发热、咯血、便秘、高血压、动脉硬化、坏血病、眼底出血等患者。

◎搭配宜忌

搭配	宜忌	功效
茄子+猪肉	✓	维持血压
茄子+牛肉	✓	强身健体
茄子+蟹	✗	郁积腹中、伤肠胃
茄子+墨鱼	✗	引起霍乱

应用指南

1.防治便秘、痔疮出血：先将200克茄子洗净，切成小块，置锅火上，加油烧至七成热，倾入茄子块不断煸炒至熟，再加少许精盐即可。

2.防治咳嗽：将60克茄子，洗净，切成小块，放进锅中，加少量水，煮熟，待温加上适量的蜂蜜即可。

3.防治高血压、心脏病：将400克茄子去皮洗净，切成块，放入锅中干煸一下；50克柿子椒，去籽去蒂，100克西红柿洗净，切成块；油热放入茄子翻炒，加适量清水煮沸，倒入西红柿和柿子椒，加入调料，烧熟即可。

温馨提示

茄子切成块或片后，由于氧化作用很快就会变成褐色。如果将切成块的茄子立即放入水中浸泡，待做菜时捞起滤干，就可避免茄子变色。

调理吃法1 茄子炖土豆

降低血糖+清热凉血

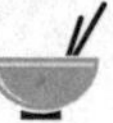

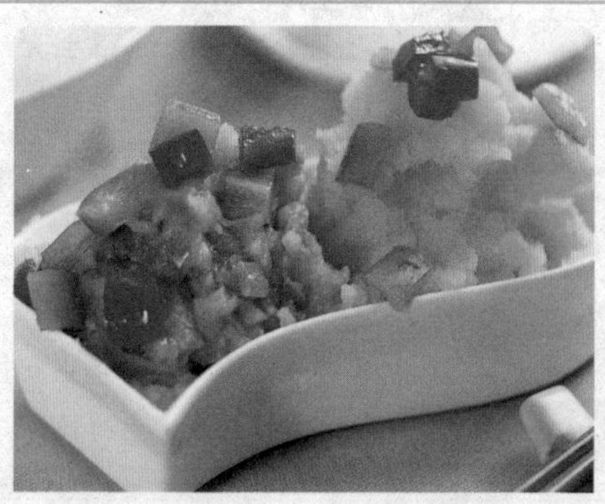

◎材料 茄子150克，土豆200克，甜椒、葱、盐、高汤各20克

◎制作 ①土豆去皮切块，茄子切滚刀块，甜椒切丁，葱切花。②锅中油烧热后入葱花炒出香味，放入土豆、茄子翻炒，加盐，放高汤用大火煮30分钟。③将土豆、茄子煮软后压成泥，出锅前撒入甜椒丁即可。

◎专家点评 本品适于便秘、便血患者。

调理吃法2 西红柿烧茄子

补血养颜+消肿止痛

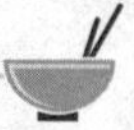

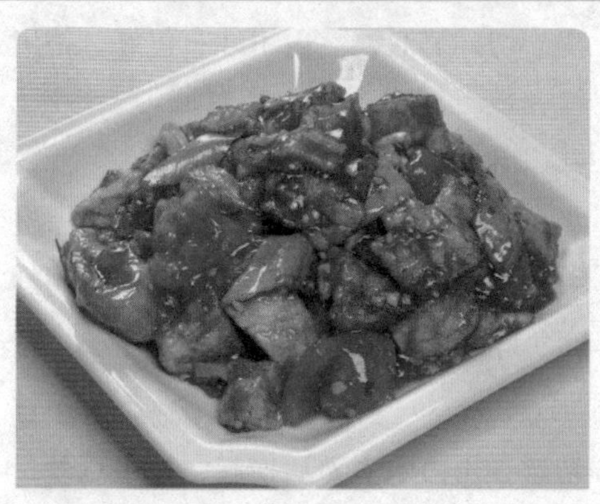

◎材料 茄子300克，西红柿150克，青椒20克，葱、蒜、调味料各适量

◎制作 ①茄子、西红柿均洗净，切块；青椒去蒂洗净，切片；葱洗净，切花；蒜去皮洗净，切末。②锅入水烧开，放茄子焯水，捞出沥干。③油锅烧热，入蒜爆香，放茄子、青椒炒至八成熟，再放西红柿，至熟调味即可。

◎专家点评 本品适于贫血、便秘患者。

调理吃法3 鱼香茄子

开胃消食+补益气力

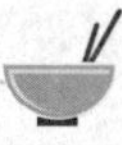

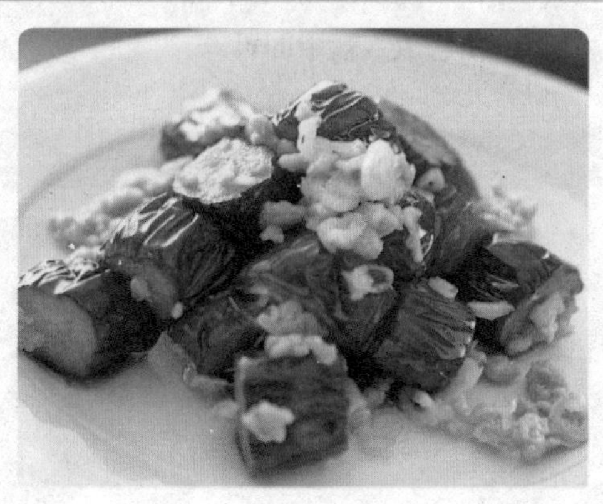

◎材料 茄子80克，肉馅20克，盐少许，味精适量

◎制作 ①茄子洗净后，切块，过热油后沥油备用。②将油放入锅中，开大火，待油热后放入肉馅、茄子拌炒，再加入盐、味精调味即可。

◎专家点评 本品适用于食欲不振、便秘、气血虚弱等症的患者。

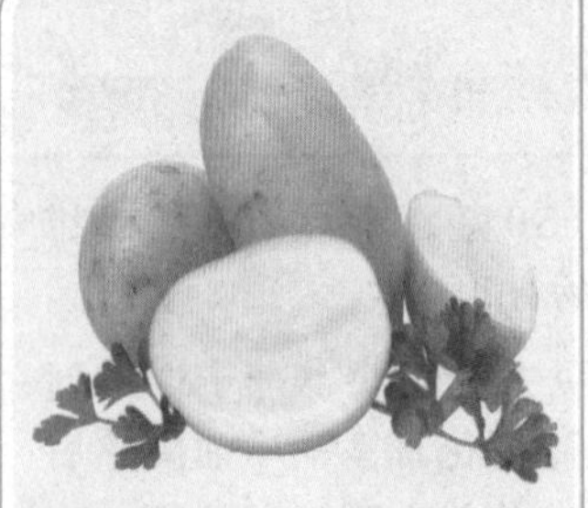

【每日用量】每次130克

【性味归经】性平、味甘。归胃、大肠经。

土豆

Tudou

[别 名] 山药蛋、洋芋

能量 318.1千焦/100克

【调理关键词】

维生素、胡萝卜素

◎它含有丰富的维生素B_1、维生素B_2、维生素B_6和维生素B_5等B族维生素及大量的优质纤维素，还含有微量元素、氨基酸、蛋白质、脂肪和优质淀粉等营养成分。经常吃土豆的人身体健康，老得慢。

◎食疗作用

土豆能健脾和胃，益气调中，缓急止痛，通利大便。适用于脾胃虚弱、消化不良、肠胃不和、脘腹作痛、大便不畅的患者。土豆中含有丰富的膳食纤维，有助促进胃肠蠕动，疏通肠道的作用。

◎选购保存

应选择个头结实、没有出芽、颜色单一的土豆。土豆可以与苹果放在一起，因为苹果产生的乙烯会抑制土豆芽眼处的细胞产生生长素。

◎适合患者

妇女白带者、皮肤瘙痒者、急性肠炎患者、习惯性便秘者、皮肤湿疹患者、心脑血管疾病患者。

◎搭配宜忌

土豆+黄瓜	✓	有利身体健康
土豆+豆角	✓	除烦润燥
土豆+西红柿	✓	消化不良
土豆+石榴	✗	引起中毒

应用指南

1.防治便秘：将土豆120克洗净，去皮，切碎捣烂，然后用纱布包好，挤出汁，放进锅中，加上蜂蜜调匀，每次2匙，用开水冲服，空腹服。

2.防治皮肤皮疹：将马铃薯洗净，去皮，切碎捣烂，敷于患处，然后用纱布包好，每天换药4次即可。

3.防治体内毒素多、便秘：将土豆切丝，用白水煮熟后捞起，把土豆丝、盐、味精、香油放八碗中，拌匀即可。

4.防治肥胖：在锅中放适量清水，将洗净的土豆放入锅中水煮，煮至完全熟透，捞起放入盘中即可。

温馨提示

在炒食土豆时，当土豆切块，冲洗完之后要先晾干，再放到锅底炒；煮土豆时，先在水里加几滴醋，土豆的颜色就不会变黑。

调理吃法1 土豆泥 增强免疫力+健脾和胃

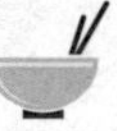

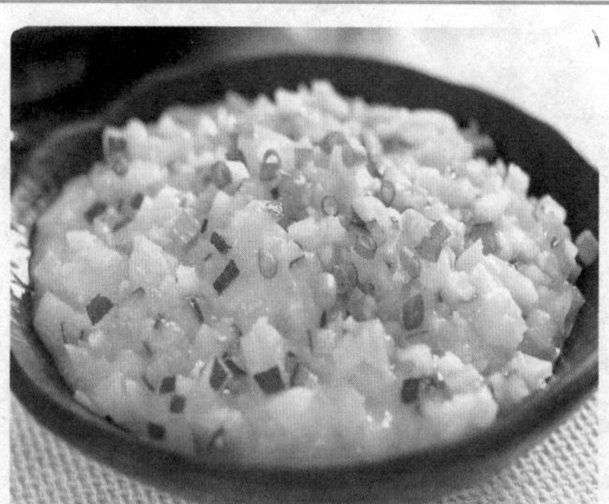

◎材料 土豆300克，葱、红椒、盐各适量

◎制作 ①土豆去皮洗净，切块；葱洗净，切花；红椒去蒂洗净，切粒。②将切好的土豆入蒸锅，蒸熟后取出捣成泥状，加盐拌匀，撒上葱花、红椒粒即可。

◎专家点评 本品适用于便秘、免疫力低下、消化不良等的患者。

调理吃法2 西红柿烩土豆 增强免疫力+通利大便

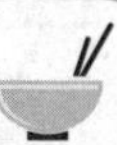

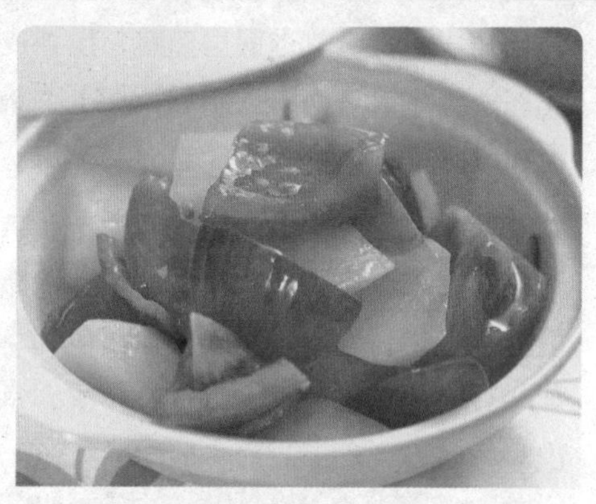

◎材料 土豆500克，葱头100克，西红柿100克，番茄酱、面粉、盐、胡椒粉、糖、味精各适量

◎制作 ①土豆去皮洗净，切片，用热油炸至半熟，捞出；葱切末，西红柿切小块。②锅中倒油烧热，入葱末炒香后加番茄酱炒至红亮，再撒入面粉炒香，加适量水调成汁。③放盐、胡椒粉、西红柿、糖及味精，微沸后放入土豆片即可。

◎专家点评 本品适用于便秘患者。

调理吃法3 土豆丝炒肉末 养心润肺+益气调中

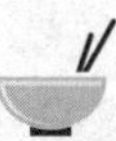

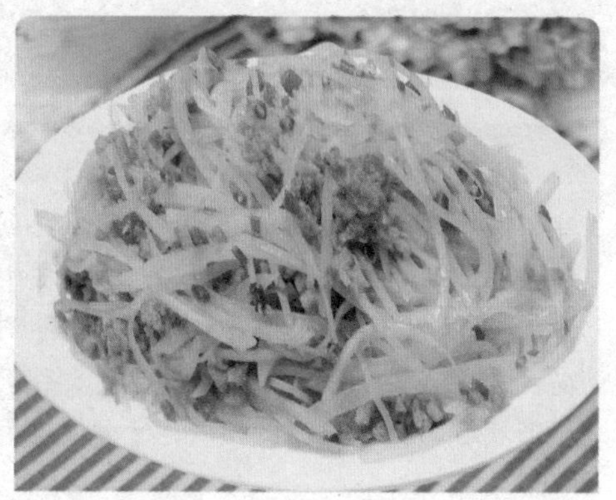

◎材料 土豆300克，猪肥肉200克，红椒、葱、蒜、盐、鸡精、醋调味各适量

◎制作 ①土豆去皮洗净，切丝；猪肥肉洗净，切末；红椒去蒂洗净，切圈；葱洗净，切花；蒜去皮洗净，切末。②锅下油烧热，入蒜、红椒爆香后，放入肥肉末炒至出油，再将土豆放入翻炒片刻，加盐、鸡精、醋调味，炒熟装盘撒上葱花即可。

◎专家点评 本品适用于便秘、脾胃虚弱、消化不良等症的患者。

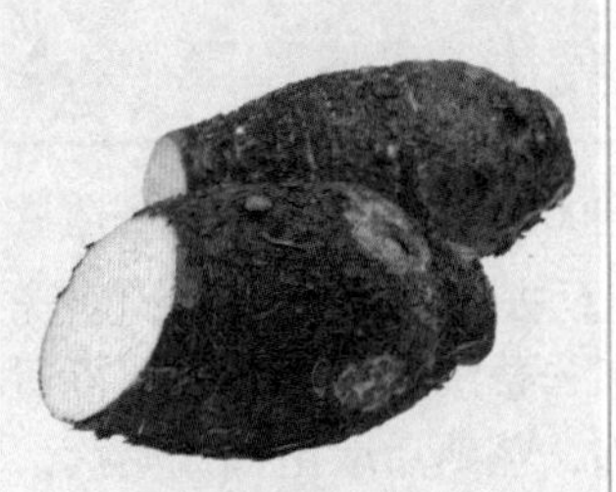

芋头

Yutou

【每日用量】每次150克

【性味归经】性平，味甘、辛。归大肠、胃经。

[别 名] 青芋、芋艿

能量 330.7千焦/100克

【调理关键词】

矿物质、维生素

◎芋头含有糖类、膳食纤维、B族维生素、钾、钙、锌等，其中以膳食纤维和钾含量最多，可促进肠胃蠕动。芋头中含有多种微量元素，能增强人体的免疫功能，可作为防治癌的常用药膳主食。

◎食疗作用

芋头有补气养肾、健脾胃、强身健体之功效。芋头中含有多种微量元素，能增强人体的免疫功能，可作为防治癌症的常用药膳主食。

◎选购保存

应选择较结实且没有斑点的芋头。芋头体型匀称，拿起来重量轻，就表示水分少，切开肉质细白的，就表示质地松，这就是上品。适合于阴凉处存放，放进冰箱反而更容易坏。芋头不耐低温，故鲜芋头一定不能放入冰箱，在气温低于7℃时，应存放与室内较温暖处，防止因冻伤造成腐烂。

◎适合患者

肠胃病、结核病、烫伤等患者。

◎搭配宜忌

芋头+大枣	✓	补血养颜
芋头+牛肉	✓	防治食欲不振
芋头+鱼头	✓	增加抵抗力
芋头+香蕉	✗	引起腹胀

应用指南

1.防治便秘：将适量的芋头洗净，去皮切成小块，放进锅里蒸熟，搅拌成泥；西米露放进锅中煮熟后，加上芋头泥和白糖即可食用。

2.防治淋巴结核：将300克生芋头晒干研细，陈海蜇去盐，海蜇、芋荠洗净后加水煮烂，去渣，和入芋粉制成丸，如绿豆大，温水送服，每日2～3次，每次3～6克。

3.防治慢性淋巴结炎：将芋头洗净，去皮，切成小块；粳米洗净，放进锅中，加适量水和芋头，大火煮沸，小火煮至粥成即可。

温馨提示

由于芋头的黏液中含有皂苷，能刺激皮肤发痒，因此生剥芋头皮时需小心。可以倒点醋在手中，搓一搓再削皮，手就不会发痒了。芋头削皮之后，如果没有马上食用，必须浸泡于水中。

调理吃法1 奶汤蒸芋头

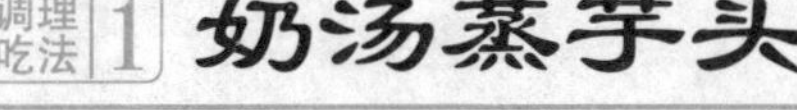

开胃生津+补气益肾 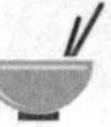

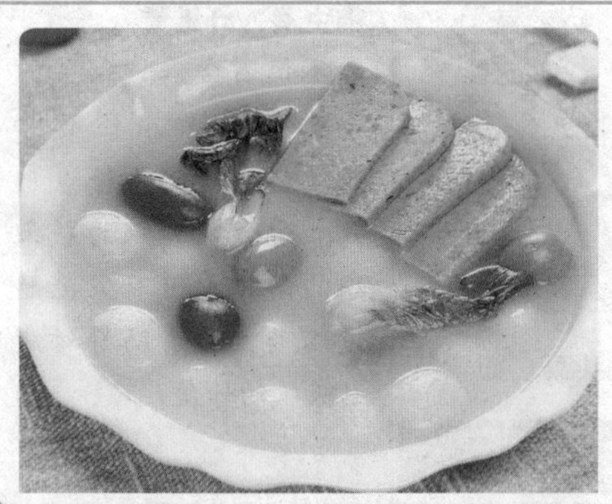

◎材料 芋头300克，火腿250克，圣女果200克，油菜200克，牛奶、糖各适量

◎制作 火腿洗净切片；圣女果洗净；油菜洗净，焯水。②芋头入蒸锅蒸15分钟后，用勺挖成圆形待用。③锅倒水烧沸，放入芋头、火腿煮至熟后，转小火，倒入圣女果、油菜同煮，然后加入牛奶、糖煮沸即可。

◎专家点评 本品适于便秘、体虚患者。

调理吃法2 尖椒炖芋头

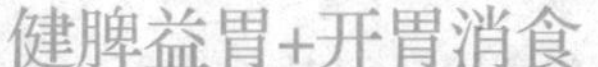

健脾益胃+开胃消食 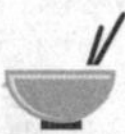

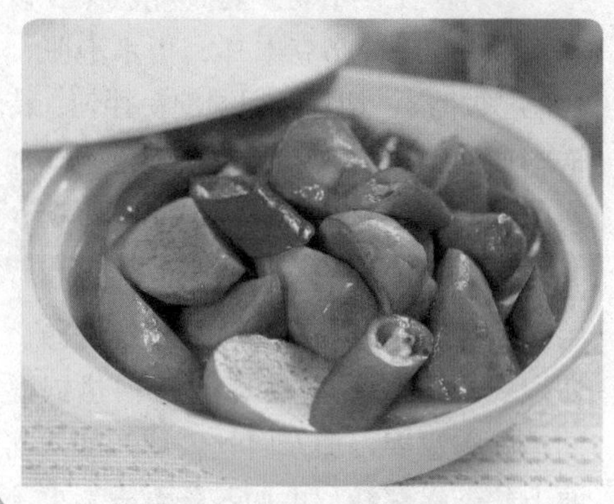

◎材料 芋头500克，乌椒40克，红尖椒40克，蒜泥10克，调味料适量

◎制作 ①将芋头煮熟后，剥去皮，切成块；辣椒去蒂去籽切成小段。②芋头下锅，加适量水，用小火焖煮10分钟。③再放入备好的辣椒、蒜泥，加入调味料，盖好盖，焖5分钟至芋头熟烂入味，即成。

◎专家点评 本品适用于脾胃虚弱、便秘、肠胃有热的患者。

调理吃法3 芋儿娃娃菜

补气益肾+通畅润便 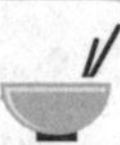

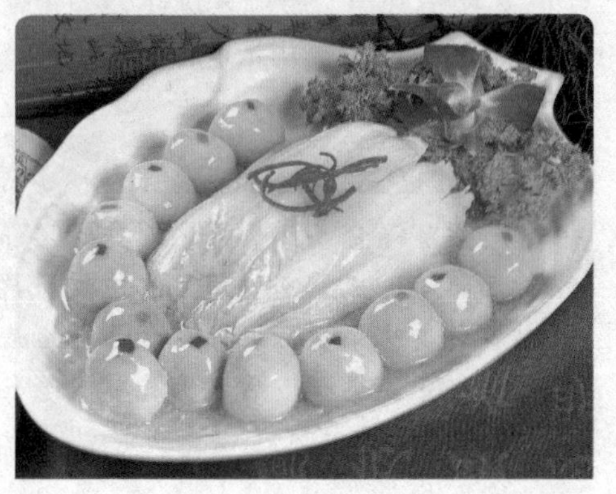

◎材料 娃娃菜300克，小芋头300克，青椒、红椒、盐、鸡精、淀粉各适量

◎制作 ①娃娃菜洗净切成6瓣，装盘；小芋头去皮洗净，摆在娃娃菜周围。②青、红椒洗净，红椒部分切丝，撒在娃娃菜上；剩余红椒连同青椒切丁，摆在小芋头上。③淀粉加水，调入盐和鸡精，搅匀浇在盘中，入锅蒸15分钟即可。

◎专家点评 本品适用于便秘、糖尿病、肠胃有热的患者。

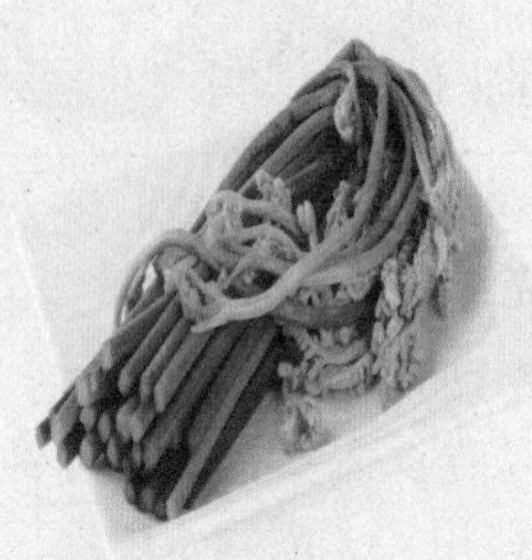

蕨菜

Juecai

【每日用量】30克左右

【性味归经】性寒、味甘。归大肠、膀胱经。

[别 名] 拳菜、龙头菜、如意菜

能量 1050.6千焦/100克

【调理关键词】

维生素、纤维素

◎不但富含人体需要的多种维生素，还有清肠健胃，舒筋活络等功效。现代研究认为蕨菜中的纤维素可有促进肠道蠕动，减少肠胃对脂肪吸收的作用。

◎食疗作用

蕨菜有解毒、清热、润肠、化痰等功效，经常食用可降低血压、缓解头晕失眠。蕨菜还可以止泻利尿，其所含的膳食纤维能促进胃肠蠕动，具有下气通便、清肠排毒的作用。

◎选购保存

蕨菜（脱水），一般以颜色紫黄，质地干脆者，鲜嫩、无明显损伤或者无腐烂变质的为佳。蕨菜（脱水）一般置于阴凉干燥通风处储存即可。

◎适合患者

肥胖、高热神昏、筋骨疼痛、排尿不利、妇女湿热带下者，大便秘结者。

◎搭配宜忌

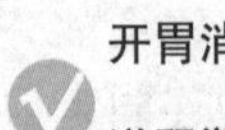

搭配	宜忌	功效
蕨菜+猪肉	✓	开胃消食
蕨菜+豆腐干	✓	滋阴润燥、和胃补肾
蕨菜+花生	✗	降低营养价值
蕨菜+大豆	✗	降低营养价值

应用指南

1.防治大便不利：将15克蕨菜，以水浸漂后切段；6克木耳，用水泡胀；100克瘦猪肉，切片，用湿淀粉拌匀，待锅中食油煎熟后放入，炒至变色，即加入蕨菜、木耳及盐、酱油、醋、白糖、泡姜、辣椒等翻炒均匀。

2.防治肠胃有热：适量蕨菜洗净，切段；胡萝卜洗净，切成丝；热锅温油，爆香葱姜，加入肉丝煸炒。加入胡萝卜丝一起翻炒。再加入蕨菜段大火翻炒。烹入几滴黄酒提鲜。再煸炒几分钟，加盐即可。

3.防治腹泻：将蕨菜洗净，晒干，研成末，每次6克，用米饮服下。

温馨提示

蕨菜可鲜食或晒干菜，制作时用沸水烫后晒干即成。吃时用温水泡发，再烹制各种美味菜肴。鲜品在食用前也应先在沸水中浸烫一下后过凉，以清除其表面的黏质和土腥味。

调理吃法1 如意蕨菜蘑

增强免疫力+清肠健胃

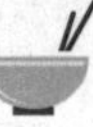

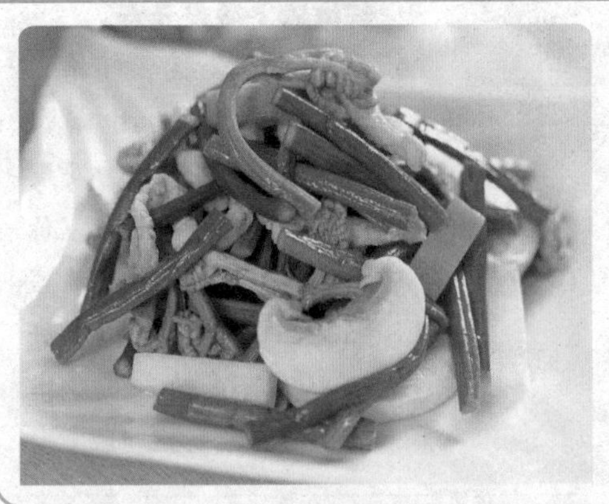

◎材料 蕨菜嫩秆、蘑菇、鸡脯肉丝、胡萝卜、白萝卜各适量，葱姜丝、蒜片、调料、湿淀粉各适量

◎制作 ①蕨菜择洗净，切小段；蘑菇洗净切片，鸡脯肉丝用温热油滑熟。②锅内放油烧热，用葱姜丝、蒜片炝锅，放蕨菜煸炒，入鸡脯肉丝、鲜汤及调料，汤沸后用湿淀粉勾芡，淋上明油，出锅。③原锅加油烧热，放蘑菇片，炒熟调味即可。

◎专家点评 本品适用于便秘患者。

调理吃法2 拌山野蕨菜

降低血压+通肠润便

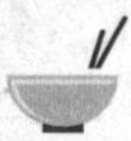

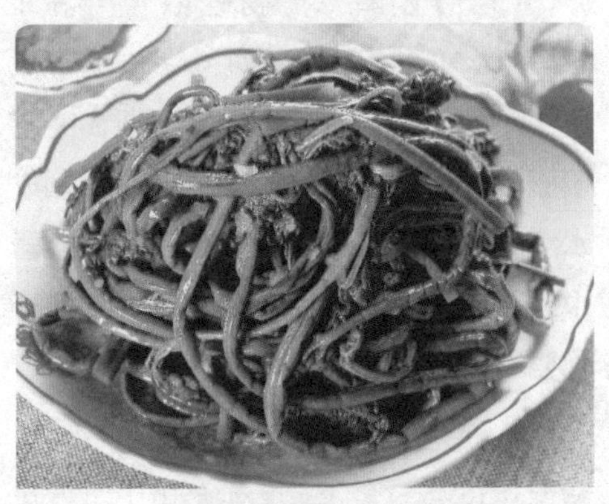

◎材料 东北山野蕨菜200克，盐、味精、糖、醋、葱各适量

◎制作 ①将山野蕨菜浸泡24小时后，用开水烫一下。②待凉后，加入盐、味精、糖、醋，同葱一起腌24小时。③再加入其他调味料拌匀即可。

◎专家点评 本品适用于便秘、高血压、头晕失眠等症的患者。

调理吃法3 肉丝炒干蕨菜

开胃消食+清肠排毒

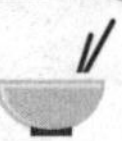

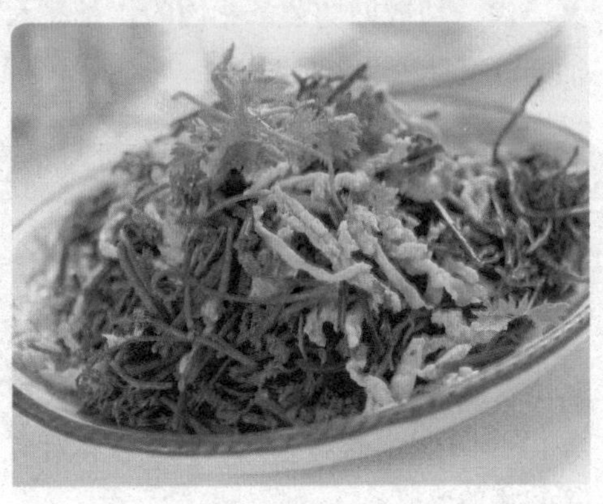

◎材料 猪瘦肉200克，干蕨菜200克，葱、姜、蒜、盐、味精、香油各适量

◎制作 ①将干蕨菜泡发洗净切成段，焯水备用。②瘦肉切成丝，氽油备用。③锅上火，油烧热，放入葱段，姜片、蒜片炒香，放入蕨菜、肉丝，调入盐、味精、香油，炒匀入味即可。

◎专家点评 本品适用于便秘、食欲不振、高血压等的患者。

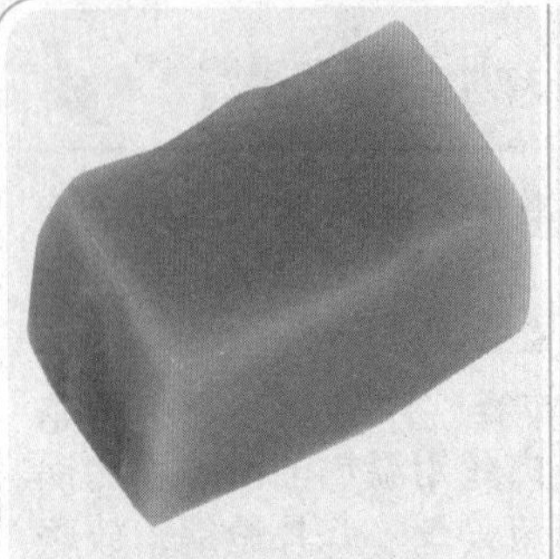

【每日用量】80克左右

【性味归经】性甘、味微苦、平。归脾、肺经。

魔芋

Moyu

[别 名] 蒻头、鬼芋

能量 75.3千焦/100克

【调理关键词】

纤维素、微量元素

◎魔芋富含膳食纤维，其主要成分为甘露聚糖、蛋白质、果糖及淀粉，是一种高纤维、低脂肪、低能量的天然减肥食品。丰富的植物纤维素，能帮助活跃肠道功能，有效防止便秘。

◎食疗作用

魔芋具有降血糖、降血脂、降压、散毒、养颜、通脉、开胃等多种功能。大量可溶性植物纤维能促进胃肠蠕动，可减少有害物质在胃肠、胆囊中的滞留时间，有效地保护胃黏膜，清洁胃壁，促使排便。

◎选购保存

饱满、肥厚、圆粗，拿在手中能感到分量的，往往是比较优质的魔芋。吃剩的魔芋可以放进密闭容器中，放入冰箱里冷藏保存。食用前用清水清洗2～3次即可。

◎适合患者

一般人均可食用，尤其是糖尿病患者。

◎相宜搭配

魔芋+鸭肉	滋补身体
魔芋+豆腐	通畅润便
魔芋+鲫鱼	补益正气
魔芋+粳米	健脾益胃

应用指南

1.防治便秘：魔芋粉适量，魔芋粉和水按照1：7的比例放入锅中然后一边加热一边不停搅动，直到魔芋粉不断糊变透明。将食用碱按照千分之五的比例，调成水溶液倒入锅中，搅拌均匀。再倒入容器中，待其冷却成形后倒出来。食用前切好你要的形状煮10分钟即可。

2.辅助防治高血压、高血脂：将2个魔芋切块，与茶叶（装布袋中）一道放在沸水里氽两次，让茶叶把可能留在魔芋中的杂味吸去，将1只嫩肥鸭洗净、取其净肉，切成同魔芋条相同的鸭条，入油锅炒至呈浅黄色时取出。

温馨提示

生魔芋有毒，必须煎煮3小时以上才可食用，且每次食量不宜过多。一般来说，普通食品需要28小时才能从肠道中排空，而富含高食物纤维的白魔芋只需要10~14小时，这样大大减少了人体对有害物质的吸收。

调理吃法 1 魔芋烧鸭

降低血脂+通肠润便

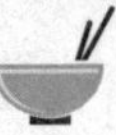

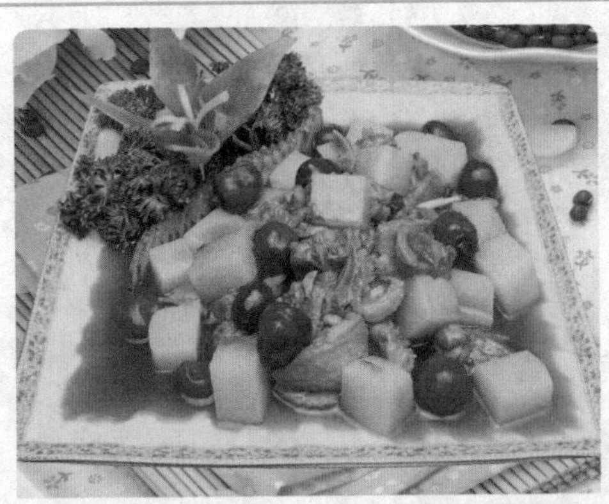

◎材料 魔芋80克，鸭肉200克，泡红椒50克，料酒、盐、味精、香油、红油各适量

◎制作 ①魔芋洗净，切丁，下入沸水中焯去异味后捞出；鸭肉洗净，切块。②油锅烧热，下鸭肉滑熟，入魔芋翻炒，放入泡红椒同炒片刻。③调入料酒烧至入味，放盐、味精拌匀，淋入香油、红油即可。

◎专家点评 本品适用于高血脂、便秘、肥胖症患者。

调理吃法 2 魔芋炒肉丝

防癌抗癌+清肠排毒

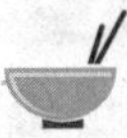

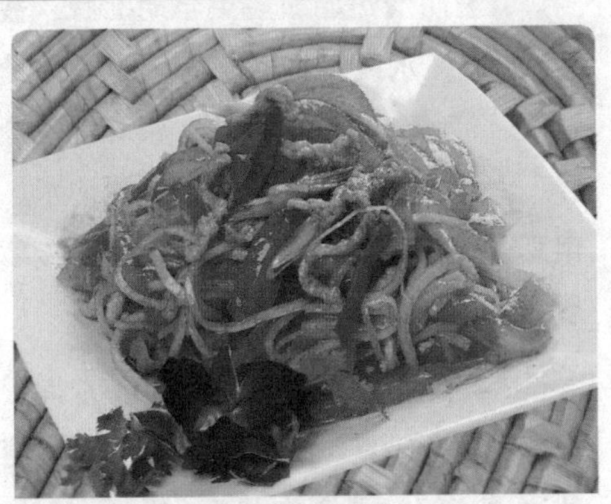

◎材料 魔芋丝100克，瘦肉200克，甜椒20克，泡菜、蒜苗、盐、酱油、红油各适量

◎制作 ①瘦肉洗净，切丝；泡菜洗净；魔芋丝洗净；甜椒洗净，切丝；蒜苗洗净，切段。②锅中注油烧热，放入肉丝翻炒至变色，加入泡菜、魔芋丝、蒜苗、红椒一起炒匀。③炒至熟后，加盐、酱油、红油调味，起锅装盘即可。

◎专家点评 本品适用于便秘腹痛患者。

调理吃法 3 糖蜜魔芋凉粉

宽肠润便+化痰软坚

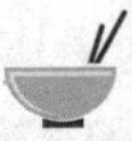

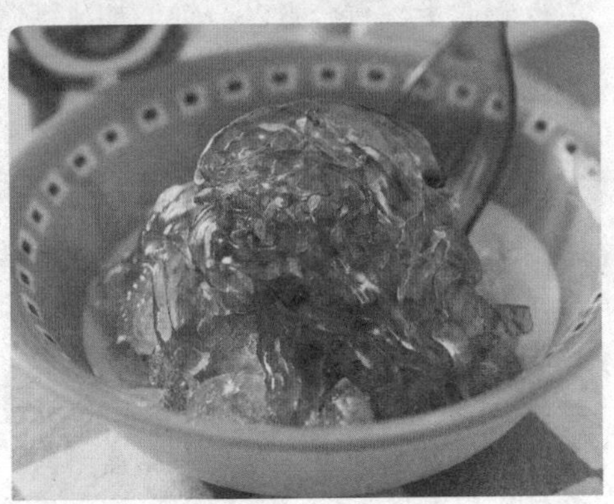

◎材料 魔芋果冻粉30克，冰块、细砂糖、蜂蜜各适量

◎制作 ①锅中烧水沸，倒入魔芋果冻粉、细砂糖拌匀。②熄火后迅速起锅倒入浅盘中，待凉成型，切成细条状。③碗中放入冰块，再放上魔芋粉，淋入蜂蜜即可。

◎专家点评 本品适用于便秘、牙龈肿痛、咽喉肿痛等症的患者。

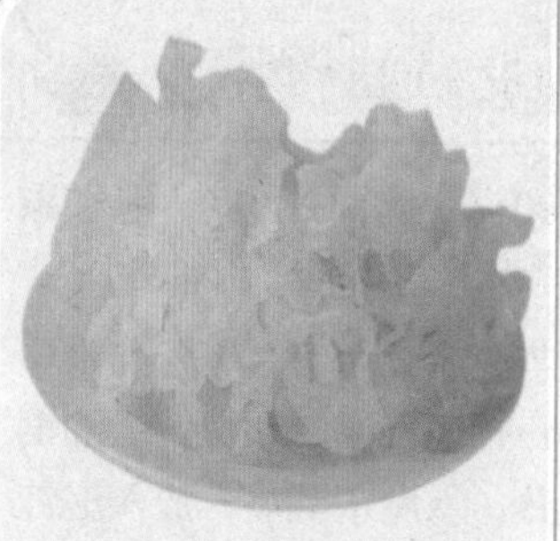

银耳

Yin'er

【每日用量】30克为宜

【性味归经】性平，味甘。归肺、胃、肾经。

[别名] 白木耳、雪耳

能量 837.2千焦/100克

【调理关键词】

铁、硒

◎银耳营养丰富，含有多种矿物质元素，其中铁和钙的含量最高，食用银耳能防止缺铁性贫血，还能促进生长发育。其含有的微量元素硒，能提高机体的免疫力，增强抗癌能力。

◎食疗作用

银耳具有强精补肾、补气和血、润肠益胃、提神补脑、美容嫩肤、延年益寿的功效。银耳中的多糖类成分能提高肝脏解毒能力，保护肝脏功能。富含膳食纤维，可帮助胃肠蠕动，加速代谢废物的排出，防治便秘，预防结肠癌，还可减少小肠对脂肪的吸收，从而达到一定的瘦身效果。

◎选购保存

优质银耳干燥，没有硫黄味，色泽淡黄，泡发后大而松散，耳肉肥厚，色泽呈白色或微带黄色，整体圆整，大而美观。干银耳应在阴凉干燥处密封保存。

◎适合患者

一般人群均可食用。

◎搭配宜忌

银耳+莲子 滋阴润肺

银耳+鹌鹑蛋 健脑强身

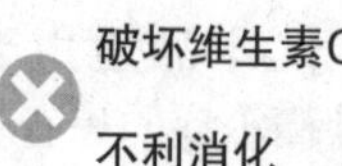

银耳+菠菜 破坏维生素C

银耳+动物肝脏 不利消化

应用指南

1.滋阴清热、缓解更年期症状： 菠萝150克，水发银耳50克，大枣、冰糖适量。菠萝去皮洗净切块，银耳洗净撕碎，大枣洗净去核。汤锅加适量清水、银耳、大枣，煮至银耳黏软，倒入菠萝块煮至熟，加冰糖溶化搅匀即可。

2.补虚润燥： 鹌鹑蛋10个，水发银耳、鲜百合50克，白果5克，大枣、冰糖各适量。鹌鹑蛋煮熟去壳，银耳去蒂撕成小朵，百合掰瓣，大枣去核，白果去皮。将银耳、白果、大枣同煮至熟软，放入鹌鹑蛋、百合煮20分钟，加冰糖溶化搅拌均匀即可。

温馨提示

外感风寒、出血症、糖尿病患者慎用银耳。忌食霉变的银耳，霉变后，能产生的很强的毒素，对身体危害极大，严重者将导致死亡。冰糖银耳含糖量高，睡前不宜食用，以免血黏度增高。熟银耳忌久放。

调理吃法1 银耳西红柿汤

清热润燥+生津养肺

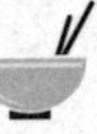

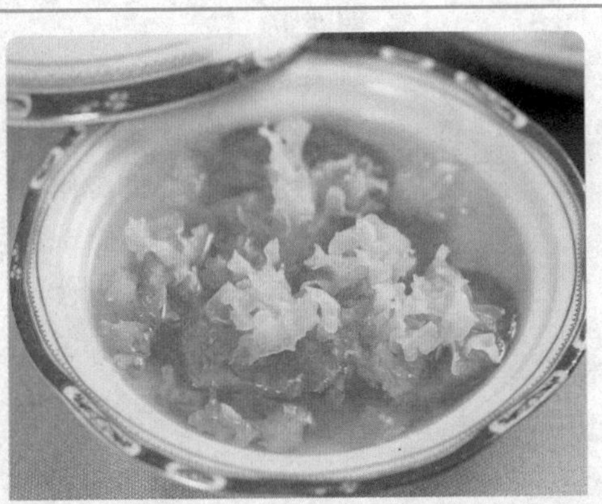

◎材料 银耳300克，西红柿120克，冰糖适量。

◎制作 ①银耳用温水浸泡发软，去杂质，撕碎。②西红柿洗净切块；冰糖捣碎备用。③锅内加适量水，放入银耳、西红柿块，大火烧沸，加入冰糖，再煮沸即可。

◎专家点评 本品对治疗风热引起的咳嗽有一定好处，但并不适合治疗风寒引起的咳嗽。

调理吃法2 菠菜银耳煎

润肠益肺

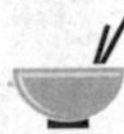

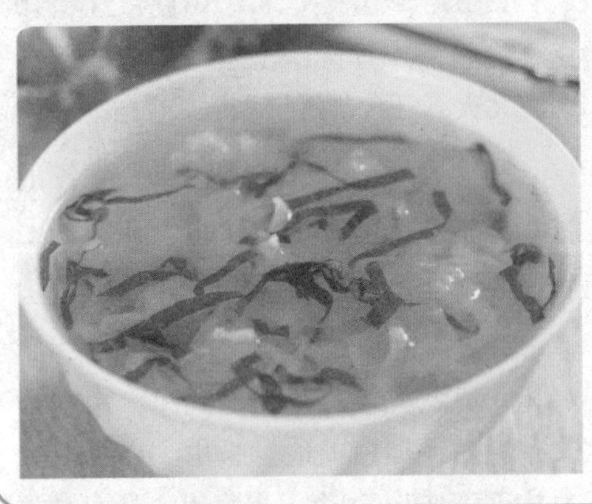

◎材料 菠菜150克，银耳9克，白砂糖适量。

◎制作 ①将菠菜去掉坏叶，洗净，切成细丝备用；银耳泡发备用。②将菠菜、银耳一同放入净锅内煎汁，水沸后加入白糖拌匀即可。

◎专家点评 本品对缺铁性贫血有辅助治疗作用。

调理吃法3 银耳香梨煲鸭

降火除热+生津安神

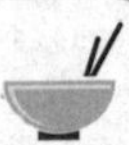

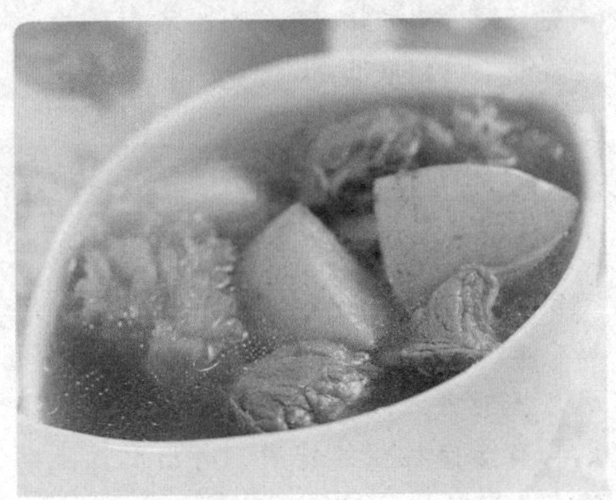

◎材料 老鸭300克，香梨1个，银耳20克，盐适量。

◎制作 老鸭洗净斩块；香梨去皮切块；银耳泡发后切成小朵；生姜去皮切成丝。②锅中加水烧沸后，加老鸭稍焯去血水，捞出。③将鸭块、梨块、银耳、姜一同放入炖盅内，加入适量清水，隔水炖煮1小时加入盐即可。

◎专家点评 本品还能消炎止痛。

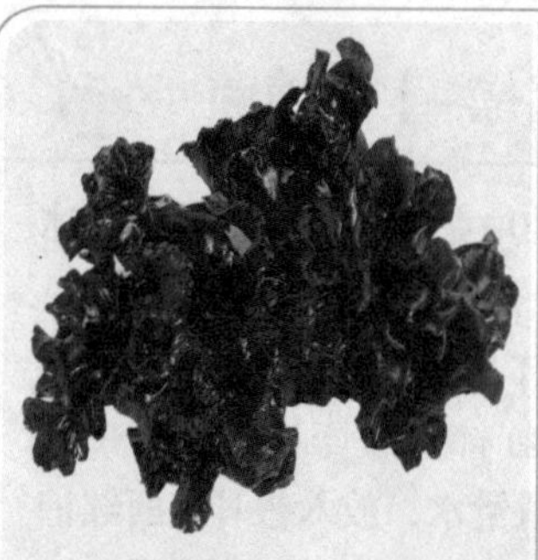

【每日用量】每日15克

【性味归经】性平，味甘。归肺、胃、肝经。

黑木耳

Heimuer

[别 名] 树耳、木蛾、黑菜

能量 87.9千焦/100克

【调理关键词】

卵磷脂、铁

◎黑木耳富含的卵磷脂可使体内脂肪呈液质状态，有利于脂肪在体内完全消耗，可降低血脂和防止胆固醇在体内沉积。其中含铁量很高，可及时为人体补充铁质，是补血佳品。

◎食疗作用

黑木耳具有补气血、滋阴、补肾、活血、通便的功效。对便秘、痔疮、胆结石、贫血及心脑血管疾病的患者有食疗作用。黑木耳含维生素K和丰富的钙、镁等矿物质，能防治动脉粥样硬化和冠心病。

◎选购保存

优质黑木耳乌黑光润，其背面略呈灰白色，体质轻松，身干肉厚，剁形整齐，表面有光泽，耳瓣舒展，剁片有弹性，嗅之有清香之气。用质量好的塑料袋装好，封严，常温或冷藏保存均可。

◎适合患者

便秘、痔疮、胆结石、肾结石、膀胱结石、贫血等患者。

◎搭配宜忌

黑木耳+绿豆	✓	可降压消暑
黑木耳+银耳	✓	可提高免疫力
黑木耳+田螺	✗	不利于消化
黑木耳+茶	✗	不利于铁的吸收

应用指南

1.防治便秘：黑木耳30克，红糖10克。先将黑木耳洗净泡发，锅内放入清水，大火煮开，加红糖调服。

2.治高血压：黑木耳、冰糖各适量。黑木耳洗净浸泡一夜后，在饭锅上蒸1~2小时，加适量冰糖，睡前服用。

3.防治吐血、便血，痔疮出血：黑木耳30克，先湿水浸泡，洗净，用水小火煮烂后，加白糖适量服用。亦可取黑木耳5克，柿饼30克，先将黑木耳泡发，柿饼切块，同加水煮烂每日1~2次。

4.活血化瘀，防治跌打损伤：木耳60克，炒至见烟为度，加血余炭10克，共研细末。每次服6~10克，温水送下。

温馨提示

食用前干木耳要用水浸泡，这会将剩余的毒素溶于水，使干木耳最终无毒，但浸泡干木耳时最好换两到三遍水，才能最大限度地除掉有害物质。黑木耳有活血抗凝的作用，有出血性疾病的人不宜食用，孕妇不宜多吃。

调理吃法1 木耳黄瓜

保肝护肾+宽肠通便

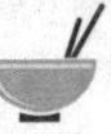

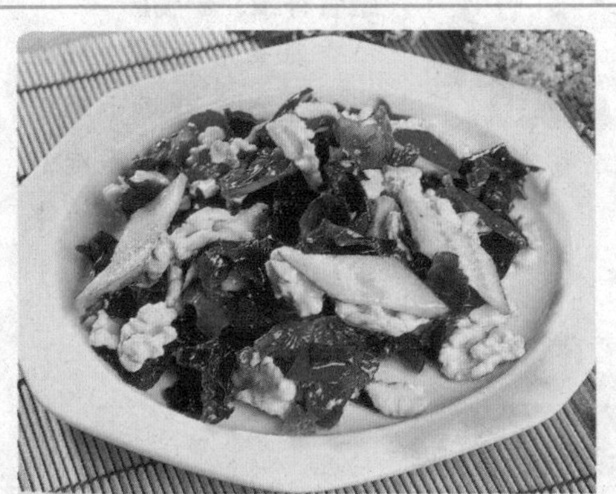

◎材料 黑木耳100克，核桃仁200克，黄瓜50克，红椒、调味料各适量

◎制作 ①黑木耳洗净泡发；核桃仁洗净；黄瓜洗净，切斜片；红椒洗净，切片。②锅内注水烧沸，入黑木耳、红椒片焯熟后，捞起沥干并放入盘中，再放入黄瓜片、核桃仁。③加调味料拌匀即可。

◎专家点评 本品适用于便秘、贫血、肥胖症患者。

调理吃法2 洋葱木耳

排毒瘦身+养血驻颜

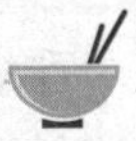

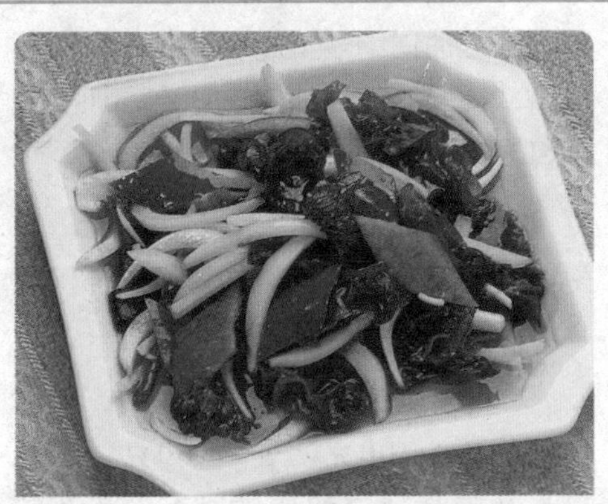

◎材料 洋葱100克，黑木耳200克，青椒、红椒、酱油、醋、盐、味精各适量

◎制作 ①洋葱洗净，切丝；黑木耳泡发洗净；青椒、红椒洗净，切片。②锅中注油烧热，放入洋葱、黑木耳一起拌炒，再放入青椒、红椒一起炒匀。③倒入酱油、醋炒至熟后，加入盐、味精调味，起锅装盘即可。

◎专家点评 本品适用于便秘、贫血、皮肤长黑斑者。

调理吃法3 奶白菜炒木耳

降低血压+通肠润便

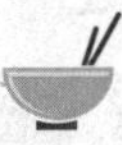

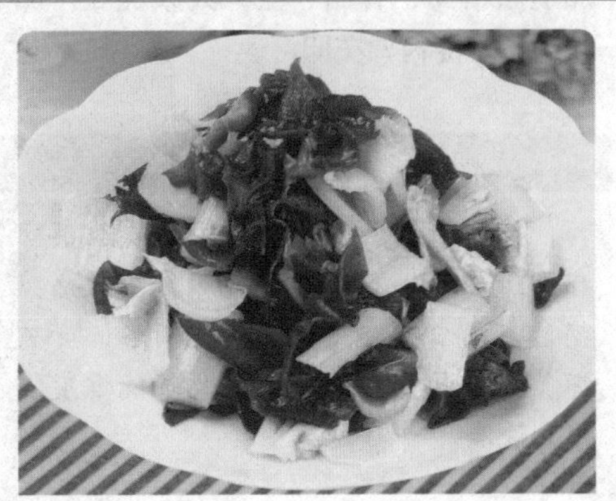

◎材料 奶白菜350克，木耳300克

◎制作 ①奶白菜择洗干净，掰开叶子，切成小段；木耳泡发，洗净，撕成片；甜椒去蒂去子，洗净，切成小块。②锅倒油烧热，倒入奶白菜煸炒至油润明亮后，加入木耳、甜椒翻炒均匀。③加入盐、味精炒至入味，即可。

◎专家点评 本品适用于高血压、便秘、肥胖症患者。

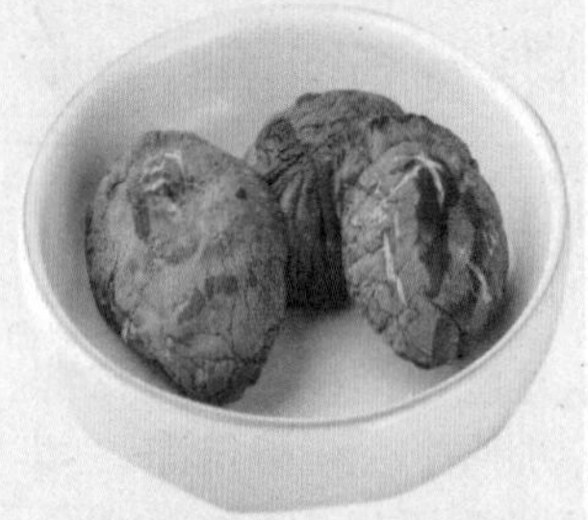

【每日用量】50克左右

【性味归经】性平，味甘。归脾、胃经。

香菇

Xianggu

[别 名] 冬菇、香菌、花菇

能量 87.9千焦/100克

【调理关键词】

膳食纤维、矿物质

◎香菇含有的膳食纤维等营养成分可用于调理消化不良、便秘等症。香菇中的矿物质较为丰富，能防止酸性食物中毒。

◎食疗作用

香菇有补肝肾、健脾胃、理气养血、益智安神、美容、抗肿瘤的功效。还能降低血压、血脂，预防动脉硬化、肝硬化等疾病，降低心脑血管疾病风险，还可调节内分泌、调节激素分泌量，从而改善体质，推迟绝经、缓解更年期症状。

◎选购保存

优质香菇的菇伞肥厚，伞缘曲收未散开，内侧为乳白色，皱褶明显，菇柄短而粗。新鲜香菇在冰箱冷藏可保鲜一星期左右。干香菇应放在密封罐中，置于干燥避光处，可保存半年以上。

◎适合患者

脾胃虚弱、高血压、便秘等患者。

◎搭配宜忌

香菇+木瓜	✓	能降压减脂
香菇+豆腐	✓	健脾养胃，增加食欲
香菇+鹌鹑肉	✗	面部易长黑斑
香菇+河蟹	✗	易引起结石症状

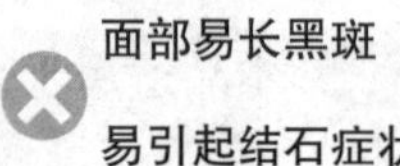

应用指南

1.防治便秘：将香菇洗净，切成半，放进油锅中炒至爆香，装碗；白菜洗净，切段，放进油锅中炒熟，加上香菇和盐即可。

2.防治脾胃不好：香菇洗净，切半；鸡肉洗净，切成条状，放进锅中与香菇一起炒熟，加盐即可。

3.用于防治高血压、高血脂、糖尿病：油菜心200克，香菇150克，水淀粉、盐、味精、油适量。香菇洗净汆烫，沥干。菜心洗净，对半切开。热油放菜心煸炒2分钟，倒出多余的油，锅内加适量清汤、香菇、盐，大火烧开，加味精，水淀粉勾芡即可。

温馨提示

香菇为动风食物，顽固性皮肤瘙痒症患者忌食。脾胃寒湿气滞或皮肤瘙痒病患者忌食。香菇如果清洗不当，会破坏其本身的营养成分，因此不能过度浸泡和洗涤。

调理吃法1 干焖香菇 排毒瘦身+补中益气

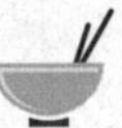

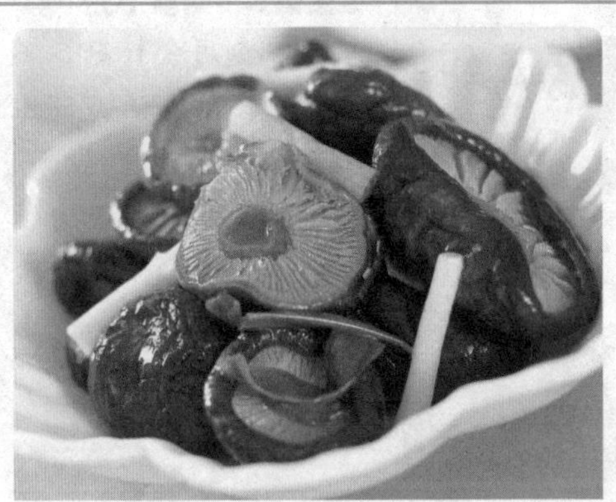

◎材料 水发香菇250克，葱、姜酱油、糖、料酒、精盐、味精、高汤、香油、各适量

◎制作 ①水发香菇洗净，用沸水焯一下，沥干水分。②锅置火上，用葱、姜炝锅，加入酱油、糖、料酒、精盐、味精、高汤和香菇，等汤汁收浓后淋入香油起锅即可。

◎专家点评 本品适用于身体虚弱、贫血、高血脂、便秘等的患者。

调理吃法2 豌豆炒香菇 防癌抗癌+益气不饥

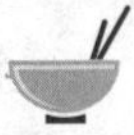

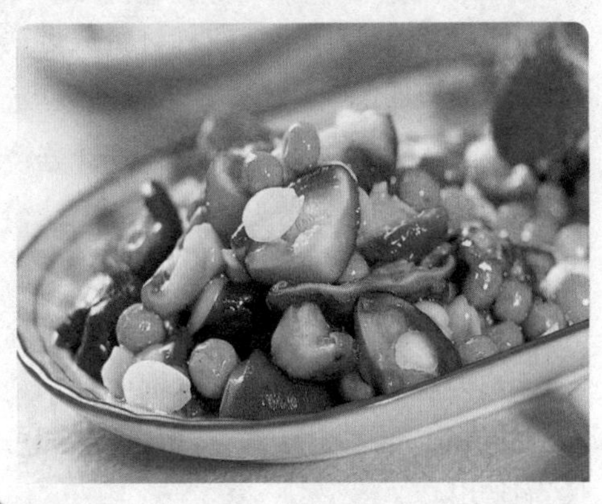

◎材料 豌豆350克，香菇150克，盐、鸡精、水淀粉各适量

◎制作 ①豌豆洗净，焯水后捞出沥干；香菇泡发，洗净，切块；②炒锅注油烧至七成热，放入香菇翻炒，再放入豌豆同炒至熟。③调入盐和鸡精调味，用水淀粉勾芡，最后装盘即可。

◎专家点评 本品适用于体质虚弱、头晕乏力、便秘、高血压等症的患者。

调理吃法3 松子仁烧香菇 滋阴润肺+清肠排毒

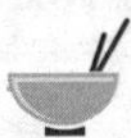

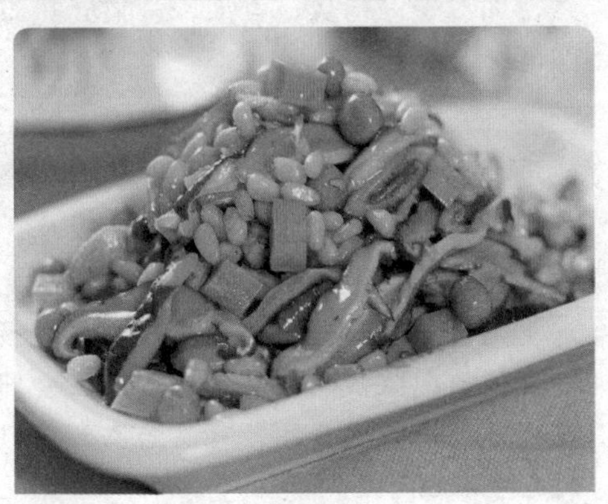

◎材料 香菇100克，松子仁150克，上汤、青豆各适量，调料、生粉、香油各适量

◎制作 ①香菇泡发洗净去蒂、切片；松子仁去皮，用刀滑拍使其烂而不碎。②锅中水烧开，入香菇片焯透，捞出；另起锅，油烧热，把松子仁下锅稍炸。③再放入香菇、青豆、调料、上汤，烧至入味，用生粉勾芡，淋入香油起锅即可。

◎专家点评 本品适于便秘、贫血患者。

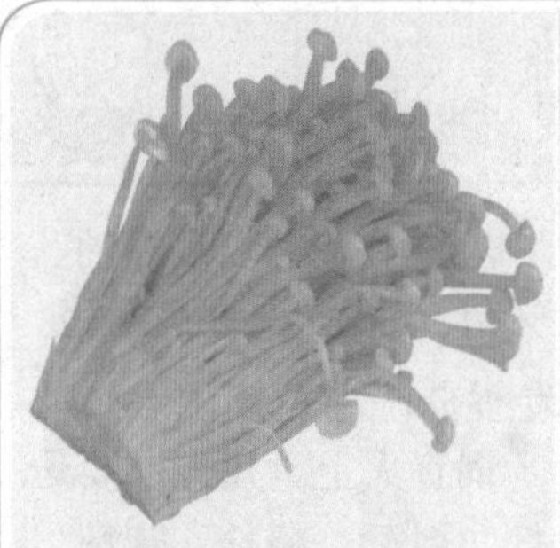

【每日用量】每次20克

【性味归经】味甘、咸，性寒。归肝、胃经。

金针菇

Jinzhengu

[别 名] 构菌、朴菇、冬菇

能量 108.9千焦/100克

【调理关键词】

维生素C、胡萝卜素

◎经常食用金针菇，不仅可以预防和治疗肝脏病及胃、肠道溃疡，而且也适合高血压患者、肥胖者和中老年人食用，这主要是因为它是一种高钾低钠的食品。

◎食疗作用

金针菇具有补肝、益肠胃、抗癌的功效，主治肝病、胃肠道炎症、溃疡、肿瘤等病症。

◎选购保存

优质的金针菇颜色应该是淡黄至黄褐色的，菌盖中央较边缘稍深，菌柄上浅下深；还有一种色泽白嫩的，为乌白或乳白色。不管金针菇是白是黄，颜色特别均匀、鲜亮，没有原来的清香而有异味的，可能是经过熏、漂、染或用添加剂处理过的，不宜购买。可将金针菇用热水烫后，放凉再放入冰箱中冷藏。

◎适合患者

适合气血不足、营养不良的老人、儿童及癌症患者食用。

◎搭配宜忌

金针菇+豆腐	✓	益智强体
金针菇+鸡肉	✓	益气补血
金针菇+牛奶	✗	引发心绞痛
金针菇+驴肉	✗	引起腹痛

应用指南

1.防治便秘：100克金针菇洗净，适量豆腐洗净，切块，两种材料放进锅中，煮熟后加盐即可。

2.防治体虚者：将150克金针菇洗净，放进锅中，加适量水，再加上洗净的瘦肉，煮沸后，加盐即可。

3.防治气血不足：将250克土鸡，除杂，鸡内脏去之，洗净入砂锅中加水炖至九成熟，再入金针菇，待菇煮熟即可起锅食用。

4.防治肝病：300克猪肝切片，用薯粉拌匀，与100克金针菇一同倒入锅中煮，加入少许精盐、香油，待猪肝熟后即可起锅食用。

温馨提示

脾胃虚寒、慢性腹泻的人应少吃，关节炎、红斑狼疮患者也要慎食，以免加重病情。金针菇中锌含量较高，对预防男性前列腺疾病较有帮助。而且金针菇还是高钾低钠食品，可防治高血压，对老年人也有益。

调理吃法1 金针菇炒肉丝 提神健脑+防病健身

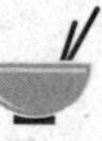

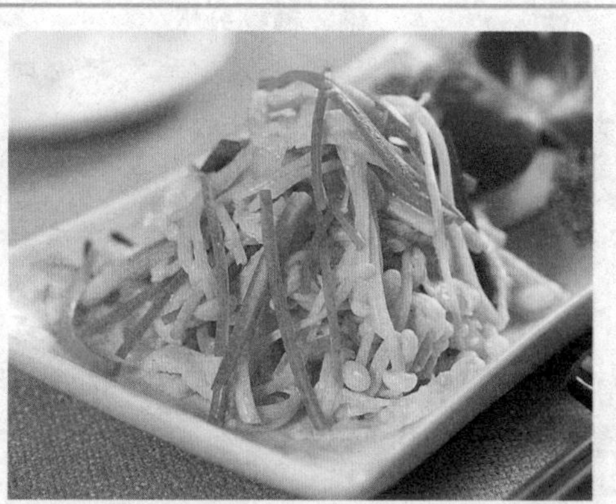

◎材料 猪肉250克，金针菇300克，鸡蛋清、盐、料酒、淀粉、清汤、香油各适量

◎制作 ①猪肉切丝，放入碗内，加蛋清、盐、料酒、淀粉拌匀；金针菇洗净，切去两头。②油锅烧热，入肉丝滑熟，放葱丝炒香，放少许清汤调好味。③倒入金针菇拌匀，颠翻几下，淋上香油即可。

◎专家点评 本品适用于便秘、免疫力低下、疲倦乏力者。

调理吃法2 小油菜金针菇沙拉 润肠通便+增强智力

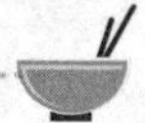

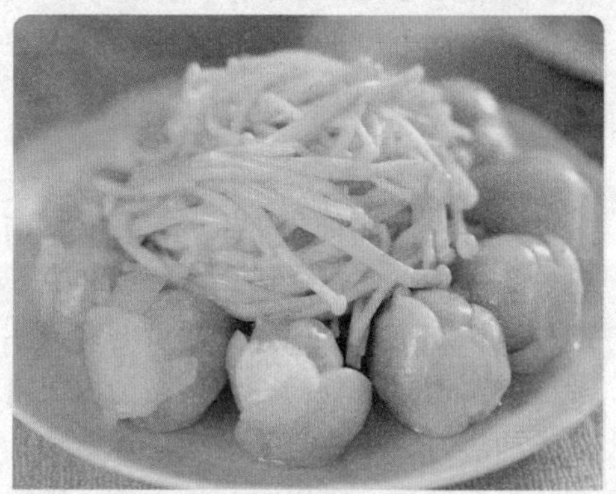

◎材料 小油菜200克，金针菇150克，精盐、黄油、胡椒粉、香醋各适量

◎制作 ①小油菜洗净切段，金针菇切去老化的伞柄。②锅内放清水，煮开后放精盐、黄油、小油菜和金针菇，焯水后捞出放盘。③金针菇内拌入精盐、胡椒粉、香醋调匀，铺于油菜上即可。

◎专家点评 本品适用于便秘、胃肠道炎症、智力低下的患者。

调理吃法3 金针菇木耳里脊丝 增强免疫力+清肠排毒

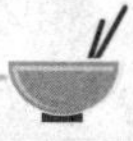

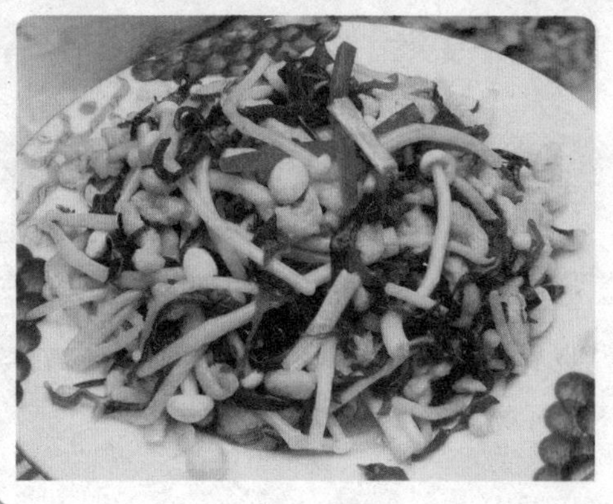

◎材料 猪里脊肉300克，黑木耳、金针菇各150克，红椒、葱、盐、鸡精、醋、水淀粉各适量

◎制作 ①猪里脊肉洗净，切条；黑木耳泡发洗净，切丝；红椒去蒂洗净，切条；金针菇洗净；葱洗净，切段。②锅下油烧热，放入肉片略炒，再放入黑木耳、红椒、金针菇一起炒，加盐、鸡精、醋调味，待熟用水淀粉勾芡，装盘即可。

◎专家点评 本品适用于便秘患者。

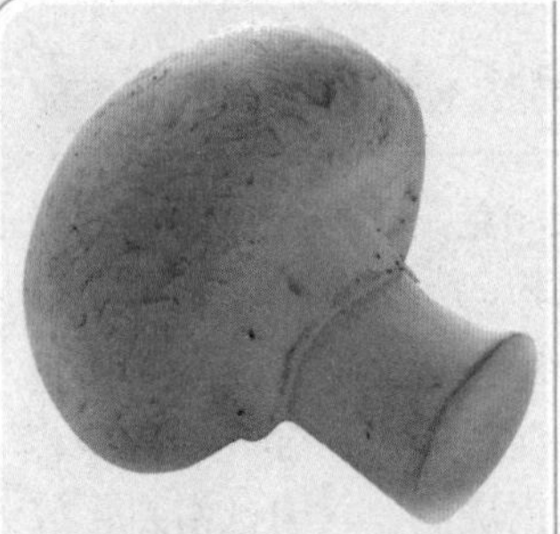

【每日用量】50克左右。

【性味归经】味甘，性平。归肺、心经。

口蘑

Koumo

[别 名] 白蘑、白蘑菇

能量 1013.0千焦/100克

【调理关键词】

硒、植物纤维

◎富含微量元素硒的口蘑是良好的补硒食品，它能够防止过氧化物损害机体。它所含的大量植物纤维，具有防止便秘、促进排毒、预防糖尿病及大肠癌、降低胆固醇含量的作用。

◎食疗作用

口蘑具有宣肠益气，散血热，透发麻疹的功效。主治小儿麻疹透出不畅，烦躁不安。对癌症、心血管系统疾病、肥胖、便秘、糖尿病、肝炎、肺结核、软骨病患者等有一定辅助疗效。

◎选购保存

口蘑最怕湿，在挑选蘑菇的时候，不能买太湿的，这样的口蘑不但营养流失严重，还特别不易保存。因为口蘑本来就营养丰富，水分一多，就成了细菌的培养基，宜腐烂。想让口蘑储存得更久一些，买回来后先在阴凉处摊开，稍微晾干后再放入冰箱保存。

◎适合患者

便秘、癌症、肝炎、肥胖等患者。

◎搭配宜忌

搭配	宜/忌	效果
口蘑+青豆	✓	清热解毒
口蘑+鸡蛋	✓	滋阴润燥
口蘑+野鸡	✗	引发痔疮
口蘑+驴肉	✗	引起腹痛

应用指南

1.防治便秘：30克口蘑洗净，切块，放进锅中焯水，放进碗中，加上香油和盐，拌匀即可食用。

2.防治面黄枯瘦，不思饮食，体弱等症：水发雪蛤油100克，水发口蘑10克，冬笋10克，豌豆10克，猪油25克。把冬笋切成小象眼片，水发口蘑切成小片，香菜切末，葱、姜切块；勺内放猪油，油热时，用葱、姜炝锅，加酱油，鸡汤。烧开后，捞出葱、姜，放入雪蛤油、绍酒、味精、花椒水、冬笋、豌豆、胡椒粉、口蘑。烧开后，撇去浮沫，用湿淀粉勾成米汤芡，淋上芝麻油，撒上香菜，盛入汤盘内即成。

温馨提示

市场上有泡在液体中的袋装口蘑，食用前要多漂洗几遍，以去掉某些化学物质。吃法上以做汤为好，口蘑本身味道鲜美，不用再放鸡精和味精。

调理吃法1 鲜蘑肉片

降低血压+宽肠通便 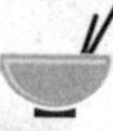

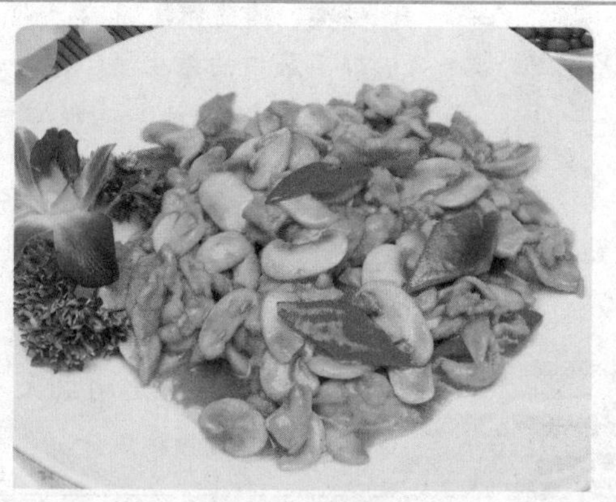

◎材料 猪肉250克，口蘑150克，青椒、红椒各20克，盐、酱油、醋、鸡精各适量

◎制作 ①猪肉洗净，切小块；口蘑洗净，切片；青椒、红椒均去蒂洗净，切片。②热锅下油，放入猪肉略炒片刻，再放入口蘑、青椒、红椒一起炒至五成熟，加盐、酱油、醋、鸡精调味，稍微加点清水烧至熟，起锅装盘即可。

◎专家点评 本品适用于便秘患者。

调理吃法2 西红柿炒口蘑

降低血脂+宣肠益气 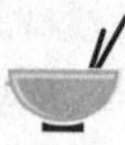

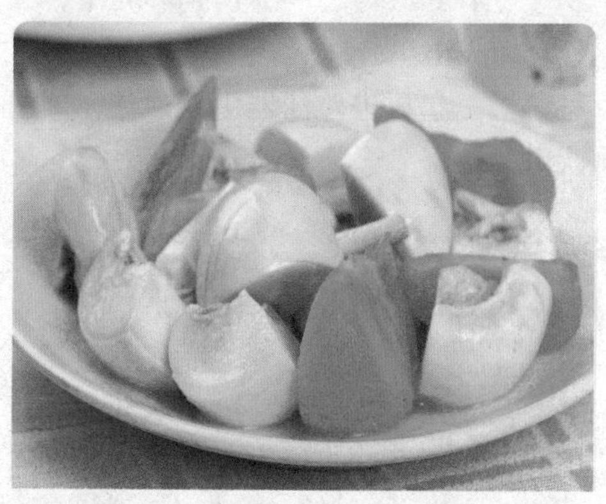

◎材料 口蘑300克，西红柿2个，调料、高汤、水淀粉各适量

◎制作 ①西红柿切块，入沸水中略焯，捞出撕去外皮，切块；口蘑洗净，切好，放入沸水中焯水，沥干。②炒锅置火上，加油烧热，放入口蘑炒匀，加调料、高汤煸炒片刻，放入西红柿块，炒至西红柿汁浓时，用水淀粉勾薄芡即可。

◎专家点评 本品适用于便秘等患者。

调理吃法3 口蘑拌花生

健脾和胃+通肠润便 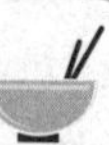

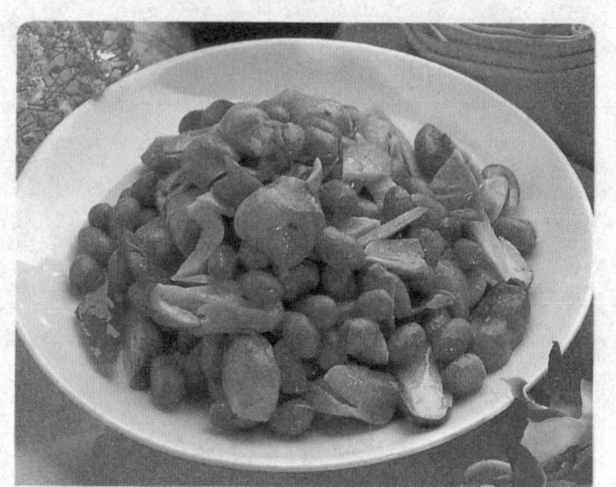

◎材料 口蘑50克，花生250克，青椒、红椒各适量，盐、味精、生抽各适量

◎制作 ①将原材料洗净，改刀，入水中焯熟。②将盐、味精、生抽调匀，淋在口蘑、花生上，撒上青、红椒拌匀即可。

◎专家点评 本品适用于肥胖、便秘、糖尿病、营养不良等症的患者。

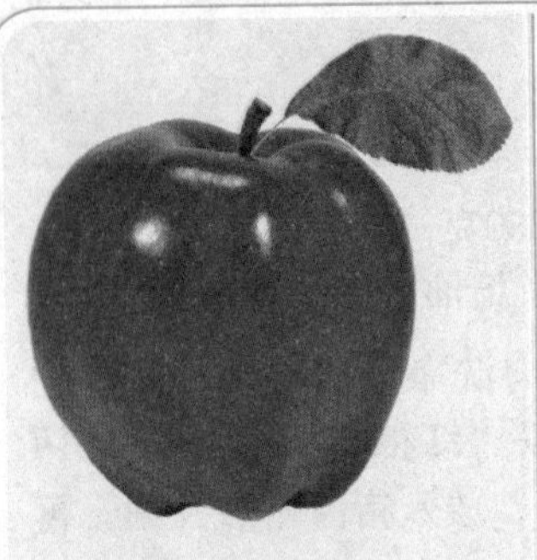

【每日用量】每天1~2个

【性味归经】性凉，味甘、微酸。归脾、肺经。

苹果

Pingguo

[别 名] 无

能量 188.4千焦/100克

【调理关键词】

糖类、维生素C

◎苹果中的维生素C是心血管的保护神、心脏病患者的健康元素。吃苹果既能减肥，又能帮助消化。且苹果中含有多种维生素、矿物质、糖类、脂肪等，是构成大脑所必须的营养成分。

◎食疗作用

苹果具有润肺、健胃、生津、止渴、止泻、消食、顺气、醒酒的功能，而且对于癌症有良好的食疗作用。苹果含有大量的纤维素，常吃可以使肠道内胆固醇减少，缩短排便时间，能够减少直肠癌的发生。

◎选购保存

应挑个头适中，果皮光洁、颜色艳丽的。苹果放在阴凉处可以保持7~10天，如果装入塑料袋放入冰箱可以保存更长时间。

◎适合患者

慢性胃炎、消化不良、气滞不通、慢性腹泻、神经性结肠炎、便秘、高血压、高脂血症和肥胖症、癌症、贫血患者和维生素C缺乏者。

◎搭配宜忌

搭配	宜/忌	效果
苹果+银耳	✓	润肺止咳
苹果+茶叶	✓	保护心脏
苹果+胡萝卜	✗	破坏维生素C
苹果+白萝卜	✗	导致甲状腺肿

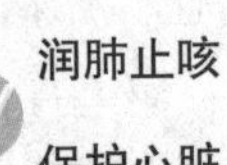

应用指南

1.防治便秘：将1个苹果洗净，去子，切成小块；1根香蕉去皮，切成段，与苹果一起放进榨汁器中榨成汁，即可饮用。

2.防治高血压：将200克苹果洗净，去子，切成块，放进榨汁器中榨成汁，即可饮用。

3.防治黑斑、雀斑：苹果30克、柠檬40克、菠萝50克、芹菜30克、高丽菜20克，各洗净，放进榨汁器中榨成汁，过滤后加上蜂蜜拌匀即可。

4.防治小儿腹泻：苹果干50克，山药30克。共研为细末。每次15克，加白糖适量，用温开水送服。

温馨提示

苹果中的酸能腐蚀牙齿，吃完苹果后最好漱漱口。吃苹果最好连皮一起吃，因为与苹果肉相比，苹果皮中黄酮类化合物含量较高，抗氧化活性也较强，并能防止中老年女性脑卒中。

调理吃法1 苹果汁

健胃消食+通肠润便 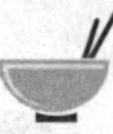

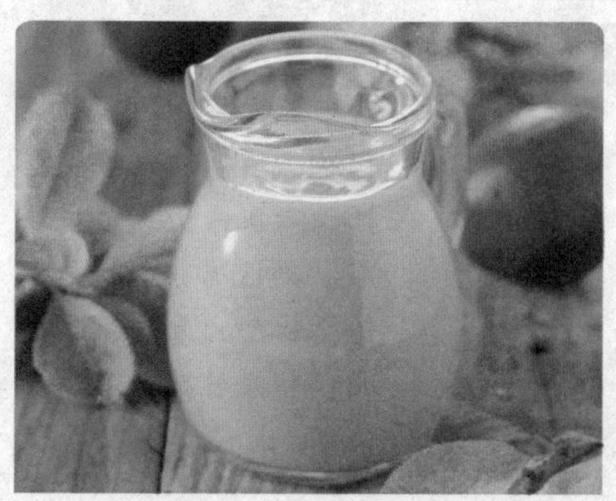

◎材料 苹果1个、香蕉1根，蜂蜜适量，纯净水少许

◎制作 ①将苹果洗净，去皮去子，切块；香蕉去皮，切成块；②将准备好的材料一起放进榨汁器中榨成汁。可适当加点水，再加上蜂蜜搅拌均匀即可。

◎专家点评 本品适用于食欲不振、消化不良、便秘等症的患者。

调理吃法2 青苹果瘦肉汤

降低血脂+生津止渴 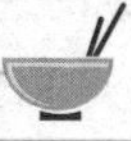

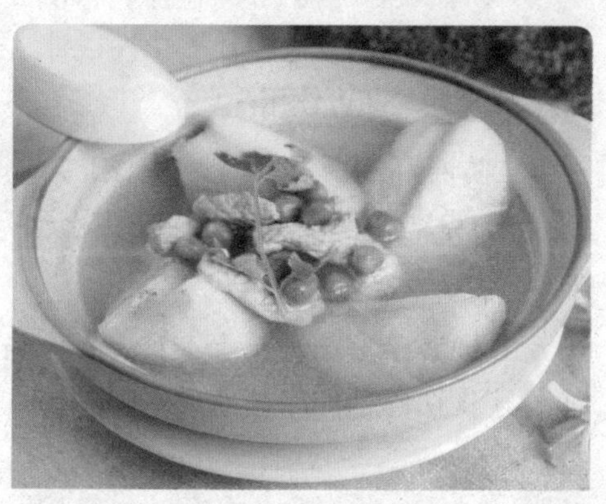

◎材料 青苹果1个，里脊肉200克，豌豆40克，盐适量

◎制作 ①将猪里脊肉洗净,切成厚片；青苹果洗净削皮,切成四瓣后去掉内核；豌豆洗净待用。②将砂锅置火上，放入适量清水，把肉片和苹果放入锅内，大火烧沸后转小火煮20分钟。③再放入豌豆，小火煮15分钟，加盐调味即可。

◎专家点评 本品适用于便秘患者。

调理吃法3 苹果牛奶粳米羹

滋润皮肤+清肠排毒 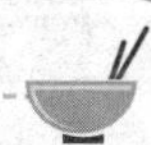

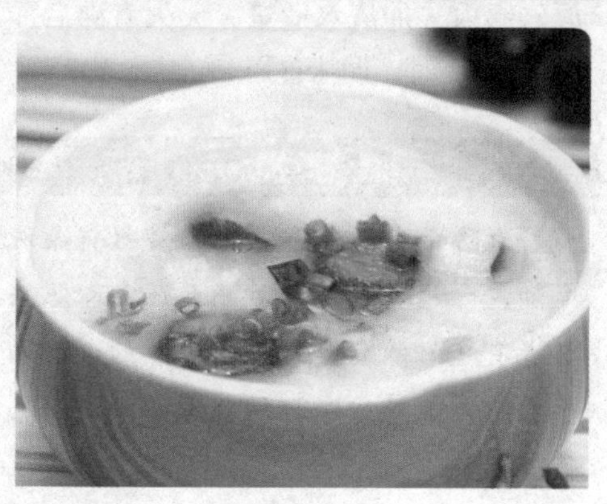

◎材料 山楂干20克，苹果50克，粳米100克，牛奶、冰糖、葱花各适量

◎制作 ①粳米洗净；苹果洗净切小块；山楂干用温水稍泡后洗净。②锅置火上，放入粳米，加适量清水和牛奶煮至八成熟。③放入苹果、山楂干煮至米烂，放入冰糖熬融后调匀，撒上葱花便可。

◎专家点评 本品适用于皮肤干燥粗糙、便秘、食欲不振、脾胃虚弱者。

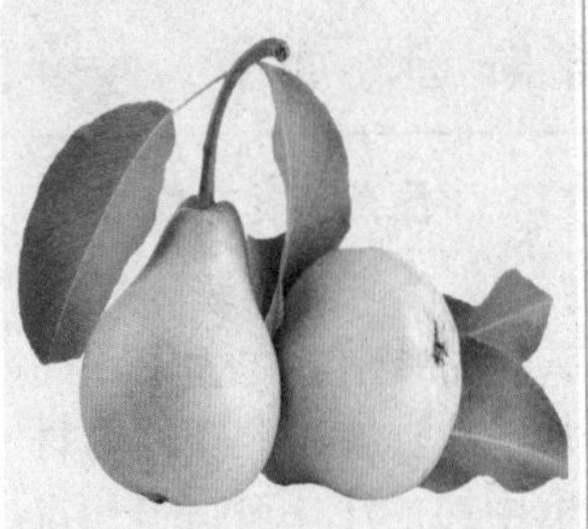

【每日用量】每天1个

【性味归经】性寒、味甘、微酸。归肺、胃经。

梨
Li

[别 名] 沙梨、白梨

能量 180.0千焦/100克

【调理关键词】

B族维生素、果胶

◎梨营养丰富，其中含有丰富的B族维生素，能保护心脏，减轻疲劳，增强心肌活力，降低血压。梨性凉并能清热镇静，能防止动脉粥样硬化，防癌抗癌，有助于消化、通利大便。

◎食疗作用

梨有止咳化痰、清热降火、养血生津、润肺去燥、润五脏、镇静安神等功效。对高血压、心脏病、口渴便秘、头昏目眩、失眠多梦患者，有良好的食疗作用。经常吃些梨大有益处，能促进食欲，帮助消化，并有利尿通便和解热解毒作用，可用于高热时补充水分和营养。

◎选购保存

选购以果粒完整、无虫害、压伤、坚实的为佳，置于室内阴凉角落处即可，如需冷藏，可装在纸袋中放入冰箱保存2~3天。

◎适合患者

肺热咳嗽、痰稠或无痰、咽喉发痒干痛、音哑、急慢性支气管炎等患者。

◎搭配宜忌

梨+猪肺 清热润肺
梨+姜汁 止咳去痰

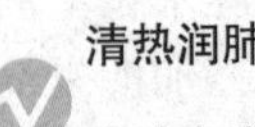

梨+螃蟹 引起腹泻
梨+羊肉 消化不良

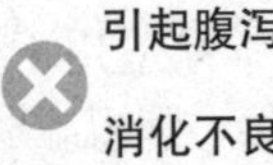

应用指南

1.防治便秘：将1个梨洗净，去皮去子，切成小块，放进榨汁器中榨成汁，加上蜂蜜拌匀即可饮用。

2.防治百日咳：梨1个，去核，放入贝母末3克，蒸熟后，去药，吃梨喝汤，每日服用2次。

3.防治感冒咳嗽：梨1个，清水洗净，连皮切碎，加冰糖煮成水喝。每日服用2次。

4.防治口干舌燥：200克雪梨连皮洗净，每个切4块，去核；200克无花果洗净；500克猪肉洗净，切块。把全部用料放入锅内，加清水适量，大火煮沸后，小火煲2小时，调味食用。

温馨提示

为防止农药危害身体，最好将梨洗净削皮食用。食用梨对高血压、心脏病患者有良好的食疗作用。煮熟的梨有助于肾脏排泄尿酸和预防痛风、风湿病、关节炎。

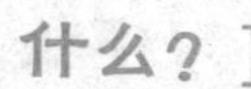

调理吃法1 梨子肉丁

排毒瘦身+祛痰镇咳

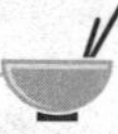

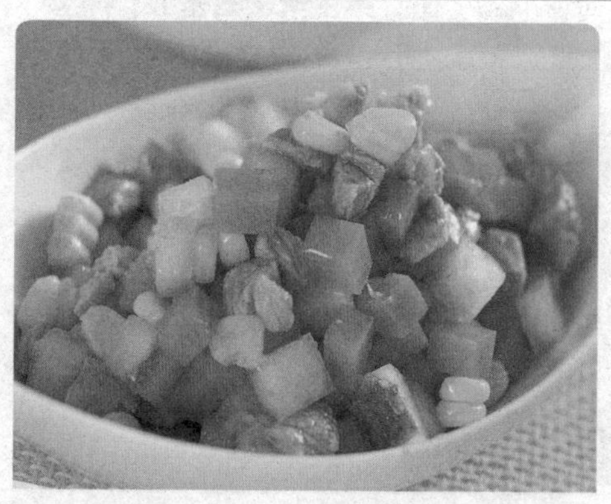

◎材料 梨1个，胡萝卜半个，玉米粒50克，瘦肉200克，豉油、糖、淀粉、油、蚝油、糖、盐、柠檬汁各适量

◎制作 ①将梨洗净削皮，去核后切小块；胡萝卜洗净去皮，切小块。②瘦肉洗净切小块，加入豉油、糖、淀粉、油、蚝油腌匀，下锅滑油，捞出后待用。③锅烧热，将瘦肉炒至半熟，加入其他材料略炒，下糖、盐、柠檬汁、淀粉炒匀炒熟即成。

◎专家点评 本品适用于便秘患者。

调理吃法2 西红柿雪梨汤

消痰去火+清肠排毒

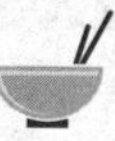

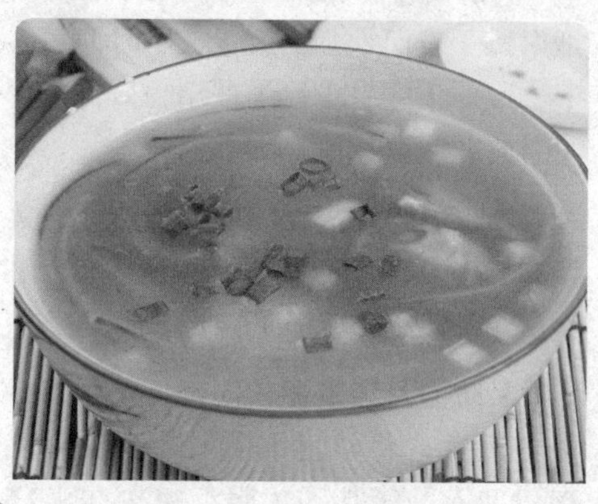

◎材料 雪梨2个，西红柿、洋葱、芹菜各50克，奶油、番茄酱、蜂蜜、葡萄酒各适量

◎制作 ①雪梨洗净去皮，切块；洋葱洗净切丝；西红柿洗净去皮切块；芹菜洗净烫熟，切粒。2.锅上火，奶油放入锅中，加热，下入洋葱丝、西红柿块炒软，加水、雪梨、番茄酱、蜂蜜煮开，中火煮沸5分钟，淋入葡萄酒，撒入芹菜粒即可。

◎专家点评 本品适用于咳嗽、便秘患者。

调理吃法3 鲜橙醉雪梨

润肺止咳+润肠通便

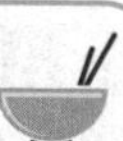

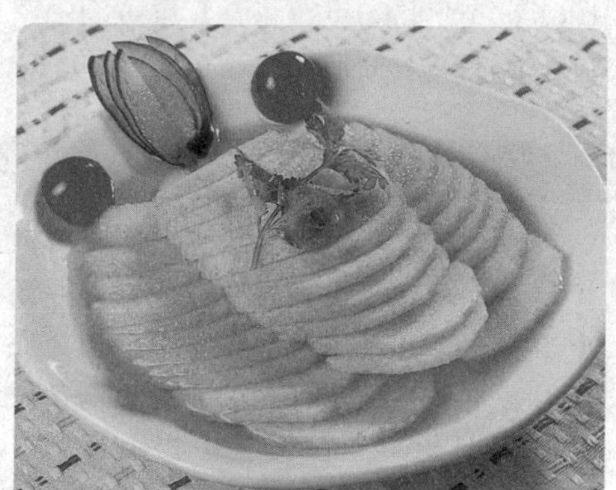

◎材料 雪梨400克，橙子500克，白糖适量

◎制作 ①雪梨去皮，从中间切开，去核，切片，入开水中焯一下，用水冲凉，控干水分，入碗。②橙子去皮，挤出汁，加入白糖拌匀。③将橙汁加入碗中，浸泡雪梨40分钟即可。

◎专家点评 本品适用于消化不良、便秘、肺热咳嗽等症的患者。

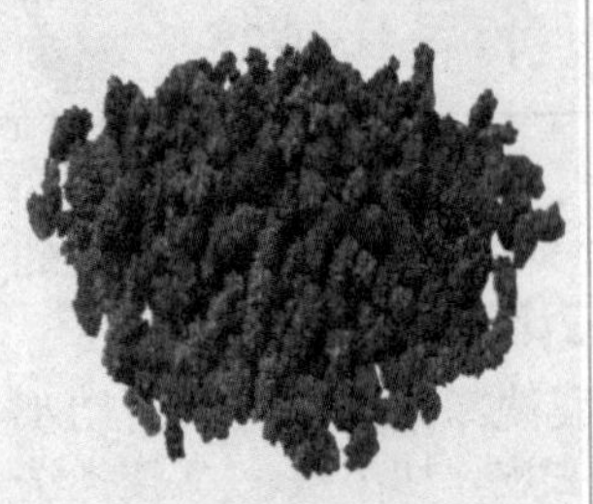

桑葚

Sangshen

[别 名] 桑粒、桑果

能量 205.1千焦/100克

【每日用量】每次20颗

【性味归经】性寒、味甘。归心、肝、肾经。

【调理关键词】

维生素、氨基酸

◎桑葚中含有大量的水分、碳水化合物、多种维生素、胡萝卜素及人体必需的微量元素等，能促进肠道蠕动，有效地扩充人体的血容量，适宜于便秘、妇科病患者食疗。

◎食疗作用

桑葚具有补肝益肾、生津润肠、明目乌发等功效。桑葚可以促进血红细胞的生长，防止白细胞减少，常食桑葚可以明目，缓解眼睛疲劳干涩的症状。桑葚具有生津止渴、促进消化、帮助排便等作用，适量食用能促进胃液分泌，刺激肠蠕动及解除燥热。

◎选购保存

桑葚酸甜可口，色泽紫暗，桑葚要挑选果实较大，颗粒圆润饱满，果色深红紫黑的。

◎适合患者

一般成人均适合食用。女性、中老年人及过度用眼者更宜食用。

◎搭配宜忌

桑葚+冰糖 补肝益肾

桑葚+桂圆  滋肾补血

桑葚+蜂蜜 滋阴补血

桑葚+鸭蛋 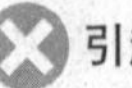 引起胃痛

应用指南

1.防治便秘：桑葚清洗干净后，以纸巾擦干表面水分，放置数小时彻底风干，取一干净且干燥的玻璃罐，将桑葚与醋放进去，把盖口密封。

2.防治肠燥便秘：取新鲜熟透的桑葚500克，米酒1000毫升，浸泡1～2个月饮用，每日2次，每次1小杯。

3.防治月经不调、闭经：桑葚、蜂蜜各适量，将桑葚水煎取汁，文火熬膏，加入蜂蜜拌匀饮服，每次10～15克，每日2～3次。

4.防治阴虚水肿、排尿不利：桑葚100克、黄酒500克，将桑葚置黄酒中密封浸泡1周后按量服用。

温馨提示

熬桑葚时忌用铁器，桑葚会分解酸性物质，跟铁器会产生化学反应而导致中毒。少年儿童不宜多吃桑葚。因为桑葚内含有较多的胰蛋白酶（蛋白酶的一种）抑制物——鞣酸，会影响人体对铁、钙、锌等物质的吸收。

调理吃法1 爽口桑葚猕猴桃汁 滑肠润燥+生津止渴

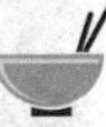

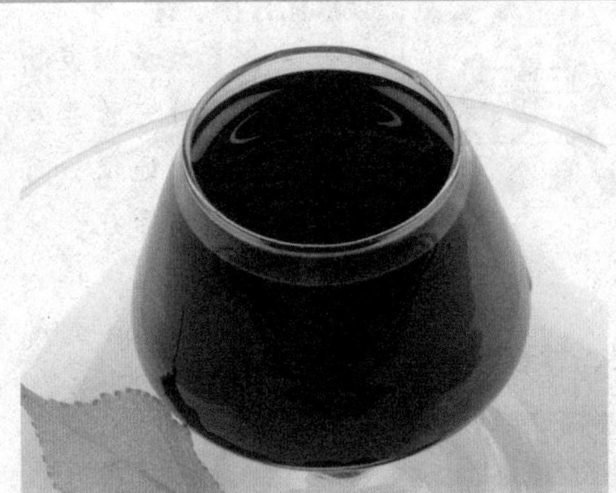

◎材料 20颗桑葚，1个猕猴桃，纯净水适量

◎制作 ①将桑葚洗净，猕猴桃去皮，切成片。②将其一起放进榨汁机中榨汁，倒进杯中，搅拌均匀即可饮用。

◎专家点评 本品适用于便秘、烦躁失眠、食欲不振等症的患者。

调理吃法2 桑葚青梅杨桃汁 养心益智+滋补强身

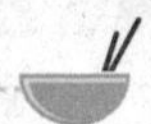

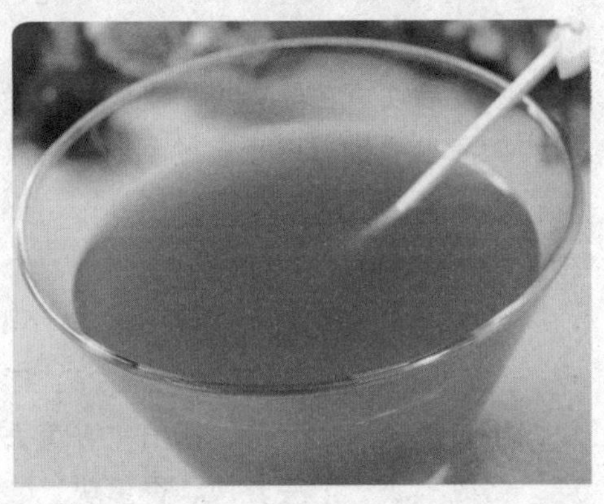

◎材料 桑葚80克，青梅40克，杨桃5克，凉开水、冰块各适量

◎制作 ①将桑葚洗净；青梅洗净，去皮②杨桃洗净后切块。将所有材料放入果汁机中搅打成汁，加入冰块即可。

◎专家点评 本品适用于大便干结、贫血、消化不良等症的患者。

调理吃法3 苹果桑葚汁 止渴生津+润肠通便

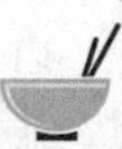

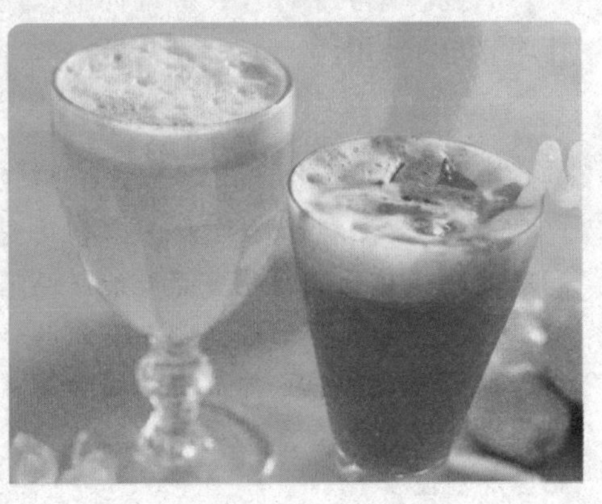

◎材料 苹果1个，桑葚20颗，蜂蜜、纯净水各适量

◎制作 ①将苹果洗净，去皮去子，切成块；桑葚洗净。②将材料放进榨汁机中榨成汁，加上蜂蜜、纯净水搅拌均匀即可。

◎专家点评 本品适用于消渴口干、大便干结、腰酸耳鸣等症的患者。

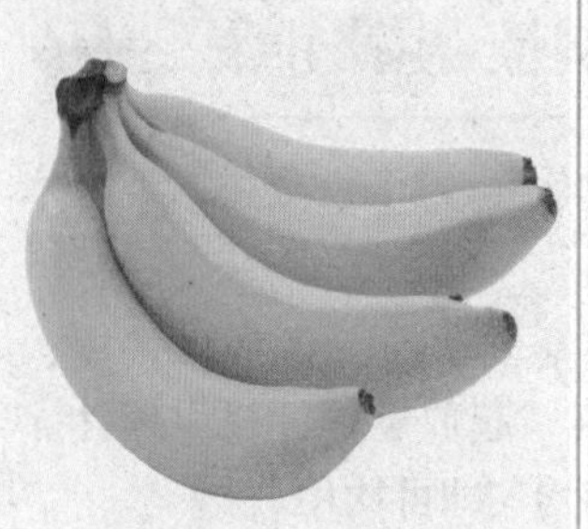

香蕉

Xiangjiao

【每日用量】1~2根。

【性味归经】性寒，味甘。归脾、胃、大肠经。

[别 名] 蕉果、甘蕉

能量 1046.5千焦/千克

【调理关键词】

碳水化合物、钾

◎香蕉含有大量糖类物质可充饥、补充营养及能量；能润肠通便，可治疗热病烦渴等症；能保护胃黏膜；可以抑制血压升高；可消炎解毒；可以防癌抗癌。

◎食疗作用

香蕉具有清热、通便、解酒、降血压、抗癌之功效。香蕉富含纤维素可润肠通便，对于便秘、痔疮患者大有益处，其所含的维生素C是天然的免疫强化剂，可抵抗各类感染。

◎选购保存

香蕉以颜色黄黑泛红，稍带黑斑，表皮有皱纹的香蕉风味最佳。香蕉手捏后有软熟感的一定是甜的。用密存袋保存，香蕉买回来后，最好用绳子串起来，挂在通风处。

◎适合患者

口干烦渴、大便干燥难解、痔疮、肛裂、大便带血、癌症病人，上消化道溃疡及肺结核等患者。

◎搭配宜忌

香蕉+西瓜皮	✓	防治高血压
香蕉+芝麻	✓	补心脾、养心安神
香蕉+菠萝	✗	引起高钾血症
香蕉+西瓜	✗	容易引起腹泻

应用指南

1.防治便秘：香蕉1根、冰糖80克、陈皮5克。陈皮用温水浸泡后切丝备用；香蕉去皮后切成三段；将陈皮放入砂煲内，加清水适量，用旺火煲至水开，放入香蕉再煲沸，改用文火煲15分钟，加入冰糖，煲至冰糖溶化即成。

2.防治失眠：香蕉1根、菠萝100克、酸奶250毫升。菠萝去皮，洗净，切块，用淡盐水泡10分钟，捞出；香蕉去皮，掰成小块；把菠萝块、香蕉块、酸奶放入搅拌机中搅汁，加蜂蜜拌匀。

3.防治高血压：将2根香蕉去皮切段，放进榨汁机中榨汁，倒进杯中，搅拌均匀即可饮用。

温馨提示

一般人都有这样的常识，香蕉是润肠的，便秘的时候吃香蕉就能润肠通便。其实并非所有的香蕉都具有润肠作用，只有熟透的香蕉才能有上述功能，如果多吃了生的香蕉不仅不能通便，反而会加重便秘。

调理吃法1 香蕉豆浆 润肠通便+生津止渴

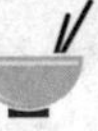

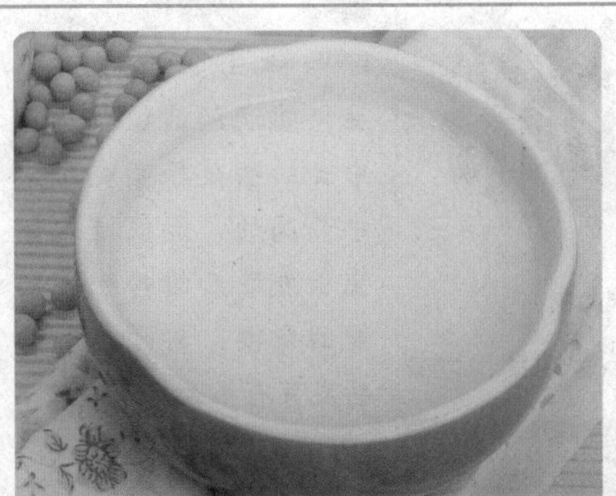

◎材料 黄豆50克，香蕉1根，白糖适量

◎制作 ①黄豆加水浸泡至变软，洗净；香蕉去皮，切成小块。②将黄豆、香蕉倒入豆浆机中，加水搅打煮熟成香蕉豆浆。加入白糖拌匀。

◎专家点评 本品适用于便秘、口干舌燥、高血压等症的患者。

调理吃法2 烩香蕉汤 开胃消食+养阴润泽

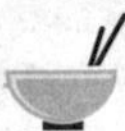

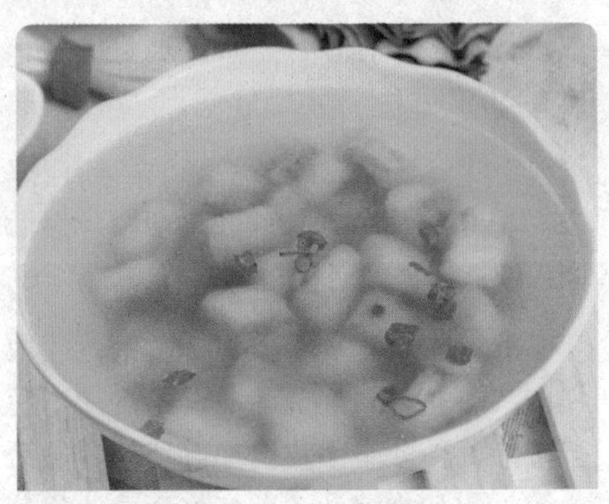

◎材料 香蕉300克、适量蜂蜜

◎制作 ①香蕉去皮，切成小丁。②锅置火上，加入适量清水，水沸，撇去浮沫。③放入香蕉丁，待丁漂起，加上蜂蜜，起锅装盘即可。

◎专家点评 本品适用于食欲不振、便秘、咽干喉痛等症的患者。

调理吃法3 香蕉玉米粥 清热降压+清肠排毒

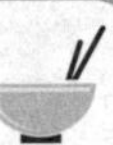

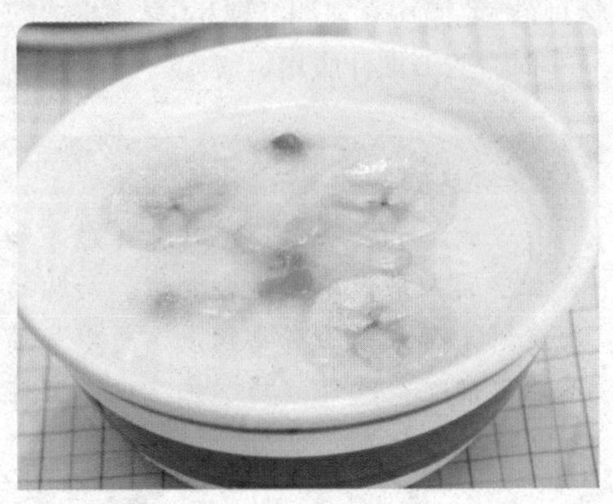

◎材料 香蕉、玉米粒、豌豆各适量，大米80克、冰糖12克

◎制作 ①大米泡发洗净；香蕉去皮，切片；玉米粒、豌豆洗净。②锅置火上，注入清水，放入大米，用大火煮至米粒绽开。③放入香蕉、玉米粒、豌豆、冰糖，用小火煮至粥成，闻见香味时即可食用。

◎专家点评 本品适用于便秘、高血压、口感烦躁、痔疮等症的患者。

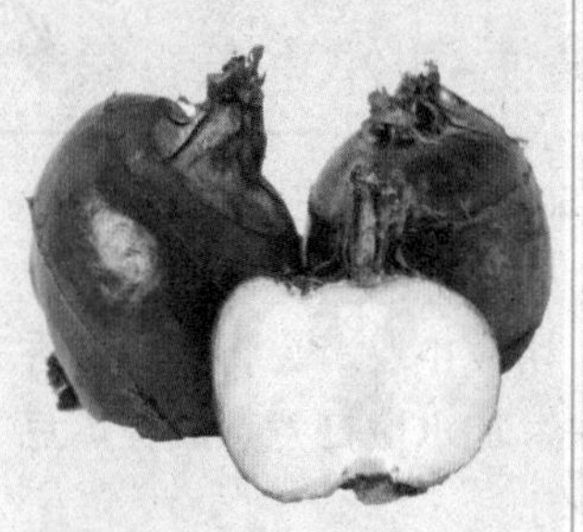

【每日用量】10个为宜

【性味归经】性微凉，味甘。归肺、胃、大肠经。

马蹄

Mati

[别 名] 荸荠、乌芋、地栗、地梨

能量 104.6千焦/100克

【调理关键词】

磷

◎马蹄生食寒性较明显，能润肠通便。马蹄中含的磷是根茎类蔬菜中最高的，能促进人体生长发育和维持生理功能的需要，对牙齿骨骼的发育有很大好处。

◎食疗作用

马蹄具有清热解毒、凉血生津、利尿通便、化湿祛痰、消食除胀的功效，对黄疸、痢疾、小儿麻痹、便秘患者有食疗作用。另外，其含有一种抗菌成分，对降低血压有一定的效果，这种物质还对癌症有预防作用。

◎选购保存

马蹄的生产季节在冬春两季，选购时，应选择个体大的，外皮呈深紫色而且芽短粗的，不宜置于塑料袋内，应置于通风的竹箩筐中。

◎适合患者

适宜于儿童、发热病人、肺癌及食道癌等患者食用。

◎搭配宜忌

马蹄+核桃仁	✓	有利于消化
马蹄+香菇	✓	补气强身
马蹄+香菇	✓	补气强身
马蹄+黑木耳	✗	益胃助食

应用指南

1.防治便秘：将马蹄洗净，去皮，放进榨汁机中榨成汁，加上适量蜂蜜，搅拌均匀即可。

2.防治流感：鲜马蹄250克，甘蔗1根。将马蹄洗净，甘蔗去皮切段，然后同入锅煎汁，熟而食之。

3.防治鼻出血：马蹄250克，莲藕150克，白萝卜100克。将马蹄洗净，莲藕洗净，白萝卜去皮洗净并切块，然后一同入锅加水煎汁，煎煮好后取汁代茶饮服。

4.防治痔疮出血：马蹄500克，洗净打碎，地榆10克，加红糖150克，水煎约1小时，去渣取汁服用。

温馨提示

马蹄属于生冷食物，对脾肾虚寒和有血瘀的人来说不太适合食用。马蹄的表皮聚集有大量的有毒物质，所以马蹄不能带皮吃，此外，马蹄生吃也不宜过多，特别是小孩。

调理吃法1 马蹄炒香菇

排毒瘦身+生津消热

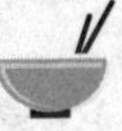

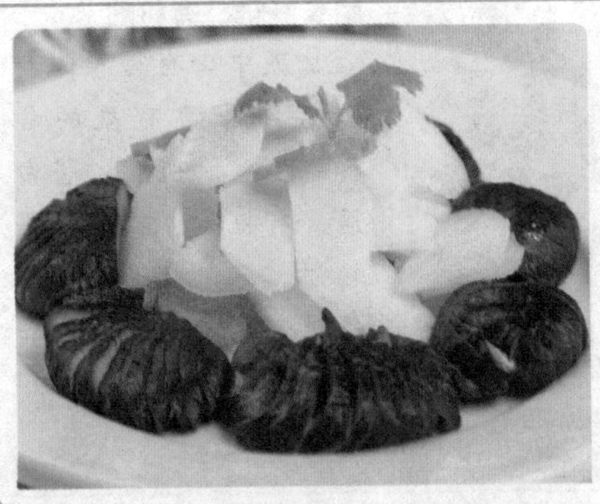

◎材料 马蹄400克，香菇（鲜）200克，精盐、味精、水淀粉、麻油各适量

◎制作 ①将马蹄洗干净，削去外皮，切片。②香菇去蒂，开水烫一下，再用冷水洗净。③锅置火上，加油烧至七成热，煸炒香菇，加精盐、味精和马蹄片翻炒，下水淀粉勾芡，淋入麻油，出锅装盘即成。

◎专家点评 本品适用于肥胖症、便秘、口干舌燥、高血压等症的患者。

调理吃法2 芦荟炒马蹄

开胃消食+清肠排毒

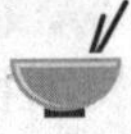

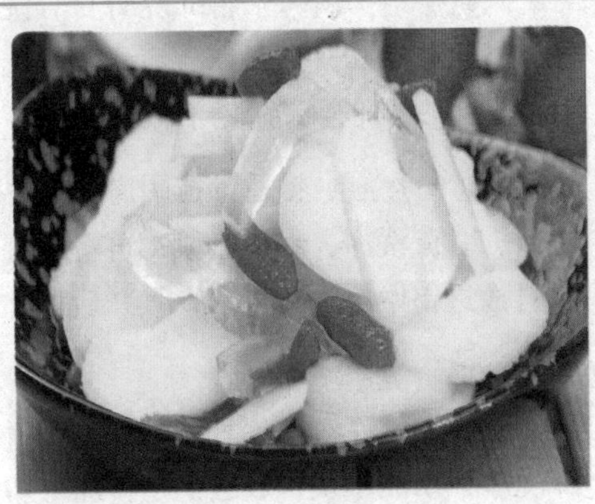

◎材料 芦荟150克，马蹄100克，枸杞5克，姜、葱、料酒、酱油、盐、白糖各适量

◎制作 ①芦荟去皮洗净切条，马蹄去皮洗净切片。②芦荟和马蹄分别焯水，沥干待用。③锅烧热，加入素油烧热，下姜丝、葱丝爆香，再下芦荟、马蹄，炒至断生时加料酒、酱油、盐、白糖调味，炒入味，加枸杞，起锅装盘即可。

◎专家点评 本品适用于便秘等患者。

调理吃法3 橙汁马蹄

降低血糖+生津止渴

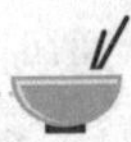

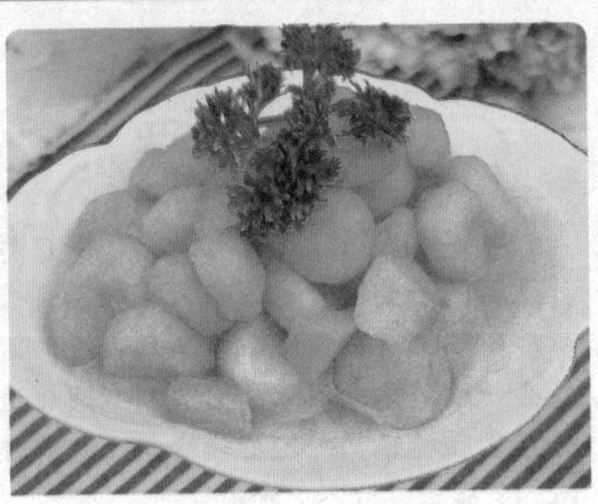

◎材料 马蹄400克，橙汁100克，水淀粉适量

◎制作 ①马蹄洗净，去皮切块，入沸水中煮熟，捞出沥干水分备用。②橙汁加热，加糖，最后以水淀粉勾芡成汁。③将加工好的橙汁淋在马蹄上，腌渍入味即可。

◎专家点评 本品适用于便秘、糖尿病、口干舌燥等症的患者。

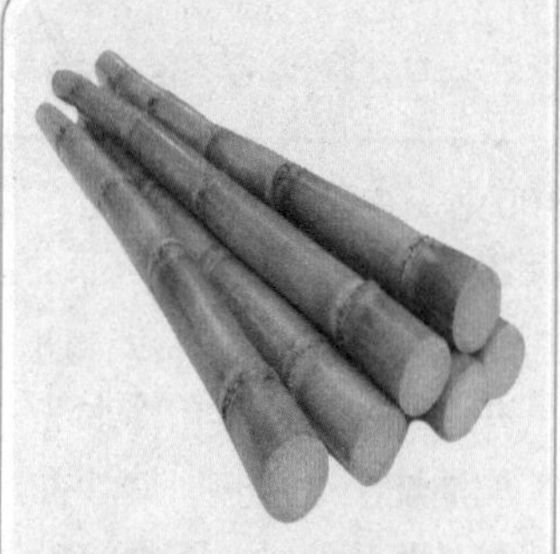

【每日用量】100毫升

【性味归经】性凉，味甘。归肺、脾、胃经。

甘蔗

Ganzhe

[别 名] 薯蔗、糖蔗、黄皮果蔗

能量 247.0千焦/100克

【调理关键词】

膳食纤维、有机酸

◎甘蔗中含有对人体新陈代谢非常有益的各种维生素、脂肪、蛋白质、有机酸、钙、铁等物质，可以促进消化，提供人体所需的营养和能量。

◎食疗作用

甘蔗具有清热、生津、下气、润燥及解酒等功效，对热病伤津、心烦口渴、反胃呕吐、肺燥咳嗽、大便燥结、醉酒等患者有食疗作用。

◎选购保存

一般来说，甘蔗粗细要均匀，过细的不能选，过粗的一般也不建议购买，可以选择相对中等粗细的甘蔗；其次看甘蔗直不直，甘蔗弯来弯去的可能有虫口，要挑选相对直的甘蔗；最后，要选择节头少而均匀的甘蔗。选择紫皮甘蔗时，应选皮泽光亮，挂有白霜的，且颜色越黑越好。宜置于通风阴凉处储存。

◎适合患者

一般人群均可食用，糖尿病患者不宜。

◎搭配宜忌

甘蔗+白萝卜	✓	清肺润肺
甘蔗+山药	✓	清肺止咳
甘蔗+白酒	✗	易生痰
甘蔗+葡萄酒	✗	降低对铜的吸收

应用指南

1.防治虚热咳嗽：将60克野百合洗净，放进锅中，加适量水，煮烂后加上甘蔗汁和萝卜汁，睡前服用即可。

2.防治贫血：将适量桂圆肉、大枣洗净，甘蔗洗净，切成小段；再将所有材料放进锅中，加适量水，煮开后加上冰糖，稍煮即可。

3.防治脾胃不好、消化不良：将猪蹄洗净，切成小块，放进锅中，加上切段的甘蔗和洗净的枸杞、木瓜，炖煮1小时，加盐即可。

温馨提示

发霉的甘蔗表皮缺乏光泽，削皮后可见其芯子呈淡黄、浅灰或棕褐色，咬断后断端上有白色绒毛状菌丝，吃的时候有一股酸味或酒味。它会刺激消化道并损害脑神经，一定不能食用。脾胃虚寒、胃腹寒疼者不宜食用甘蔗。

调理吃法1 甘蔗汁 —— 通便解结+清热生津

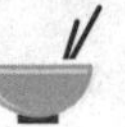

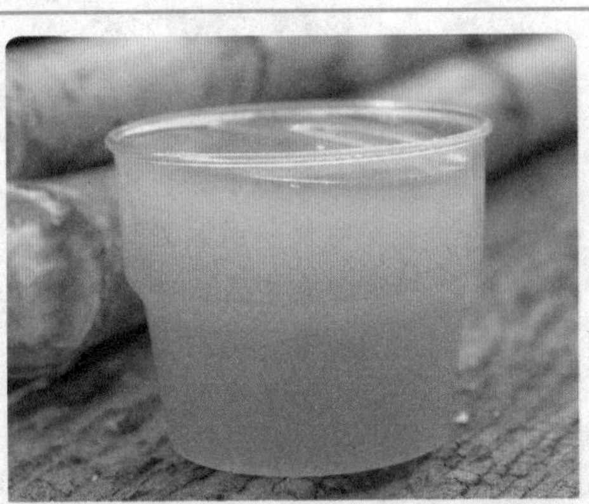

◎材料 甘蔗50克，蜂蜜适量

◎制作 ①将甘蔗洗净，然后去皮，将其切成大小相同的小段，入榨汁机中榨成汁。②将甘蔗汁倒进杯中，加适量蜂蜜，搅拌均匀即可饮用。

◎专家点评 本品适用于酒毒、便秘、消化不良、排尿不利等症的患者。

调理吃法2 胡萝卜甘蔗 —— 养心润肺+滋阴润燥

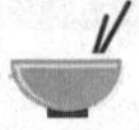

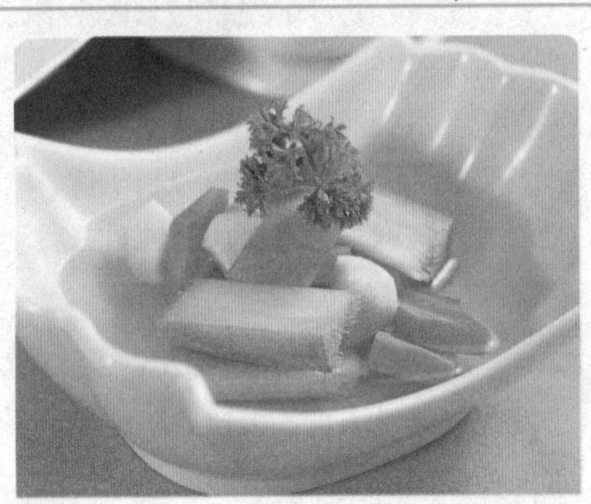

◎材料 胡萝卜250克，马蹄250克，甘蔗50克

◎制作 ①将胡萝卜洗净，去皮，切厚片；马蹄去皮，洗净，切两半；甘蔗削皮，斩段后破开。②将全部原料放入锅内，加水煮沸，文火炖1~2小时。③炖好后，盛盘即可。

◎专家点评 本品适用于大便干结、排尿不利、喉咙干痛等症的患者。

调理吃法3 酸甜西红柿甘蔗汁 —— 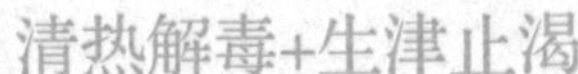清热解毒+生津止渴

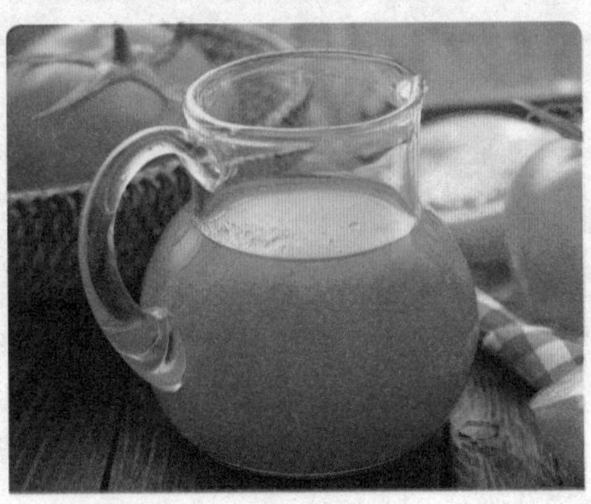

◎材料 西红柿1个，甘蔗50克，蜂蜜、纯净水适量

◎制作 ①将西红柿洗净，切成块；甘蔗洗净，切成小段。②将两种材料一起放进榨汁机中榨成汁，加上纯净水、蜂蜜，搅拌均匀即可。

◎专家点评 本品适用于便秘、口干舌燥、消化不良等症的患者。

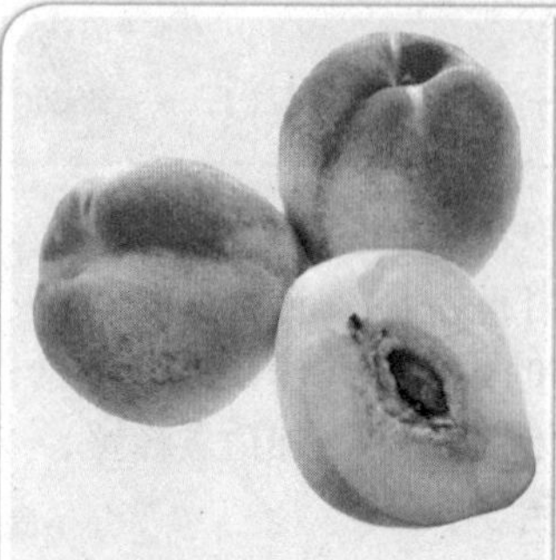

【每日用量】每次1个

【性味归经】性温，味甘、酸。归肝、大肠经

桃子

Taozi

[别 名] 佛桃、水蜜桃

能量 54.4千焦/100克

【调理关键词】

胶质物、微量元素

◎桃子富含胶质物，这类物质到大肠中能吸收大量的水分，以达到预防便秘的效果。桃子的营养丰富，含多种微量元素，特别是含铁量较高，患缺铁性贫血的人吃了有显著的疗效。

◎食疗作用

桃子具有补心、解渴、充饥、生津之功效，含有较多的有机酸和纤维素，能促进消化液的分泌，增加胃肠蠕动，增进食欲，有助于消化。

◎选购保存

先看桃子的外型，果体大，形状端正，外皮无伤、无虫蛀斑，果色鲜亮的为佳，成熟时果皮多为黄白色，顶端和向阳面微红；其次看硬度，过硬的一般是尚未成熟的，过软的为过熟桃，肉质极易下陷的为已腐烂变质的桃子，要选硬度适中的。宜放入冰箱冷藏。

◎适合患者

低血糖、低血钾和缺铁性贫血患者。

◎搭配宜忌

桃子+牛奶	✓	滋养皮肤
桃子+莴笋	✓	营养丰富
桃子+白酒	✗	导致头晕
桃子+萝卜	✗	破坏维生素C

应用指南

1.防治便秘：将熟桃子4只去皮核，把肉刮入锅中，加洗净的桑葚，再加250克白糖及水，共煮沸，再用文火煎至糊状，搅成浆状后，放入100克松子仁、核桃仁、黑芝麻末再煮沸10分钟左右后，待温即可取食。

2.防治慢性胃炎：蜂蜜20克，鲜桃1个。先将鲜桃去皮、去核后压成汁，再加入蜂蜜和适量温开水即成。每日1～2次，每次100毫升。

3.防治气血不足：取鲜桃2000克，洗净、去核、切块，与白糖500克混合，晒去水分即成桃干。每日食用。

温馨提示

婴幼儿最好不要喂食桃子，因为桃子中含有大量的大分子物质，婴幼儿肠胃透析能力差，无法消化这些物质，很容易造成变态反应。没有完全成熟的桃子最好不要吃，否则会引起腹胀或腹泻等症状。

调理吃法1 杨桃汁 润燥滑肠+生津止渴

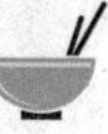

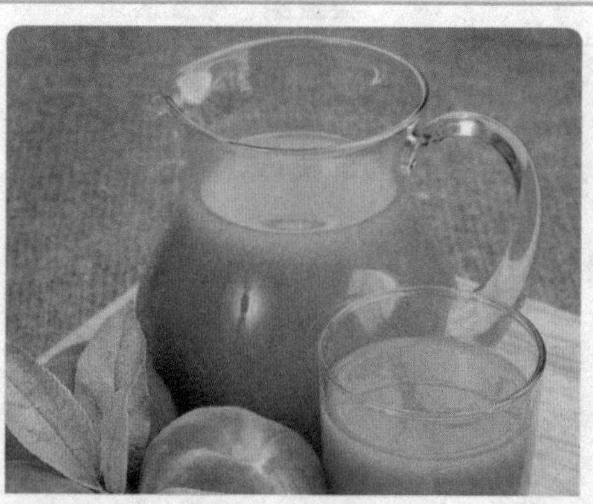

◎材料 杨梅30克，桃子50克，蜂蜜适量，纯净水少许

◎制作 ①将杨梅洗净，去核；桃子洗净，去皮去核。②将两种材料放进榨汁机中，可加纯净水适量榨成汁，加上蜂蜜搅拌均匀即可。

◎专家点评 本品适用于便秘、咳嗽、咽喉肿痛等症的患者。

调理吃法2 胡萝卜桃子牛奶汁 补益气血+清肠排毒

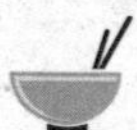

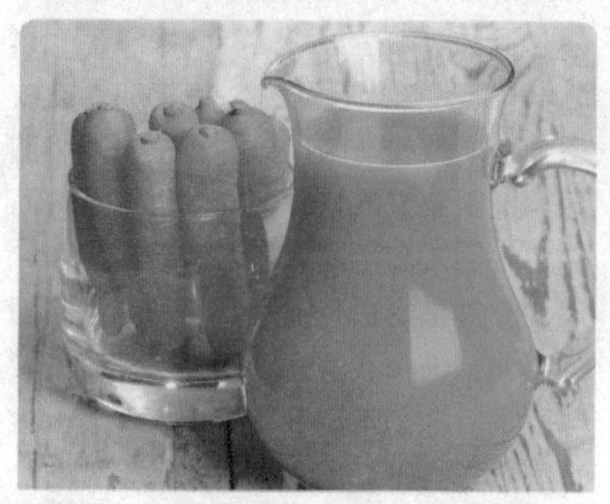

◎材料 胡萝卜1根，桃子1个，牛奶、蜂蜜各适量

◎制作 ①胡萝卜洗净，去皮，切块；桃子洗净，去皮，去核，切块。②将所有材料放进榨汁器中榨成汁，倒进杯中，搅拌均匀即可饮用。

◎专家点评 本品适用于便秘、大便干燥、贫血等症的患者。

调理吃法3 水蜜桃牛奶汁 宽肠通便+生津止渴

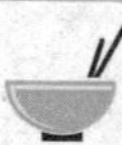

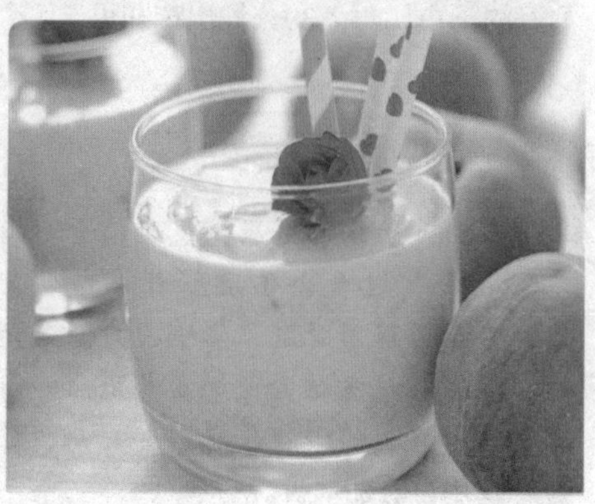

◎材料 水蜜桃1个，牛奶适量

◎制作 ①将水蜜桃洗净，去皮去核。②将水蜜桃和牛奶一起放进榨汁机中榨成汁，搅拌均匀，然后将其过滤，倒入杯中即可饮用。

◎专家点评 本品适用于大便干结、皮肤干燥粗糙、贫血等症的患者。

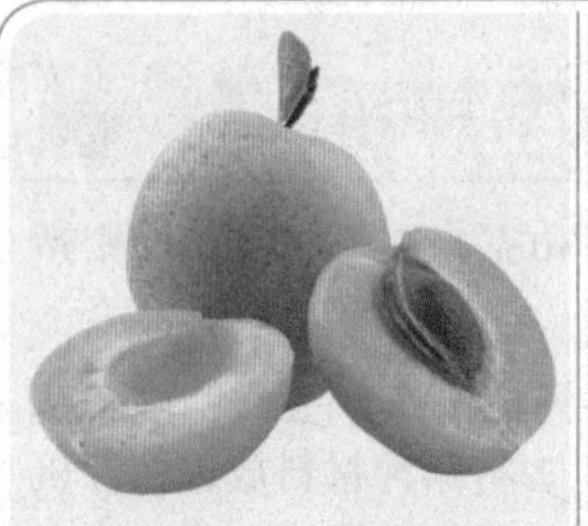

【每日用量】约50克

【性味归经】性微温，味甘、酸。归肺经。

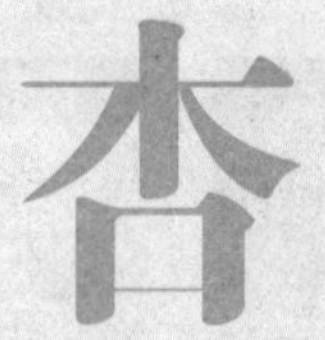

杏 Xing

[别 名] 杏果、杏实、杏

能量 200.9千焦/100克

【调理关键词】

类黄酮、维生素

◎未熟的杏中含有的类黄酮可预防心脏病和心肌梗死，其含有的维生素B_{17}可抗癌。苦杏仁能够降低人体内胆固醇的含量，显著降低心脏病和很多慢性病的发病率。

◎食疗作用

杏有生津止渴、润肺定喘的功效，可用于治疗热病伤津、口渴咽干、肺燥喘咳等症，鲜食杏肉可促进胃肠蠕动。

◎选购保存

选购杏的时候，要挑选个大、色泽漂亮、味甜多汁、纤维少、核小、有香味，表皮光滑的。要观察其成熟度，过于生的果实酸而不甜，过成熟的果实肉质酥软而缺乏水分。一般果皮颜色为黄泛红的口感较好。杏应使用密封容器储存，时间因成熟度而异。

◎适合患者

干咳无痰、肺虚久咳者，因伤风感冒引起的多痰、咳嗽气喘者，及便秘者。

◎搭配宜忌

杏+猪肺	✓	润肺、止咳、化痰
杏+大枣	✓	治神经衰弱、头晕等症
杏+李子	✗	伤脾胃
杏+板栗	✗	引起胃痛

应用指南

润肺止咳、润肠通便，治疗久咳气短、肠燥便秘：苹果半个、杏3个、猪骨300克、调味料适量。猪骨加入盐、生抽、胡椒粉腌制15分钟；锅烧热，倒油，把腌制好的猪骨下到锅里煎至两面金黄；倒入高汤或者清水，大火煮开，滚五分钟呈奶白色汤水，用汤勺把表面的浮沫刮干净，这样煲出来的汤就清澈纯香了；把汤水倒入砂锅中，调成大火再次煮开；加入姜片，调成小火，熬1小时；苹果切成大块，用盐水浸泡以防变色，备用；杏子去核，也切成大块，同样浸盐水备用；最后把苹果和杏子倒入熬好的汤中，再煮30分钟出味即可。

温馨提示

产妇、幼儿、糖尿病患者忌食。杏不宜多食，过食会伤及筋骨、勾发老病，甚至会落眉脱发、影响视力，若产妇、孕妇及孩童过食还极易长疮生疖。容易激增胃里的酸液伤胃引起胃病，还易腐蚀牙齿诱发龋齿。

调理吃法1 杏子汁 —— 生津止渴+润肠通便

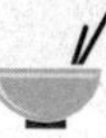

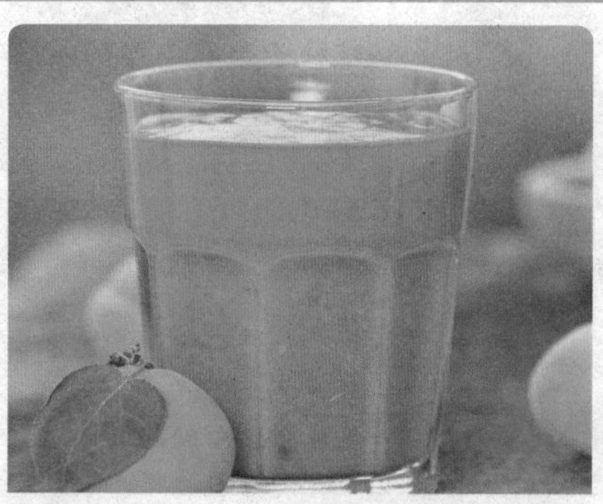

◎材料 杏500克，白糖100克，蜂蜜20毫升

◎制作 ①杏用盐水泡30分钟，洗净，加白糖拌匀，盖保鲜膜放冰箱冷藏一夜。②取出腌好的杏倒入锅中小火熬制，边搅拌边撇去浮沫。③待熬至非常黏稠加入蜂蜜拌匀。④熬好的果酱趁热倒入消过毒的果酱瓶中，拧好盖子，凉后放冰箱储存。

◎专家点评 本品适用于便秘患者。

调理吃法2 杏仁果脯 —— 清热解暑+生津消食

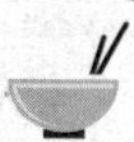

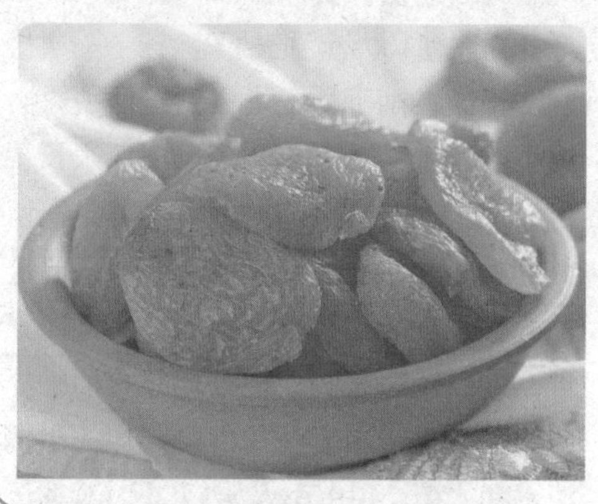

◎材料 杏1000克，白糖500克

◎制作 ①将完全成熟的鲜杏切成两半去核，装在盘里放在日光下直接晒干。②将白糖溶解在水中，放入杏干，浸泡3小时。捞出。③把糖水倒入热锅内，加入杏干，熬煮至沸，捞出沥干。④将捞出的果干单层摊开置于烘箱内，温度保持60~70℃，恒温干燥约1小时左右即成。

◎专家点评 本品适用于食欲不振者。

调理吃法3 杏子蜂蜜汁 —— 生津止渴+润肠通便

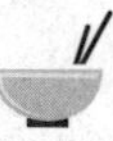

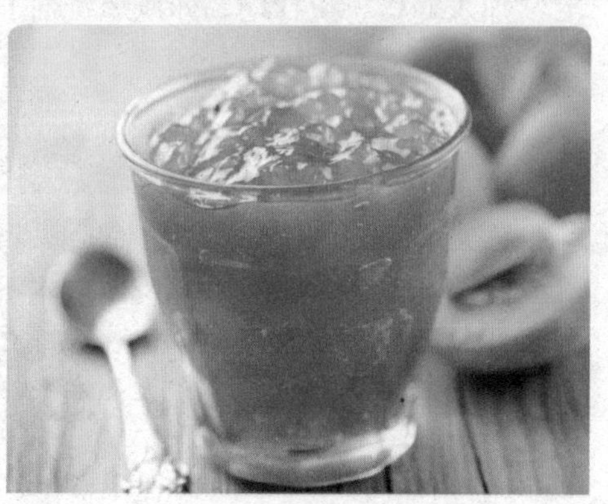

◎材料 杏100克，蜂15毫升

◎制作 ①将杏洗净，切成块状，去核。②将杏放入榨汁机中，搅拌至碎。③调入蜂蜜即可饮食。

◎专家点评 蜂蜜不适宜糖尿病患者、脾虚泻泄及湿阻中焦的脘腹胀满、苔厚腻者食用。夏秋季节不宜食生蜂蜜；婴儿不可食用蜂蜜，以免发生蜂蜜中毒。

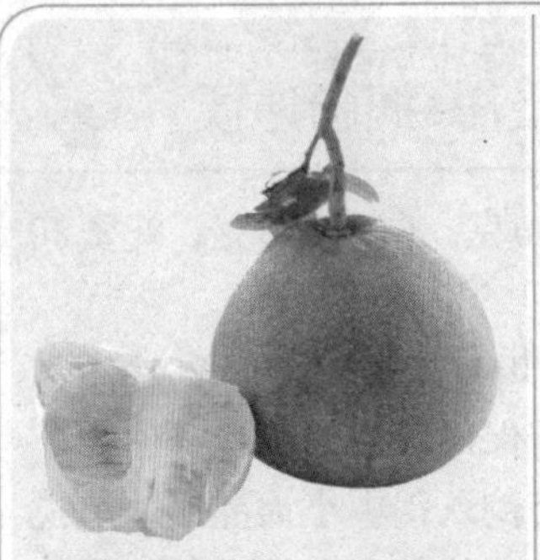

【每日用量】50克左右

【性味归经】性寒，味甘、酸。归肺、脾经。

柚子

Youzi

[别 名] 文旦、气柑

能量 150.7千焦/100克

【调理关键词】

皮苷、纤维素、维生素

◎柚子含有丰富的蛋白质、糖类、有机酸、维生素A原及钙、磷、镁、钠等营养成分，能促进肠道蠕动，还含有生理活性物质皮苷、柚皮苷等，柚皮苷可降低血液循环的黏滞度，减少血栓的形成。

◎食疗作用

柚子有助于下气、消食、醒酒、化痰、健脾、生津止渴、增食欲、增强毛细血管韧性、降低血脂等，对高血压患者有补益作用。

◎选购保存

最好选择上尖下宽的柚子，且表皮要薄而光润，色泽呈淡绿或淡黄色，闻之有香气。因为柚皮很厚，所以柚子能储存较长时间，放在阴凉通风处保存即可。

◎适合患者

适用于消化不良者，慢性支气管炎者，咳嗽、痰多气喘、饮酒过量者，高血脂、高血压，便秘等患者食用。

◎搭配宜忌

柚子+鸡 ✓ 温中补气、消痰止咳

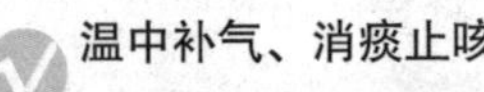

柚子+猪肝 ✗ 产生不良反应

柚子+胡萝卜 ✗ 产生不良反应

柚子+螃蟹 ✗ 产生不良反应

应用指南

润肠通便、安神：柚3个，蜂蜜500毫升，冰糖100克。把柚子涂抹上一层盐刷洗干净；削下柚子皮；剥出柚子肉撕成小块；削下的黄皮切成大约3厘米长、粗细1毫米左右的细丝，越细越好；把切好的柚子皮放到盐水里腌1小时；把腌好的柚子皮放入清水中，用中火煮10分钟，变软脱去苦味；把处理好的柚子皮和果肉放入干净无油的锅中，加一小碗清水和冰糖，用中小火熬1个小时，熬至黏稠，柚皮金黄透亮就可以了，注意熬的时候要经常搅拌，以免粘锅。等放凉后，加入蜂蜜，搅拌均匀即成蜂蜜柚子茶。

温馨提示

气虚体弱、腹部寒冷、常患腹泻者，高血压患者及患肝功能疾病的人不宜食用柚子。柚子皮厚耐藏，一般可存放三个月而不失香味，有“天然水果罐头”之称。

调理吃法1 柚子蜂蜜汁 生津止渴+润肠通便

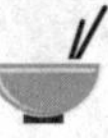

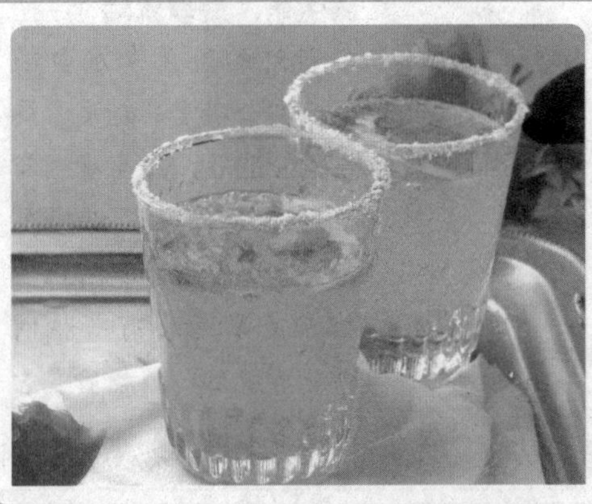

◎材料 柚子半个，蜂蜜20毫升，冰块2个，水50毫升

◎制作 ①将柚子去皮，手撕成果粒状。②将柚子放入榨汁机中，加入冰块、水，搅拌至均匀。③调入蜂蜜即可饮食。

◎专家点评 蜂蜜不适宜糖尿病患者、脾虚泻泄及湿阻中焦的脘腹胀满、苔厚腻者食用。夏秋季节不宜食生蜂蜜；婴儿不可食用蜂蜜，以免发生蜂蜜中毒。

调理吃法2 柚子菠萝汁 开胃润肺+通便排毒

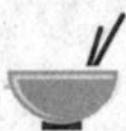

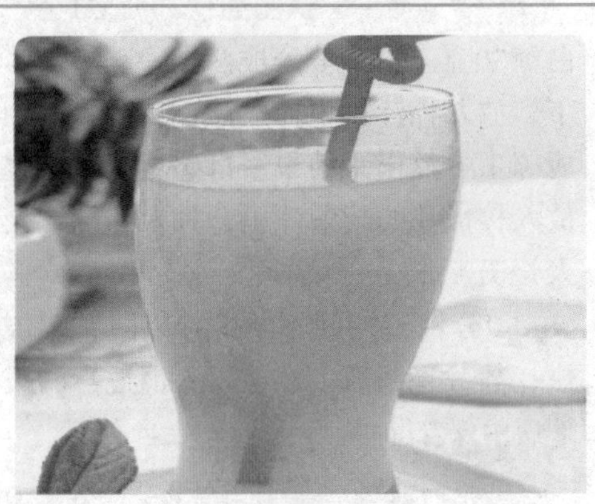

◎材料 菠萝50克，柚子100克，蜂蜜少许

◎制作 ①将菠萝去皮，洗净，切块。②将柚子去皮，去子，切块。③将准备好的材料搅打成汁，加蜂蜜拌匀。

◎专家点评 患有溃疡病、肾脏病、凝血功能障碍的人应禁食菠萝，发热及患有湿疹疥疮的人也不宜多吃菠萝。切忌食用过量或食用未经处理的生菠萝。

调理吃法3 西红柿柚子蜂蜜汁 润肺生津+健胃消食

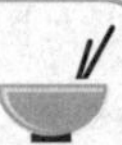

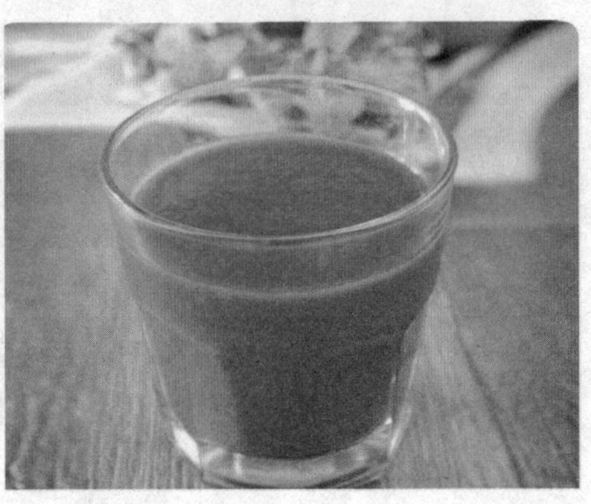

◎材料 西红柿2个，柚子2瓣，蜂蜜适量

◎制作 ①西红柿洗净后，用开水烫去皮。②将柚子去皮，手撕成果粒状。③将柚子、西红柿放入榨汁机中，搅拌成汁。④调入蜂蜜即可饮食。

◎专家点评 急性胃肠炎、急性细菌性痢疾患者不宜食用，有痛经史的女性在经期不宜食用。

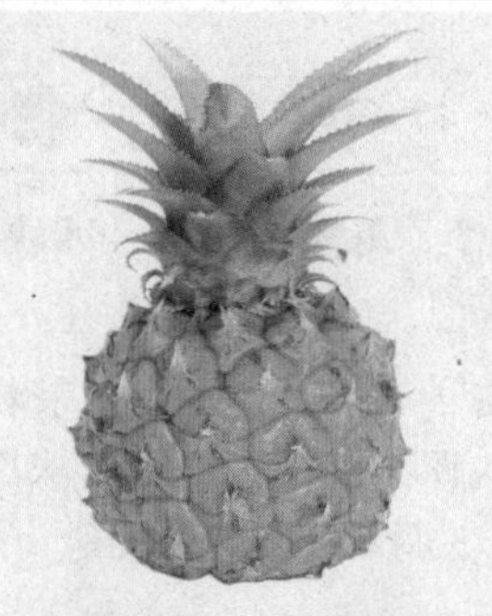

【每日用量】50克左右

【性味归经】性平，味甘。归脾、胃经。

菠萝

Boluo

[别 名] 凤梨、番梨、露兜子

能量 171.6千焦/100克

【调理关键词】

维生素、菠萝朊酶

◎新鲜的菠萝含水量较高，亦含丰富的糖类、蛋白质、脂肪、维生素、有机酸类等，尤其以维生素C含量最高，能防止便秘。菠萝还含有一种叫“菠萝朊酶”的物质，它能分解蛋白质。

◎食疗作用

菠萝具有清暑解渴、消食止泻、补脾胃、固元气、益气血、消食、祛湿等功效。对热病烦渴、食欲不振等患者有一定辅助疗效。

◎选购保存

如果菠萝突顶部充实，果皮变黄，果肉变软，呈橙黄色，说明它已达到九成熟，这样的菠萝果汁多，糖分高，香味浓，风味好。未削皮的菠萝在常温下保存即可，已经削皮的可以用保鲜膜包好放在冰箱里，但最好不要超过两天，吃之前用盐水泡一下。

◎适合患者

适宜身热烦躁、肾炎、高血压等患者。

◎搭配宜忌

菠萝+鸡肉 ✓ 镇静安神

菠萝+鸡蛋 ✗ 产生不良反应

菠萝+白萝卜 ✗ 产生不良反应

菠萝+牛奶 ✗ 产生不良反应

应用指南

1.清热消渴，润肠通便：菠萝1个，白糖50克。将菠萝分成两半，一半切碎丁，放入榨汁机中榨成汁。其余菠萝切成碎丁（熬出来的果酱口感更好）一起放入榨成汁的菠萝汁里，加入冰糖，大火烧开后转小火熬煮至水分收干，需40~50分钟，期间不断搅拌以防粘牢烧焦，熬成果酱后，放凉，入消过毒的玻璃瓶中保存即可。

2.明目开胃，降三高：菠萝1个，大米100克，枸杞15克。菠萝去皮，用淡盐水浸泡，切小块；枸杞洗净；锅注水，大米洗净，将大米煮熟烂后放入菠萝熬20分钟；放入枸杞熬10分钟即可。

温馨提示

患有溃疡病、肾脏病、凝血功能障碍的人应禁食菠萝，发热及患有湿疹疥疮的人也不宜多吃。切忌食用过量或食用未经处理的生菠萝，食用前应用盐水泡十分钟左右。

调理吃法1 苹果菠萝桃子汁

活血生津+润肠通便

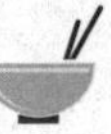

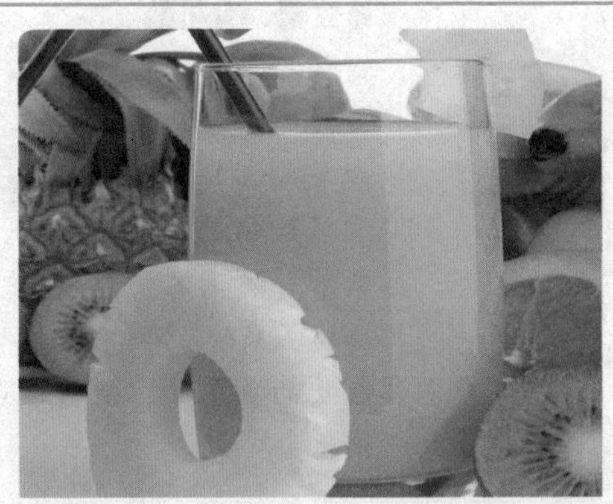

◎材料 苹果1个，菠萝1/4个，水蜜桃1个

◎制作 ①将苹果、桃子洗净，去核，切成块。②菠萝去皮，去心，用淡盐水浸泡10分钟，切成块。③将水果一同放入榨汁机中，加入适量水，搅拌至碎即可。

◎专家点评 糖尿病患者、肠胃功能不佳者、老年人、儿童应少食桃子。

调理吃法2 菠萝椰子汁

生津止渴+清热解暑

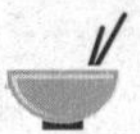

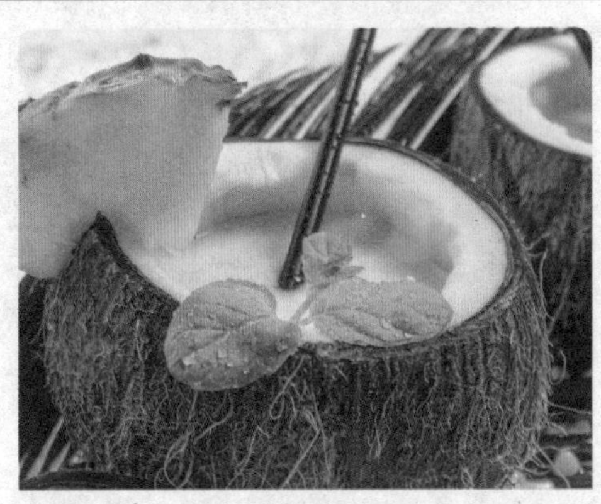

◎材料 菠萝1/4个，椰子1个，牛奶150毫升，蜂蜜适量

◎制作 ①椰子洗净后，用工具在上端据小口，倒出椰子汁。②用工具在椰子上端1/3处割开，把小壳上的椰子肉撬下来，切成块状。③菠萝去皮，用淡盐水浸泡后，切块。④把椰子肉、菠萝、牛奶一起放入榨汁机榨汁，调入蜂蜜拌匀。

◎专家点评 本品适用于便秘等患者。

调理吃法3 菠萝牛奶蜂蜜汁

润肠生津+除烦止渴

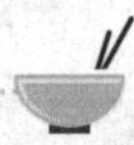

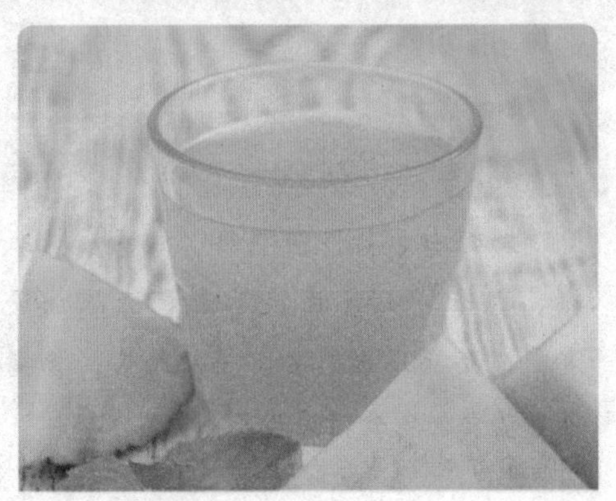

◎材料 菠萝半个，牛奶150毫升，蜂蜜适量

◎制作 ①菠萝去皮，去心，用淡盐水浸泡10分钟，切成块。②把菠萝放入榨汁机中，加入牛奶，压榨成汁，去果渣，调入蜂蜜拌匀即可饮用。

◎专家点评 缺铁性贫血、消化道溃疡病、乳糖酸缺乏症、胆囊炎、胰腺炎患者不宜饮用牛奶。

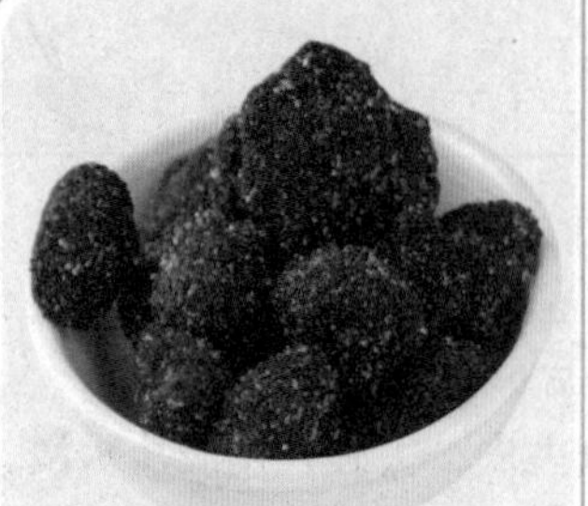

【每日用量】5颗左右

【性味归经】性温，味甘、酸。归肝、胃经。

杨梅

Yangmei

[别 名] 水杨梅、龙睛

能量 117.2千焦/100克

【调理关键词】

维生素、有机酸

◎优质杨梅果肉的含糖量为12%~13%，含酸量为0.5%~1.1%，富含纤维素、矿物质元素、维生素和一定量的蛋白质、脂肪、果胶及8种对人体有益的氨基酸，能促进消化。

◎食疗作用

杨梅具有生津止渴、和胃消食的功效。杨梅中还含有一定的抗癌物质，对肿瘤细胞的生长有抑制作用；杨梅含大量的维生素C，能增强毛细血管的通透性。

◎选购保存

挑选杨梅时要多留意颜色，过于黑红的杨梅或盛器有很深的红色水印，应尽量避免选购。应挑选果面干燥、无水迹现象，个大浑圆，果实饱满、圆刺、核小，汁多、味甜者为好。如肉质酥软者为过熟。肉质过硬者为过生，吃起来酸涩，口感不佳。阴凉处保存。

◎适合患者

胃气痛、烦渴、习惯性便秘等患者。

◎搭配宜忌

杨梅+蜂蜜	✓	生津润燥、补中和胃
杨梅+白酒	✓	开胃、治腹泻、痢疾
杨梅+鸭肉	✗	导致中毒
杨梅+生葱	✗	产生不良反应

应用指南

1.生津止渴，和胃消食： 杨梅500克，江米酒500毫升，冰糖150克。将杨梅和冰糖以层层交叠的方式，即一层杨梅，一层冰糖，放入泡酒用的干净广口瓶中，最后再倒入所有的酒，让酒漫过杨梅，盖紧盖子，避光室温下三个月即可。启封后，要迅速分离果肉和酒。喝时可以倒上一小杯，加入冰块与蜂蜜，清爽甘甜。

2.生津止渴，养颜： 杨梅150克，玫瑰花干15克，蜂蜜适量。将杨梅用清水洗净，然后入锅加水适量煎汁，煎煮好后取汁备用；用药汁冲泡玫瑰花，加蜂蜜拌匀即可。

温馨提示

杨梅由于其性质温热，故阴虚、血热、火旺、有牙齿疾患者和糖尿病患者、溃疡病患者忌食。一般而言，杨梅不宜多食，多食对牙齿不利。

调理吃法1 冰镇杨梅 生津止渴+和胃消食

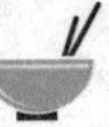

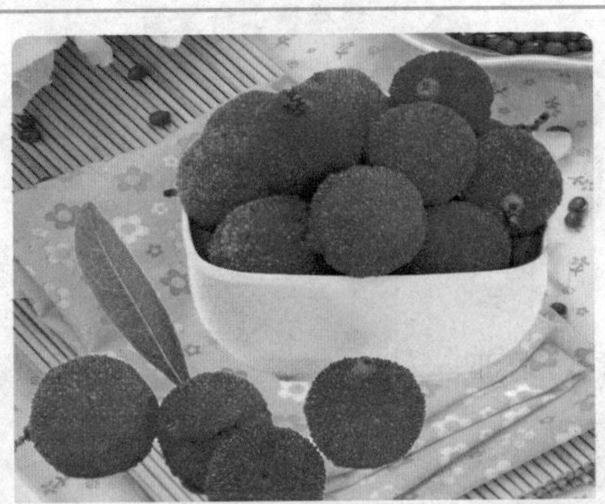

◎材料 杨梅500克，盐适量

◎制作 ①杨梅洗净，去蒂，放在盐水中泡半小时。②把洗净的杨梅放入冰箱内冰冻1小时，取出即可。

◎专家点评 杨梅对胃黏膜有一定的刺激作用，故溃疡病患者要慎食。杨梅性温热，牙痛、胃酸过多、上火的人不要多食。另外，糖尿病患者忌食杨梅，以免使血糖过高。

调理吃法2 绿豆杨梅粳米粥 清热解毒+养阴生津

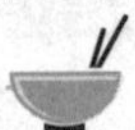

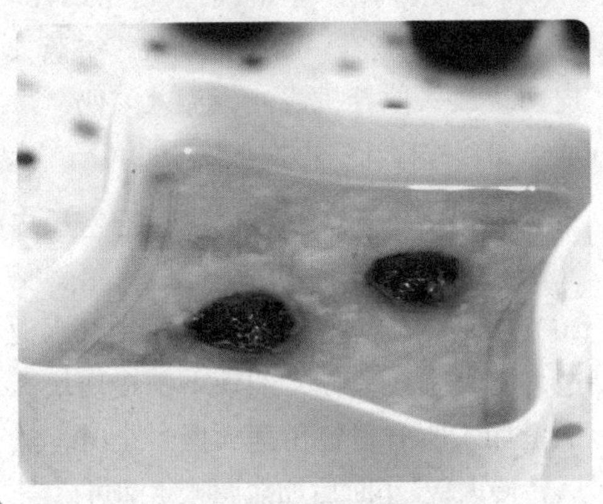

◎材料 绿豆100克，杨梅50克，粳米80克，白糖适量

◎制作 ①糯米、绿豆洗净泡发2小时；杨梅用淡盐水洗净。②锅置火上，注入清水，放入绿豆、粳米煮至熟烂。③再放入杨梅煮至粥成后，调入白糖入味即可食用。

◎专家点评 脾胃虚弱的人不宜多食绿豆。绿豆能够防治脱发，使骨骼和牙齿坚硬，帮助血液凝固。

调理吃法3 麦仁杨梅粥 和胃消食+排毒养颜

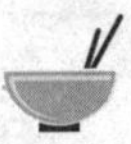

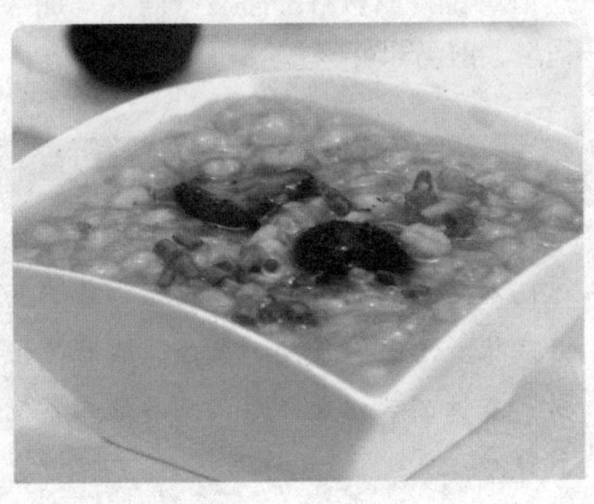

◎材料 麦仁100克，杨梅20克，白糖少许，葱花适量

◎制作 ①麦仁泡发洗净；杨梅洗净，切成两瓣；葱洗净，切花。②锅置火上，注入清水，放入麦仁，用大火煮至麦仁开花。③放入杨梅用小火煮至粥成，调入白糖入味，撒上葱花即可。

◎专家点评 孕妇不宜多食。

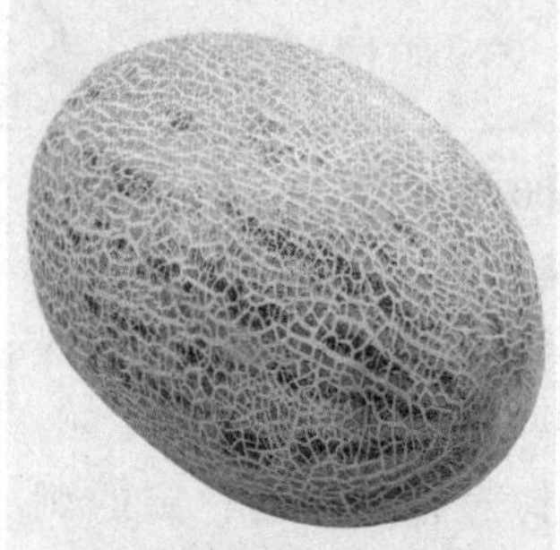

【每日用量】90克左右

【性味归经】性寒、味甘。归肺、胃、膀胱经。

哈密瓜

Hamigua

[别 名] 甜瓜、甘瓜、果瓜。

能量 142.3千焦/100克

【调理关键词】

维生素、纤维素

◎哈密瓜含大量碳水化合物和纤维素，还有苹果酸、果胶物质、维生素A、B族维生素、维生素C，烟酸以及钙、磷、铁等元素，能促进消化。

◎食疗作用

具有利便、益气、清肺热、止咳的功效。哈密瓜还有清凉消暑、除烦热、生津止渴的作用，是夏季解暑的佳品。食用哈密瓜对人体造血功能有显著的促进作用，可以作为贫血者的食疗佳品。

◎选购保存

黄皮哈密瓜，皮色越黄成熟度越好；网纹哈密瓜，其纹路越清晰越好。哈密瓜不宜变质，易于储存。但若是已经切开的哈密瓜，则要尽快食用，或用保鲜膜包好，放入冰箱保存。

◎适合患者

一般人均可食用。

◎搭配宜忌

哈密瓜+银耳	✓	可润肺止咳、滋润皮肤
哈密瓜+黄瓜	✗	产生不良反应
哈密瓜+海鲜	✗	产生不良反应

应用指南

1.通便排毒：香蕉1根，哈密瓜100克，酸奶150毫升。哈密瓜切块，香蕉去皮切块放入搅拌机成汁，加入酸奶，可适当加入柠檬汁；再搅拌均匀即可。

2.利尿解暑，润肺化痰：哈密瓜皮200克，雪梨2个，胡萝卜1根，猪腱子200克。哈密瓜皮洗净，猪腱子用开水烫过，雪梨去皮去核，胡萝卜削皮切块；锅里加入所有材料用猛火煲半小时，然后转慢火煲1小时后加盐调味，即可。

3.润肺止咳，清心安神：哈密瓜半个，瘦肉500克，百合50克，陈皮5克，盐适量。将原材料洗净后一同入锅加水适量，煎汤即可。

温馨提示

糖尿病患者忌食哈密瓜。哈密瓜性凉，不宜吃得过多,以免引起腹泻等胃肠道症状。患有脚气病、黄疸、腹胀、便秘、寒性咳喘以及产后、病后的人不宜多食。

调理吃法1 哈密瓜猕猴桃汁——生津解热+利尿止渴

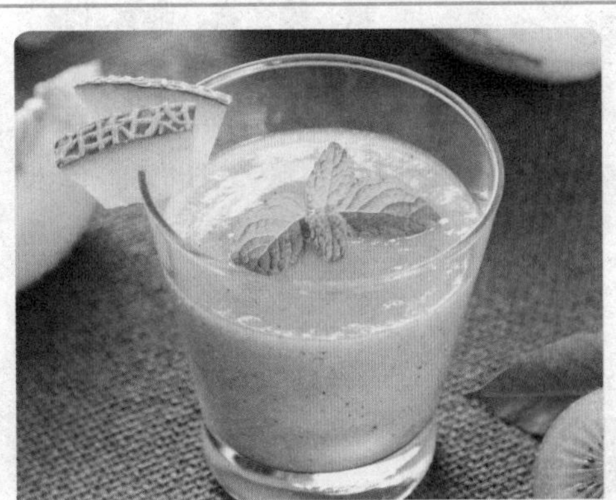

◎材料 哈密瓜100克，猕猴桃2个，蜂蜜适量

◎制作 ①哈密瓜去皮，去子并切成块；猕猴桃去皮，切成块。②把哈密瓜、猕猴桃一同放入榨汁机中，压榨成汁。③调入蜂蜜即食。

◎专家点评 脾虚便溏、慢性胃炎等患者忌食。

调理吃法2 美味香蕉哈密瓜汁——生津润肠+助眠除烦

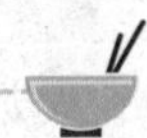

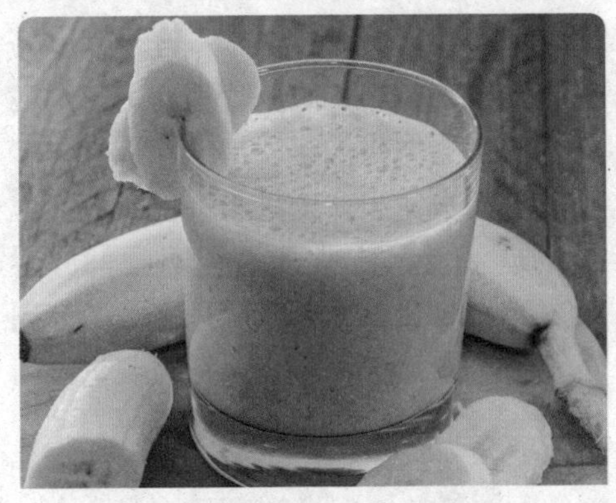

◎材料 哈密瓜80克，香蕉1根，蜂蜜20毫升

◎制作 ①哈密瓜去皮，切成块；香蕉去皮，切成块。②把哈密瓜、香蕉一同放入榨汁机中，压榨成汁。③调入蜂蜜即食。

◎专家点评 便溏腹泻者不宜多食、生食香蕉，急慢性肾炎及肾功能不全者忌食香蕉；畏寒体弱和胃虚的人不宜多吃。过量吃香蕉可引起微量元素失调。

调理吃法3 苹果哈密瓜鲜奶汁——生津止渴+润肠通便

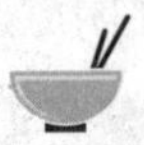

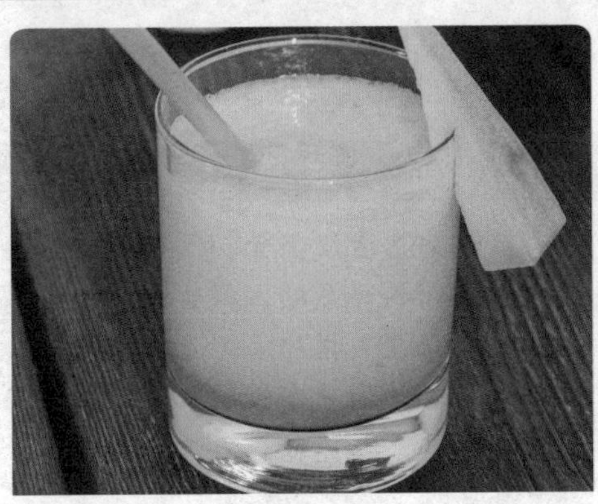

◎材料 苹果1个，哈密瓜100克，蜂蜜适量

◎制作 ①哈密瓜去皮，去子并切成块；苹果去皮，切成块。②把哈密瓜、苹果一同放入榨汁机中，压榨成汁。③调入蜂蜜即食。

◎专家点评 肾炎、糖尿病、冠心病、心肌梗死患者不宜食苹果。

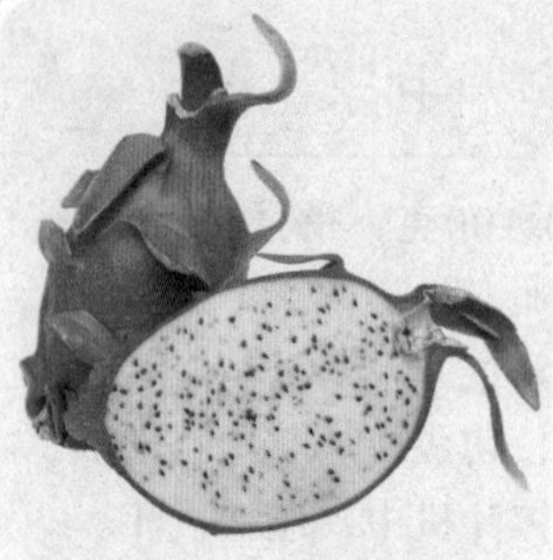

【每日用量】每日60克

【性味归经】性凉，味甘。归胃、大肠经。

火龙果

Huolongguo

[别 名] 青龙果、红龙果

能量 213.5千焦/100克

【调理关键词】

糖、维生素、膳食纤维

◎火龙果中含糖量较高，还有丰富的蛋白质、膳食纤维、维生素、葡萄糖、水溶性膳食纤维等，能排毒、促进消化。

◎食疗作用

火龙果具有明目、降火的功效，且能预防高血压，排毒养胃，美白减肥，可预防便秘，促进眼睛健康，增加骨质密度，助细胞膜生长，预防贫血，抗神经炎，预防口角炎，增加食欲，防黑斑等。

◎选购保存

以外观光滑亮丽、果身饱满、颜色呈鲜紫红的火龙果为佳。火龙果表面红色的地方越红越好，绿色的部分也要越绿的越新鲜，若是绿色部分变得枯黄，就表示已经不新鲜了，不宜购买。建议现买现食或放在阴凉通风处储存。

◎适合患者

一般人均宜食用。

◎搭配宜忌

火龙果+虾	✔	消热祛燥、增进食欲
火龙果+山楂	✘	产生不良反应
火龙果+黄瓜	✘	产生不良反应
火龙果+鲜贝	✘	产生有毒物质

应用指南

1.健胃消食，美容：火龙果1个，西米50克，明胶适量。西米入开水锅煮好后捞出过凉备用；明胶片提前用冰水泡软；红心火龙果加椰汁用搅拌机打匀；将打好的火龙果汁倒进小锅里，放入泡好的明胶片，小火加热至明胶彻底溶化；把煮好过凉的西米倒进容器里；倒入做好的火龙果汁，入冰箱冷藏至凝固即可。

2.美容养颜、缓解疲劳：火龙果、橘子、梨、胡萝卜、石榴、柠檬、香蕉、苹果各1份，千岛酱适量。所有原料洗净、切丁取粒、掰开，用千岛酱和匀，装入火龙果壳里即可。

温馨提示

糖尿病患者应少食。气郁体质，痰湿体质，瘀血体质的人群少食。火龙果的果茎及果皮可搭配海鲜及肉类清炒，味爽可口，是夏日下饭的佳肴。火龙果花泡水煮沸、加冰糖，冷冻后饮用，口感更香更醇，胜过菊花茶。

调理吃法1 火龙果牛奶汁

润肠通便+美容

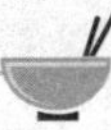

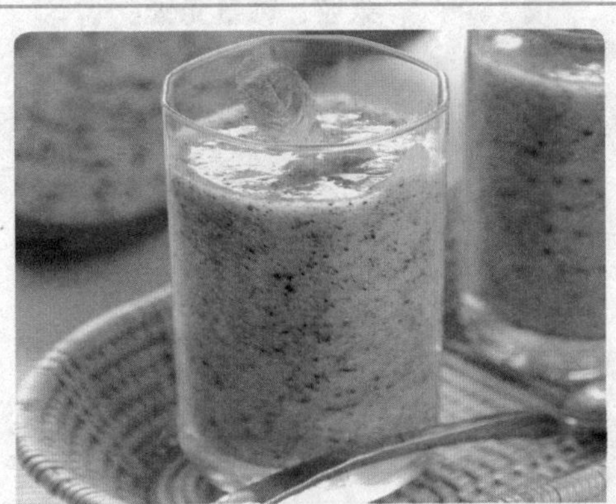

◎材料 火龙果1个，牛奶100毫升

◎制作 ①火龙果去皮，切成块。②把火龙果、牛奶一同放入榨汁机中，压榨成汁即可。

◎专家点评 缺铁性贫血、消化道溃疡病、乳糖酸缺乏症、胆囊炎、胰腺炎患者不宜饮用牛奶；脾胃虚寒作泻、痰湿积饮者慎服牛奶。

调理吃法2 火龙果蜂蜜汁

润肠通便+生津止渴

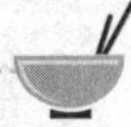

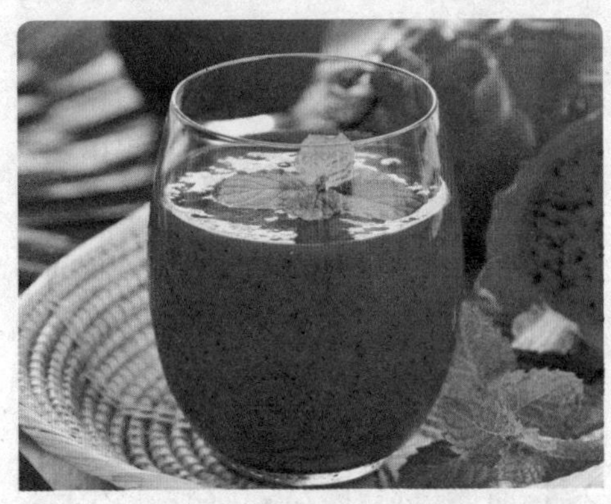

◎材料 火龙果1个，蜂蜜适量

◎制作 ①火龙果去皮，切成块。②把火龙果放入榨汁机中，压榨成汁。③调入蜂蜜即食。

◎专家点评 蜂蜜不适宜糖尿病患者、脾虚泻泄及湿阻中焦的脘腹胀满、苔厚腻者及婴儿食用。

调理吃法3 火龙果沙拉

润肠通便+生津美容

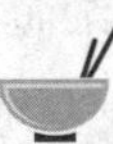

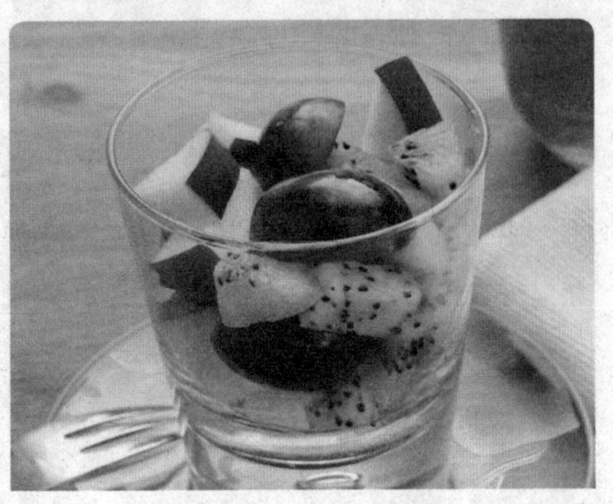

◎材料 苹果半个，猕猴桃1个，红提10颗，火龙果半个，沙拉酱适量

◎制作 ①红提洗净，在淡盐水中泡10分钟，捞起沥干水分，切成两半。②苹果洗净，去核，切成块。③猕猴桃、火龙果去皮，切成块。④把水果块放入盘子里，混合均匀，放入冰箱冰10分钟即可食用。也可加入少量沙拉酱，拌食。

◎专家点评 本品适用于便秘患者。

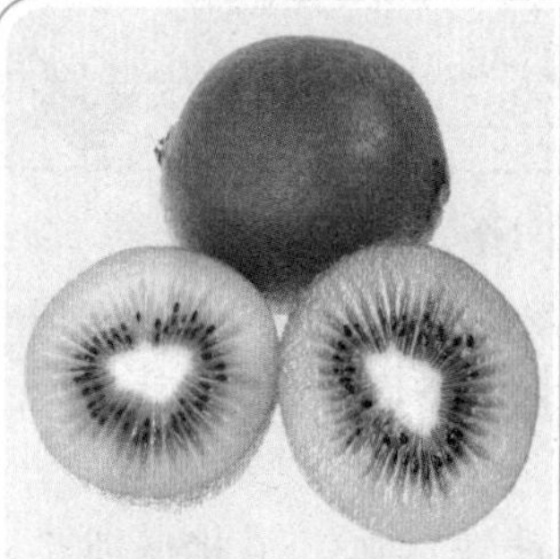

【每日用量】每天1~2个

【性味归经】性寒，味甘、酸。归胃、膀胱经。

猕猴桃

Mihoutao

[别 名] 毛桃、藤梨、毛梨

能量 234.4千焦/100克

【调理关键词】

果胶、微量元素

◎猕猴桃含有丰富的碳水化合物、维生素、微量元素、果胶、多种氨基酸。果胶可降低血中胆固醇的浓度，预防心血管疾病。钙可以改善睡眠品质、促进肠胃蠕动、润燥通便。

◎食疗作用

猕猴桃有生津解热、和胃降逆、止渴利尿、滋补强身之功效。猕猴桃含有谷胱甘肽，可抑制原癌基因的激活，配合其丰富的抗氧化物质，对肝癌、肺癌、皮肤癌、前列腺癌等多种癌细胞病变有一定的抑制作用。猕猴桃富含精氨酸，能有效地改善血液流动，阻止血栓的形成。

◎选购保存

优质猕猴桃果外形规则，每个80～140克，呈椭圆形，表面光滑无皱，果脐小而圆并向内收缩，果皮呈均匀的黄褐色，果毛细而不易脱落。

◎适合患者

一般人均适宜。

◎搭配宜忌

猕猴桃+蜂蜜	✓	清热生津、润燥止渴
猕猴桃+薏米	✓	抑制癌细胞
猕猴桃+肝脏	✗	破坏维生素C

应用指南

1.健脾温胃、生津调气：橙汁25毫升、猕猴桃1个、白糖适量。猕猴桃去皮切片；锅中加入清水烧热；将白糖加入锅中，煮至完全溶入水中；在锅中倒入橙汁，用汤勺轻轻搅拌均匀；把处理好的猕猴桃倒入锅中，拌匀；将材料煮至沸腾，将煮好的糖水盛出即可。

2.益气健脾，生津润燥：猕猴桃30克，樱桃少许，大米80克，白糖适量。大米洗净；猕猴桃去皮洗净，切小块；樱桃洗净，切块；锅置火上，注入清水，放入大米煮至米粒绽开后，放入猕猴桃、樱桃同煮；改用小火煮至粥成后，调入白糖入味即可食用。

温馨提示

脾虚便溏、慢性胃炎者忌食猕猴桃。猕猴桃中含有叶酸和维生素类成分，而这两类物质遇高温易被分解破坏，故猕猴桃以生吃（或榨汁饮用）为好。

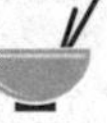

调理吃法1 猕猴桃牛奶汁 清热生津+润燥通便

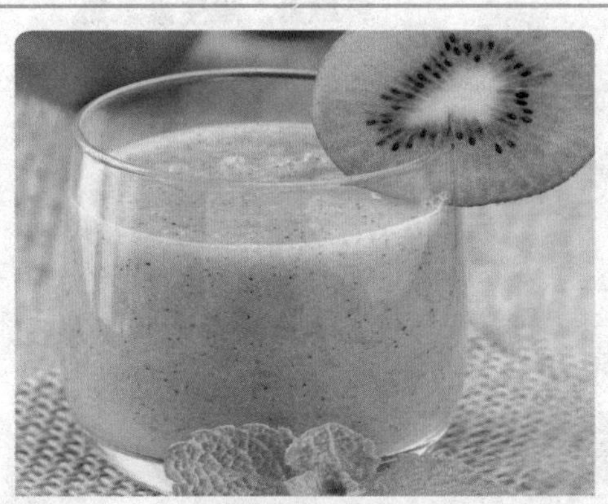

◎材料 猕猴桃2个，牛奶150毫升，蜂蜜适量

◎制作 ①猕猴桃去皮，切块。②把猕猴桃、牛奶放入榨汁机中，压榨成汁。③加入蜂蜜搅拌均匀，即食。

◎专家点评 缺铁性贫血、消化道溃疡病、乳糖酸缺乏症、胆囊炎、胰腺炎患者不宜饮用牛奶；脾胃虚寒作泻、痰湿积饮者慎服牛奶。

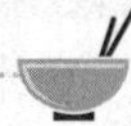

调理吃法2 猕猴桃菠菜汁 通肠导便+防治痔疮

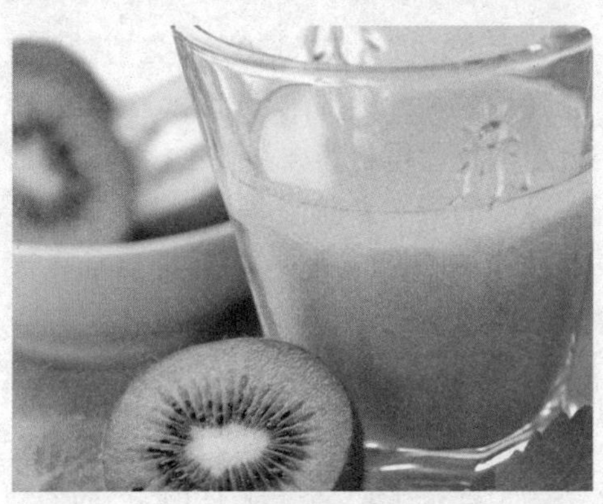

◎材料 菠菜100克，猕猴桃2个，蜂蜜适量

◎制作 ①菠菜洗净，去根，放入沸水中烫熟，捞起沥干水分。②猕猴桃去皮，切块。③把猕猴桃、菠菜放入榨汁机中，压榨成汁。④加入蜂蜜，搅拌均匀，即食。

◎专家点评 不适宜肾炎患者、肾结石患者食用。菠菜草酸含量较高，一次食用不宜过多。另外脾虚便溏者不宜多食。

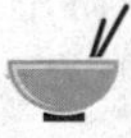

调理吃法3 苹果猕猴桃蜂蜜汁 养阴生津+润肠通便

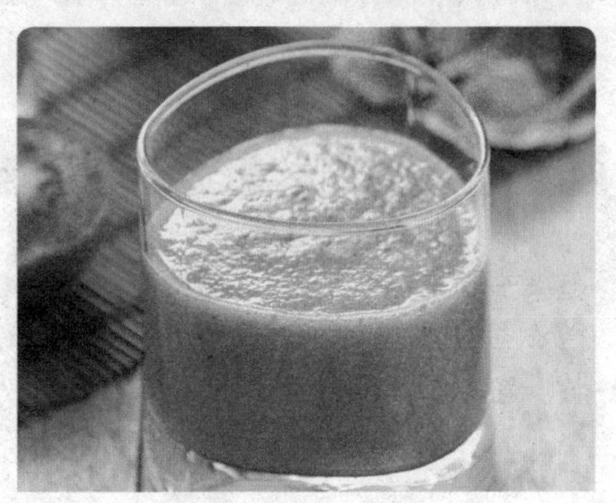

◎材料 苹果1个，猕猴桃1个，蜂蜜20毫升

◎制作 ①苹果洗净，去核，切块。②猕猴桃去皮，切块。③把苹果和猕猴桃一起放入榨汁机中，压榨成汁，加入蜂蜜搅拌均匀，即食。

◎专家点评 肾炎、糖尿病、冠心病、心肌梗死患者不宜食苹果。

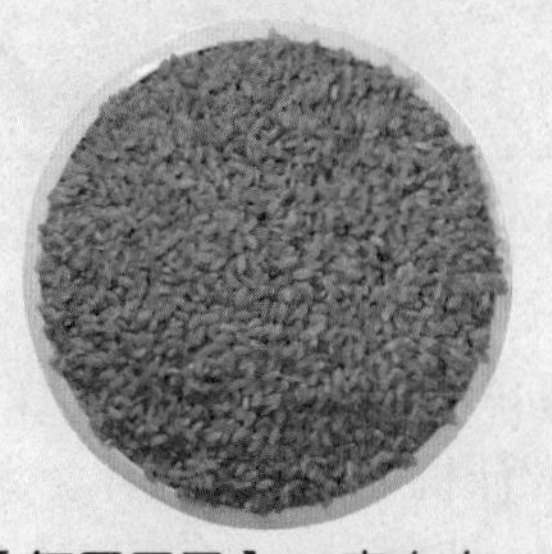

【每日用量】50克左右

【性味归经】味甘，性温。归脾、胃经。

糙米

Caomi

[别名] 胚芽菜、玄米

能量 1540.4千焦/100克

【调理关键词】

纤维素、维生素、铬

◎糙米含有大量的纤维素，有减肥、降低胆固醇、通便等功能。胚芽中富含的维生素E能促进血液循环，可治疗贫血；糙米中的铬等微量元素有利于提高胰岛素的敏感性。

◎食疗作用

糙米具有提高人体免疫力、加速血液循环、消除烦躁、促进肠道有益菌繁殖、加速肠道蠕动、软化粪便等功效。对于预防心血管疾病、贫血症、便秘、肠癌等病症效果显著，而且对治疗糖尿病、肥胖症有很好的食疗作用。

◎选购保存

色泽晶莹，颗粒均匀，无黄粒，有一股米的清香味，无霉烂味，用手插入米袋摸一下，手上无油腻、米粉，用手碾一下，米粒不碎为佳。放在干燥、密封效果好的容器内，并且要置于阴凉处保存即可。

◎适合患者

一般人群均宜适用。

◎相宜搭配

糙米+红薯	减肥
糙米+牛奶	解毒、通便
糙米+大豆	缓解更年期综合征
糙米+尖椒	防止维生素C被氧化

应用指南

1.活血补血、安神、抗癌：荔枝6颗，大枣15枚，糙米150克。先把糙米泡一晚后放入大枣再泡30分钟，等糙米和大枣泡好后再将荔枝剥壳去核；锅中放入足够的清水煮开，水开后倒入糙米、荔枝煮30分钟；粥煮30分钟后放入大枣，再煮至糙米开花即可。

2.健脾和胃、补肾养血：糙米40克，燕麦30克，黑米、黑豆、红豆、莲子各20克，红糖5克。莲子去心，同各种米、豆加水浸泡；锅加入适量清水，放入糙米、黑豆、黑米、红豆、莲子、燕麦开大火煮沸；最后转小火煮至熟，粥呈浓稠状时，调入红糖拌匀即可。

温馨提示

糙米尤为适宜肥胖者食用。另外，糙米加咖啡一起饮用，对痔疮、便秘、高血压等有较好的疗效，而且风味独特。胃肠消化不好的人慎食糙米。

调理吃法1 糙米豆浆 益气生津+改善便秘

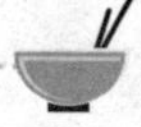

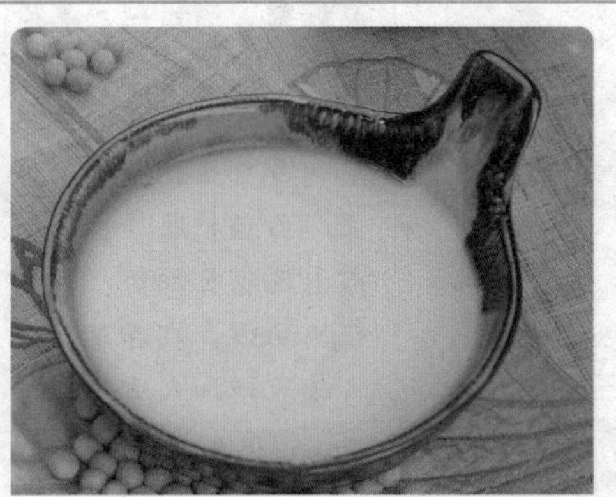

◎材料 糙米50克，黄豆50克，冰糖或白砂糖适量

◎制作 ①黄豆、糙米分别泡发，洗净。②将糙米、黄豆放入豆浆机中，添水搅打成豆浆，烧沸后滤出豆浆，加入冰糖拌匀即可。

◎专家点评 糙米和黄豆搭配食用能养胃，还有预防贫血和便秘的效果。

调理吃法2 糙米杂粮饭 润肠通便+均衡营养

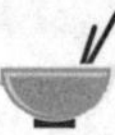

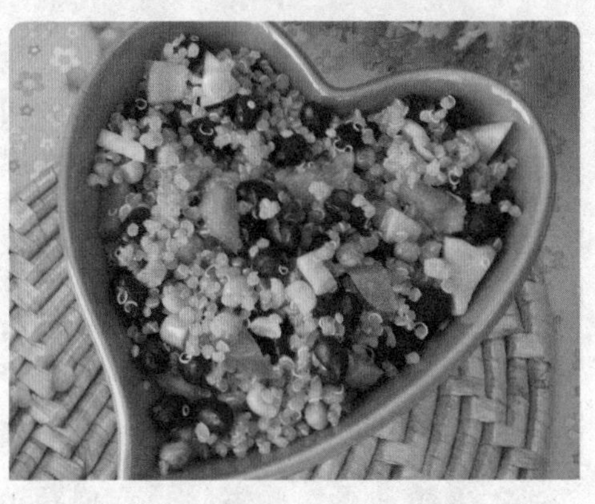

◎材料 糙米80克，豌豆50克，黑豆50克，水葫芦50克，胡萝卜50克，盐、鸡精、蒜末、橄榄油各适量

◎制作 ①糙米、豌豆、黑豆泡发，洗净。②胡萝卜洗净，蒸熟，切块。③将糙米、豌豆、黑豆蒸熟。④水葫芦洗净，去皮切块，炒熟。⑤在热锅内加入橄榄油，加入蒜末爆香。⑥加入所有材料翻炒均匀，待熟后加入盐、鸡精或味精即可。

◎专家点评 怀孕的妇女不宜多吃。

调理吃法3 糙米大杂烩 润肠通便+均衡营养

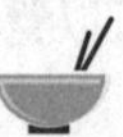

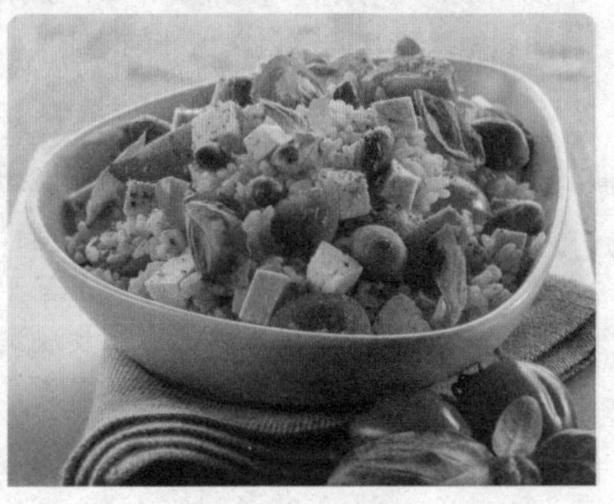

◎材料 糙米100克，西红柿1个，豆腐50克，橄榄油、调味料各适量

◎制作 ①糙米泡发，洗净，蒸熟。②豆腐洗净，用水焯熟，捞出沥干水分，切块。③西红柿洗净，切块。④起油锅，加入蒜末爆香。⑤放入番茄炒均匀。⑥放入豆腐，加酱油、盐、鸡精，炒至金黄即可。

◎专家点评 痛风病人、血尿酸浓度增高的患者忌食豆腐。

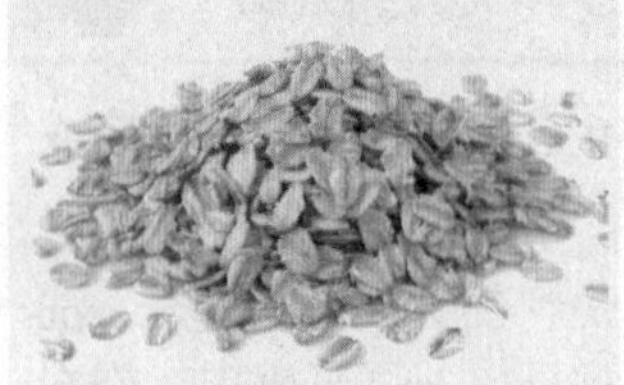

【每日用量】40克左右

【性味归经】性温，味甘。归脾、心经。

燕麦

Yanmai

[别名] 野麦、雀麦、乌麦、油麦、玉麦

能量 1536.2千焦/100克

【调理关键词】

高纤维、高蛋白、高碳水化合物

◎燕麦含丰富的营养物质，具有益肝和胃、通便、养颜护肤等功效。燕麦还有抗细菌、抗氧化的功效，在春季能够有效地增加人体的免疫力，抵抗流感。

◎食疗作用

燕麦具有健脾、益气、补虚、止汗、养胃、润肠的功效。燕麦不仅对预防动脉硬化、脂肪肝、糖尿病、冠心病，而且对便秘以及水肿等都有很好的辅助治疗作用，还可增强人的体质、延年益寿。

◎选购保存

纯正的燕麦，每粒燕麦的外表都有一层谷糠，用来保护淀粉质的内胚乳及胚胎，所以在购买时要观察外表是否有一层谷糠，如果谷糠脱落，表示燕麦已经变质，则不宜购买。燕麦天然含有一种防腐剂，可以置于室温下储存很长时间。

◎适合患者

便秘、糖尿病、高血压、动脉硬化者。

◎搭配宜忌

燕麦+大枣	✓	补中益气，养血安神，补血润肤
燕麦+南瓜	✓	补虚健脾
燕麦+红薯	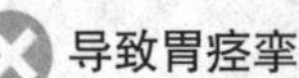 ✗	导致胃痉挛、胀气

应用指南

1.补虚健脾，治疗高胆固醇血症、动脉硬化：燕麦100克、大枣50克。将大枣洗净去核，加水500毫升与燕麦一同煮，水开后再煮3~5分钟即可。燕麦片泡发洗净；香菇洗净，切片；白菜洗净，切丝；葱洗净，切花；锅置火上，倒入清水，放入燕麦片，以大火煮开；加入香菇、白菜同煮至浓稠状，调入盐拌匀，撒上葱花即可。

2.健脾益气，养胃润肠：燕麦50克，核桃仁、玉米粒、鲜奶各适量，白糖3克。燕麦泡发洗净；锅置火上，倒入鲜奶，放入燕麦煮开；加核桃仁、玉米粒同煮至浓稠状，调入白糖拌匀即可。

温馨提示

燕麦对于常常处于紧张状态的现代上班族来说，是一种兼顾营养又不至于发胖的健康食品。虚寒病患者，皮肤过敏、肠道敏感者不适宜吃太多的燕麦，以免引起胀气、胃痛、腹泻。

调理吃法1 玉米燕麦片汁

健脾益气+养胃润肠

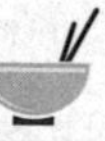

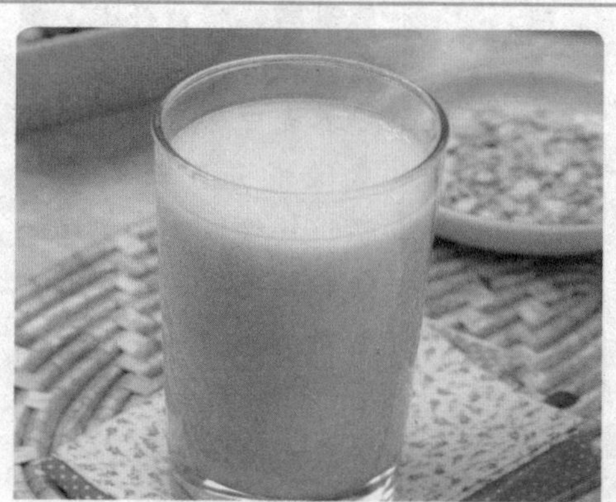

◎材料 玉米1根，燕麦50克，蜂蜜适量

◎制作 ①燕麦洗净；玉米洗净，蒸熟后剥成粒状。②把燕麦、玉米粒放入榨汁机中，加入适量开水，压榨成汁，调入蜂蜜即可。

◎专家点评 一般人皆可食用玉米，尤适宜脾胃气虚、气血不足、营养不良、动脉硬化、高血压、高脂血症、冠心病、心血管疾病、肥胖症、脂肪肝、癌症患者食用。

调理吃法2 燕麦小米豆浆

润肠通便+利水减肥

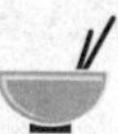

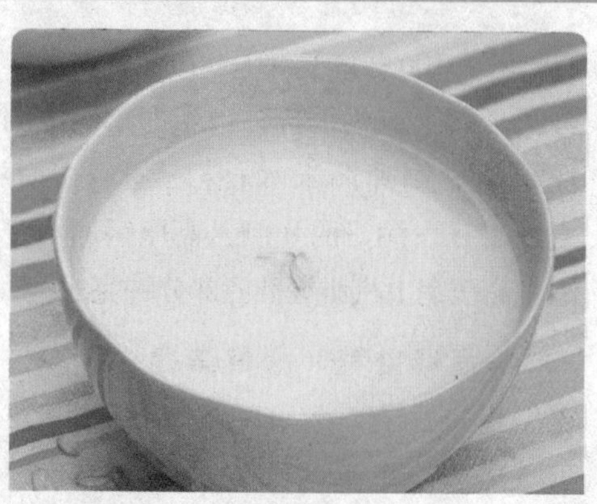

◎材料 燕麦50克，小米30克，黄豆50克，白糖适量

◎制作 ①黄豆、小米用清水泡软，捞出洗净；燕麦洗净。②将上述材料放入豆浆机中，加适量水搅打成豆浆，并煮熟。③滤出豆浆，加白糖拌匀。

◎专家点评 气滞者忌用；素体虚寒，排尿清长者少食。

调理吃法3 燕麦菜心包

宽肠通便+益气健脾

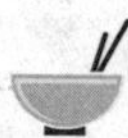

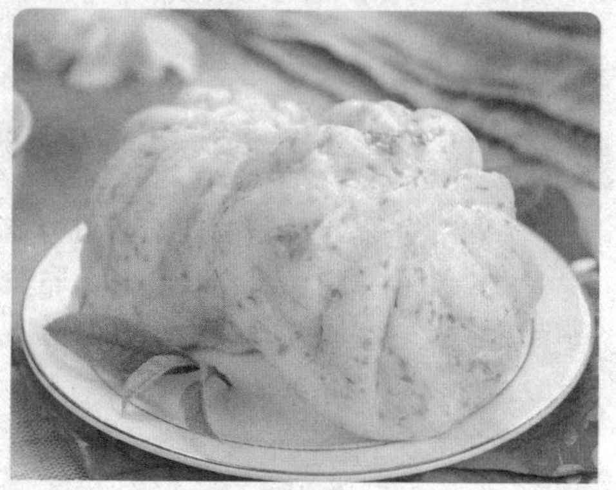

◎材料 低筋面粉500克，菜心、猪肉、砂糖、燕麦各100克，泡打粉、干酵母、改良剂各适量

◎制作 ①低筋面粉开窝，加入砂糖等各材料，糖溶化后将粉拌入搓透至面团纯滑。②将面团擀成圆薄形皮。③将材料做成馅料用圆薄皮包入，收口捏紧。④放入蒸笼上，用大火蒸约8分钟即可。

◎专家点评 痧痘、孕早期妇女要少食。

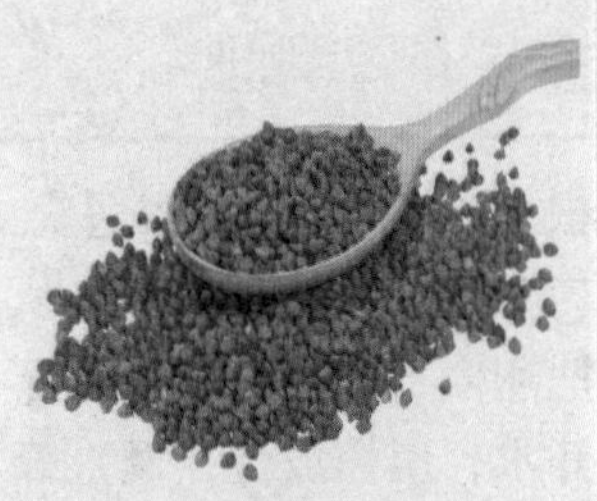

【每日用量】60克左右

【性味归经】性寒，味甘。归脾、胃、大肠经。

荞麦

Qiaomai

[别名] 乌麦、花荞、甜荞、荞子、净肠草

能量 1356.2千焦/100克

【调理关键词】

氨基酸、膳食纤维、维生素

◎荞麦中含有丰富的赖氨酸成分，而且铁、锰、锌等微量元素比一般谷物丰富，还含有丰富的膳食纤维、维生素，可促进消化。

◎食疗作用

荞麦具有健胃、消积、止汗的作用，对胃痛胃胀、消化不良、食欲不振、肠胃积滞、慢性泄泻等病症有一定的食疗作用。荞麦中所含的食物纤维是人们常吃主食品面和米的8倍之多，具有良好的预防便秘作用，经常食用对预防大肠癌有益。

◎选购保存

应注意挑选大小均匀、质实饱满、有光泽的荞麦粒。荞麦应在常温、干燥、通风的环境中储存；荞麦面应与干燥剂同放在密闭容器内低温保存。

◎适合患者

一般人群均适宜。尤为适宜糖尿病、高血压、牙周炎牙龈出血和胃病患者。

◎搭配宜忌

荞麦+玉米 ✓ 提高营养价值

荞麦+猪肉 ✗ 导致脱发

荞麦+黄鱼 ✗ 导致消化不良

应用指南

1.排毒，降血糖，降血脂：绿豆50克，荞麦100克，玉米丁、白米各适量。鲜玉米切丁或买干货；白米加水浸泡淘洗，然后倒掉淘米水；把玉米丁、荞麦、绿豆、淘好的米倒入高压锅加水浸泡；高压锅上汽小火熬煮20分钟完成。

2.润肠益气，排毒美容：荞麦15克，黑米20克，芝麻5克，白糖适量。黑豆洗净，荞麦、黑米、黑芝麻洗净；豆浆机放入适量清水、黑豆、荞麦、黑米、黑芝麻；选择“干豆”按键后启动机器，搅拌均匀即可。

温馨提示

食用荞麦不易引起肥胖症，因为荞麦含有营养价值高、平衡性良好的植物蛋白质，这种蛋白质在体内不易转化成脂肪，所以不易导致肥胖。肿瘤病人、经常腹泻者忌食。

调理吃法1 荞麦黄豆浆 健脾益气+宽中润燥

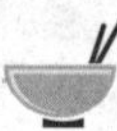

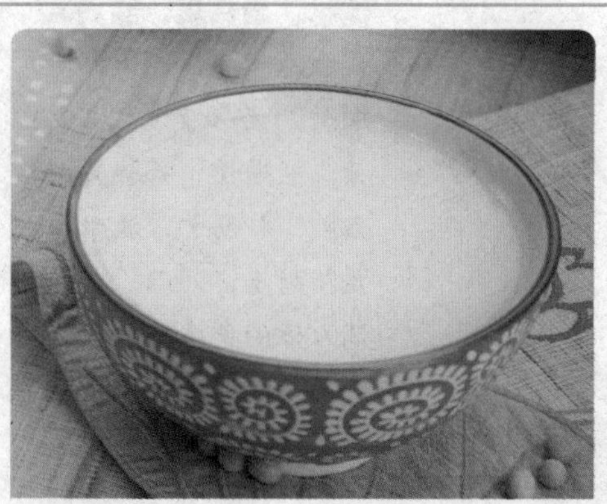

◎材料 荞麦50克，黄豆50克，冰糖适量

◎制作 ①黄豆、荞麦洗净，用清水浸泡至发软。②将黄豆、荞麦放入豆浆机中，加水搅打成豆浆，并煮沸。③滤出豆浆，趁热加入冰糖拌匀。

◎专家点评 消化功能不强、胃脘胀痛、腹胀等有慢性消化道疾病的人应尽量少食或不食。

调理吃法2 荞麦山楂豆浆 生津润肠+降脂减肥

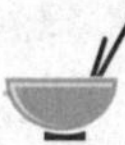

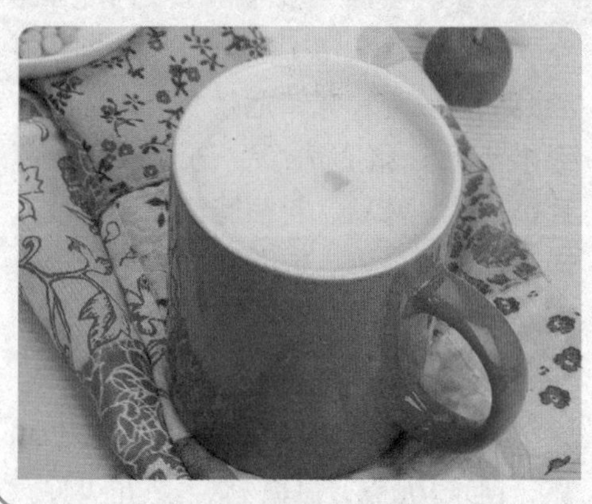

◎材料 荞麦40克，黄豆40克，山楂20克，冰糖适量

◎制作 ①黄豆、荞麦洗净，用清水浸泡至发软；山楂洗净，去蒂去核。②将上述材料放入豆浆机中，加水搅打成豆浆，并煮沸。③滤出豆浆，趁热加入冰糖拌匀即可。

◎专家点评 孕妇、儿童、胃酸分泌过多者、病后体虚及患牙病者不宜食用。

调理吃法3 荞麦粳米豆浆 养阴生津+安神除烦

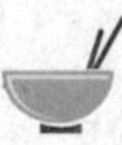

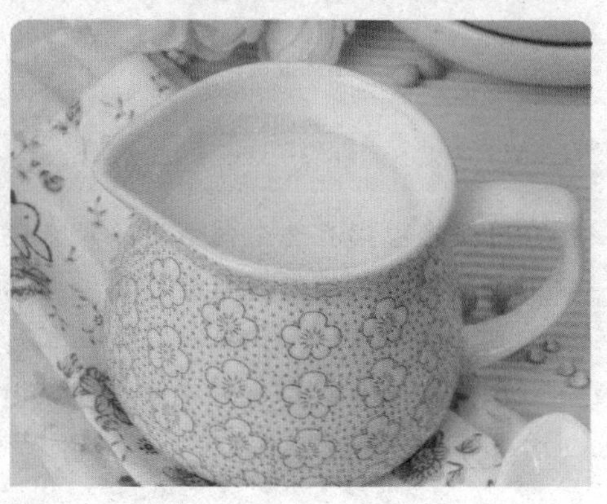

◎材料 黄豆50克，荞麦30克，粳米20克，白糖适量

◎制作 ①黄豆泡软，捞出洗净；粳米、荞麦淘洗干净，用清水浸2小时。②将泡洗好的原材料放入豆浆机中，加入适量水。搅打成豆浆，煮沸后滤出加适量的白糖拌匀即可。

◎专家点评 糖尿病患者、便秘者、消化不良者、腹胀者不宜食用。

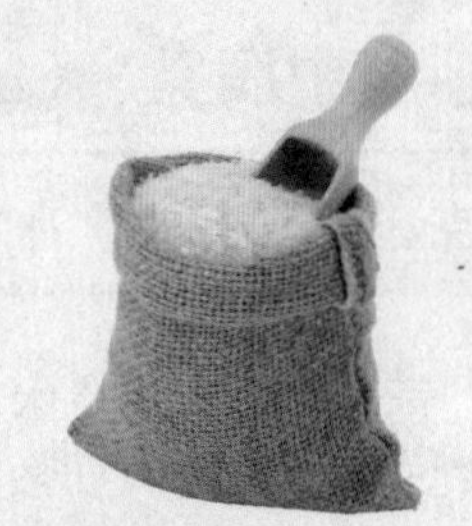

【每日用量】常用量50~100千克

【性味归经】性平，味甘。归脾、胃经。

粳米

Jingmi

[别名] 大米、硬米

能量 1435.7千焦/100克

【调理关键词】

淀粉、蛋白质、脂肪

◎粳米含淀粉、蛋白质、脂肪，尚含少量B族维生素。能通便，补脾胃，养五脏，壮筋骨，通血脉，益精强志，润颜，还能提高人体的免疫功能。其所含的粗纤维分子，有助于胃肠蠕动。

◎食疗作用

粳米具有养阴生津、除烦止渴、健脾胃、补中气、固肠止泻的功效，而且用粳米煮米粥时，浮在锅面上的浓稠液体俗称米汤、粥油，具有补虚的功效，对于病后产后体弱的人有良好的食疗效果。但糖尿病、干燥综合征、更年期综合征患者及属阴虚火旺和痈肿疔疮热毒炽盛者忌食。

◎选购保存

以颗粒整齐，富有光泽，比较干燥，无米虫，无沙粒，米灰极少，碎米极少，闻之有股清香味无霉变味为佳。阴凉、通风、干燥处保存。

◎适合患者

一般人均宜食用。

◎相宜搭配

粳米+牛奶	补虚损、润五脏
粳米+油菜	健脾补虚、清热消炎
粳米+菟丝子	补虚、益脾胃、安胎
粳米+松子仁	健脾养胃、益肝肾

应用指南

1.养阴生津，安神除烦：猪心120克、大米150克、葱花3克、姜末2克、料酒5克、盐3克，味精适量。大米洗净，泡半小时；猪心洗净，剖开，切成薄片，用盐、味精、料酒腌渍；大米放入锅中，加水煮沸，放入腌好的猪心、姜末，转中火熬煮；改小火，熬煮成粥，调入盐、味精调味，撒上葱花即可。

2.补中益气，养血安神：大枣20克，粳米100克，白糖5克，葱花少许。粳米淘洗干净，用清水浸泡；大枣洗净；锅置火上，放入粳米、大枣煮至米粒开花；放入白糖稍煮后调匀，撒上葱花便可。

温馨提示

用粳米煮粥有悠久的历史。粳米粥最上一层粥油能够补液填精，对滋养人体的阴液和肾精大有裨益，最适宜病人、产妇和老人食用。糖尿病患者、消化不良者、腹胀者不宜多食。

调理吃法1 米香豆浆——益气生津+润肠通便

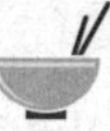

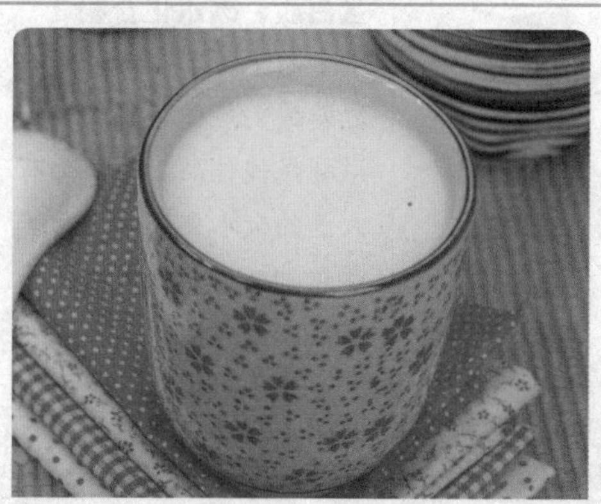

◎材料 黄豆80克，粳米30克

◎制作 ①黄豆用清水泡软，捞出洗净；粳米淘洗干净，用清水浸泡2小时。②将黄豆、粳米放入全自动豆浆机中，加水至上下水位线之间。搅打成豆浆，烧沸后滤出，即可饮用。

◎专家点评 消化功能不强、胃脘胀痛、腹胀等有慢性消化道疾病者尽量少食。

调理吃法2 豌豆玉米胡萝卜饭——润肠通便+均衡营养

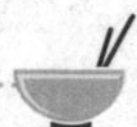

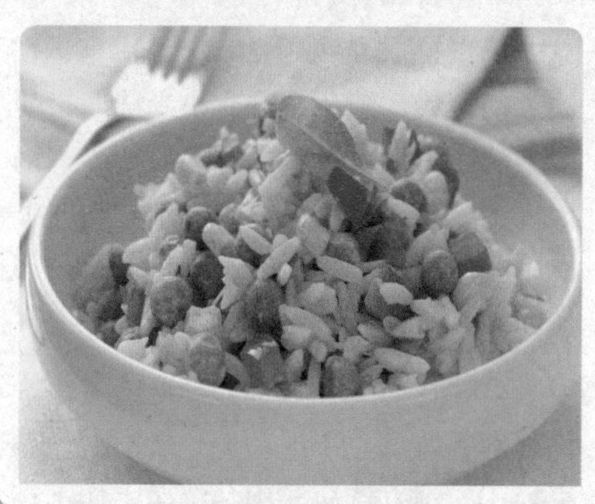

◎材料 粳米100克，豌豆50克，玉米1根，胡萝卜1根，红柿子椒1个，橄榄油、蒜末各适量

◎制作 ①粳米洗净煮熟。②豌豆洗净，蒸熟。③胡萝卜洗净，蒸熟，切块。④玉米洗净，蒸熟，剥成粒状。⑤柿子椒洗净，切成粒状，炒熟，用橄榄油热锅，加蒜末爆香后，加入豌豆、胡萝卜、玉米炒匀，入粳米，再拌炒均匀调味即可。

◎专家点评 怀孕的妇女不宜多吃。

调理吃法3 柑橘芝麻粳米羹——健脾开胃+润肺止咳

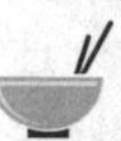

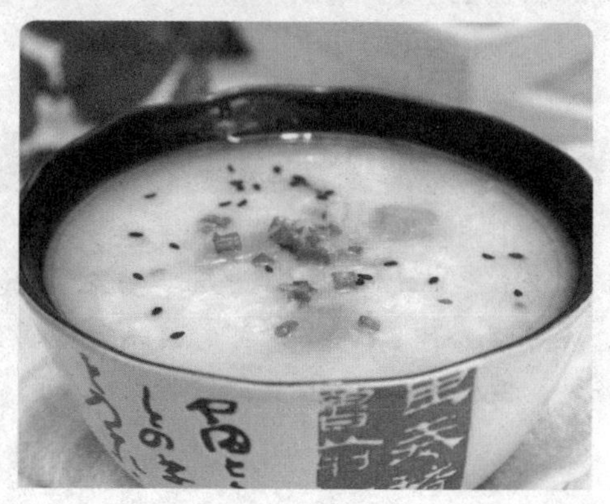

◎材料 柑橘20克，熟芝麻少许，粳米80克，葱、盐各适量

◎制作 ①粳米泡发洗净；柑橘去皮洗净，剥成片；葱洗净，切花。②锅置火上，注入水，加入粳米，煮至熟后，加入柑橘同煮。③用小火煮至呈浓稠状时，调入盐，撒上葱花、熟芝麻即可。

◎专家点评 风寒咳嗽、痰饮咳嗽者不宜食用。

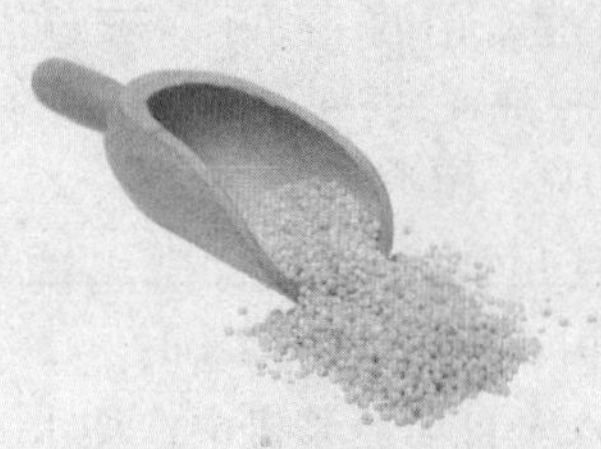

【每日用量】每日50~250克

【性味归经】性凉，味甘、咸。归脾、肾经。

小米

Xiaomi

[别名] 粟米、秫子、黏米、白粱粟、粟谷

能量 1498.5千焦/100克

【调理关键词】

蛋白质、碳水化合物

◎小米中富含人体必需的氨基酸，是体弱多病者的滋补保健佳品。小米含有大量的碳水化合物，对缓解精神压力、促进消化等有很大的作用。

◎食疗作用

小米有健脾、和胃、安眠等功效；可防治消化不良、减少细菌、防流产，能滋阴、维持生长和生殖力正常、维持性功能、保证胎儿的正常发育、祛斑美容等。据有关资料显示，小米脂肪中的维生素E含量较高，有益于促进人体内分泌活动。

◎选购保存

购买小米应首选正规商场和较大的超市。宜购买米粒大小、颜色均匀，无虫，无杂质的小米。贮存于低温干燥避光处。

◎适合患者

适宜脾胃虚弱、反胃、呕吐、泄泻及伤食腹胀之人食用。

◎搭配宜忌

搭配	宜忌	功效
小米+大枣	✓	益气养心补血
小米+黄豆	✓	健脾和胃、益气宽中
小米+洋葱	✓	生津止渴、降脂降糖
小米+杏仁	✗	会使人呕吐、泄泻

应用指南

1.健脾和胃、祛热安神：小米100克、鸡蛋1个、胡萝卜20克、盐3克、香油、胡椒粉、葱花少许。小米洗净；胡萝卜洗净后切丁；鸡蛋煮熟后切碎；锅置火上，注入清水，放入小米、胡萝卜煮至八成熟；下鸡蛋煮至米粒开花，加盐、香油、胡椒粉，撒葱花便可。

2.补脾养胃，生津益肺：山药、黑芝麻各适量，小米70克、盐2克，葱8克。小米泡发洗净；山药洗净，切丁；黑芝麻洗净；葱洗净，切花；锅置火上，倒入清水，放入小米、山药煮开；加入黑芝麻同煮至浓稠状，调入盐拌匀，撒上葱花即可。

温馨提示

小米虽然营养丰富，但是缺少一些必需氨基酸，所以若与豆类、大米、面条等混合吃，可以弥补它的不足。另外，糖尿病患者不宜多食。

调理吃法1 小米豆浆

润肺益气+生津除烦 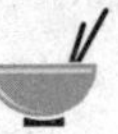

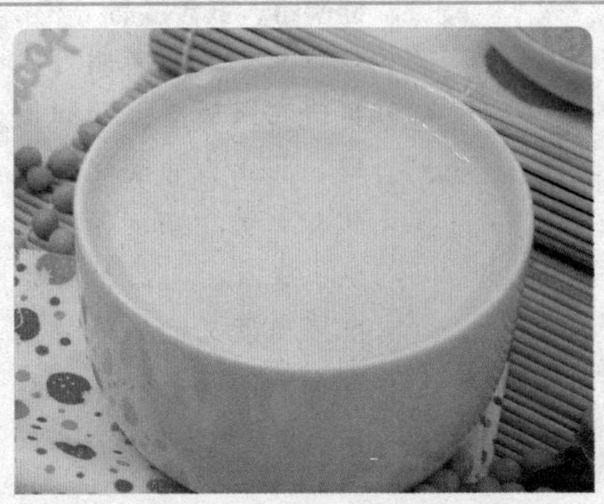

◎材料 小米50克，黄豆50克，冰糖适量

◎制作 ①黄豆、小米洗净，用清水浸泡至发软。② 将黄豆，小米放入豆浆机中，加水搅打成豆浆，并煮沸。③滤出豆浆，趁热加入冰糖拌匀。

◎专家点评 胃脘胀痛、腹胀等有慢性消化道疾病的人应尽量少食。慢性肠炎、夜尿频多、遗精患者忌食。

调理吃法2 红薯小米粥

健胃消食+宽肠通便 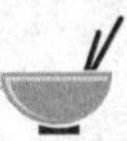

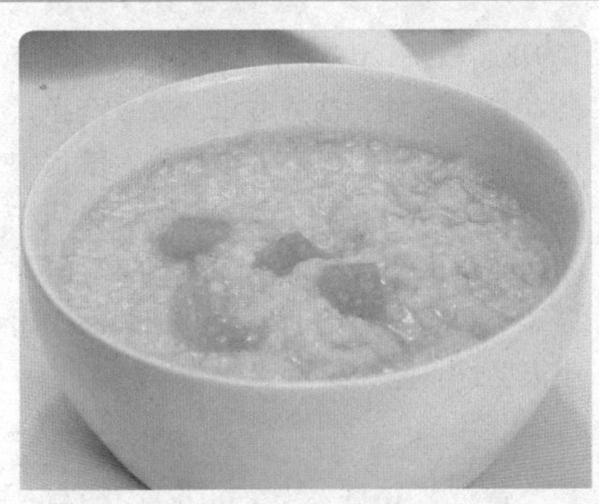

◎材料 红薯20克，小米90克，白糖适量

◎制作 ①红薯去皮洗净，切小块；小米泡发洗净。②锅置火上，注入清水，放入小米，用大火煮至米粒绽开。③放入红薯，用小火煮至粥浓稠时，调入白糖入味即可。

◎专家点评 湿阻脾胃、气滞食积者应慎食红薯。

调理吃法3 白萝卜芝麻小米羹

调理脾胃+滋补养生 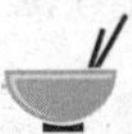

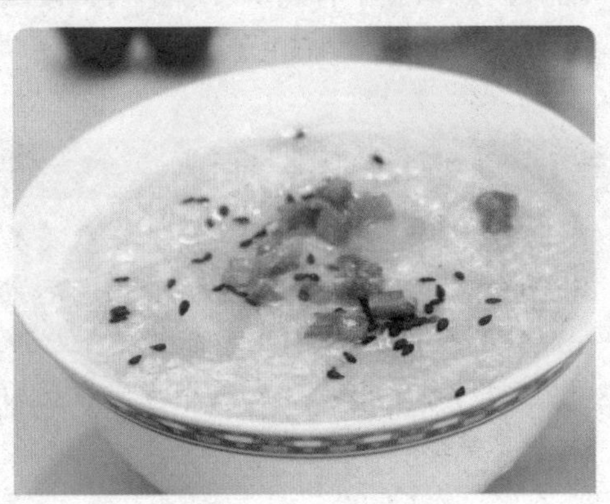

◎材料 白萝卜、黑芝麻各适量，小米70克，盐2克，葱8克

◎制作 ①小米泡发洗净；白萝卜洗净，切丁；黑芝麻洗净；葱洗净，切花。②锅中水烧开，放入小米、白萝卜煮开。③加入黑芝麻同煮至浓稠状，调入盐拌匀，撒上葱花即可。

◎专家点评 阴盛偏寒体质、脾胃虚寒者不宜食；慢性胃炎、子宫脱垂者忌食。

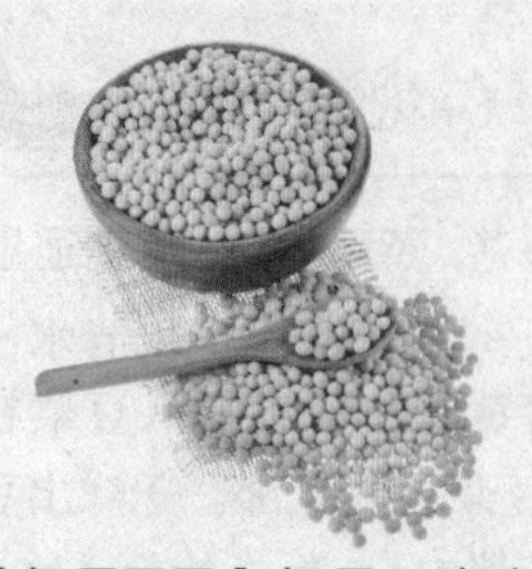

【每日用量】每日70克左右为宜

【性味归经】性平，味甘。归脾、大肠经。

黄豆

Huangdou

[别名] 大豆、黄大豆

能量 1502.7千焦/100克

【调理关键词】

卵磷脂、铁含量高

◎黄豆中的卵磷脂可除掉附在血管壁上的胆固醇，防止血管硬化，预防心血管疾病，保护心脏；含有的可溶性纤维既可通便又能降低胆固醇含量；含有的铁含量多而且易被人体吸收。

◎食疗作用

黄豆具有健脾、益气、宽中、润燥、补血、降低胆固醇、利水、抗癌之功效。黄豆中含有抑胰酶，对糖尿病患者有益。黄豆中的各种矿物质对缺铁性贫血患者有益，而且能促进酶的催化、激素分泌和新陈代谢，所以适量的食用黄豆大有益处。

◎选购保存

颗粒饱满、大小颜色一致、无杂色、无霉烂、无虫蛀、无破皮的是好黄豆。将黄豆晒干，再用塑料袋装起来，放在阴凉干燥处保存。

◎适合患者

一般人群均可。

◎搭配宜忌

搭配	宜/忌	功效
黄豆+大枣	✓	补血、降血脂
黄豆+花生	✓	丰胸、美容
黄豆+酸奶	✗	影响钙消化或营养吸收
黄豆+菠菜	✗	消化不良

应用指南

1.降胆固醇，可改善便秘：黄豆150克，白菜400克，银杏300克，水发香菇20克，姜片、盐各适量。黄豆洗净，白菜洗净切块，银杏去核后放入滚水中焯片刻，取出、去衣、去心，香菇洗净；砂锅内用大火把水烧沸，下黄豆、白菜、银杏、香菇、姜片；汤滚后改用小火煲2小时。

2.开胃益智，宁心活血：玉米片、黄豆各30克，大米90克、盐3克，葱少许。玉米片洗净；大米、黄豆洗净泡发；葱洗净，切花；锅置火上，注水后，同入锅煮至将熟；改用小火，慢慢煮至粥成，调味，撒上葱花即可。

温馨提示

黄豆不宜生吃，因为豆类及皂荚类植物含有皂苷类有毒成分。食用了不完全熟的豆子或豆制品可能出现包括胀肚、拉肚子、呕吐、发热等不同程度的食物中毒症状。

调理吃法1 黄豆拌豆芽

清热利湿+润肠通便 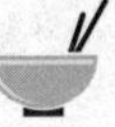

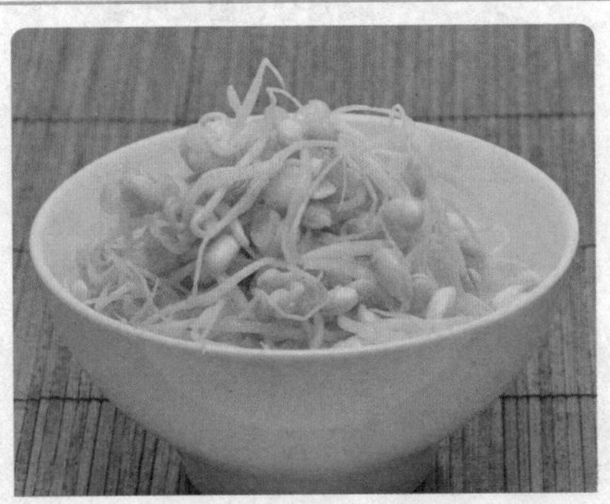

材料 黄豆100克，黄豆芽150克，橄榄油、盐各适量

制作 ①黄豆洗净后，用水浸泡2小时。②黄豆芽洗净，在沸水中焯熟，捞出，沥干水分。③浸泡好的黄豆用水蒸熟。④将黄豆、黄豆芽放进一个盘子里，加少量盐，浇少量橄榄油，混匀即食。

专家点评 虚寒尿多者慎食。

调理吃法2 芥蓝拌黄豆

滋阴润燥+润肠通便 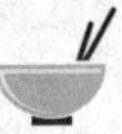

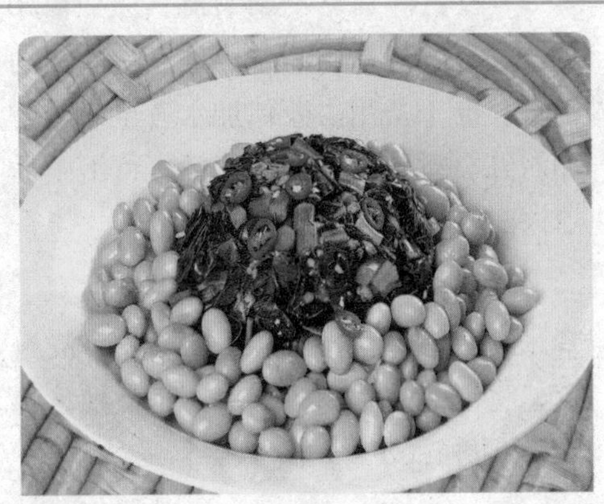

材料 芥蓝50克，黄豆200克，盐2克，醋、味精各1克，香油5毫升，红辣椒4克

制作 ①芥蓝去皮洗净，切成碎段；黄豆洗净；红辣椒洗净，切段。②锅内注水，旺火烧开，把芥蓝放入水中焯过捞起控干；再将黄豆放入水中煮熟捞出。③黄豆、芥蓝置于碗中，将以上调料混合调成汁，浇在其上面即可。

专家点评 阳痿患者忌食。

调理吃法3 黄豆豆浆

清火润肠+调理脾胃 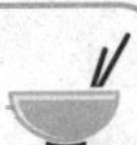

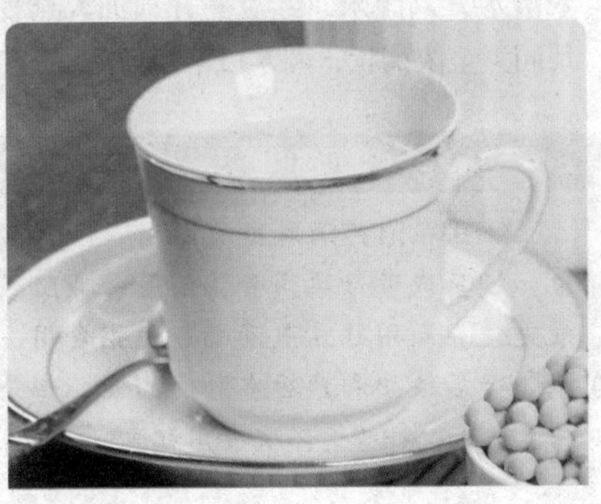

材料 黄豆100克，冰糖适量

制作 ①黄豆洗净，用清水浸泡至发软。② 将黄豆放入豆浆机中，加水搅打成豆浆，并煮沸。③滤出豆浆，趁热加入冰糖拌匀。

专家点评 胃寒、腹泻、腹胀、慢性肠炎、夜尿频多、遗精患者忌食。

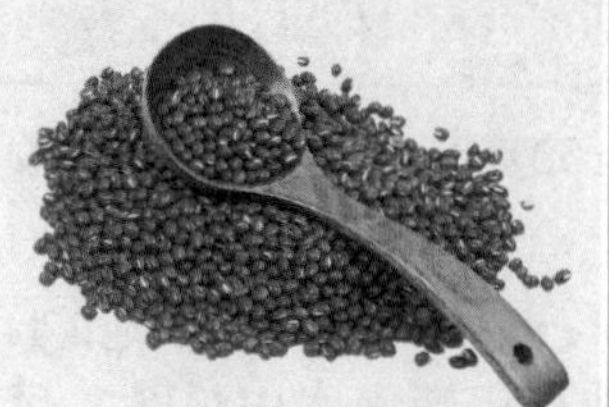

【每日用量】每日50克左右为宜

【性味归经】性平，味甘、酸。归心、小肠经。

红豆

Hongdou

[别名] 赤小豆、红小豆、红饭豆、米赤豆、赤豆、朱小豆

能量 1293.4千焦/100克

【调理关键词】

皂角苷、膳食纤维

◎红豆含有较多的皂角苷，有良好的利尿作用，能解酒、解毒，对心脏病和肾病、水肿患者有益；其中的膳食纤维能润肠通便、降血压、降血脂、调节血糖、解毒抗癌。

◎食疗作用

红豆含有较多的皂角苷，有良好的利尿作用，能解酒、解毒，对心脏病和肾病、水肿患者有益；其中的膳食纤维能润肠通便、降血压、降血脂、调节血糖、解毒抗癌、预防结石、健美减肥。

◎选购保存

选购豆类食物，以无虫蛀为主。平滑，稍具光泽或无光泽，颗粒饱满、色紫红发暗者为佳。干燥保存。

◎适合患者

适宜肾脏性水肿、心脏性水肿、肝硬化腹水、营养不良性水肿以及肥胖症等患者食用。

◎搭配宜忌

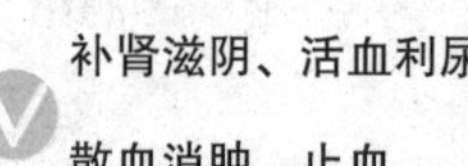

红豆+鸡肉	✓	补肾滋阴、活血利尿
红豆+醋+米酒	✓	散血消肿、止血
红豆+盐	✗	药效减半
红豆+羊肝	✗	引起不良反应

应用指南

1.益气养血、利水消肿：生薏仁20克、红豆30克。将薏仁、红豆洗净浸约半日，沥干备用。薏仁加水煮至半软，加入红豆煮熟，再加入冰糖，待溶解后熄火，放凉后即可食用。

2.补血利尿，可改善水肿：红豆、紫米各20克。将红豆、紫米洗净浸过夜，将浸泡的水倒掉加入新水煮熟，再以小火煮至熟透即可。

3.补血生津：红豆30克，燕麦片20克，大米70克、白糖4克。大米、红豆均泡发洗净；燕麦片洗净；锅置火上，倒入清水，入大米、红豆煮开；加入燕麦片同煮至浓稠状，调入白糖拌匀即可。

温馨提示

红豆在治疗消肿或减肥时，配合乌鱼、鲤鱼或黄母鸡同食，消肿、减肥效果更佳。而用红豆煎汤喝或煮粥食用，适合产后缺奶和产后水肿的妇女。但是尿多之人、蛇咬者不宜食用红豆。

调理吃法1 蜂蜜炼红豆

清热生津+除烦止渴 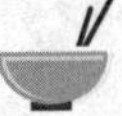

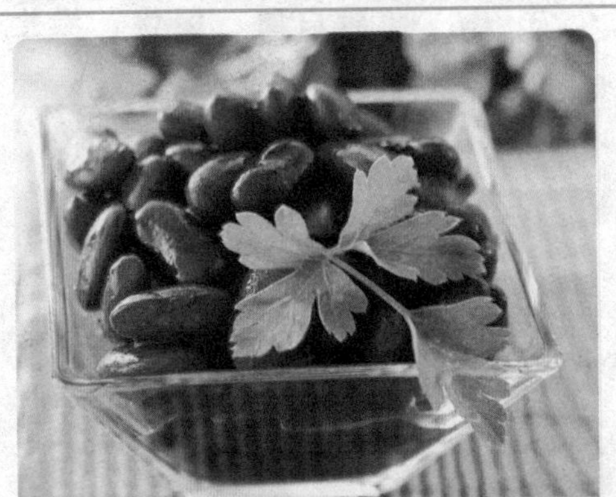

◎材料 红豆100克，蜂蜜适量

◎制作 ①红豆洗净，加入清水泡至发软。②把红豆捞出，放进高压锅内用水蒸熟。③把蒸熟的红豆放凉，浇上蜂蜜，即可食用。

◎专家点评 蜂蜜不适宜糖尿病患者、脾虚泻泄及湿阻中焦的脘腹胀满、苔厚腻者及婴儿食用。

调理吃法2 红豆牛奶羹

清热生津+润肠通便 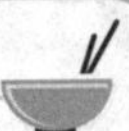

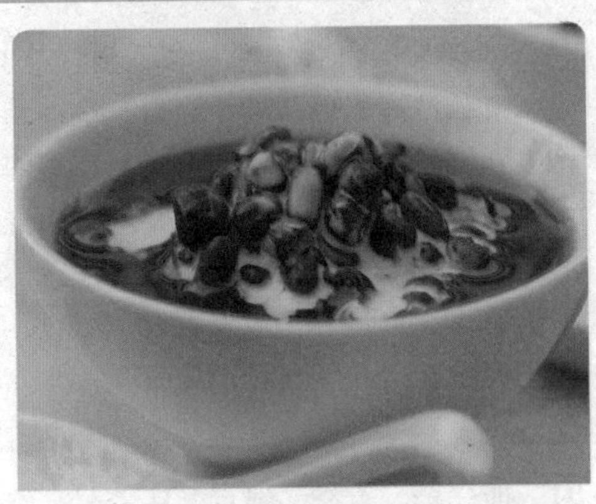

◎材料 红豆100克，鲜奶100毫升或炼奶30毫升

◎制作 ①红豆洗净，加入清水泡至发软。②把红豆捞出，放进高压锅内用水蒸熟。③把蒸熟的红豆放凉，浇上牛奶或炼奶，拌匀即可食用。

◎专家点评 缺铁性贫血、消化道溃疡病、乳糖酸缺乏症、胆囊炎、胰腺炎患者不宜饮用牛奶。

调理吃法3 红豆杂粮饭

润肠通便+调理脾胃 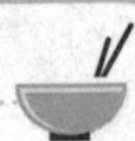

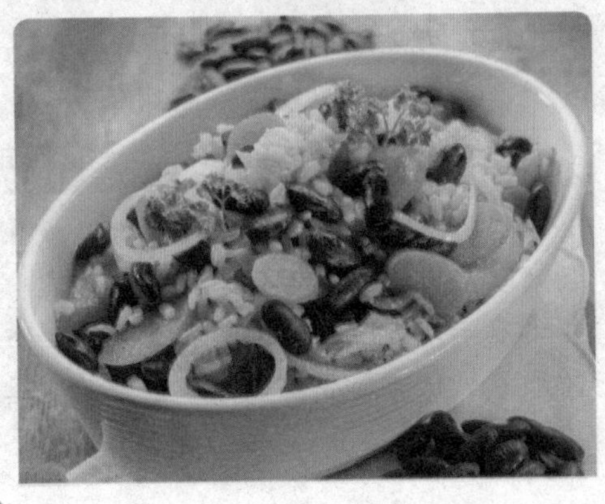

◎材料 粳米100克，红豆50克，洋葱半个，胡萝卜1根，西芹50克，橄榄油、蒜末、调味料各适量

◎制作 ①粳米洗净，煮熟。②红豆洗净，蒸熟。③西芹洗净，切块，用橄榄油炒熟。④洋葱洗净切丝，用橄榄油炒熟。⑤胡萝卜洗净去皮，用橄榄油炒熟。⑥在热锅上加橄榄油，加少许蒜末爆香；锅里放入以上食材翻炒均匀，调味即可。

◎专家点评 糖尿病患者、腹胀者忌食。

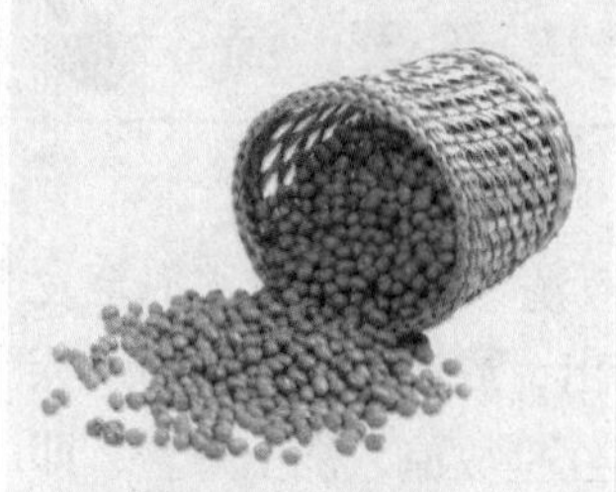

【每日用量】每日约40克左右

【性味归经】性凉，味甘。归心、胃经。

绿豆

Lüdou

[别名] 青小豆

能量 1322.7千焦/100克

【调理关键词】

蛋白质、淀粉、维生素、矿物质

◎绿豆中富含蛋白质、淀粉、纤维素、磷脂、香豆素、生物碱、植物固醇、皂苷等，有清热解毒、通便、抗菌抑菌、抗过敏、降血脂的作用。

◎食疗作用

绿豆具有降压、降脂、滋补强身、调和五脏、保肝、清热解毒、消暑止渴、利水消肿的食疗作用。绿豆中所含蛋白质、磷脂均有兴奋神经、增进食欲的功能。此外，绿豆中含有的球蛋白和多糖，能促进动物体内胆固醇在肝脏中分解成胆酸，降低小肠对胆固醇的吸收。

◎选购保存

辨别绿豆时，一观其色，如是褐色，说明其品质已经变了；二观其形，如表面白点多，说明已被虫蛀。将绿豆在阳光下暴晒5个小时，然后趁热密封保存。

◎适合患者

中暑、高血脂、癌症等患者。

◎搭配宜忌

绿豆+燕麦	✓	提高营养价值
绿豆+狗肉	✗	导致脱发
绿豆+榛子	✗	产生不良反应
绿豆+西红柿	✗	产生不良反应

应用指南

1.益气补血，养阴生津：乳鸽1只，西洋参、百合、绿豆各适量，盐3克。乳鸽洗净；西洋参、百合均洗净，泡发；绿豆洗净，泡水20分钟；锅中注水烧开，放入乳鸽煮尽血水，捞出洗净；将西洋参、乳鸽放入瓦煲，注入适量清水，大火烧开，放入百合、绿豆，以小火煲煮2小时，加盐调味即可。

2.益气补血，养阴生津：乳鸽1只，西洋参、百合、绿豆各适量。乳鸽洗净；西洋参、百合均洗净，泡发；绿豆洗净，泡水20分钟；锅中注水烧开，放入乳鸽煮尽血水，捞出洗净；然后与其他食材同煮至熟，调味即可。

温馨提示

脾胃虚弱的人不宜多食。常服绿豆汤对接触有毒、有害化学物质而可能中毒者有一定的防治效果。绿豆还能够防治脱发，使骨骼和牙齿坚硬，帮助血液凝固。

调理吃法1 绿豆豆浆

清热解毒+润肠通便 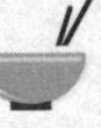

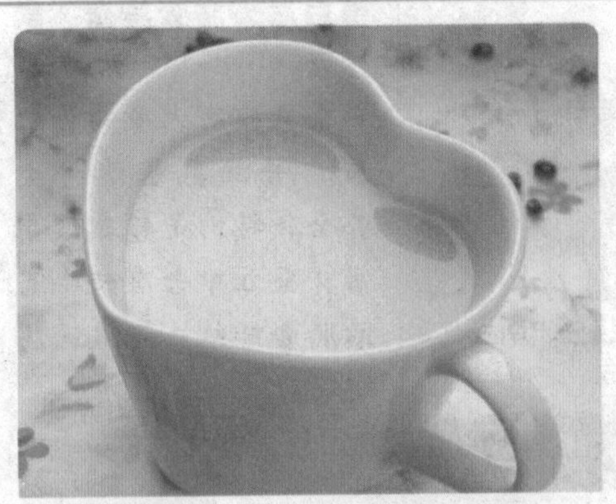

◎材料 绿豆30克，黄豆50克，冰糖适量

◎制作 ①黄豆、绿豆洗净，用清水浸泡至发软。②将黄豆，绿豆放入豆浆机中，加水搅打成豆浆，并煮沸。③滤出豆浆，趁热加入冰糖拌匀。

◎专家点评 胃脘胀痛、腹胀等有慢性消化道疾病的人尽量少食。

调理吃法2 玉米绿豆糊

润肠通便+清热除烦 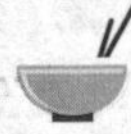

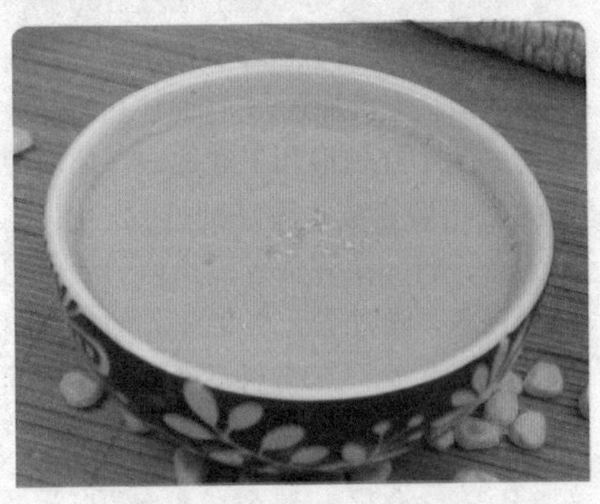

◎材料 粳米70克，玉米30克，绿豆30克，蜂蜜适量

◎制作 ①玉米洗净，粳米、绿豆洗净后用清水浸泡至发软。②将所有原材料放入豆浆机中，按照豆浆机提示制作成粉糊，煮熟，加蜂蜜即可。

◎专家点评 糖尿病患者、消化不良者、腹胀者不宜食用。

调理吃法3 冰糖绿豆汤

润肠通便+清热除烦 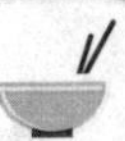

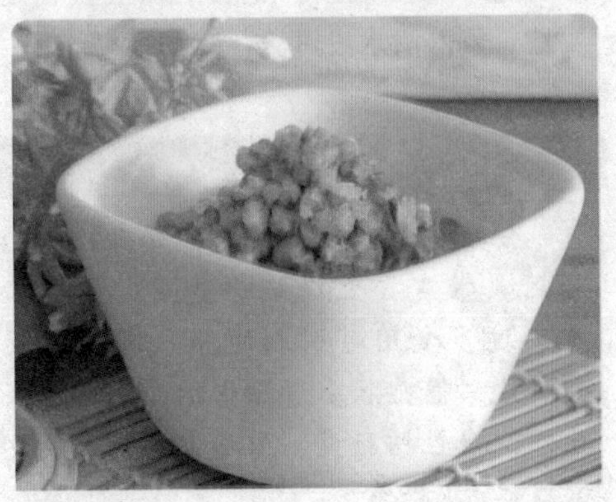

◎材料 绿豆100克，冰糖适量

◎制作 ①绿豆洗净，用清水泡至发软。②把绿豆捞起，放入高压锅内，加入水，先用武火煮30分钟，再改用文火煮30分钟。③除去绿豆汤上散开的绿豆皮，在绿豆汤里加入冰糖，搅拌均匀即可食用。

◎专家点评 糖尿病患者不宜多食。

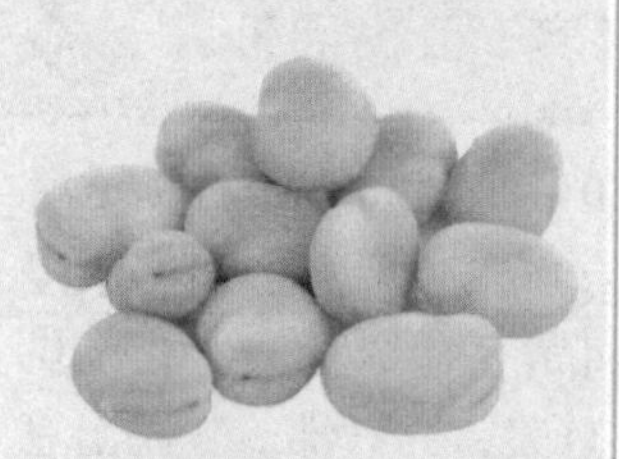

【每日用量】每次30克左右

【性味归经】性平，味甘。归脾、胃经。

蚕豆

Candou

[别名] 胡豆、马齿豆、南豆、大豌豆

能量 1402.3千焦/100克

【调理关键词】

蛋白质、膳食维素、维生素

◎蚕豆中有大量的蛋白质，并且氨基酸种类齐全，特别是赖氨酸丰富；蚕豆中含有较丰富的膳食纤维，可促进肠道蠕动。

◎食疗作用

蚕豆具有健脾益气、去湿、抗癌等功效。对于脾胃气虚、胃呆少纳、不思饮食、大便溏薄、慢性肾炎、肾病水肿、食管癌、胃癌、宫颈癌等病症有辅助疗效。

◎选购保存

挑选蚕豆以筋是绿色的、皮薄肉嫩的为佳。宜将蚕豆放在低温、干燥避光的器皿中，一般在5℃以下，水分含量在11%以下，密封保存。

◎适合患者

大便溏薄、慢性肾炎、肾病水肿、食管癌、胃癌、宫颈癌等病症患者及老人、学生、脑力工作者、高胆固醇患者、便秘者宜多吃蚕豆。

◎搭配宜忌

搭配	宜忌	功效
蚕豆+枸杞	✓	清肝火
蚕豆+白菜	✓	能清肺、利尿
蚕豆+田螺	✗	产生不良反应
蚕豆+牡蛎	✗	产生不良反应

应用指南

1.开胃，软化血管：蚕豆400克，荠菜100克。将蚕豆洗净，沥干水分；锅中倒入油，大火加热，待油4成热时，放入新鲜的小红辣椒和干红辣椒，煸出辣椒的香味后，放入蚕豆翻炒2分钟；倒入荠菜，将荠菜和蚕豆搅拌均匀后再调入少许水，没过蚕豆高度的1/5的位置即可，不要太多，煮3分钟后调入盐，持续用大火收干汤汁即可。

2.润肠通便，减肥：蚕豆200克，冬瓜200克，豆腐200克。蚕豆洗净，冬瓜去皮洗净切块，豆腐切小块；油锅烧热，先入冬瓜翻炒，随后倒入蚕豆和豆腐块，倒入清水没过菜；煮汤即可。

温馨提示

蚕豆在烹饪时一定要煮熟煮透方能食用。带皮蚕豆纤维含量高，不宜多吃，过多食用可引起腹胀、呃逆、反酸、烧心等症状。胃滞少纳，患有痔疮出血、慢性结肠炎、尿毒症的病人及蚕豆过敏者应忌食。

调理吃法1 韭菜炒蚕豆 健脾益气+润肠通便

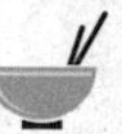

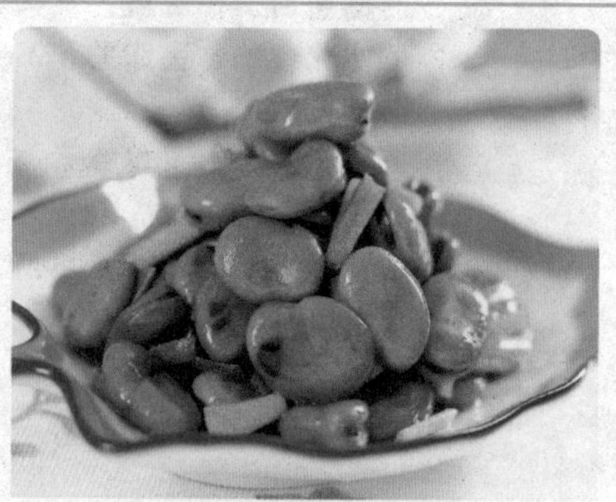

◎材料 蚕豆150克，韭菜100克，盐5克，味精1克

◎制作 ①将韭菜洗干净后切成段。②将蚕豆洗净，放入水中煮熟备用。③锅中放油烧热，下入蚕豆、韭菜爆炒熟后调入盐、味精即可。

◎专家点评 韭菜易引起上火，阴虚火旺者、胃肠虚弱者、眼疾患者不宜多食。

调理吃法2 蚕豆菜叶汤 清热解渴+美容养颜

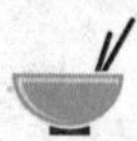

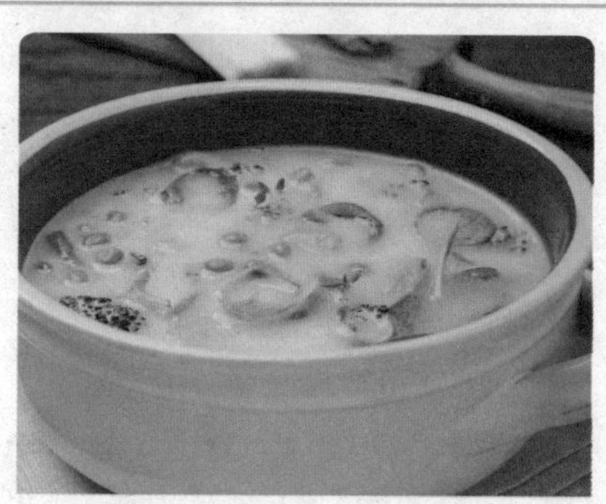

◎材料 蚕豆100克，西蓝花100克，高汤1杯，生菜、菠菜或时菜50克，调味料适量

◎制作 ①西蓝花洗净切块，用沸水焯熟后捞起；蚕豆洗净，用沸水焯熟后捞起。②生菜、菠菜洗净。③起锅，清水中加入高汤煮沸。④放入西蓝花、蚕豆煮5分钟后，加入生菜、菠菜，煮沸至熟。⑤加入适量鸡精、盐，即可。

◎专家点评 红斑狼疮者忌食西蓝花。

调理吃法3 玉米蚕豆沙拉 清热解毒+生津止渴

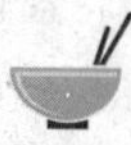

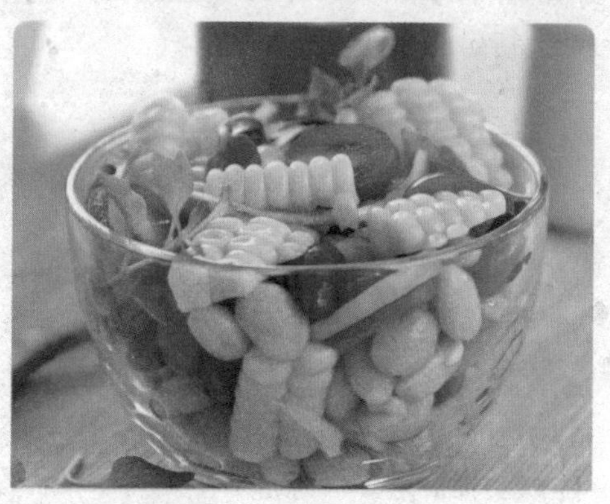

◎材料 玉米1根，蚕豆100克，圣女果10颗，洋葱50克，橄榄油适量

◎制作 ①玉米洗净，放入水中煮熟，掰成条状或粒状。②蚕豆洗净，放入水中煮熟，捞起沥干水分。③洋葱洗净，沥干水分后切成丝状。④圣女果洗净，切成两半。⑤将上述食材放进碗里混合均匀，浇上橄榄油再混合均匀，即可。

◎专家点评 急性肠炎者不宜食用。

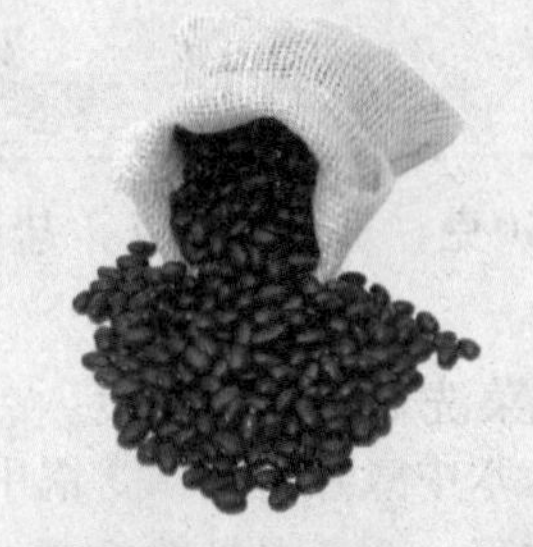

【每日用量】每日30克左右为宜

【性味归经】性平，味甘。归心、肝、肾经。

黑豆

Heidou

[别名] 乌豆、黑大豆、稽豆、马料豆

能量 1594.8千焦/100克

【调理关键词】

高蛋白、高纤维、高碳水化合物、高脂肪、高能量

◎黑豆含大量维生素、蛋白质、矿物质、微量元素、花青素等物质，有消肿下气、润肺去燥、活血利水、通便排毒、祛风除痹、补血安神的功效。

◎食疗作用

黑豆具有祛风除湿、调中下气、活血、解毒、利尿、明目等功效。黑豆含有丰富的维生素E，能清除体内的自由基，减少皮肤皱纹，达到养颜美容的目的；此外，其含有丰富的膳食纤维，可促进肠胃蠕动，预防便秘。

◎选购保存

选购黑豆时，以豆粒完整、大小均匀、颜色乌黑者为好。由于黑豆表面有天然的蜡质，会随存放时间的增长而逐渐脱落，所以，表面有研磨般光泽的黑豆不要选购。宜存放在密封罐中，置于阴凉处保存

◎适合患者

体虚、脾虚水肿、小儿盗汗、自汗者。

◎搭配宜忌

黑豆+牛奶	✓	有利吸收维生素B_{12}
黑豆+排骨	✓	补肾活血，祛风利湿
黑豆+高粱	✓	顺气益肾，增强体力，乌发止泻
豆+蓖麻子	✗	产生不良反应

应用指南

1.调中下气、补肾活血：黑豆10克，猪小排100克，葱花、姜丝、盐各少许。黑豆洗净、浸泡；猪小排斩块，汆烫去血水、冲净沥干；将适量水放入锅中，开中火，待水开后放入黑豆及猪小排、姜丝熬煮；煮至黑豆、猪肉软烂时，加盐调味，撒上葱花即可。

2.补肝肾、健脾胃、美白乌发、明目抗衰：桑葚20克、黑豆30克、大枣3枚、红糖20克、水4碗。桑葚洗净，用水稍浸泡；大枣洗净，去核；将桑葚、大枣和黑豆放入宽口瓦煲，加4碗水，煮沸，转小火煲40分钟，至软烂，下红糖，待融化后即可关火品尝。

温馨提示

黑豆的作用较广。将它煮成汁喝，能杀邪毒。将它炒黑，趁热放入酒中饮用，能治风痹瘫痪口吃，及产后伤风头痛。吃完饭后生吞少量黑大豆，可以耳聪明目、轻身，使人肌肤润泽，精力充沛以及抗衰老。

调理吃法1 蜂蜜黑豆粥 清热解暑+减肥降脂

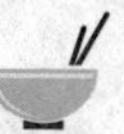

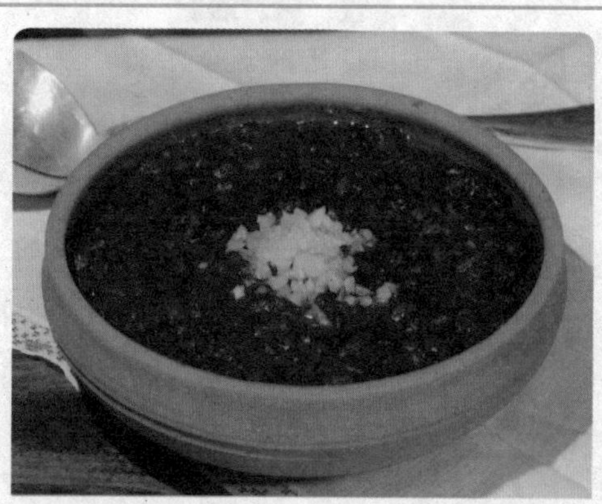

◎材料 黑豆200克，冬瓜50克，蜂蜜、冰糖适量

◎制作 ①黑豆洗净，用清水泡至发软。②把黑豆捞起，放入高压锅内，加入水蒸熟。③冬瓜洗净去皮，切成块，炒熟。④把冰糖碾碎后加入黑豆中搅拌均匀，加入蜂蜜，最后加冬瓜装盘，即可。

◎专家点评 蜂蜜不适宜糖尿病患者、脾虚泄泻及湿阻中焦的脘腹胀满者食用。

调理吃法2 什锦杂粮豆 润肠通便+均衡营养

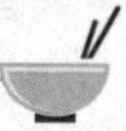

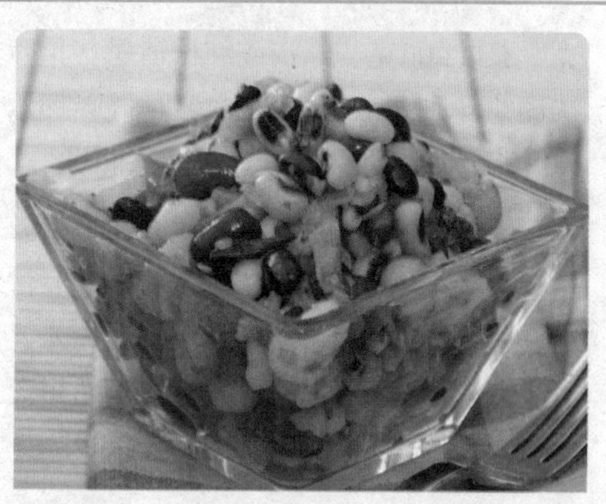

◎材料 黑豆60克，黄豆60克，红豆50克，生菜1棵，菠萝50克，橄榄油、蜂蜜各适量

◎制作 ①黑豆、黄豆、红豆洗净，用清水泡至发软。②把黑豆、黄豆、红豆捞起，放入高压锅内，加入水蒸熟。③生菜洗净后切丝。④菠萝去皮，在淡盐水中泡10分钟，切成丁。⑤把所有食材混合均匀，浇上橄榄油、蜂蜜，混合均匀即食。

◎专家点评 胃脘胀痛者不宜。

调理吃法3 黑豆时蔬沙拉 清热解暑+除烦止渴

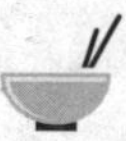

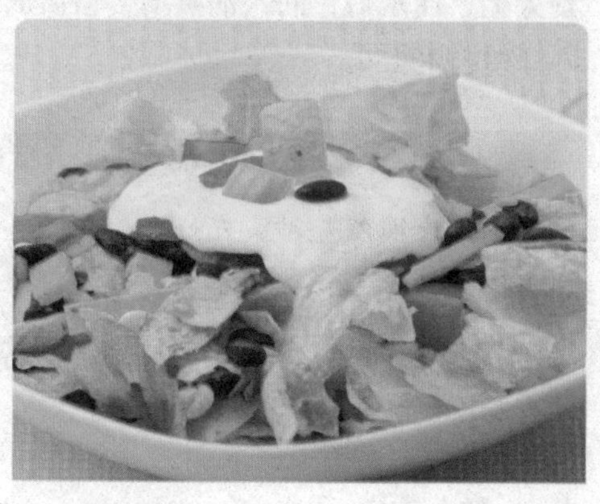

◎材料 黑豆80克，白菜100克，木瓜50克，西红柿1个，橄榄油、沙拉酱、蜂蜜各适量

◎制作 ①黑豆洗净，用清水泡发。②捞起，放入高压锅内，加入水蒸熟；蒸熟后加入蜂蜜拌匀。③白菜洗净后切丝；木瓜洗净去皮，切成片；西红柿洗净切成块。④把所有食材一起放入盘子里，浇上橄榄油，拌匀；最后加入沙拉酱即可。

◎专家点评 不适宜孕妇、过敏者食用。

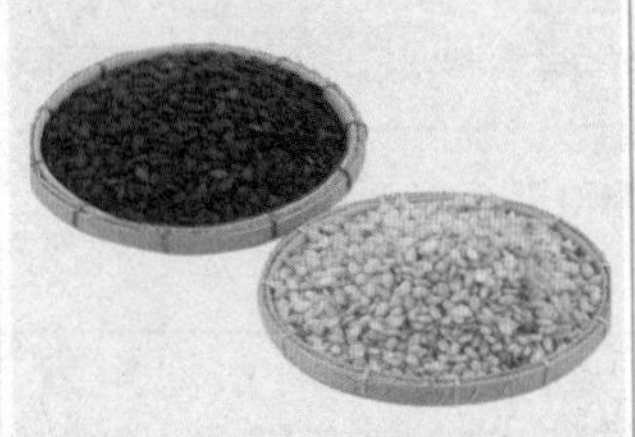

【每日用量】每日30克左右为宜

【性味归经】性平，味甘。入肝、肾、肺经。

芝麻

Zhima

[别名] 胡麻，白麻

能量 2222.6千焦/100克

【调理关键词】

铁、钙、油脂

◎芝麻富含油脂、铁、钙、蛋白质、氨基酸及多种维生素和矿物质，经常食用不仅对调整偏食厌食、便秘有积极的作用，还能纠正和预防缺铁性贫血；而其含有的钙对骨骼、牙齿的发育都大有益处。

◎食疗作用

芝麻有益肝、补肾、养血、润燥、乌发、美容的作用。它能促进细胞分裂，推迟细胞衰老，起到抗衰老和延年益寿的作用；也具有降血脂的作用；对身体虚弱、早衰而导致的脱发效果好，对药物性脱发、某些疾病引起的脱发也有一定疗效。但请注意，慢性肠炎、脾虚便溏者忌用；男子阳痿、遗精者也应忌食。

◎选购保存

色泽鲜亮、纯净，外观大而饱满，皮薄，嘴尖而小为佳。干燥、密封贮藏。

◎适合患者

头晕眼花，耳鸣耳聋，须发早白以及肠燥便秘等患者。

◎搭配宜忌

芝麻+核桃	√	益精血，乌须发
芝麻+红糖	√	可补血，治疗便血
芝麻+何首乌	√	治疗头发枯脱、早白
芝麻+鸡肉	×	严重会致死亡

应用指南

1.清热、养肝、明目：黑芝麻240克、桑叶200克、蜂蜜或红糖适量。桑叶洗净烘干研为粉末；将黑芝麻捣碎加入桑叶末，加水煎40分钟，加蜂蜜即可。

2.生津润肠：熟黑芝麻、纯牛奶各适量，大米80克、白糖3克。大米泡发洗净；锅置火上，倒入清水，放入大米，煮至米粒开花；注入牛奶，加入熟黑芝麻同煮至浓稠状，调入白糖拌匀即可。

3.补脾健胃，生津益肺：大枣20克、黑芝麻少许、大米100克、红糖10克。大枣去核洗净；大米泡发洗净；锅置火上，注水后，同入锅煮粥，最后放入红糖调味即可。

温馨提示

吃芝麻固然是对头发好，但是吃多了却会加速秃头。因为黑芝麻吃得过多会使内分泌紊乱，引发头皮油腻，导致毛皮枯萎、脱落。故在食用时要适量。

调理吃法1 芝麻拌黄瓜

清热解暑+生津润燥 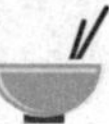

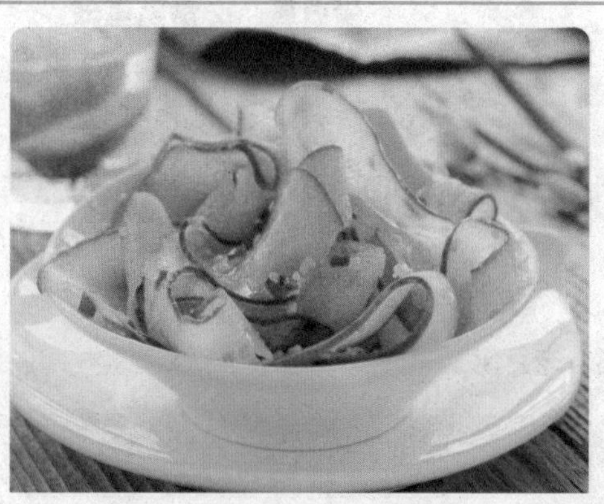

◎材料 黄瓜1根，芝麻1汤勺，辣椒半条，蜂蜜、橄榄油各适量

◎制作 ①黄瓜洗净，切成片状。②在热锅内加入橄榄油，稍微爆香辣椒，爆香后关火。③把黄瓜片倒入锅内与橄榄油混合均匀，装盘，撒上芝麻即可。

◎专家点评 脾胃虚弱、腹痛腹泻、肺寒咳嗽者都应少吃黄瓜。

调理吃法2 芝麻拌鸭肉丝

润肠通便+祛除内热 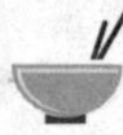

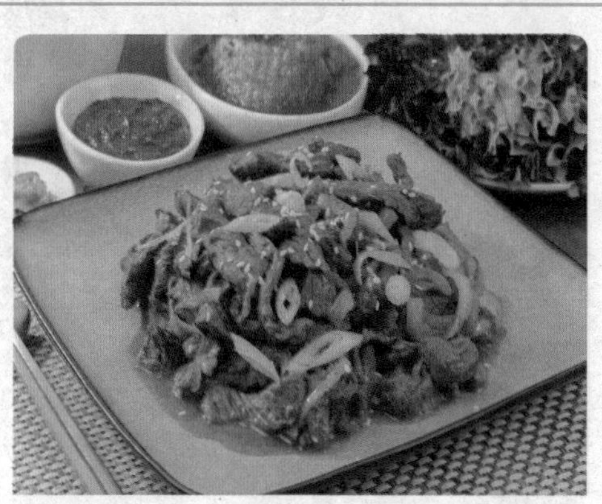

◎材料 鸭肉300克或猪肉300克，大葱1节，芝麻2小勺，橄榄油、调味料各适量。

◎制作 ①鸭肉洗净，放入沸水中煮熟去血，放凉，捞起沥干水分，去骨，切成块状；大葱洗净切成丝②在热锅内加入橄榄油，爆香姜丝后，加入肉块炒至九分熟。③再加入蚝油继续拌炒，加入大葱，炒均匀，加入适量盐，撒上芝麻，即可。

◎专家点评 阳虚脾弱不宜食用。

调理吃法3 芝麻拌豆腐青瓜

清热解暑+润肠通便 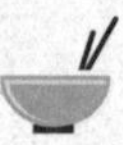

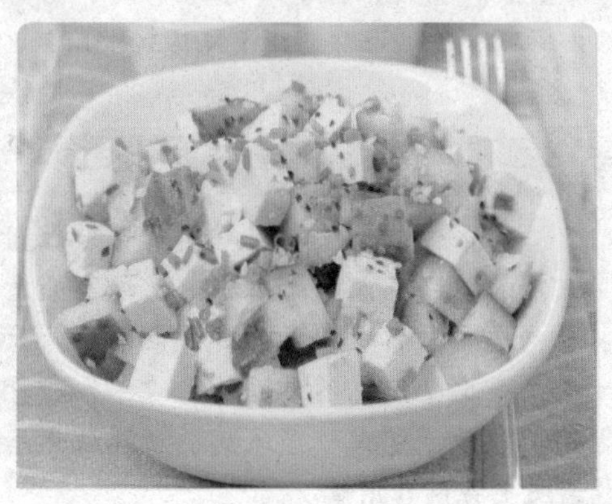

◎材料 青瓜1根，豆腐100克，葱末、芝麻各少许，橄榄油、盐各适量

◎制作 ①青瓜洗净，切块；豆腐切块，放入盐水中氽烫后捞起。②在热锅内加入橄榄油、芝麻爆香。③在锅内加入青瓜、豆腐；加入盐；混匀即可食用。

◎专家点评 痛风病人，血尿酸浓度增高的患者，腹胀、脾虚者，遗精者，老年人，动脉硬化患者不宜食用豆腐。

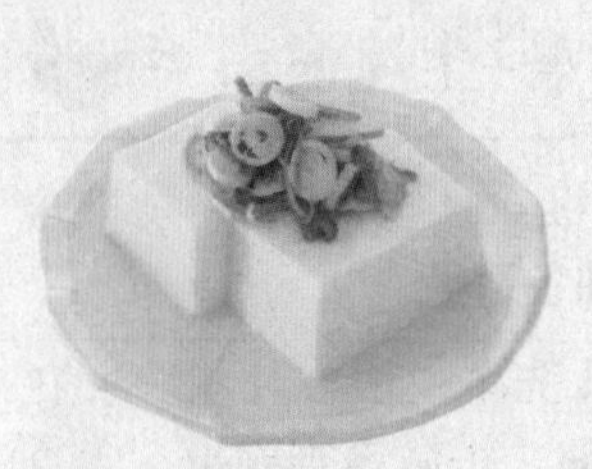

【每日用量】常用量约70克

【性味归经】性凉，味甘。归脾、胃、大肠经。

豆腐

Doufu

[别名] 水豆腐、老豆腐

能量 339.1千焦/100克

【调理关键词】

蛋白质、必需氨基酸

◎大豆制成豆腐后其蛋白质的消化率可以提升到92%~95%，能促进吸收，减小肠道负担，从而起到利便的功效。

◎食疗作用

豆腐能益气宽中、生津润燥、清热解毒、和脾胃、抗癌，还可以降低血铅浓度、保护肝脏、促进机体代谢。豆腐中丰富的大豆卵磷脂有益于神经、血管、大脑的发育生长，豆腐在健脑的同时，所含的豆固醇还抑制了胆固醇的摄入。

◎选购保存

优质豆腐呈现均匀的乳白色或淡黄色，稍有光泽。质量差的豆腐色泽发深直至浅红色，无光泽。劣质豆腐呈深灰色、深黄色。豆腐最好现买现吃。

◎适合患者

适宜心血管疾病、糖尿病、癌症等患者食用。

◎搭配宜忌

搭配	宜忌	功效
豆腐+金针菇	✓	益智强体
豆腐+羊肉	✓	清热泻火、除烦止渴
豆腐+蜂蜜	✗	产生不良反应
豆腐+菠菜	✗	破坏营养素

应用指南

1.养心润肺，生津除烦：鲜丝瓜150克，嫩豆腐200克。将丝瓜削皮，洗净切片；豆腐洗净切块；姜、葱切丝；炒锅上火，放入油烧热，投入姜、葱煸香，加适量水，下豆腐块和丝瓜片，大火烧沸；再用文火煮3～5分钟，调入盐、味精、酱油、米醋，即可。

2.滋阴生津，安神：三文鱼300克，橘皮1/2个，盒装豆腐1/3块。橘皮刮去部分内面白瓤（不全部刮净），洗净切细丝；三文鱼洗净，去皮，切片；豆腐洗净切小块；锅中加3碗水后煮开，下豆腐、鱼片，转小火约煮2分钟，待鱼肉熟透，加盐调味，撒上橘皮丝即可。

温馨提示

因豆腐中含嘌呤较多，对嘌呤代谢失常的痛风病人和血尿酸浓度增高的患者，忌食豆腐。豆腐虽好，也不宜天天吃，一次食用也不要过量。老年人和肾病、缺铁性贫血、痛风病、动脉硬化患者更要控制食用量。

调理吃法1 上海青豆腐

润肠通便+清热解暑

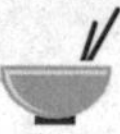

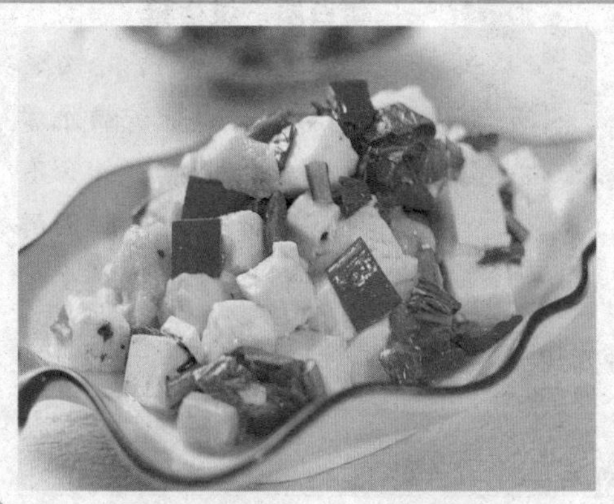

◎材料 上海青丁、豆腐丁、鸡胸肉丁各适量，蒜粒10克，淀粉、葱各15克，黑豆、酒、甘草、金银花、盐各适量

◎制作 ①将黑豆、金银花、甘草以3碗水煎煮成1碗。②鸡肉加酒、盐和淀粉腌渍，入油锅滑熟。③将葱粒、蒜粒爆香，加入上海青与药汁煮开后，用淀粉勾芡，倒入豆腐与鸡丁煮2分钟即可。

◎专家点评 内火偏旺、痰湿重者不宜食用。

调理吃法2 番茄酱烩豆腐

润肺止咳+泻火解毒

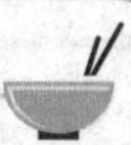

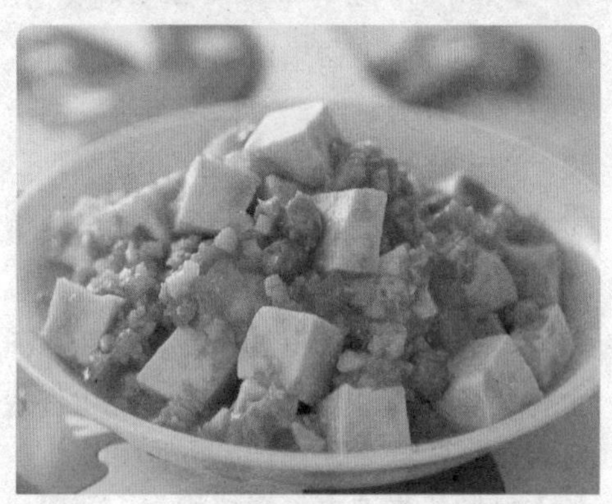

◎材料 石斛、豆腐、西红柿各150克，蘑菇50克，猪肉200克，豌豆末、甘草末、洋葱末、番茄酱、酱油、砂糖、盐各适量

◎制作 ①将石斛、甘草入锅加水煎汁，取汁备用。②豆腐入盐水中汆烫后捞起切块，西红柿、蘑菇洗净后切末。③油锅烧热，入洋葱末炒香；倒入猪肉炒散，将以上食材同入锅炒至熟即可。

◎专家点评 胃炎及胃溃疡患者慎食。

调理吃法3 西红柿豆腐汤

润肠通便+清热解暑

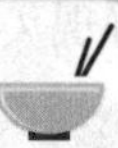

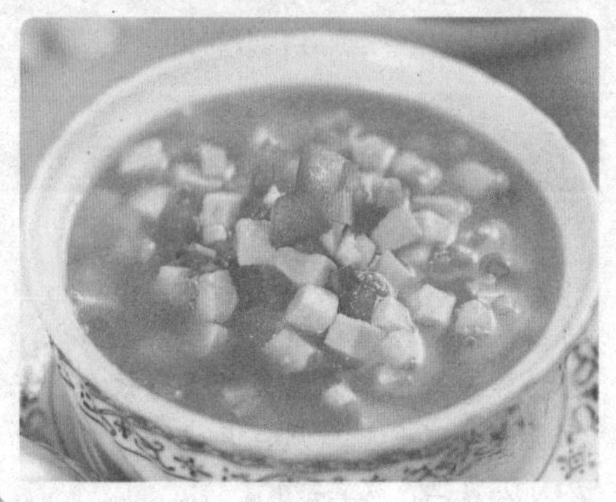

◎材料 西红柿250克，豆腐2块，盐15克，胡椒粉1克，生粉15克，味精、葱花、香油各适量

◎制作 ①豆腐切成小粒；西红柿入沸水烫后，剖开，切成粒；豆腐入碗，加西红柿、胡椒粉、盐、味精、生粉、少许葱花一起拌匀。②油锅烧热，倒入豆腐、西红柿，翻炒至香。③约煮5分钟后，撒上剩余葱花，调入盐，淋上香油即可。

◎专家点评 急性肠炎、菌痢者不宜食用。

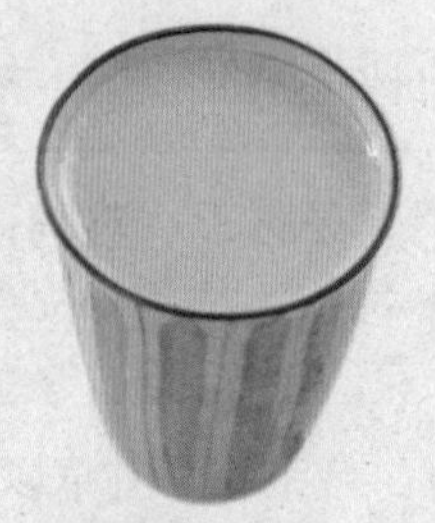

【每日用量】常用量150～250毫升

【性味归经】性平，味甘。归心、脾、肾经。

豆浆

Doujiang

[别名] 豆腐浆

能量 67.0千焦/100克

【调理关键词】

蛋白质、维生素

◎豆浆富含钙、铁、磷、锌、硒等矿物元素及多种维生素，并含有可有效降低人体胆固醇及抑制体内脂肪发生过氧化现象的大豆皂苷等物质，不含胆固醇。

◎食疗作用

豆浆具有清火润肠、降脂降糖、化痰补虚、防病抗癌、增强免疫力等功效，常饮鲜豆浆对高血压、糖尿病、冠心病、慢性支气管炎、便秘、动脉硬化及骨质疏松等患者大有益处。一般人均宜食用，尤其是中老年体质虚弱、营养不良者宜经常食用。

◎选购保存

优质豆浆呈均匀一致的乳白色或淡黄色，有光泽，且味佳而纯正，口感滑爽。次质豆浆呈白色，微有光泽与异味，而劣质豆浆呈灰白色，无光泽，有苦涩味。最好现买现饮。

◎适合患者

适宜高血压、高血脂及贫血等患者。

◎搭配宜忌

豆浆+花生	√	润肤、补虚
豆浆+大枣	√	滋阴益气、养血安神
豆浆+胡萝卜	√	增加机体免疫力
豆浆+红糖	×	破坏营养成分

应用指南

1.润肺益气，生津除烦：燕麦1/2杯、薏仁1/2杯、白果1/3杯、豆浆三杯。黄豆泡后打成豆浆，薏仁米与小麦泡一夜，加上黏米一起混入；放入豆浆，白果去壳后一起放入锅中。小火慢慢煲稠即可。

2.健脑保肝、软化血管：鸡蛋2个、豆浆200毫升。鸡蛋打散，加少许盐打匀；将豆浆（用半个鸡蛋壳取8次量）加入打散的蛋液中；搅拌均匀、静置、消泡后将豆浆蛋液倒入平底较浅的容器中约8分满；容器放入蒸锅中，上面盖一个盘子防止水汽进入；开火蒸，待锅中水开后，再继续蒸五六分钟即可。

温馨提示

豆类中含有一定量低聚糖，可以引起嗝气、肠鸣、腹胀等症状，所以有胃溃疡的患者不宜经常饮用豆浆。另外，肾功能衰竭的病人需要低蛋白饮食，而豆类制品富含蛋白质，其代谢产物会增加肾脏负担，故宜禁食。

调理吃法1 绿豆黄豆浆 清热解毒+降低血脂

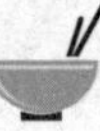

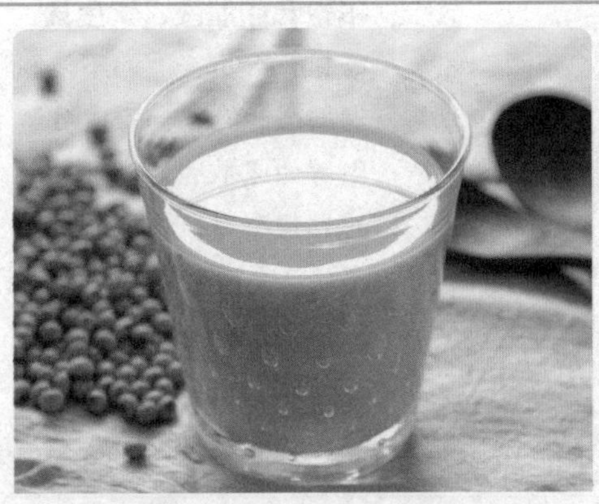

◎材料 绿豆50克，黄豆50克，冰糖适量，纯净水适量

◎制作 ①黄豆、绿豆洗净，用清水浸泡至发软。②将黄豆，绿豆放入豆浆机中，加水搅打成豆浆，并煮沸。③滤出豆浆，趁热加入冰糖拌匀。

◎专家点评 绿豆性寒凉，素体阳虚、脾胃虚寒、泄泻者慎食。

调理吃法2 蜂蜜黄豆浆 养阴生津+润肠通便

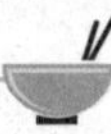

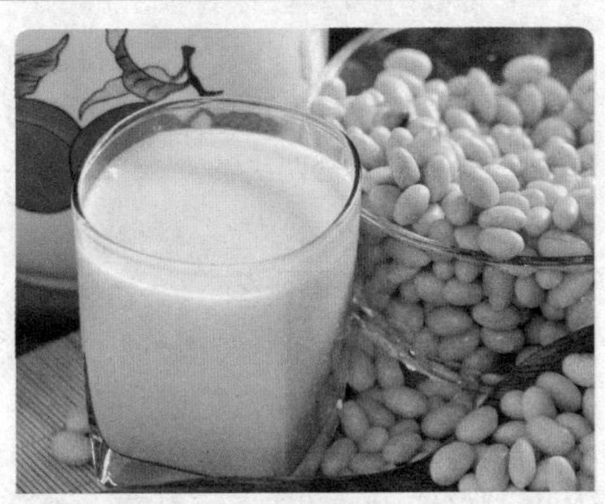

◎材料 黄豆100克，蜂蜜适量

◎制作 ①黄豆洗净，用清水浸泡至发软。②将黄豆放入豆浆机中，加水搅打成豆浆，并煮沸。③滤出豆浆，趁热加入蜂蜜拌匀即可。

◎专家点评 糖尿病患者、脾虚泻泄及湿阻中焦的脘腹胀满、苔厚腻者及婴儿不可食用蜂蜜。

调理吃法3 黄豆核桃豆浆 润肺止咳+养阴生津

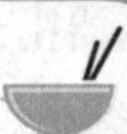

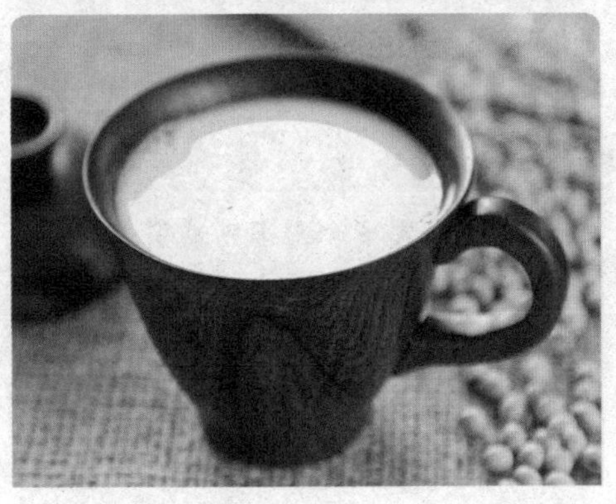

◎材料 黄豆80克，核桃30克，蜂蜜适量，纯净水适量

◎制作 ①黄豆洗净，用清水浸泡至发软；核桃洗净。②将黄豆、核桃放入豆浆机中，加水搅打成豆浆，并煮沸。③滤出豆浆，趁热加入蜂蜜拌匀即可。

◎专家点评 腹泻、阴虚火旺者；痰热咳嗽、便溏腹泻、素有内热及痰湿重者均不宜服用。

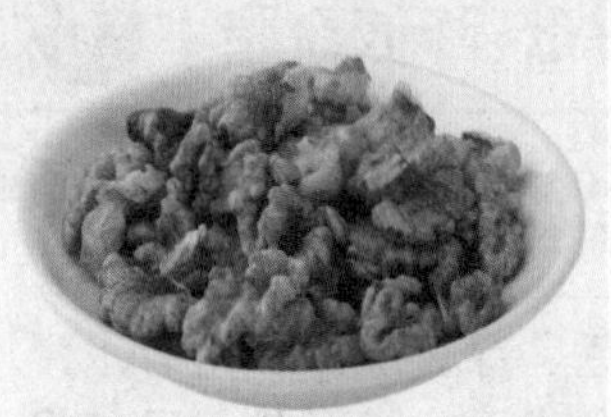

【每日用量】每日5～10个

【性味归经】性温，味甘。归肺、肾经。

核桃仁

Hetaoren

[别名] 山核桃、胡桃仁、羌桃、黑桃、胡桃肉

能量 2624.5千焦/100克

【调理关键词】

不饱和脂肪酸、维生素

◎核桃含有丰富的不饱和脂肪酸，能减少肠道对胆固醇的吸收，能润肠，治疗大便秘结。核桃含有丰富的B族维生素和维生素E，可以延缓细胞老化，有健脑、增强记忆力和延缓衰老的作用。

◎食疗作用

核桃仁具有滋补肝肾、强健筋骨之功效。核桃油中油酸、亚油酸等不饱和脂肪酸含量高于橄榄油，饱和脂肪酸含量极微，是预防动脉硬化、冠心病的优质食用油。核桃能润肌肤、乌须发，并有润肺强肾、降低血脂的功效，长期食用还对癌症具有一定的预防效果。

◎选购保存

应选个大、外形圆整、干燥、壳薄、色泽白净、表面光洁、壳纹浅而少者。带壳核桃风干后较易保存，核桃仁要用有盖的容器密封装好，放在阴凉处存放，防潮。

◎适合患者

适宜孕妇及便秘患者。

◎搭配宜忌

核桃+茯苓	润肠通便
核桃+野鸭 ✕	不利于营养的吸收
核桃+鳖肉 ✕	导致中毒或身体不适血
核桃+白酒 ✕	导致血热

应用指南

1.养肾补脑，治疗肾虚引起的失眠症：核桃仁6个，白糖30克，捣烂如泥，放入锅里加黄酒50毫升，小火煎30分钟，每日1剂，分两次服。

2.润肠通便：虾仁、核桃仁、腰果、松仁、花生、葱段各50克，白芝麻少许，红椒、黄甜椒各适量，盐2克，味精1克，白糖、料酒各适量。红椒、黄椒洗净后切块；核桃仁、腰果、松仁、花生洗净备用；虾仁用料酒腌渍片刻；油锅烧热，倒入虾仁、腰果、松子仁、花生米，加盐、味精，炒至将熟时倒入葱，炒至断生后装盘；余油烧热，放白糖、核桃仁、白芝麻，炒至上色时摆盘。

温馨提示

核桃不宜多食，否则易引起腹泻。另外痰火喘咳、阴虚火旺、便溏腹泻的病人不宜食用。核桃中的油脂具有缓解压力的作用，所以精神紧张，工作压力大者可适当食用。

调理吃法1 核桃仁柠檬果汁——清热解暑+通便除烦

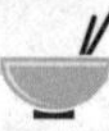

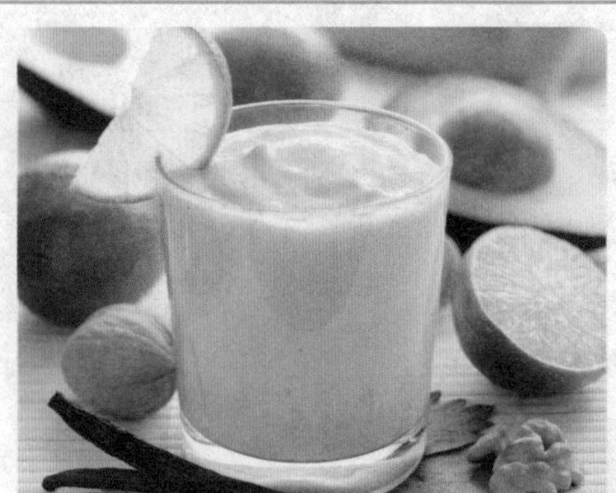

◎材料 核桃10颗，柠檬半个，牛奶200毫升，砂糖适量

◎制作 ①柠檬洗净，去皮，切成片。②核桃去壳，洗净，沥干水分。③把柠檬、核桃、牛奶一同加入榨汁机中，压榨成汁，加入砂糖，搅拌均匀，即可（亦可用酸奶代替牛奶和柠檬）。

◎专家点评 胃溃疡、胃酸分泌过多，患有龋齿者和糖尿病患者应慎食柠檬。

调理吃法2 青菜拌核桃仁——润肠通便+调理脾胃

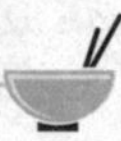

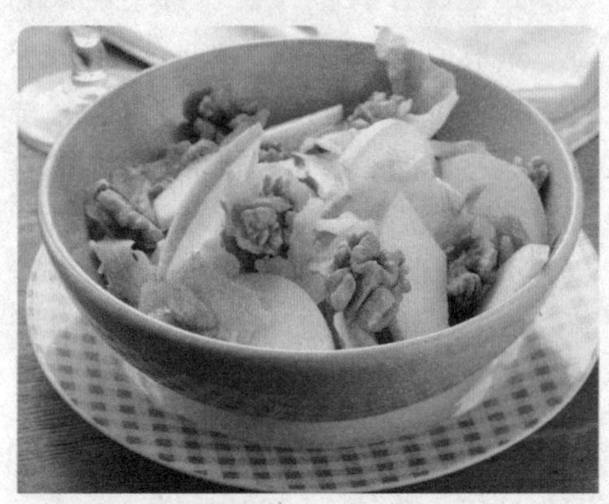

◎材料 核桃10颗，时菜100克，橄榄油、盐各适量

◎制作 ①时菜洗净，切成小段；可用沸水焯熟时菜，也可以生食。②在热锅中加入橄榄油，轻微爆香核桃，关火。③锅里加入时菜，撒上盐粉，拌匀即可。

◎专家点评 肠燥便秘、内火偏盛等患者可以食用，脾虚泄泻者不宜食用。

调理吃法3 燕麦桃仁梨子羹——健脾益气+润肠通便

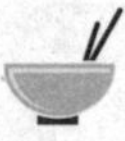

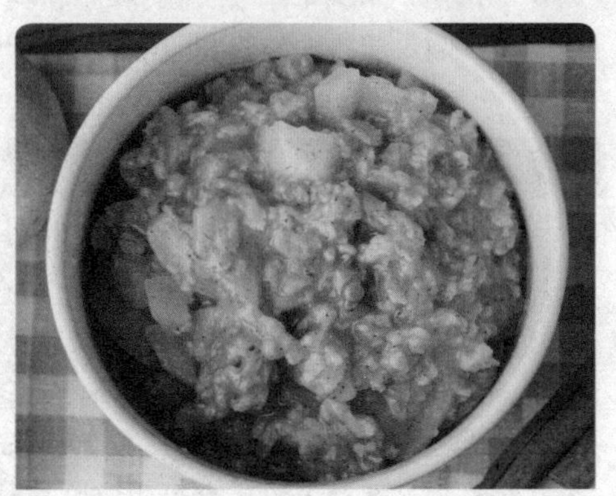

◎材料 燕麦100克，核桃10颗，梨子1个，橄榄油适量

◎制作 ①燕麦洗净，放入锅中煮至半熟。②加入核桃、梨子煮熟。③加入少许橄榄油，拌匀即可。

◎专家点评 孕妇忌用，脾虚泄泻者也不宜食用。

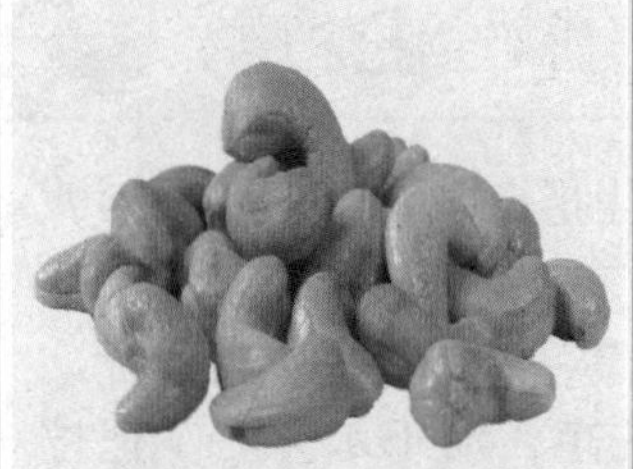

【每日用量】每日10～15个

【性味归经】性平，味甘。归脾、胃、肾经。

腰果

Yaoguo

[别名] 肾果、树花生、鸡腰果

能量 2310.6千焦/100克

【调理关键词】

脂肪

◎腰果含有能量较高，主要来源是脂肪，其次是碳水化合物和蛋白质；可保护心血管、延缓衰老、增加抵抗力、消除疲劳、通乳汁；亦能润肠通便，能较好地改善便秘。

◎食疗作用

腰果补脑养血，补肾，健脾，下逆气，止久渴；对食欲不振、心力衰竭、下肢水肿及多种炎症有显著功效，尤其有酒糟鼻的人更应多食。腰果对夜盲症、干眼病及皮肤角化有防治作用，能增强人体抗病能力、防治癌症。腰果还含有丰富的油脂，可以润肠通便、润肤美容、延缓衰老。

◎选购保存

选外观呈完整半月牙形、色泽白、饱满、气味香、油脂丰富、无虫蛀、无斑点的腰果。干燥保存。

◎适合患者

适宜便秘、风湿性关节炎、高血压、尿结石之人食用。

◎搭配宜忌

腰果+糯米	✔	润五脏、安神
腰果+莲子	✔	润五脏、安神
腰果+鸡蛋	✘	导致腹痛腹泻
腰果+虾仁	✘	导致高钾血症

应用指南

1.健脑补脾、补血益肾：粳米60克、薏米30克，制首乌、熟地、腰果、大枣、冰糖各适量。粳米、薏米均泡发洗净；大枣洗净，切片；腰果洗净；制首乌、熟地均洗净，加水煮好，取汁待用；锅置火上，倒入煮好的汁，放入粳米、薏米，以大火煮开；加入大枣、腰果、冰糖煮至浓稠状即可食用。

2.补肾壮阳，润肠通便：莴笋200克，虾仁、腰果仁各100克。莴笋洗净，去皮切块；虾仁和腰果仁洗净沥干；淀粉加水拌匀；油锅烧热，加入腰果仁稍炸，加莴笋块和虾仁炒熟；下入盐和鸡精调味，倒入淀粉水勾薄芡即可。

温馨提示

腰果所含的脂肪酸属于良性脂肪酸的一种，虽不易使人发胖，但仍不宜食用过多，尤肥胖的人更要慎用。腰果含有多种过敏原，对于过敏体质的人来说，可能会造成一定的变态反应。腰果不宜久存，变味腰果不宜食用。

调理吃法1 腰果黄豆浆

清热除烦+润肠通便

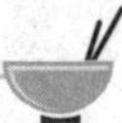

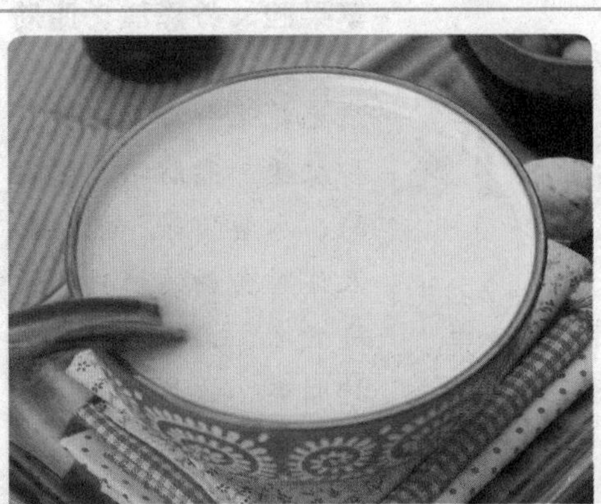

◎材料 黄豆40克，腰果25克，莲子、板栗、薏米、冰糖各适量

◎制作 ①黄豆、薏米分别浸泡至软，捞出洗净；腰果洗净，板栗去皮洗净，莲子去心，均泡软。②将黄豆、腰果、莲子、板栗、薏米放入豆浆机中，添水搅打成豆浆，煮沸后加入冰糖拌匀即可。

◎专家点评 消化功能不良、胃脘胀痛等消化道疾病的人应尽量少食。

调理吃法2 腰果米糊

益气生津+润肠通便

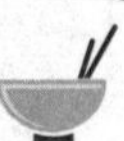

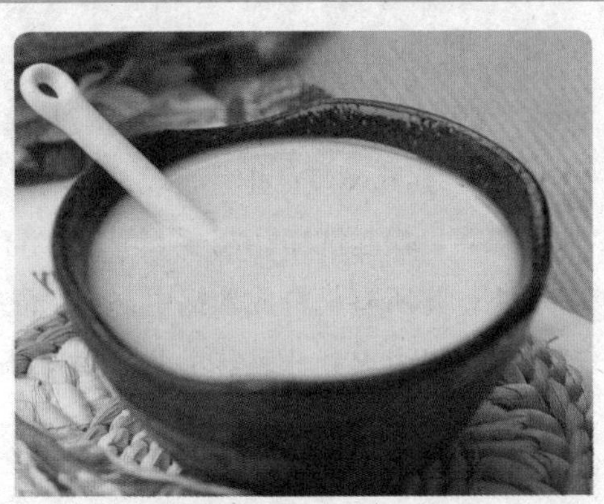

◎材料 粳米100克，腰果30克

◎制作 ①粳米洗净，浸泡；腰果洗净。②将粳米和腰果仁同入豆浆机中，添加少许水，按“粉糊”键，待糊成，煮熟装杯即可。

◎专家点评 糖尿病患者、便秘者、消化不良者、腹胀者不宜食用。

调理吃法3 腰果拌肉片

补脑养血+调脾养胃

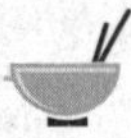

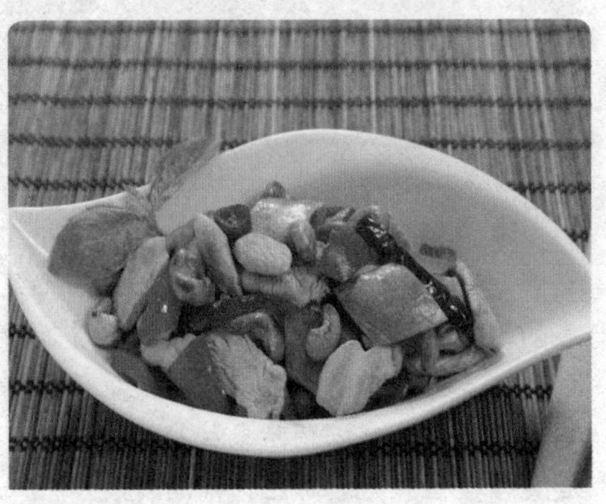

◎材料 猪肉200克，腰果100克，红椒半个，青椒半个，姜、调味料各适量

◎制作 ①腰果炸熟。②肉切丁，放入调味料拌匀腌一会。③青椒、红椒切丁，姜切末备用。④锅内放油炒香姜末，放入肉，大火翻炒至变色。⑤再加入青椒、红椒，倒入调味料翻炒均匀。⑥最后放入腰果起锅。

◎专家点评 体胖、多痰、舌苔厚腻者慎食猪肉。

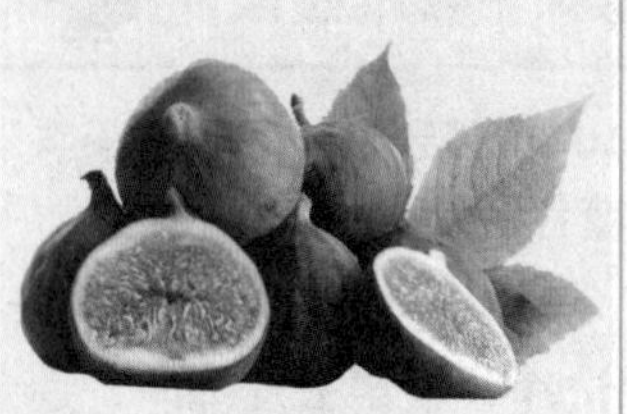

无花果

Wuhuago

【每日用量】30~150克

【性味归经】性平，味甘。归胃、大肠经。

[别 名] 天生子、文仙果、蜜果、奶浆果、隐花果、映日果

能量 247.0千焦/100克

【调理关键词】

苹果酸、柠檬酸、脂肪酶、蛋白酶、水解酶

◎无花果含有苹果酸、柠檬酸、脂肪酶、蛋白酶、水解酶等，能帮助人体对食物的消化，促进食欲，又因其含有多种脂类，故具有润肠通便的效果。

◎食疗作用

无花果含糖类、蛋白质、氨基酸、维生素、矿物质，以及淀粉糖化酶、酯酶、蛋白酶和脂肪酶等有益于人体的活性成分；具有润肺止咳，清热润肠的功效；用于治疗咳喘、咽喉肿痛、便秘、痔疮等病症。

◎选购保存

新鲜的以呈紫红色、触感稍软且无损伤的无花果为佳，而干品以咖啡色、皮厚者为佳。新鲜的无花果实宜即食，干品应隔绝空气密封干燥保存。

◎适合患者

痢疾，咽喉痛，咳嗽痰多，胸闷，痔疮肿毒等患者。

◎搭配宜忌

无花果+板栗 强腰健骨、消除疲劳

无花果+梨 润肺止咳

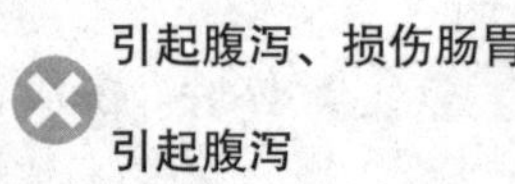

无花果+螃蟹 引起腹泻、损伤肠胃

无花果+蛤蜊 引起腹泻

应用指南

1.养胃健脾、润肠利咽：鲜板栗250克，排骨500克，胡萝卜1根，无花果30克，盐1小匙。板栗入沸水中用小火煮约5分钟，捞起剥膜；排骨斩段，放入沸水中汆烫，捞起洗净；胡萝卜削皮，洗净切块；将所有材料放入锅中，加水没过材料，以大火煮开，转小火续煮30分钟，加盐调味即可。

2.补脾益胃、润肺利咽、润肠通便，治疗肺燥咳嗽、便秘：无花果30克，粳米50克，冰糖适量。将粳米洗净煮粥，八成熟时，放入去皮的无花果煮至粥熟，加入冰糖即可。

温馨提示

未成熟的无花果的乳浆中含有补骨脂素、佛柑内酯等活性成分；成熟的无花果的果汁中可提取出一种芳香物质苯甲醛，二者都具有防癌抗癌、增强机体抗病能力的作用，可以预防多种癌症的发生，延缓移植性腺癌、淋巴肉瘤的发展。

调理吃法1 松子仁拌无花果

润肠通便+补益大脑 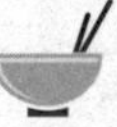

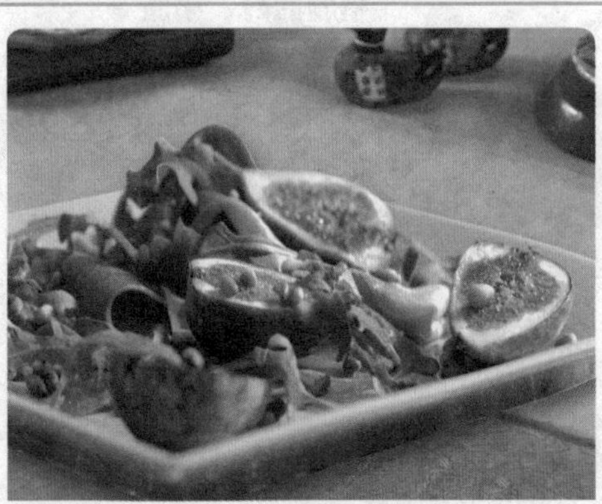

◎材料 无花果2个，松子仁50克

◎制作 ①松子仁入锅炒熟，炒至表面为黄色即可。②无花果洗净，切成两半，撒上松子即可食用。

◎专家点评 胆功能严重不良及多痰患者应慎食。

调理吃法2 无花果沙拉

养阴生津+润肠通便 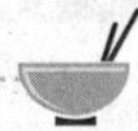

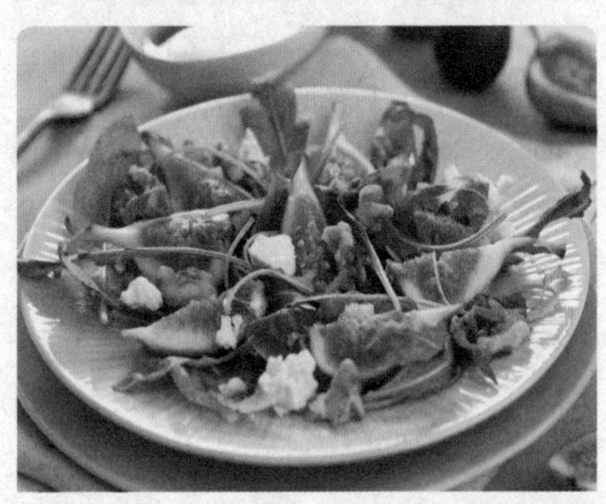

◎材料 无花果2个，核桃10颗，沙拉酱少许，时菜少许

◎制作 ①无花果洗净，切块。②核桃去壳；时菜洗净，沥干水分。③把无花果、核桃、时菜一起装盘。④加上适量沙拉酱即可。

◎专家点评 肥胖者、胆功能严重不良者、肠炎腹泻患者和痰多患者不宜食用腰果。

调理吃法3 无花果蜂蜜酱

养阴生津+清热除烦 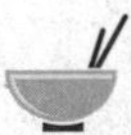

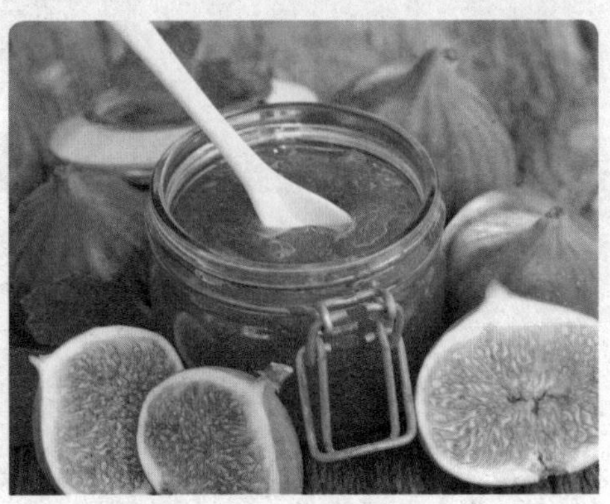

◎材料 无花果5个，蜂蜜50毫升，白糖适量

◎制作 ①无花果去皮，切成小块。②锅内加入少量水和蜂蜜，倒入无花果煮开。③煮到酱浓稠时，关火，放凉。④装入干净瓶子内，在3天内食用完。

◎专家点评 蜂蜜不适宜糖尿病患者、脾虚泻泄及湿阻中焦的脘腹胀满、苔厚腻者及婴儿食用。

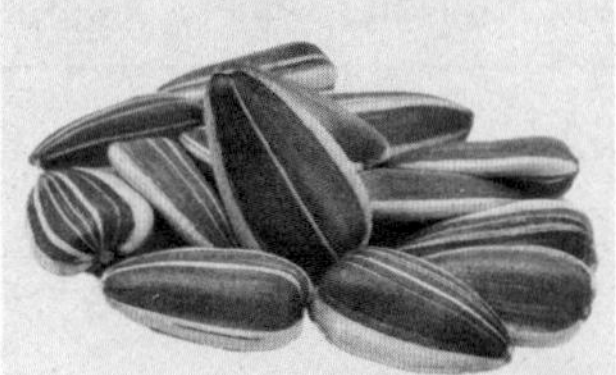

【每日用量】每日约50克

【性味归经】性平，味甘。归肺、大肠经。

葵花子

Kuihuazi

[别名] 向日葵子、天葵子、葵子、葵花籽、瓜子仁

能量 2536.6千焦/100克

【调理关键词】

植物固醇、磷脂

◎葵花子中所含植物固醇和磷脂，能够抑制人体内胆固醇的合成，防止血浆胆固醇过多，可防止动脉硬化，促进肠道蠕动。

◎食疗作用

葵花子有补虚损，降血脂，抗癌之功效。用于辅助治疗高脂血症、动脉硬化、高血压病、蛲虫病。葵花子所含物质能保护心脏功能、预防高血压；葵花子含有丰富的维生素E，有防止衰老、提高免疫力、预防心血管疾病的作用。

◎选购保存

炒葵花子应该选择颗粒大，籽仁饱满结实，皮壳厚，表面为黑底白纹，无虫孔者。应密封保存。

◎适合患者

适宜癌症患者食用；适宜高脂血症、动脉硬化和高血压之人食用；适宜神经衰弱的失眠者食用；适宜蛲虫病人食用。

◎相宜搭配

葵花子+燕麦	可润肠通便
葵花子+芝麻	可润肠通便
葵花子+母鸡	炖服可治高血压
葵花子+核桃	可补血活血，润肠通便

应用指南

1.补肝平肝，降低血脂：桑叶60g，研末；黑芝麻、葵花子仁各100g。一同研磨后，与桑叶拌匀，炼蜜为丸。每日早、晚各服10g。

2.利水消肿：葵花子20克，薏苡仁30克。加水煎服。

3.润肠通便：葵花子50克，燕麦100克，小麦100克。将燕麦、小麦洗净煮粥，八成熟时，放入葵花子仁煮至粥熟，加入冰糖即可。

4.驱杀蛲虫：葵花子250克。葵花子去壳，临睡前空腹一次嚼服，可连吃2~3日。

温馨提示

尽量用手剥壳，或者使用剥壳器，以免经常用牙齿嗑葵花子而损伤牙釉质，经常用嘴剥果壳，容易使舌头和口角糜烂，还会在吐壳时将大量的津液带走，使味觉迟钝。患有肝炎的病人最好不吃葵花子，因为它会损伤肝脏。

调理吃法1 瓜仁苹果牛奶汁 生津除烦+润肠通便

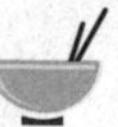

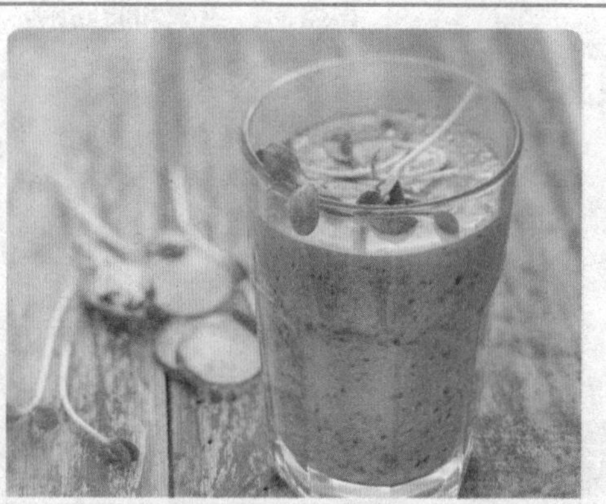

◎材料 葵花子仁50克，苹果1个，牛奶200毫升，蜂蜜适量

◎制作 ①葵花子仁可在油锅内爆炒1分钟。②苹果洗净，切成小块。③把葵花子仁、苹果、牛奶放入榨汁机中压榨成汁。④调入蜂蜜，即可。

◎专家点评 肾炎、糖尿病、冠心病、心肌梗死患者不宜食用苹果。

调理吃法2 瓜子酥 益脑提神+润肠通便

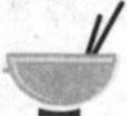

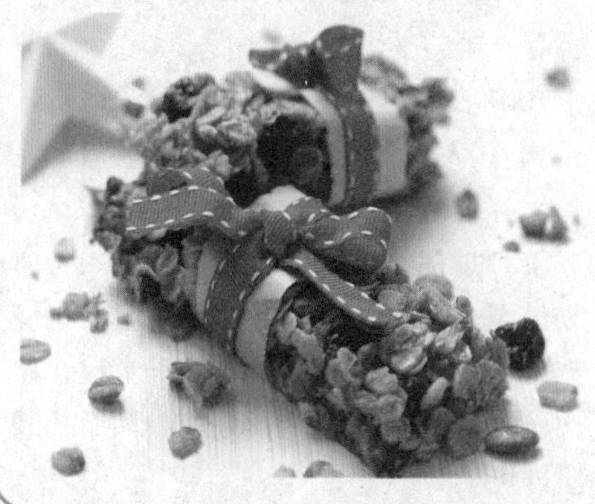

◎材料 低筋面粉40克，葵花子仁40克

◎制作 ①在碗内加入橄榄油，糖粉，鸡蛋清搅拌均匀。②面粉过筛，入蛋清中搅拌均匀。③杏仁、核桃，捣碎。④葵花子子、南瓜子、杏仁、核桃搅拌均匀，放入烤箱烤5分钟。⑤将葵花子、南瓜子、杏仁、核桃加入面糊中搅匀。⑥将面糊用小勺子舀入模具中成型，烤15分钟即可。

◎专家点评 婴儿慎食,糖尿病者不宜食用。

调理吃法3 瓜子燕麦牛奶糊 健脾益气+养胃润肠

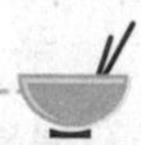

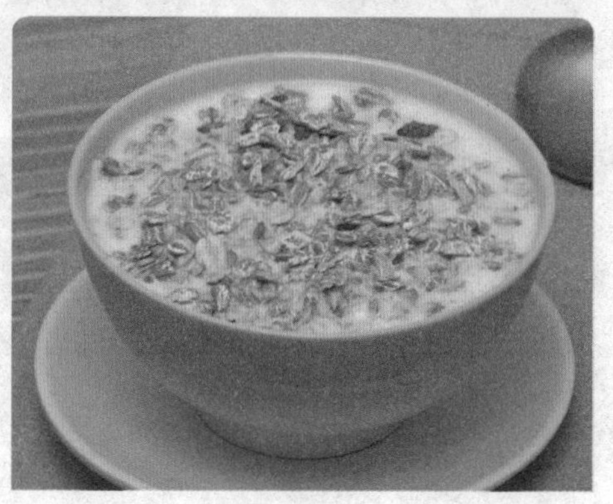

◎材料 燕麦100克，葵花子50克，牛奶200毫升

◎制作 ①将葵花子、牛奶放入榨汁机中搅拌均匀。②燕麦洗净。③热锅，把牛奶加热至60℃左右，加入燕麦，保持70℃以下的温度煮5分钟，即可。

◎专家点评 孕妇忌食。

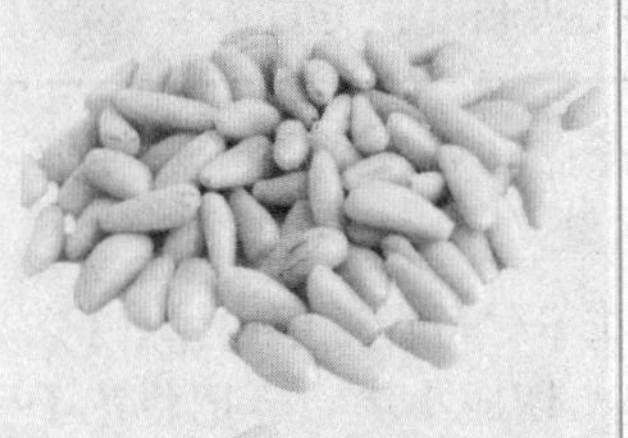

【每日用量】每日20克

【性味归经】性平，味甘。归肝、肺、大肠经。

松子仁

Songziren

[别名] 松子、海松子、罗松子、红松果

能量 2921.7千焦/100克

【调理关键词】

蛋白质、不饱和脂肪酸

◎松子仁内含有大量的不饱和脂肪酸，常食松子，可以强身健体，特别对老年体弱、腰痛、便秘、眩晕、小儿生长发育迟缓者均有补肾益气、养血润肠、滋补健身的作用。

◎食疗作用

松子仁含有油酸酯、亚油酸酯、蛋白质、挥发油、磷、铁、钙等营养成分。具有强肾补骨、滋阴养液、补益气血、润燥滑肠之功效，可用于肝肾阴虚所致的头晕眼花、须发早白、耳鸣咽干、腰膝酸软，以及病后体虚、肌肤失润、肺燥咳嗽、口渴便秘、自汗、心悸等病症。

◎选购保存

挑选时要选颗粒丰满、大而均匀、色泽光亮、干燥者。置于通风干燥处储存。

◎适合患者

适宜中老年体质虚弱，大便干结者，以及慢性支气管、炎久咳无痰者食用。

◎搭配宜忌

松子+鸡肉	宜	预防心脏病、心肌梗死
松子+蜂蜜	宜	治肺燥咳嗽、大便干结
松子+桂圆	宜	养胃滋补
松子+羊肉	忌	引起腹胀、胸闷

应用指南

1.滋阴润肺、熄风润肠：松子仁、豌豆、罐装玉米粒、鱼肉各200克，胡萝卜100克，盐3克，料酒、淀粉各适量。鱼肉洗净，剁碎，加入料酒、盐、淀粉，拌匀上浆；胡萝卜去皮，洗净，切成丁；炒锅倒油烧至四成热，下入鱼肉划散至成形后，出锅沥油；另起油锅烧热，倒入豌豆、胡萝卜粒、玉米粒、鱼肉、松子仁、水、盐，翻炒均匀后，装盘即可。

2.治疗头晕目眩、慢性便秘：松子仁50克，粳米50克，蜂蜜适量。将松子仁研碎，同粳米煮粥。粥熟后冲入蜂蜜即可食用。早晨空腹及晚上睡前服。

温馨提示

胆功能严重不良及多痰患者应慎食。松子仁油性比较大，不宜大量进食，当零食吃效果比较好。松子仁存放时间长了会变味，变味的松子仁不宜食用。

调理吃法1 松仁绿豆蜂蜜糊

清热解毒+润肠通便 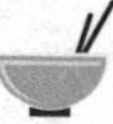

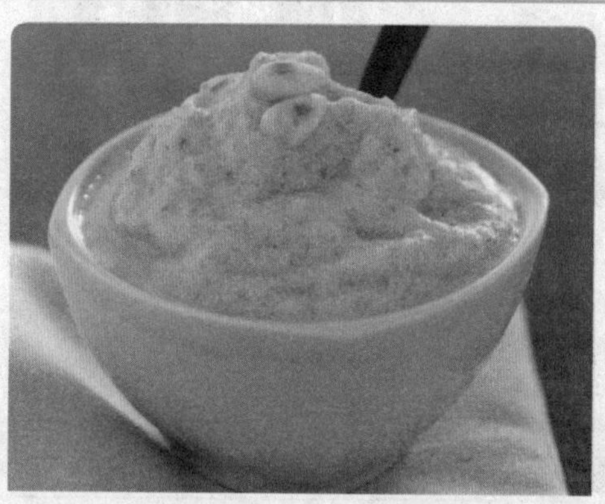

◎材料 松子仁10克，绿豆100克，牛奶100毫升，蜂蜜20毫升，白糖10克

◎制作 ①将白糖溶化在清水里待用。②松子仁炒熟待用。③绿豆洗净。④松子仁留几颗待用，把绿豆、其余松子仁、牛奶、糖水放入榨汁机中压榨成糊状。⑤把绿豆糊放进锅里煮熟，放凉，淋上蜂蜜，撒上松子即可食用。

◎专家点评 适宜干燥便秘及咳嗽者食用。

调理吃法2 松仁水果沙拉

清热解暑+排毒除烦 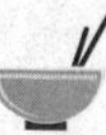

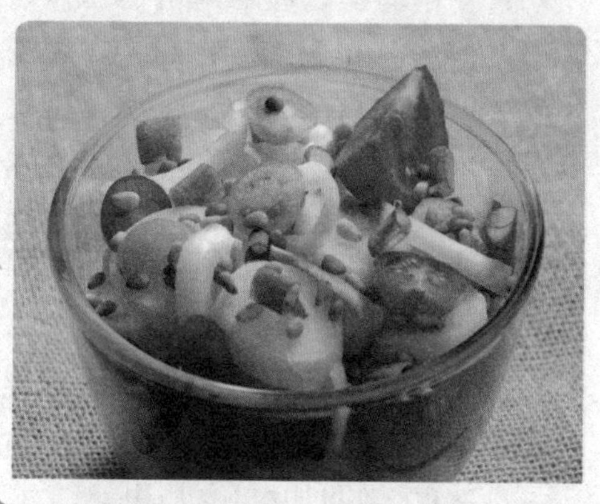

◎材料 松子仁100克，番茄1个，圣女果10颗，苹果1个，甜瓜1/4个

◎制作 ①松子仁炒熟。②番茄洗净切块，圣女果洗净切成两半；苹果洗净去皮切片；甜瓜洗净去皮去瓜瓤。③将上述食材混合均匀，浇上蜂蜜或橄榄油，即可食用。

◎专家点评 肾炎、糖尿病、冠心病、心肌梗死患者不宜食用苹果。

调理吃法3 松仁拌菜叶

润肠通便+消脂减肥 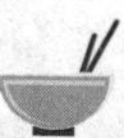

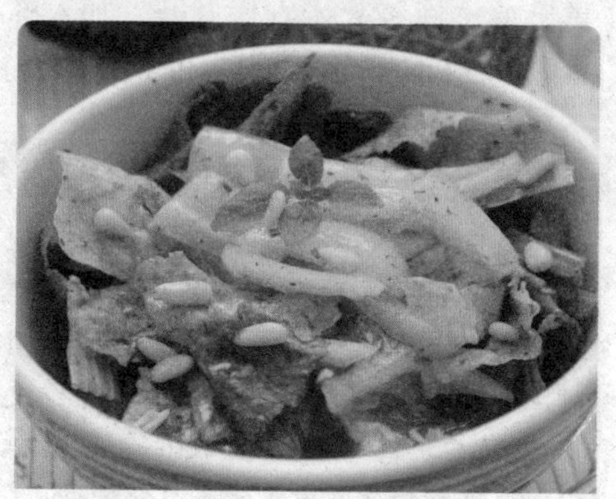

◎材料 松子仁50克，生菜100克，橄榄油适量

◎制作 ①松子仁炒熟待用。②生菜洗净，切成段。③把松仁、生菜拌匀，浇上橄榄油即可食用。

◎专家点评 尿频、胃寒的人应少食生菜。

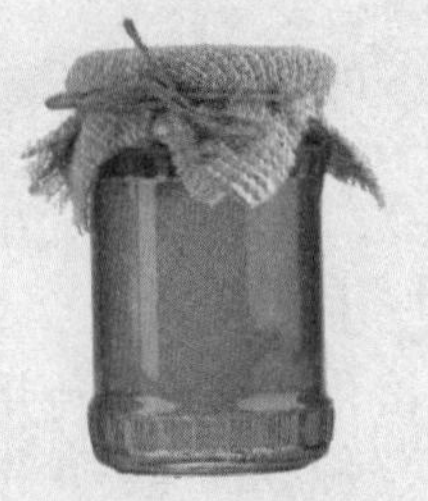

【每日用量】常用量约20毫升

【性味归经】性平，味甘涩。归肺、大肠经。

蜂蜜

Fengmi

[别 名] 石蜜、石饴、食蜜、蜜、白蜜、白沙蜜、蜜糖

能量 1343.7千焦/100克

【调理关键词】

葡萄糖、各种维生素

◎蜂蜜的主要成分为糖类，其中60%～80%是人体容易吸收的葡萄糖和果糖，能润肠通便，促进消化。

◎食疗作用

蜂蜜能改善血液的成分，增强心脑血管功能；有助睡眠；对肝脏有保护作用，对脂肪肝的形成有一定的抑制作用；能迅速补充体力，消除疲劳，增强对疾病的抵抗力；还有杀菌的作用。

◎选购保存

选购蜂蜜时以色浅、光亮透明、黏稠适度为佳，取少许蜂蜜，放手心上，用手指搓捻，一般纯正的蜂蜜结晶或凝固结晶都比较黏而细腻，用手指捻后无粗糙感。避光，通风，保持干燥，温度过高时，可放入冰箱冷藏室保存。

◎适合患者

便秘患者及高血压患者等。

◎搭配宜忌

蜂蜜+牛奶	✔	滋补人体、提高免疫力
蜂蜜+螃蟹	✘	引发中毒
蜂蜜+莴笋	✘	产生不良反应
蜂蜜+豆腐	✘	损伤机体功能

应用指南

1.补中润燥，缓急解毒：玉米、百合、蜂蜜各20克，大米100克，白糖4克。玉米、百合清洗干净；大米泡发洗净；锅置火上，注入清水后，放入大米、玉米、百合，用大火煮至米粒绽开；改用小火煮至粥成浓稠状，调入白糖入味即可。

2.清热生津，除烦止渴：猕猴桃60~120克，除去外皮，捣烂，加蜂蜜适量，煎熟食。亦可加水煎汤服用。

3.养阴生津，乌须黑发：黑芝麻20克，大米80克，蜂蜜适量。大米洗净，黑芝麻洗净，大米入锅煮开，加入蜂蜜、黑芝麻同煮至浓稠状即可。

温馨提示

蜂蜜不适宜糖尿病患者、脾虚泻泄及湿阻中焦的脘腹胀满、苔厚腻者及婴儿食用。夏秋季节不宜食生蜂蜜。食用时温开水冲服即可，不能用沸水冲，更不宜煎煮。蜂蜜不能盛放在金属器皿中，以免增加蜂蜜中重金属的含量。

调理吃法1 胡萝卜蜂蜜汁 补肝明目+润肠通便

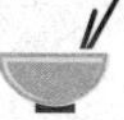

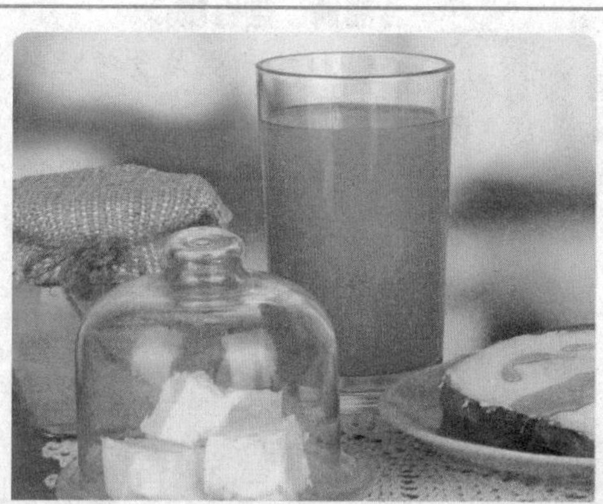

◎材料 胡萝卜1根，蜂蜜20毫升

◎制作 ①胡萝卜去皮，洗净。②把胡萝放入榨汁机中压榨成汁，加入蜂蜜，搅拌均匀即可。

◎专家点评 长期吸烟者，宜每日饮用半杯胡萝卜汁，以保护肝脏。肠燥便秘患者可常服。

调理吃法2 香蕉蜂蜜牛奶 润肠除燥+通便泻热

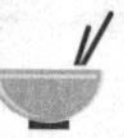

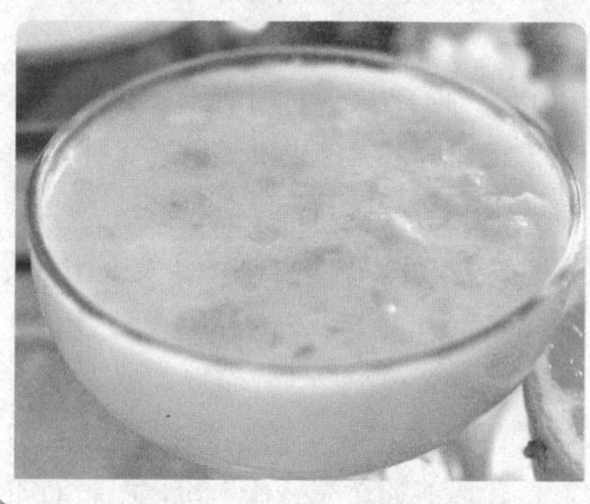

◎材料 牛奶300毫升，香蕉1根，橙子1个，蜂蜜10毫升

◎制作 ①香蕉、橙子去皮，与蜂蜜一起放入果汁机内搅拌。②待搅至黏稠状时，冲入热牛奶，再搅拌10秒钟。③待温度适宜后即可食用。

◎专家点评 脾胃虚寒者、便溏者、胃酸过多者、急慢性肾炎者忌食香蕉。

调理吃法3 蜂蜜西红柿 清热解毒+生津止渴

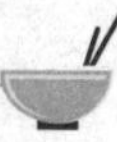

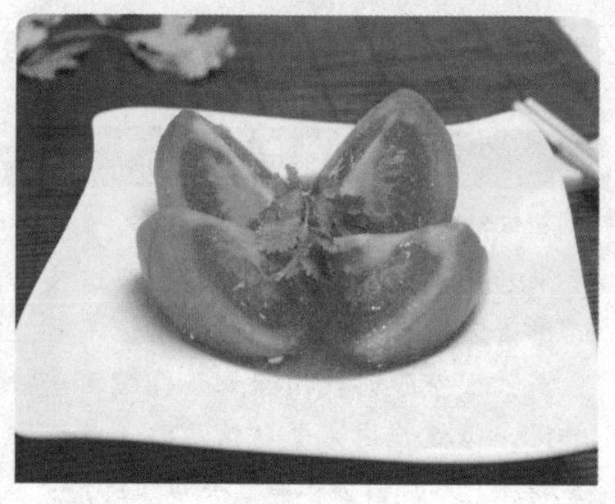

◎材料 西红柿2个，蜂蜜适量

◎制作 ①西红柿洗净，用刀在表面轻划，分切成几等份，但不切断。②将西红柿入沸水锅中稍烫后捞出。③沸水中加入蜂蜜煮开。④将煮好的蜜汁淋在西红柿上即可。

◎专家点评 经常发生牙龈出血或皮下出血的患者，吃番茄有助于改善症状。急性肠炎、菌痢等患者不宜食用番茄。

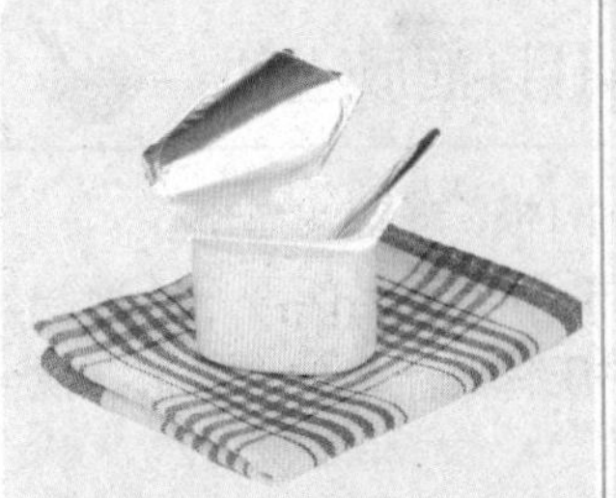

【每日用量】常用量一般100～300克

【性味归经】性平，味酸甘；归脾、胃、心经。

酸奶

Suannai

[别名] 酸牛奶

能量 301.4千焦/100克

【调理关键词】

脂肪、蛋白质

◎通过产生大量的短链脂肪酸促进肠道蠕动及菌体大量生长改变渗透压而防止便秘；酸奶含有多种酶，能促进消化吸收；通过抑制腐生菌在肠道的生长，抑制了腐败所产生的毒素。

◎食疗作用

酸奶有生津止渴、补虚开胃、润肠通便、降血脂、抗癌等功效。

◎选购保存

不要选择不凝固或凝块不紧密、脆弱、乳清分离、稀汤状的酸奶。买低糖酸奶或低脂酸奶(脂肪含量1.0%~1.5%)，蛋白质含量>2.3%的普通酸奶也可以，注意不要买蛋白质含量>1.0%的，那不是真正的酸奶。保存牛奶的容器最好选择冰箱和微波炉兼用的保鲜盒，这种容器密封效果好，酸奶不易变质。

◎适合患者

适宜身体虚弱、气血不足、营养不良，肠燥便秘之人食用。

◎搭配宜忌

搭配	宜忌	说明
酸奶+荔枝	✓	养颜美容，促进消化
酸奶+黄豆	✗	影响钙的吸收
酸奶+火腿	✗	产生致癌物质

应用指南

1.润肠通便，利尿消炎：酸奶200毫升，火龙果1个、奇异果1个、哈密瓜120克、柚子2瓣。将所有水果去皮后切成丁状，放入大碗中淋上酸奶，拌匀；放进冰箱冷冻10分钟，即可食用。

2.润肠通便，解暑：紫薯200克，酸奶200毫升，淡奶油200克，牛奶200毫升，鸡蛋黄2个，白糖40克。将蛋黄、糖、牛奶放在一个碗里并搅拌成蛋奶糊；起锅前加10克熟糯米粉，淡奶油加糖打至6~7成发，混合蛋奶糊；紫薯去皮蒸熟，用果汁机压碎；加酸奶，加蛋奶糊和淡奶油的混合物，混合均匀；放冰箱冷冻至硬即可。

温馨提示

胃酸过多之人，不宜多喝；胃肠道手术后的病人、腹泻或患其他肠道疾患的患者不适合喝酸奶。酸奶切记不要空腹喝，因空腹时饮用酸奶，乳酸菌易被杀死，保健作用减弱。饮用时，最好不要加热，加热会降低其营养价值。

调理吃法1 草莓酸奶汁

润肺生津+清热凉血 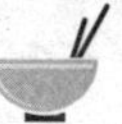

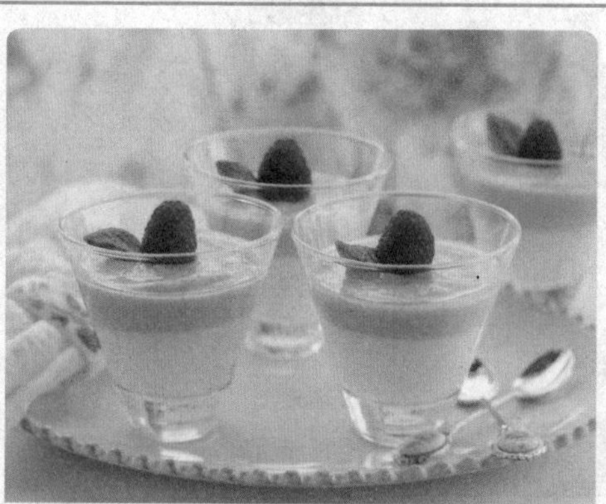

◎材料 草莓100克，鲜奶600毫升，酸奶发酵剂半包

◎制作 ①草莓洗净去蒂，放进榨汁机内压榨成泥。②将装酸奶的杯子和盆用沸水消毒。③倒出150毫升鲜奶在盆里，加入酸奶发酵剂，用汤匙搅拌均匀。④再把剩下的牛奶倒入盆里搅匀，加入草莓泥搅拌均匀。⑤把牛奶装入酸奶杯子中即可。

◎专家点评 痰湿内盛者不宜多食草莓。

调理吃法2 蓝莓酸奶汁

清肝明目+润肺生津 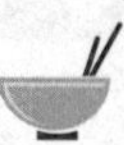

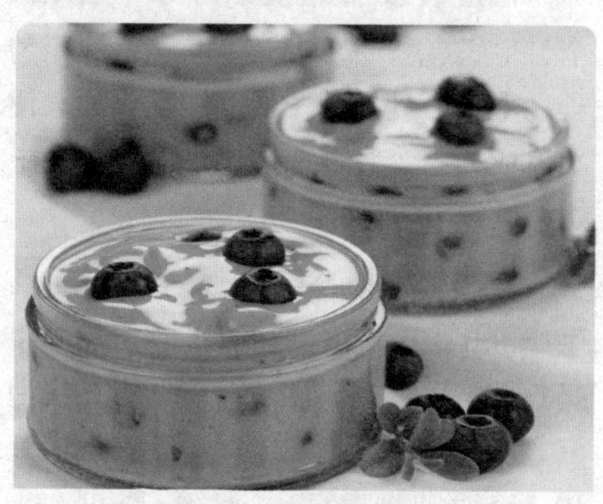

◎材料 蓝莓100克，酸奶200毫升

◎制作 ①将蓝莓洗净，沥干水分。②把蓝莓、酸奶放入搅拌机中，搅拌成泥即可食用。

◎专家点评 由于蓝莓含有草酸盐，当草酸盐积聚太多的时候，会有结晶的现象，会对身体有害，因此肾脏或胆囊未治愈的患者应避免摄入太多蓝莓。

调理吃法3 核桃酸奶糊

滋阴润燥+润肠通便 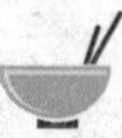

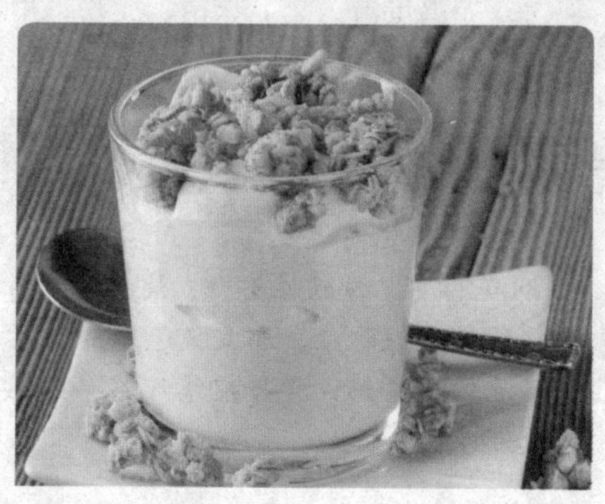

◎材料 核桃30颗，酸奶100毫升，腰果10颗，杏仁10颗，橄榄油、糖粉、鸡蛋清、面粉各适量

◎制作 ①碗内加橄榄油，糖粉，鸡蛋清搅匀。②面粉过筛，将面粉倒入蛋白中搅拌均匀。③将杏仁、腰果、15颗核桃捣碎后拌匀，加入面糊中搅匀，烤熟成果仁酥，捣成小块状。④把酸奶和剩下的核桃放入榨汁机内压榨成泥，撒入酥仁即可。

◎专家点评 腹泻、阴虚火旺者不宜食用。

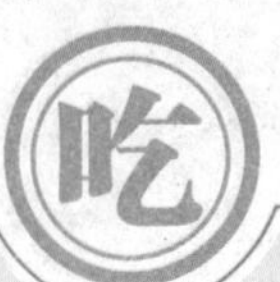

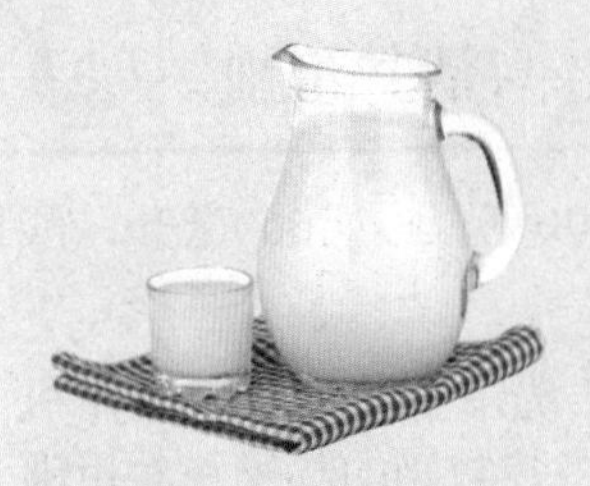

【每日用量】常用量一般250～500克

【性味归经】性平，味甘。归脾、胃、心经。

牛奶

Niunai

[别名] 牛乳

能量 226.0千焦/100克

【调理关键词】

维生素

◎牛奶中富含维生素A，可使皮肤白皙有光泽；含有大量的维生素B_2可以促进皮肤的新陈代谢；含乳清对黑色素有消除作用，可防治多种色素沉着引起的斑痕；能为皮肤提供封闭性油脂。

◎食疗作用

牛奶具有补虚损，益肺胃，生津润肠之功效；适用于久病体虚、气血不足、营养不良、噎膈反胃、胃及十二指肠溃疡、消渴、便秘患者。脱脂奶适合老年人、血压偏高的人群；高钙奶适合中等及严重缺钙的人、少儿、老年人、易怒的人、失眠者以及工作压力大的女性食用。

◎选购保存

新鲜、无杂味、色乳黄、味浓郁的牛奶为佳。冷藏保存。

◎适合患者

高血压患者，动脉硬化患者，肠燥便秘者，以及失眠患者等。

◎搭配宜忌

搭配	宜忌	效果
牛奶+大枣	✓	开胃健脾
牛奶+蜂蜜	✓	改善贫血、缓解痛经
牛奶+醋	✗	产生不良反应
牛奶+韭菜	✗	产生不良反应

应用指南

1.益智安神、美容丰胸：木瓜1个、牛奶1盒。木瓜洗净去皮去籽；用勺子在木瓜心处开始一层一层刮成泥，使木瓜成为一个容器；在木瓜泥中淋上牛奶，搅拌均匀即可。

2.益智安神、降血脂：鸡蛋1个、牛奶200毫升。鸡蛋加糖打散；加入牛奶打匀，可以用漏网过一下筛；撇去泡泡，盖上保鲜膜，放入蒸笼；小火炖10~15分钟，炖蛋的中心凝结了即可。

3.滋阴生津：鲜牛奶150毫升，鸡蛋清200克，熟火腿末5克。将鲜牛奶倒入碗内，加鸡蛋清、盐、味精、淀粉，用筷子搅拌匀；炒菜食用。

温馨提示

牛奶不宜高温久煮，只需加热至70~90℃即可。缺铁性贫血、消化道溃疡病、乳糖酸缺乏症、胆囊炎、胰腺炎患者不宜饮用牛奶；脾胃虚寒作泻、痰湿积饮者慎服牛奶。

调理吃法1 牛奶香蕉糊 滋阴生津+润肠通便

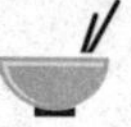

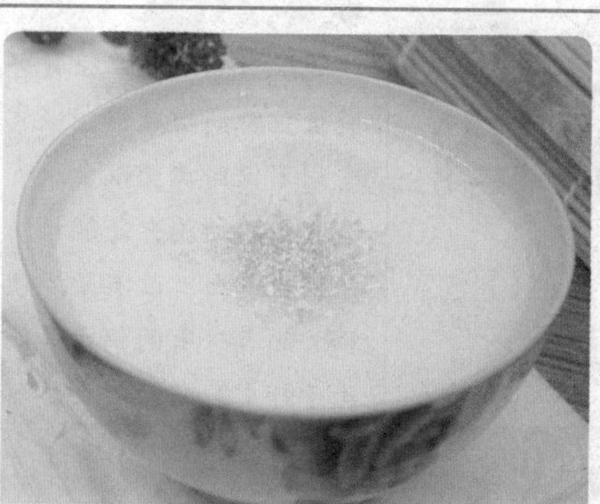

◎材料 牛奶200毫升，香蕉1根，蜂蜜适量

◎制作 ①香蕉去皮切块。②把香蕉、牛奶放入豆浆机中搅拌均匀。③加蜂蜜即可食用。

◎专家点评 便溏腹泻者不宜多食、生食；急慢性肾炎及肾功能不全者忌食；畏寒体弱和胃虚的人不宜多吃香蕉。

调理吃法2 绿豆牛奶糊 清热解毒+滋阴润燥

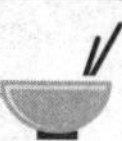

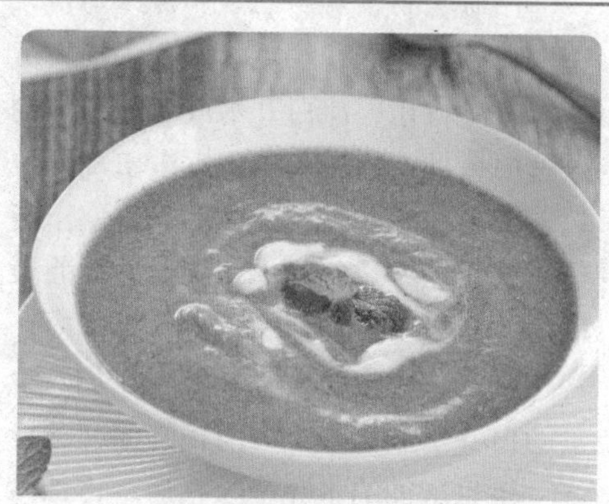

◎材料 绿豆100克，牛奶150毫升，蜂蜜适量

◎制作 ①绿豆洗净，沥干水分。②把绿豆、牛奶放入榨汁机中，压榨成豆浆泥。③加入蜂蜜拌匀即可。

◎专家点评 脾胃虚弱、泄泻的人不宜多食绿豆。

调理吃法3 芝麻牛奶羹 养血润燥+滋阴除烦

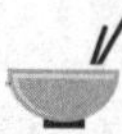

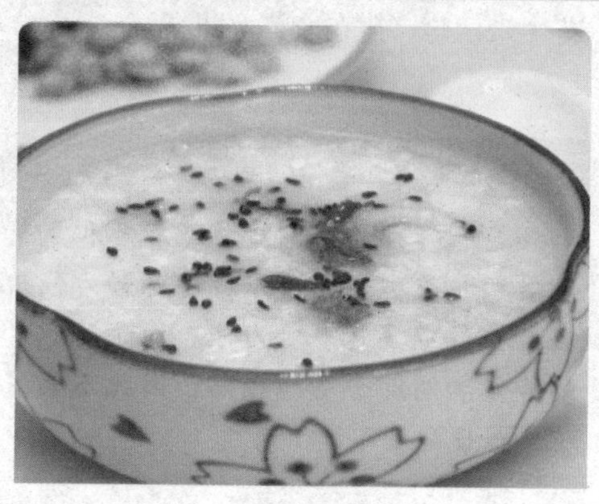

◎材料 熟黑芝麻、牛奶各适量，粳米80克，白糖3克

◎制作 ①粳米泡发洗净。②锅置火上，倒入清水，放入粳米，煮至米粒开花。③注入牛奶，加入熟黑芝麻同煮至浓稠状，调入白糖拌匀即可。

◎专家点评 慢性肠炎者忌食。

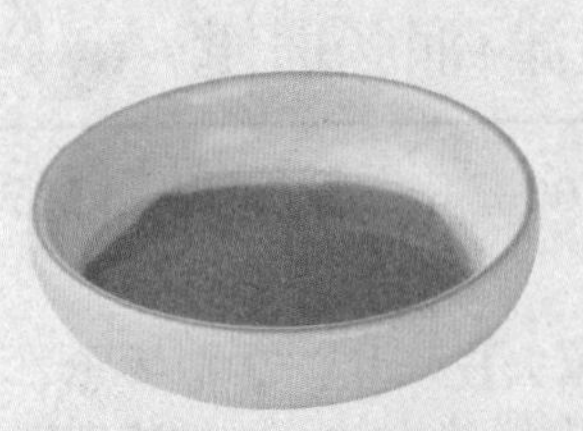

【每日用量】每日10克

【性味归经】味甘，性平。归肝、肾、脾经。

芝麻酱

Zhimajiang

[别名] 麻酱

能量 2586.9千焦/100克

【调理关键词】

铁、钙

◎芝麻酱含铁量比猪肝、鸡蛋黄都高出数倍，经常食用不仅对调整偏食厌食有积极的作用，还能预防缺铁性贫血，改善肠燥便秘，而其含有的钙元素仅次于虾皮，常食对骨骼、牙齿有益。

◎食疗作用

芝麻酱有补中益气、润五脏、补肺气、止心惊、填髓之功效，可用于治疗肝肾虚损、眩晕、肠燥便秘、贫血等症。芝麻酱含有丰富的卵磷脂，可防止头发过早变白或脱落；芝麻酱含有大量油脂，有很好的润肠通便作用；常吃芝麻酱能增加皮肤弹性，令肌肤柔嫩健康。

◎选购保存

避免挑选瓶内有太多浮油的芝麻酱，因为浮油越少表示越新鲜。用清洁容器盛装，存于阴凉、干燥、清洁处。

◎适合患者

适宜骨质疏松患者，缺铁性贫血患者，以及便秘患者食用。

◎搭配宜忌

芝麻酱+冰糖	✓	润肺、生津
芝麻酱+柠檬	✓	红润脸色，预防贫血
芝麻酱+冬瓜	✓	抗衰减肥，润肤护发
芝麻酱+巧克力	✗	影响吸收、消化

应用指南

补血润肠、美容抗衰：菠菜适量，花生10颗，芝麻酱30克。菠菜去根去黄叶，洗净备用；凉白开水或者纯净水倒入盆中，加入冰块备用；锅中水烧开，放入菠菜焯烫30秒；焯烫后立刻取出菠菜放入带有冰块的盆中；降温后的菠菜取出，沥干水分，切成段放入容器内；将芝麻酱、花生酱、生抽混合，加入少量的白开水顺着一个方向搅拌澥开芝麻酱，待每次加的水完全吸收后，再加入下一次；澥好的芝麻酱，加糖、盐调味后，点缀少许辣椒油；把调好的芝麻酱小料淋在菠菜上；撒上熟的白芝麻；熟花生米切碎，撒在凉菜上即可。

温馨提示

芝麻酱有两种，即白芝麻酱和黑芝麻酱两种类型。食用以白芝麻酱为佳，滋补益气以黑芝麻酱为佳。由于芝麻酱的能量和脂肪含量均较高，因此不宜多吃，每日适量即可。

调理吃法1 芝麻酱猪肉沙拉——解毒清肠+补血美容

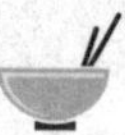

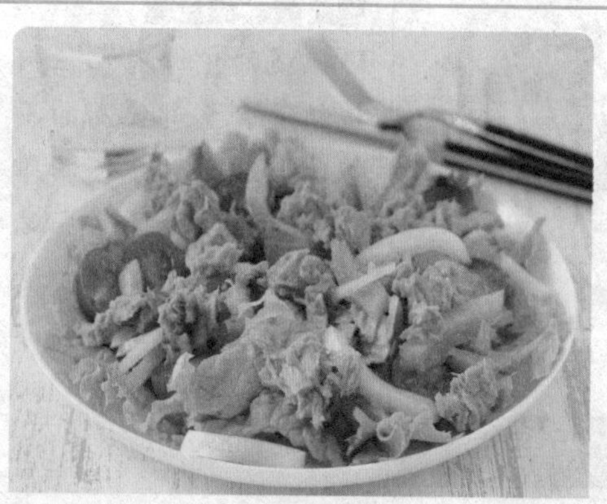

◎材料 芝麻酱适量，猪瘦肉100克，生菜100克，圣女果10颗，甜瓜、木瓜、橄榄油各适量

◎制作 ①猪瘦肉洗净，用沸水焯熟，捞起，沥干，撕碎。②把猪瘦肉放进烤箱内，烤2分钟。③生菜洗净撕碎；圣女果洗净切半；甜瓜、木瓜去皮切片。④把猪瘦肉、生菜、圣女果、甜瓜、木瓜混合均匀，浇上芝麻酱和橄榄油，拌匀即可。

◎专家点评 肝病、高血压等患者忌食。

调理吃法2 芝麻酱黄瓜沙拉——清热生津+润肠通便

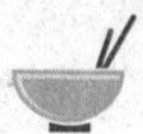

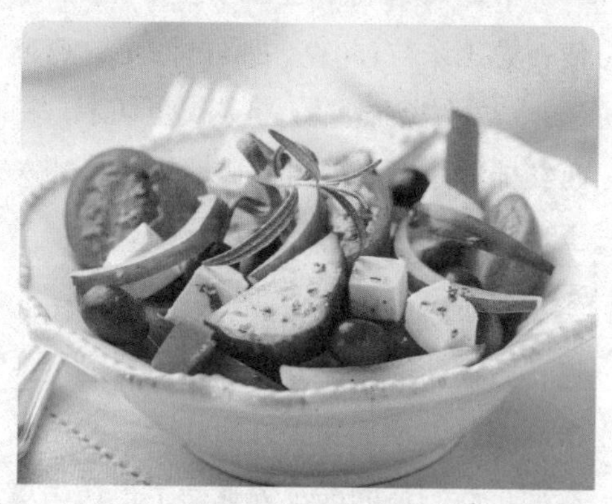

◎材料 芝麻酱适量，黄瓜半根，番茄1个，圣女果5颗，豆腐100克，橄榄油、紫菜各适量

◎制作 ①豆腐切块蒸熟。②黄瓜洗净切块；番茄洗净切块；圣女果洗净切成两半。③把豆腐、黄瓜、番茄、圣女果混合均匀后加入橄榄油和芝麻酱，再次混合均匀，最后撒上即食紫菜就可以了。

◎专家点评 脾胃虚弱、腹痛腹泻、肺寒咳嗽者都应少吃黄瓜。

调理吃法3 芝麻酱番茄沙拉——清热解毒+生津止渴

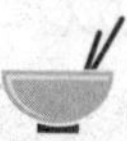

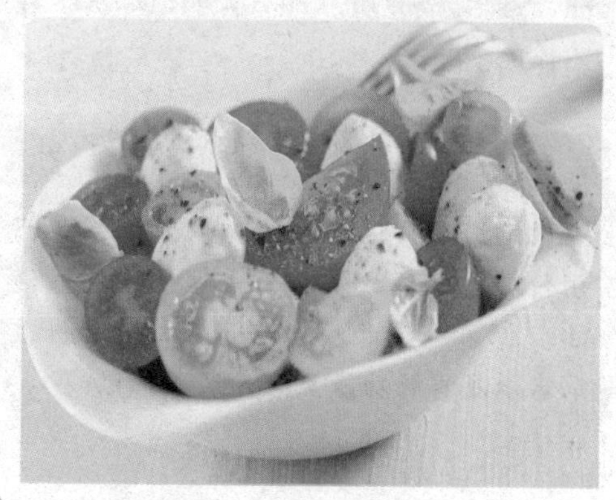

◎材料 芝麻酱适量，番茄1个，圣女果10颗，香草味冰激凌1份

◎制作 ①番茄、圣女果洗净切块。②在碗中把番茄、圣女果与芝麻酱混合均匀。③用汤勺挖冰激凌，放入水果上（可适当淋些调味酱汁）。

◎专家点评 急性肠炎、菌痢及溃疡活动期病人不宜食用番茄。

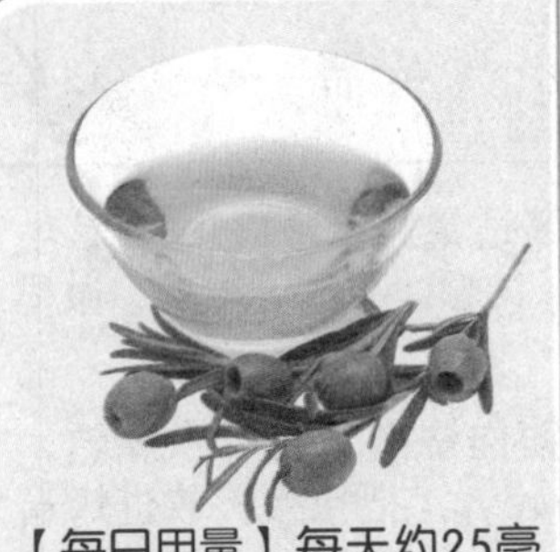

【每日用量】每天约25毫升

【性味归经】性平，味甘。归心、胃、大肠经。

橄榄油

Ganlanyou

[别名] 无

能量 3763.1千焦/100克

【调理关键词】

脂肪酸、维生素

◎橄榄油中含有比任何植物油含量都要高的不饱和脂肪酸、丰富的维生素和胡萝卜素等脂溶性维生素及抗氧化物等多种成分，并且不含胆固醇，能改善人体的消化功能，防止便秘。

◎食疗作用

橄榄油可以降血脂、血糖，治疗肠胃疾病，减少动脉血栓的形成，特别是对老年人、高血压及心脏病患者尤为有益。它有减少胃酸、阻止发生胃炎及十二指肠溃疡等病的功能；并可刺激胆汁分泌，激化胰酶的活力，使油脂降解，被肠黏膜吸收，以减少胆囊炎和胆结石的发生。

◎选购保存

选择油体透亮，浓，呈浅黄、黄绿、蓝绿、蓝、直至蓝黑色，有果香味的橄榄油。保存时要避免强光照射、避免高温，勿放入一般的金属器皿中保存。

◎适合患者

便秘患者以及孕妇适宜食用。

◎相宜搭配

橄榄油+芹菜	可清热利湿，平肝健胃
橄榄油+菠菜	可润燥滑肠，清热除烦
橄榄油+燕麦	益肝和胃、养颜护肤
橄榄油+绿豆芽	可防止便秘

应用指南

1.健胃消食，生津止渴，润肠通便：熟玉米粒150克，西红柿2个，熟鸡蛋2个，橄榄油适量。将熟鸡蛋切丁；将西红柿洗净煮烂；用橄榄油热锅，加入玉米、西红柿、鸡蛋，煮5分钟即可。

2.清热解毒，降血压：木耳菜500克，橄榄油适量，蒜末少许，盐适量。木耳菜只要顶部和完好的叶子，洗净，入加了一勺盐的沸水焯烫一下，捞出过冷水，充分冷却，沥干水分，轻轻挤一下，挤去多余水分；在热锅内加入橄榄油、蒜末，爆炒1分钟后关火；加入木耳菜拌均匀即可。

温馨提示

橄榄油除了食用营养高以外，其药用价值也较高，常作为美容护肤的保健油。但菌痢患者、急性肠胃炎患者、腹泻者以及胃肠功能紊乱者不宜多食。

调理吃法1 橄榄油拌圣女果 润肺生津+滋阴凉血

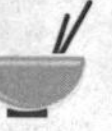

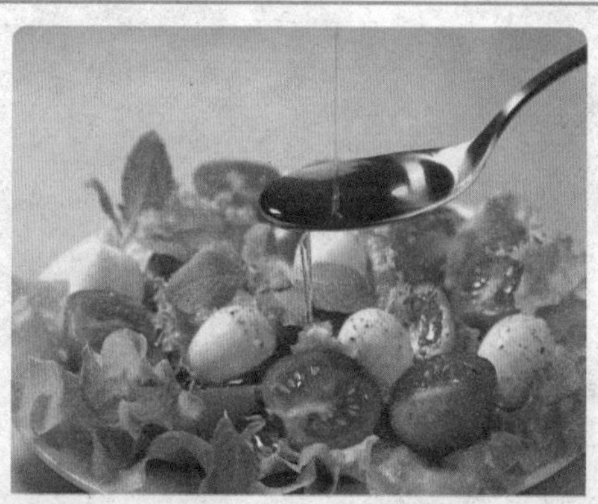

◎材料 圣女果10颗，生菜50克，调味料、橄榄油、鹌鹑蛋、蒜蓉、盐、糖、米酒各适量

◎制作 ①鹌鹑蛋煮熟剥壳；②热锅温油小火，鹌鹑蛋放入锅中微炸，沥油。③锅里留一点底油爆香蒜蓉，加入圣女果、适量盐、糖和少许米酒翻炒1分钟，捞出。④生菜洗净，撕小块。⑤把鹌鹑蛋、圣女果、生菜装盘，浇上橄榄油即可。

◎专家点评 菌痢及溃疡活动期者忌食。

调理吃法2 橄榄油拌豆腐条 生津润燥+清热解暑

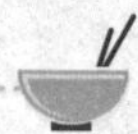

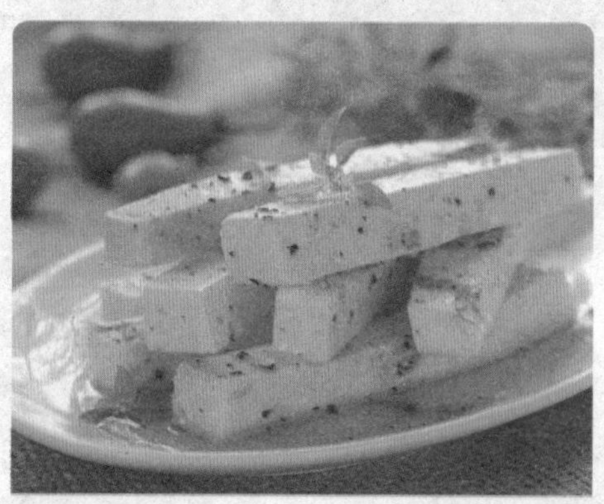

◎材料 豆腐100克，橄榄油、精盐各适量

◎制作 ①豆腐放入盐水中汆烫后捞起切条备用。②撒上少许精盐，浇上橄榄油，即可。

◎专家点评 痛风病人、血尿酸浓度增高的患者忌食豆腐。胃寒者，易腹泻、腹胀、脾虚者也不宜多食豆腐。

调理吃法3 橄榄油生拌时蔬 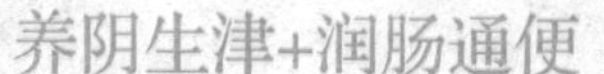

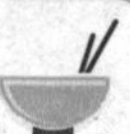

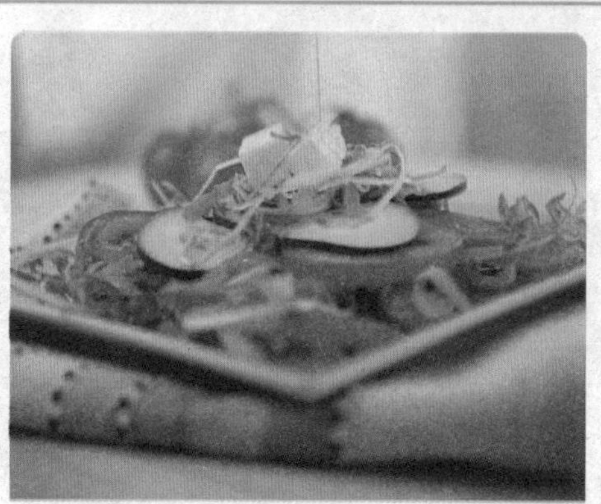

◎材料 豆腐50克，青瓜1/4条，西红柿1个，时菜50克，盐、橄榄油各适量

◎制作 ①豆腐放入盐水中汆烫后捞起切条。②青瓜洗净切薄片；西红柿洗净切片；时菜洗净，沥干水分，切段。③把豆腐与青瓜、西红柿、时菜、盐搅拌均匀，浇上橄榄油即可。

◎专家点评 痛风病人、血尿酸浓度增高的患者忌食豆腐。

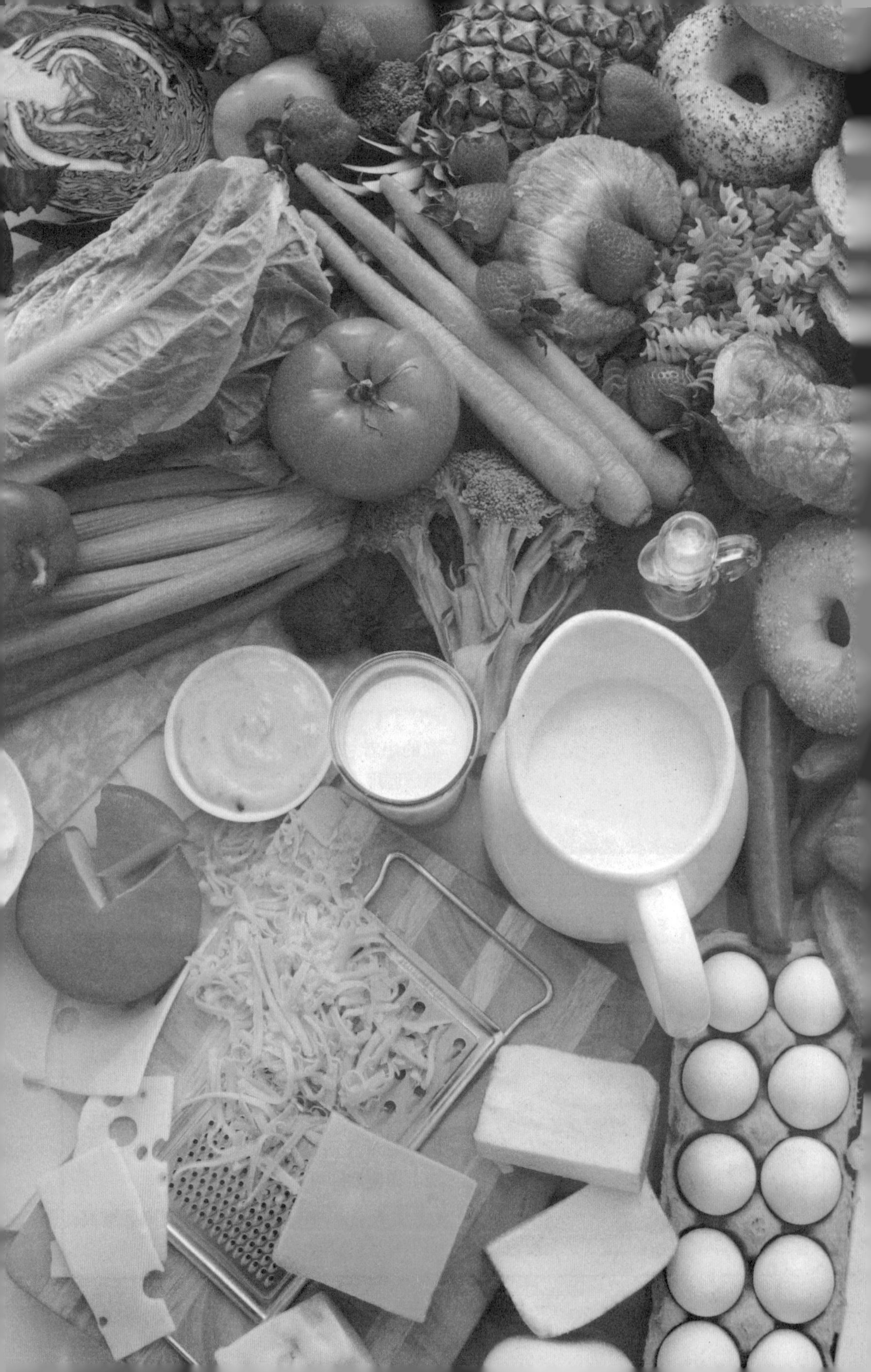

第三章

72种便秘患者慎吃食物，你吃错了吗？

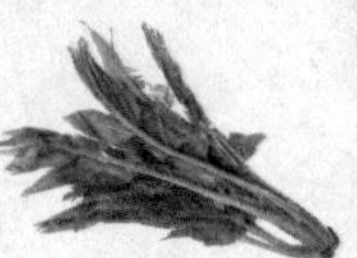
香椿

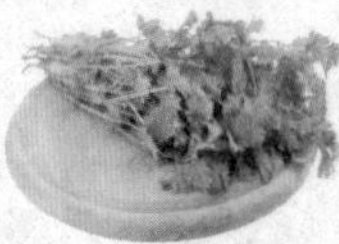
香菜

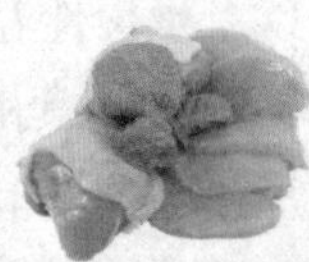
鸡肉

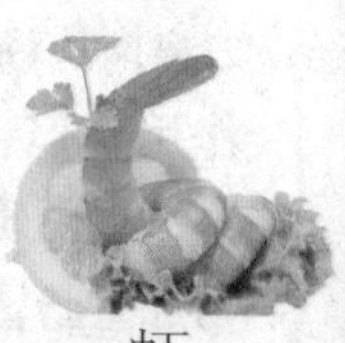
虾

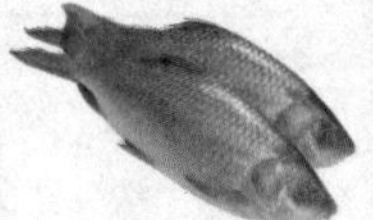
鲢鱼

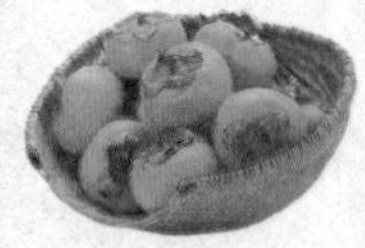
柿子

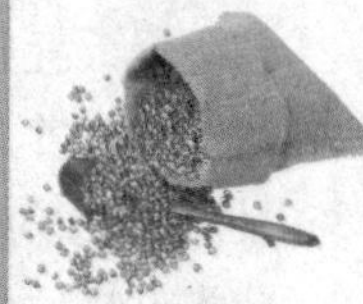
高粱

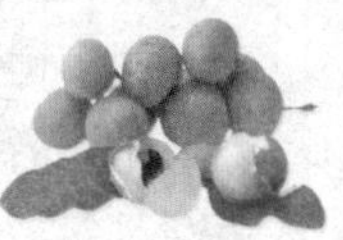
桂圆

便秘从现代医学上讲不是一种病，而是一种症状。所以很多人并不在乎，从而被忽略。其实便秘的危害极大，因为人体吸收的外界食物都含有一定的有毒成分，而这些有毒成分最终会经过排泄器官而排出体外，但出现便秘后，就会使这些毒素在体内停留的时间延长，机体吸收了这些毒素后就会威胁健康。一般来讲，便秘所致的危害疾病有肛肠疾病、结肠癌、心肌梗死等。从这些病症上来看，严重的会危及生命，所以“小问题”要“大重视”。

很多人出现便秘后就是干着急，不知道该怎么办。饮食调理，对缓解便秘作用很大。那你知道怎么吃、如何吃吗？一种食物的状态不一样，作用也会相差甚远，如熟香蕉吃后能润肠通便，但是生香蕉吃后不但起不到促进排便的效果，反而会加重便秘。所以选对食物对治疗便秘很关键，了解了自己不宜吃的食物，才能吃对，对好。

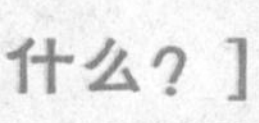

鸡肉

【Jirou】

慎吃鸡肉的原因

1.鸡肉性温，对于燥热内结型便秘患者来说，食用温性的鸡肉后会加重便秘症状，此外，鸡肉还是甘厚油腻之品，过多的食用容易引起恶心呕吐、食欲不振等伤食现象。

2.鸡肉炖汤食用对虚型便秘患者有一定作用，但也要适量，因为鸡肉营养丰富，蛋白质和脂肪含量高，过多食用容易加重肠胃负担，引起消化不良、食积内滞，反而会使便秘症状更为严重。

羊肉

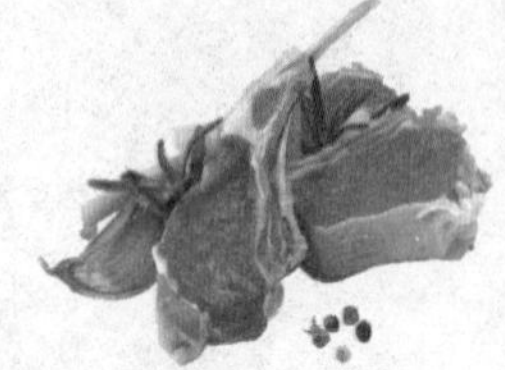

【Yangrou】

慎吃羊肉的原因

1.羊肉是温补的佳品，温补食物过多食用即温补之过，容易导致阳盛灼阴，耗损体内的津液，使得肠道燥热，从而加重燥热内结型便秘。

2.羊肉是温燥性食物，过多食用燥热之品，容易耗损体内的津液。对虚型便秘患者来说，其本身津液不足，气血两虚，肠道滋润失养，使得肠道干枯，便行艰涩，食用后会加重此类症状。

狗肉

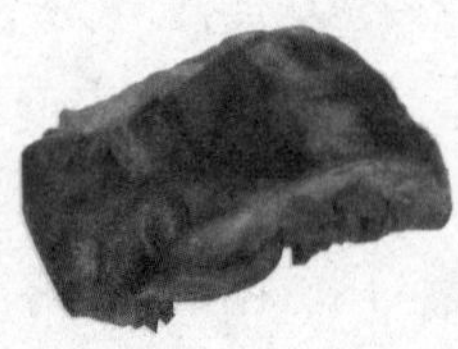

【Gourou】

慎吃狗肉的原因

1.狗肉属于温燥性食物，食用后容易积热生燥，耗损阴液，导致血津亏虚，肠道滋润失养，出现肠道干枯，对津液不足所致便秘或燥热内结便秘而言，食用此类食物后会使便秘症状加重。

2.狗肉是温补之品，其蛋白质含量较为丰富，过多地食用，对脾胃虚弱、肠道蠕动缓慢的患者而言，容易出现消化不良、食积停滞等，会使得便秘症状加重。

猪脑

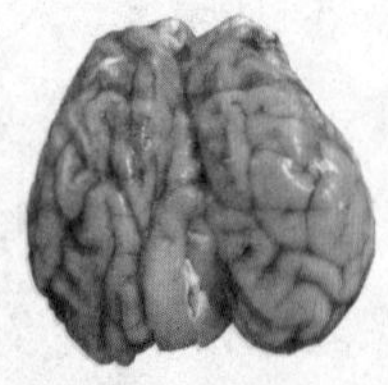

【Zhunao】

慎吃猪脑的原因

1.猪脑是寒凉之品，寒凉食物过多地食用容易导致气机停滞，肠道传送无力，从而导致排便艰难，对于脾肾阳虚所致便秘者而言，食用后无疑会加重便秘症状。

2.猪脑中的胆固醇含量极高，过多地食用后容易导致多余的胆固醇堆积，容易出现动脉粥样硬化及心血管疾病的发生。现代医学表明，动脉硬化也是导致便秘症状的原因之一，食用后显然会加重病情。

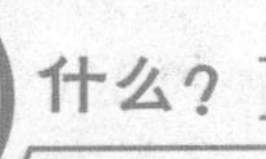

动物软骨

【Dongwuruangu】

慎吃动物软骨的原因

1.一般人在食用肉类食物时很少食用其骨头上的软骨，有医学专家表示食用动物软骨有缓解关节疼痛的作用，但是过多地食用容易导致消化不良，对脾虚所致食物运化不畅，而出现食积瘀滞、便秘的患者而言，食用此类食物后会使便秘症状更为严重。

2.动物软骨也被称为脆骨，多数人喜欢烤着吃，虽然味道鲜美，但是对身体健康不利。

咸肉

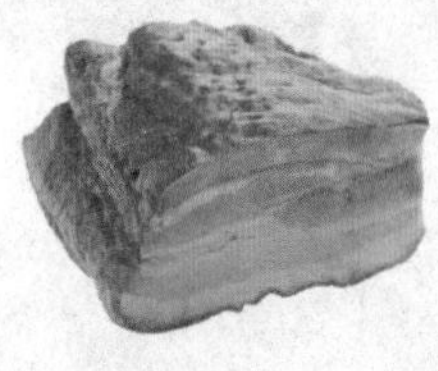

【Xianrou】

慎吃咸肉的原因

1.咸肉中含有一种嗜盐菌，一旦过量摄入体内，嗜盐菌就会起到侵害作用，对人体不利。

2.咸肉含有一定量的亚硝酸胺，而人体摄入过多的亚硝酸胺，对健康是极为不利的，能提高患癌症的风险。

3.咸肉的盐分含量较高，而过多的盐分会使机体的渗透压失衡，津液变少，对津液不足所致便秘的患者来说，食用后会使病情加重。

熏肉

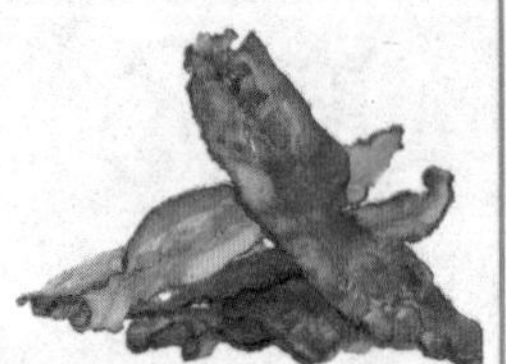

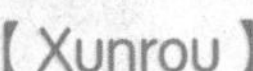

【Xunrou】

慎吃熏肉的原因

1.熏肉属于熏烤制品，在熏制过程中烟会在肉的表面形成一层固态物，其中含有致癌物质，含量极高，长期食用会损害健康，提高癌症发病率。

2.熏肉是经过熏制的食物，在熏的过程中难免多放盐进行腌制，也算是腌制食物，其盐分含量自然比较高，过多地食用会耗损体内的津液，容易使得肠道干枯，加重便秘症状。另外，吃过咸的食物，容易伤肾，对其健康不利。

腌火腿

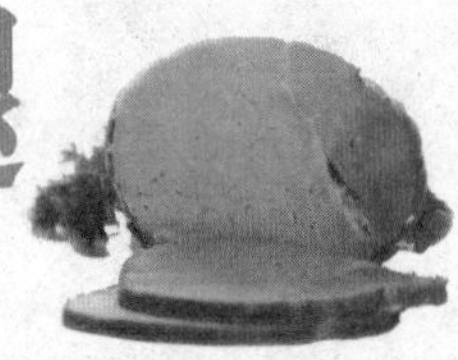

【Yanhuotui】

慎吃腌火腿的原因

1.火腿是肉制品经过腌渍而成的，在制作过程中大量使用氯化钠（食盐）和亚硝酸钠（工业用盐），长期摄入过多盐分会导致高血压和水肿，亚硝酸钠食用过量还会造成食物中毒甚至能导致癌症。

2.火腿中蛋白质含量较高，对于脾虚转运不化，所致食积停滞、食欲不振、便秘等，食用高蛋白的食物会加重此类症状，不利其健康。

腊鱼

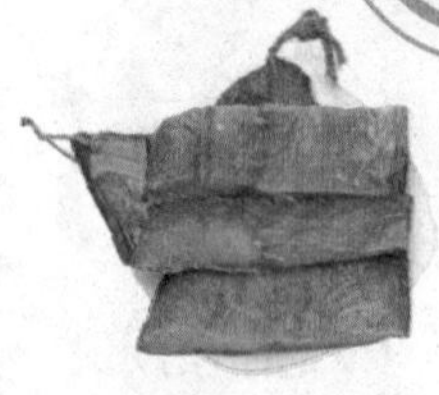

【Layu】

慎吃腊鱼的原因

1.腊鱼是一种腌制品，所用的盐一般都是粗盐，这种盐中含有较多的硝酸盐，硝酸盐在细菌的作用下，可形成亚硝酸盐。而鱼中含有大量的胺类物质，当亚硝酸与胺作用时，就会形成亚硝胺。亚硝胺是一种强烈的致癌物质，尤其易引起消化道癌、肝癌等，对健康不利。

2.鱼肉经过腌渍后其质地都较干，不易嚼烂，也容易耗损津液，不适宜燥热内结和体内津液不足所致的便秘者食用。

炸鸡

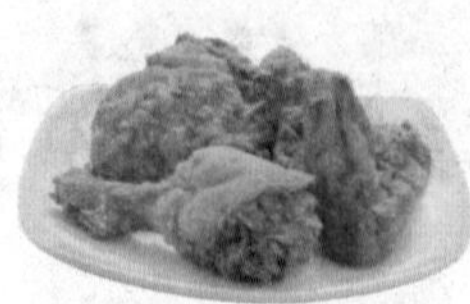

【Zhaji】

慎吃炸鸡的原因

1.鸡肉经过油炸后，其营养成分流失较为严重，过多食用不利于营养。另外，油煎之品，容易耗损人体的津液，对因津血不足所致便秘的人群来说，食用此类食物会加重病情。

2.炸鸡吃多了对女性的危害较大。鸡肉在煎炸过程中会产生胆固醇氧化物等许多生物活性分解产物，这些产物具有很大的细胞毒性作用，促发卵巢癌等现代妇科病的危险性很大。

烤肉

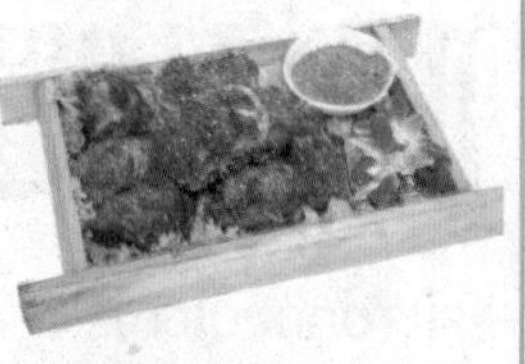

【Kaorou】

慎吃烤肉的原因

1.烤肉如果是直接在火上烤，会使表面的肉烤焦，会使蛋白质变性，长期摄入可能会致癌，会比一般人患癌的风险高，对健康不利。

2.烤肉中蛋白质和脂肪含量较高，过多的食用容易导致消化不良，对因脾肾两虚所致的便秘者而言，食用后会使病情更为严重。另外，烧烤类食物，过多食用容易燥热伤阴，耗损津液，对津液不足所致便秘者不利。

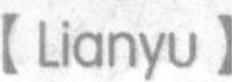

鲢鱼

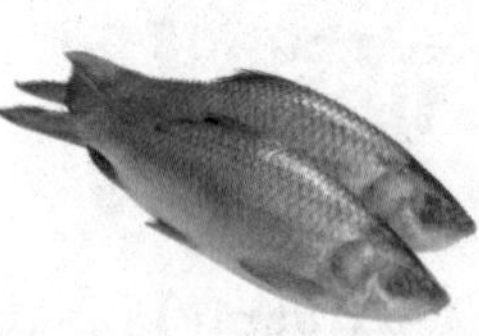

【Lianyu】

慎吃鲢鱼的原因

1.鲢鱼是温性食物，也是俗说的“发物”，所以感冒发热、痈疽疔疮、无名肿毒、瘙痒性皮肤病、目赤肿痛、口腔溃疡、甲亢等病症患者不宜食用。对燥热内结型便秘者来说，食用温热性质的食物，会加重便秘症状。

2.鲢鱼肉不宜多食，过多食用易引起口渴，换句话说，过多食用易耗损人体的津液，对津液不足型便秘患者来说，食用此类食物无疑会加重便秘症状。

虾

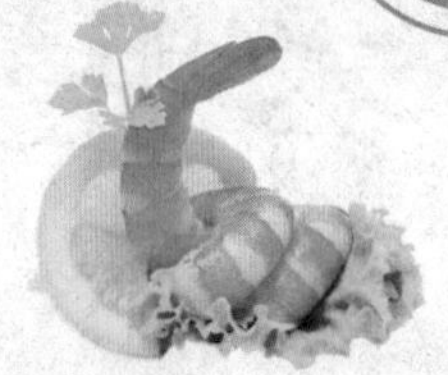

【Xia】

慎吃虾的原因

1.虾中胆固醇含量较高，适量的食用能预防动脉硬化的发生，但是过多地食用，容易使体内的胆固醇含量升高，反而会诱发出现动脉硬化等心血管疾病，对健康不利，而动脉硬化又会导致便秘的出现，所以不宜多食。

2.适当食用虾能补益肾阳，若过多地食用易出现阳盛灼阴的现象，耗损体内的津液，导致肠道干枯，出现便秘，对燥热内结和津液不足所致便秘者更不宜。

虾皮

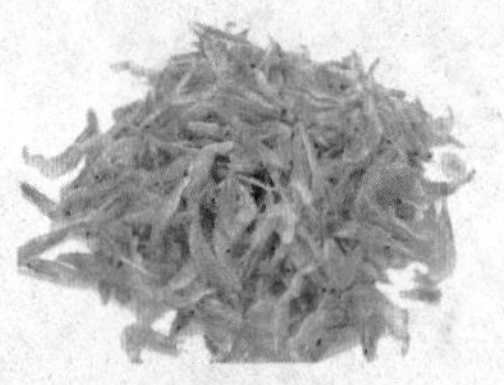

【Xiapi】

慎吃虾皮的原因

1.虾皮性属温热，为动风发物，所以患过敏性鼻炎、支气管炎、反复发作性过敏性皮炎及皮肤疥癣者忌食。此外，上火的人不宜食用虾类食物，否则会加重其内热症状，对燥热内结型便秘者而言，食用虾皮无疑会加重其便秘症状。

2.虾皮能补益肾阳，过多地食用此类补益之品，会出现阳盛伤阴的现象，从而使体内津液减少，加重便秘。

香椿

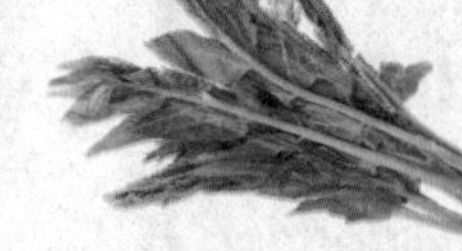

【Xiangchun】

慎吃香椿的原因

1.有医书记载：“椿芽多食动风，熏十经脉、五脏六腑，令人神昏血气微。”故不宜多食。因香椿是发物，有痼疾、慢性病的患者不宜食用。

2.香椿性属温热，过多地食用容易积热生燥，耗损阴液，使得肠道滋润失养，出现肠道干枯、肠道传送能力不足，从而导致便秘，对燥热内结或津液不足所致便秘者而言，食用此类食物会加重便秘症状。

芥菜

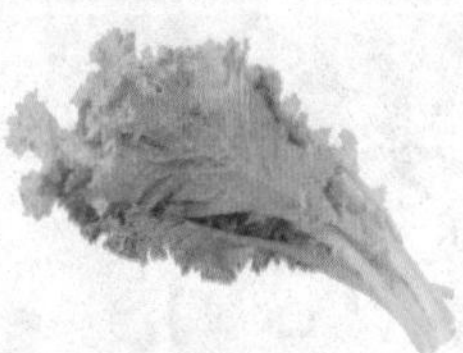

【Jiecai】

慎吃芥菜的原因

1.有医书记载：“久食则积温成热，辛散太甚，耗人真元，肝木受病，昏人眼目，发人痔疮。”对一般人而言，不宜多食。对津液不足所致便秘者来说，食用后会加重便秘症状，此外，长期的便秘会出现肝性脑病，食用芥菜显然会使病情加剧。

2.芥菜是温热类食物，适量食用能润肺化痰，但过多食用易上火生痰，积热生燥。对燥热内结型便秘者更为不利。

莼菜

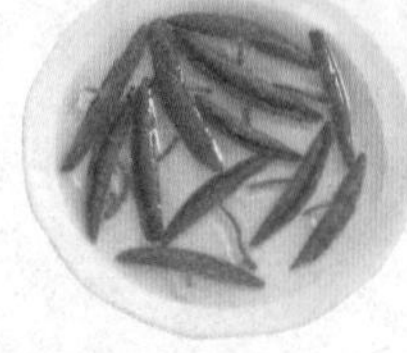

【Chuncai】

慎吃莼菜的原因

1.莼菜性属寒凉，过多食用容易损脾伤胃、发冷气、损毛发，所以一般人不宜多食。

2.因为莼菜是寒凉之品，能治热病，但是对于脾肾阳虚型便秘者而言，其本身是阳虚阴盛，表现的是寒凉体质，若食用寒凉食物后，会加重其本身的寒凉体质，此外，气机遇冷则凝滞，会使得体内气虚，肠道传送无力，从而加重便秘症状。

香菜

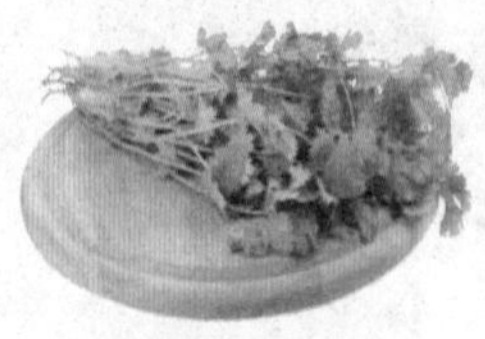

【Xiangcai】

慎吃香菜的原因

1.香菜虽然清香，从食疗上来讲却有损人精神、对眼不利的缺点，故不可多食、久食。患口臭、狐臭、严重龋齿、胃溃疡、生疮者也应少吃香菜。

2.香菜性属温热，热毒痈肿者不宜，对一般人而言，过多地食用香菜容易上火，积热生燥、耗损津液，对燥热内结和津液亏虚型便秘者来说，食用此类食物会加重便秘症状。

芹菜

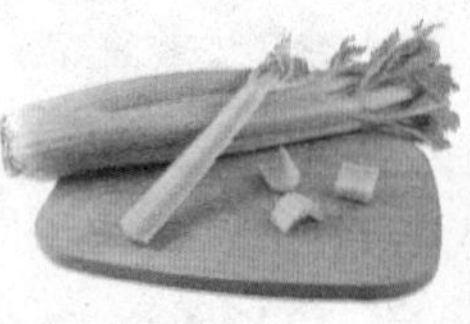

【Qincai】

慎吃芹菜的原因

1.芹菜性寒凉，故脾胃虚寒者、肠滑不固者不宜食用，对脾肾阳虚型便秘患者来说，其本身是阳气不运，阴气凝结，受寒冷攻伐，表现出畏寒怕冷的症状，若食用寒凉性质的食物后会加重其寒凉症状，此外，气机遇寒则凝，容易使肠道推送无力，会加重此型便秘症状。

2.芹菜过多食用易损阳道，不利于生育，故在婚期的男性不宜食用芹菜。

豇豆

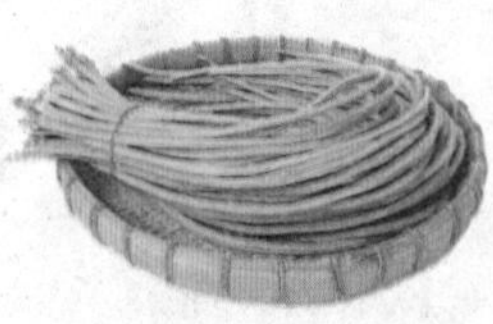

【Jiangdou】

慎吃豇豆的原因

1.豇豆性平，适量食用具有补中益气、补肾健脾的作用，但是由于是豆类食物，易产气，故气滞便秘者不宜食用。

2.生豇豆中含有两种对人体有害的物质，即溶血素和毒蛋白。食用生豇豆或未炒熟的豇豆容易引起中毒。当人们吃了生豇豆后，其毒素对胃肠道有强烈的刺激作用，会感到腹部不适、呕吐、腹泻等中毒症状，故生豇豆不宜多食。

柿子

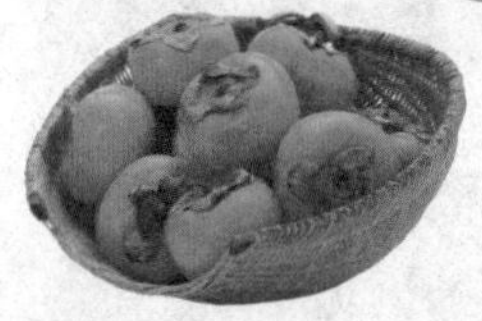

【Shizi】

慎吃柿子的原因

1.柿子是寒凉之品，对于脾肾阳虚型便秘患者来说，其本身阳虚阴盛，受寒冷困扰，食用后会加重寒冷表现。此外，寒凉食物容易使气机凝滞，使得肠道蠕动无力，会加重便秘症状。

2.柿子不宜多食，且不宜空腹、酒后及与红薯、螃蟹同食。柿子含有鞣质和果胶，鞣质与淀粉结合容易形成难溶性硬块，鞣质与螃蟹中的蛋白质结合容易产生沉淀，凝固成不易消化的物质。

葡萄

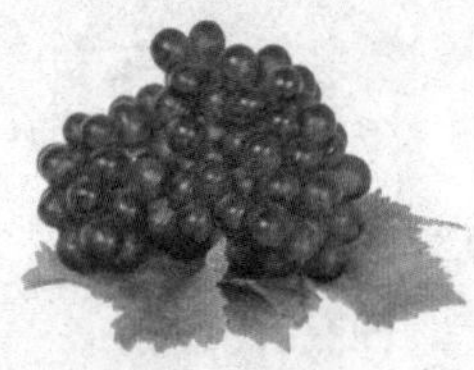

【Putao】

慎吃葡萄的原因

1.古人云："葡萄多食令人烦闷、眼暗，令人泄泻……"。故一般人不宜多食。

2.葡萄性属温热，过多食用易使人生内热，对燥热内结型便秘者而言，其本身内热较重，津液亏虚，肠道干枯严重，若食用葡萄后会使内热加重，从而加重便秘症状。

3.葡萄含糖量极高，故糖尿病患者、阴虚内热者、津液不足所致便秘者不宜食用。

樱桃

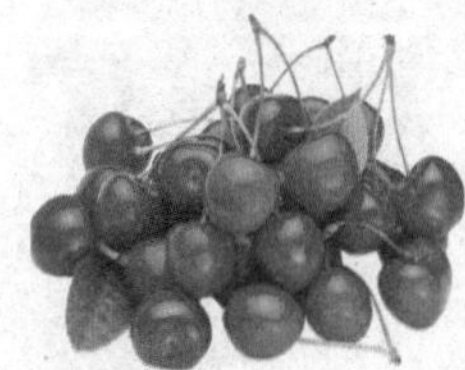

【Yingtao】

慎吃樱桃的原因

1.樱桃性属温热，故内热较重者，上火者及热性病患者不宜。对燥热内结型便秘者而言，其本身是因为内热较重，导致阳盛灼阴，耗损阴液，使得肠道干枯，从而出现便秘，食用温热食物后显然会加重此类症状。

2.樱桃营养丰富，含铁量较高，可以治疗贫血。但是其钾的含量之高也是不容忽视的，故患有肾病的患者不宜食用。

荔枝

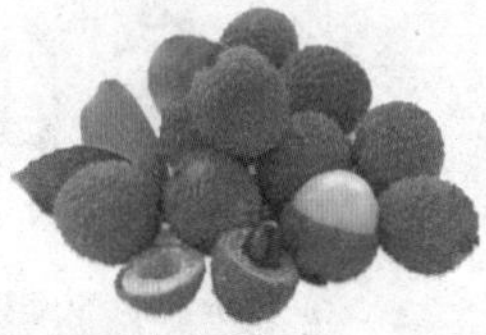

【Lizhi】

慎吃荔枝的原因

1.食用过多的荔枝会出现腹胀、频频肚痛等中毒症状；会感觉头昏、大汗、全身无力，有的还会有口渴和饥饿感，症状重的会出现抽搐、面瘫、四肢瘫痪、心律不齐及血压下降，甚至昏迷等。

2.荔枝性温，过多食用容易上火，对燥热内结和津液不足型便秘患者而言，食用温热之品后会加重病情。

桂圆

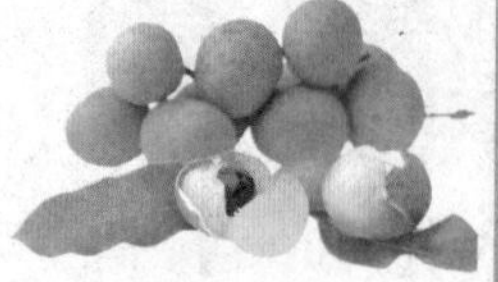

【Guiyuan】

慎吃桂圆的原因

1.桂圆多食易导致出现“龙眼病”，即出现腹泻、流鼻血、口腔溃疡、口腔黏膜发炎、便秘等症状。

2.桂圆属于湿热性食物，过多食用容易滞气，有上火发炎症状者不宜食用，内有痰火或阴虚火旺，以及湿滞停饮者忌食。对热性便秘和虚性便秘患者而言，食用此类食物后会加重体内的内热症状和气机停滞的现象，从而使得便秘症状更为严重。

榴莲

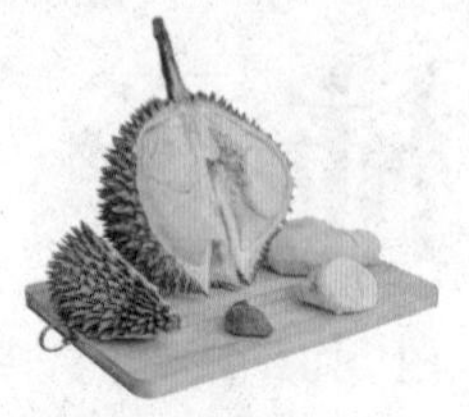

【Liulian】

慎吃榴莲的原因

1.中国传统医学认为，榴莲性热而滞，过多食用能增加内热，可引发和加重头目胀痛、口苦咽干、大便秘结等症状。对燥热内结和津液亏虚型便秘者来说，食用后显然会加重其便秘症状。

2.榴莲含糖量较高，过多食用易引起糖类代谢紊乱，进而促发高血压、高血糖、高血脂等症，对身体健康不利。榴莲性质腻滞，易引起腹胀，消化不良等症的便秘患者不宜食用。

生香蕉

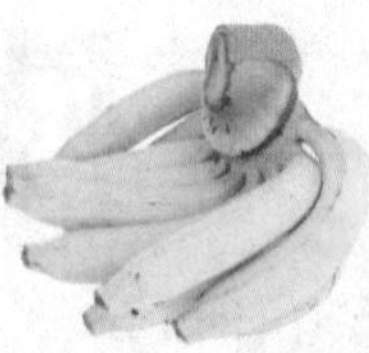

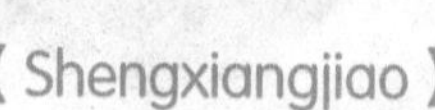

【Shengxiangjiao】

慎吃生香蕉的原因

1.熟透的香蕉能润肠通便，吃生香蕉反而会起到相反作用。因为其中含有较多的鞣酸，鞣酸比较难溶，且对于消化道有收敛作用，会抑制胃肠液分泌并抑制其蠕动。食用后显然会加重便秘症状。

2.香蕉性属寒凉，脾胃虚寒者不宜食用。对脾肾阳虚型便秘患者而言，食用香蕉后会加重其阴盛阳虚的表现，也会加重气机凝滞的现象，使得肠道推送无力，导致便秘症状加重。

板栗

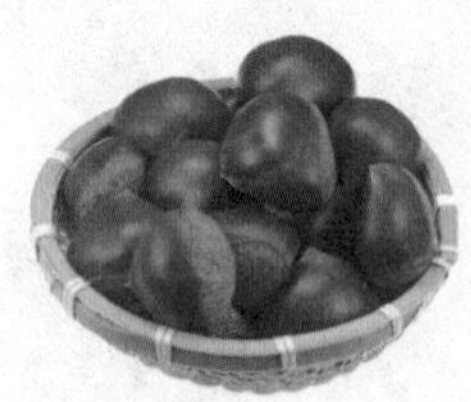

【Banli】

慎吃板栗的原因

1.板栗中淀粉的含量较高，过多地食用后容易引起腹胀、腹痛，生吃太多则易消化不良，熟吃太多则易气滞，对于因饮食不节、食积停滞引起的便秘患者来说，食用后会加重便秘症状。

2.板栗性属温热，过多食用容易上火，积热生燥，消耗人体的阴液，对阳结（实邪）和津血不足引起的便秘者而言，食用过多的板栗，会加重内热，从而使得便秘症状更为严重。

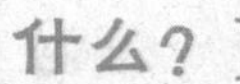

石榴

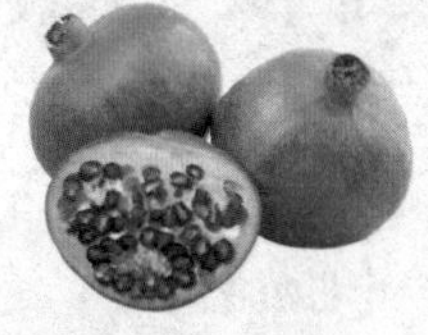

【Shiliu】

慎吃石榴的原因

1.石榴能生津止渴，但是不宜多食，多食容易损害牙齿。此外，石榴的酸性成分较多，过多地食用，特别是空腹食用时容易引起胃酸过多而损伤胃肠壁，引发胃炎，对健康不利。

2.石榴属于温热水果，过多地食用容易生痰、积热，对于痰热内阻或燥热内结型的便秘患者而言，食用此类食物会加重便秘症状。

高粱

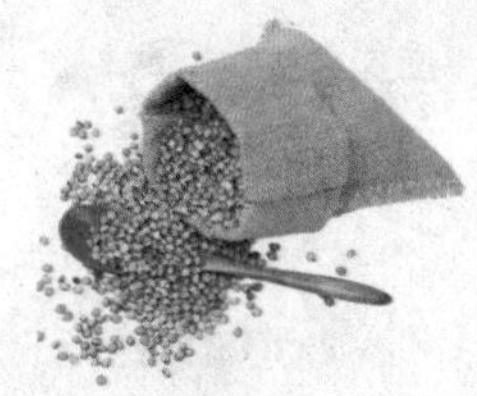

【Gaoliang】

慎吃高粱的原因

1.高粱的皮层中含有一种特殊的成分——单宁，单宁有涩味，过多地食用后会妨碍人体对食物的消化吸收，容易引起食积不运，还易引起便秘。对便秘者来说，食用后会使便秘症状更为严重。

2.高粱性温，过多地食用容易积热生燥、助火生痰，对阳结和津血不足型便秘患者来说，食用此类食物后，会加重内热，从而使得便秘症状更为严重。

糯米

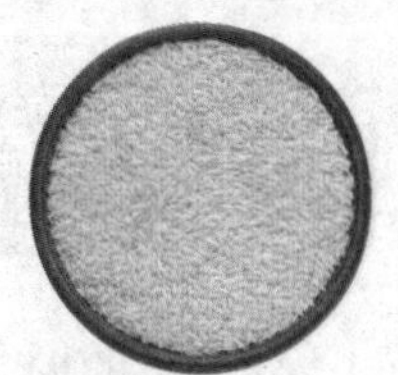

【Nuomi】

慎吃糯米的原因

1.糯米黏度较高，过多地食用后容易导致消化不良，故脾胃虚弱者不宜多食。对因饮食不节、食积不运所导致的便秘者而言，食用此类不易消化吸收的食物后会加重食积现象，从而使得便秘症状更为严重。

2.糯米性属温热，故凡湿热痰火偏盛之人忌食；发热、咳嗽痰黄、黄疸者忌食。对因燥热内结、津液不足、痰热内阻等引起的便秘者来说，食用后会加重便秘症状。

薏米

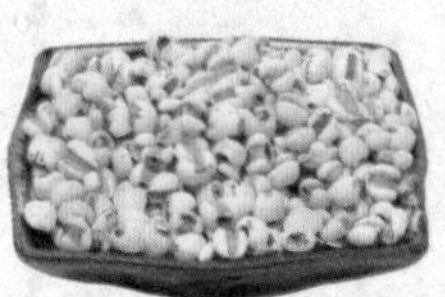

【Yimi】

慎吃薏米的原因

1.薏米性属寒凉，故脾胃虚寒者不宜多食。对脾肾阳虚型便秘者来说，其本身就表现出一种阳虚阴盛、寒冷攻伐等寒凉症状，若再食用此类寒凉食物显然会加重此类现象，也会使得便秘症状进一步加重。

2.薏米是寒凉食物，对虚性便秘患者来说，如气虚便秘，食用寒凉食物后，气机遇寒则凝滞，会进一步导致气虚，从而使得肠道推送无力，加重便秘症状。

芡实

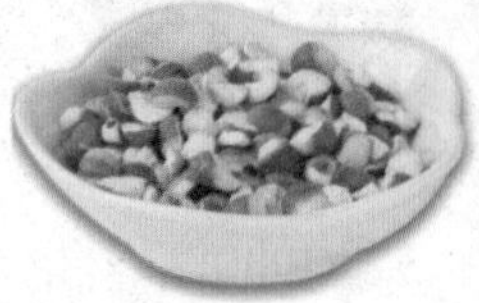

【Qianshi】

慎吃芡实的原因

1.芡实不宜脾胃，过多食用容易引起消化不良，对因饮食不节、食积停运等所致的便秘患者来说，食用此类食物后会加重食积不化的现象，从而使便秘症状更为严重。

2.芡实性涩滞气，一次不宜食用过多。对于因气机郁滞引起的便秘者，食用此类滞气的食物后会减缓肠道蠕动，从而使得便秘症状更为严重。

莲子

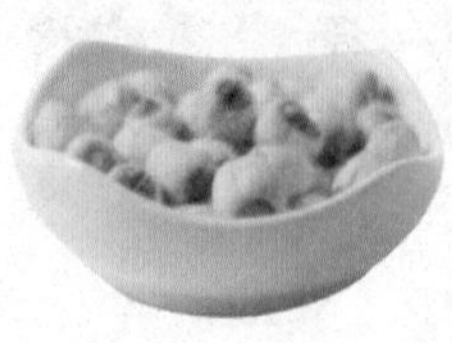

【Lianzi】

慎吃莲子的原因

1.莲子有涩味，能涩肠，故中满痞胀者不宜食用，此外，在食用莲子时不宜与牛奶同食，否则会加重便秘症状。

2.莲子性温，便秘患者不宜食用。尤其是燥热内结型便秘患者，因为其本身就内热较重，阳盛阴衰，津液亏虚，食用此类温性食材后会加重内热现象，从而使得肠道干枯，肠道滋润失养、推送无力，使便秘症状更为严重。

白豆蔻

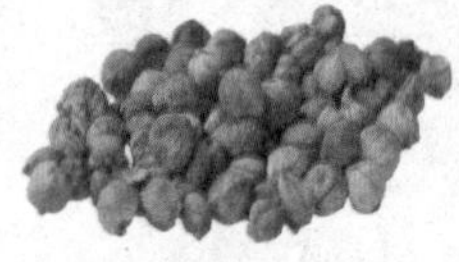

【Baidoukou】

慎吃白豆蔻的原因

1.白豆蔻性属温热，故阴虚血燥无寒湿者不宜食用。对因燥热内结和津血不足所致的便秘患者来说，其本身就是阳盛阴虚，内热较重，津血耗损较为严重，使得肠道燥热干枯，不得滋润，肠道蠕动减缓、推送无力，食用此类食材后无疑会加重此类现象，使得便秘症状更为严重。

2.白豆蔻有一股芳香味，能增强人的食欲、开胃消食，但是过多地食用，反而会引起恶心呕吐，故不宜多食。

草豆蔻

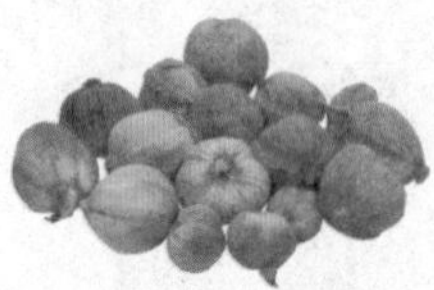

【Caodoukou】

慎吃草豆蔻的原因

1.草豆蔻和白蔻仁的功效相似，其性属温热，故阴虚内热，或胃火偏盛，口干口渴，大便燥结，干燥综合征及糖尿病人忌食。对因燥热内结、津血不足、痰热内阻引起的便秘患者而言，食用此类食材后会加重内热，津液消耗加重，从而使得便秘症状更为严重。

2.草豆蔻一般作为卤料，其香味较浓，适量食用能开胃消食，但是过多地食用反而会起到相反的作用，对健康不利。

桂皮

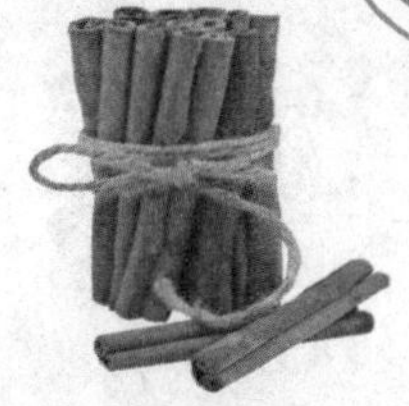

【Guipi】

慎吃桂皮的原因

1.桂皮是一种天然的香料，香味浓郁，若在菜肴里放入过多反而会影响本来的味道，从而影响食欲，不宜多食。

2.桂皮有小毒，如用量过大会发生头晕、眼花、眼胀、眼涩、咳嗽、尿少、干渴、脉数大等毒性反应。

3.桂皮属于大温性食材，故阴虚内热、津血亏虚者不宜食用。对热秘和虚秘患者来说，食用此类食材后会使得便秘更为严重。

茴香

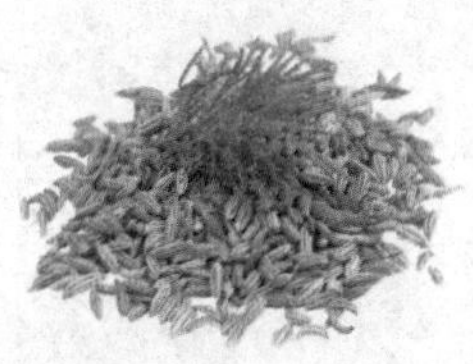

【Huixiang】

慎吃茴香的原因

1.茴香性属温热，阴虚燥热者不宜。对因燥热内结引起的便秘者来说，食用后会使便秘症状更为严重。

2.茴香属于热性香料，经常过多地食用容易消耗肠道水分，使胃腺体分泌减少，造成肠道干燥、便秘或粪便梗阻。妊娠妇女不要食用，因为肠道发生秘结后，使腹压增加，压迫子宫内的胎儿易造成胎儿不安、羊水早破、自然流产、早产等不良后果。

孜然

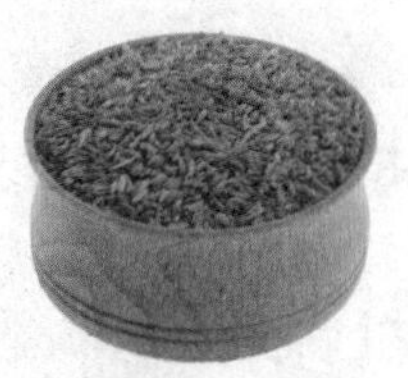

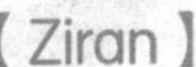

【Ziran】

慎吃孜然的原因

1.孜然性属温热，故阴虚火旺、便秘、痔疮患者不宜食用。对燥热内结和津血不足引起的便秘患者而言，食用燥热性质的食材后，会加重肠道干涩、肠道推动无力等现象，从而使便秘症状更为严重。

2.孜然是热性香料，适量的使用能开胃消食、祛寒止痛，不宜夏季食用，否则会加重内热。此外，长期食用孜然类食物能增加患癌的风险。

干辣椒

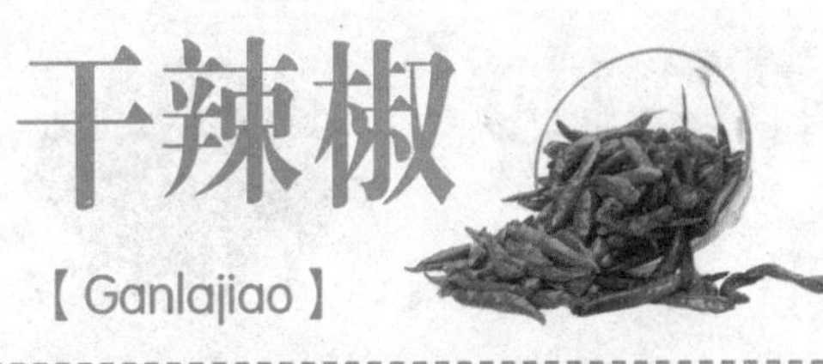

【Ganlajiao】

慎吃干辣椒的原因

1.干辣椒是辛热之物，含有较多的辣椒素，能刺激皮肤，长期过多地食用容易使皮肤变黄。阴虚燥热，津血不足，内热火旺者不宜食用。对热性便秘和津液不足的虚性便秘者来说，食用此类食物显然会加重病情。

2.干辣椒少量地食用可以健胃消食，但是过多地食用会刺激肠胃，从而导致胃炎、肠炎、呕吐、腹痛等症，有疮疖、痈肿者不宜食用。

朝天椒

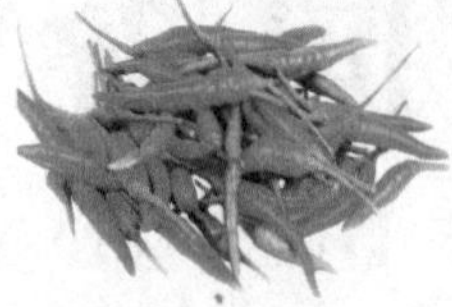

【Chaotianjiao】

慎吃朝天椒的原因

1.朝天椒辣味十足，是大辛大热之品，过多食用容易上火，能积热生燥，耗损阴液，使内热加重，不宜夏天食用或应少食。对因燥热内结引起的便秘者而言，食用后会使肠道更为干枯，加重便秘。

2.过多地食用辛辣之品，对肠胃的刺激作用较大，容易损伤胃黏膜，出现胃炎、胃溃疡、肠炎等症，易造成便秘，危害健康，对健康不利。

剁椒

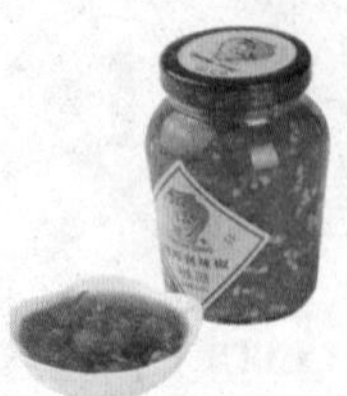

【Duojiao】

慎吃剁椒的原因

1.剁椒为大辛大热之物，有阴虚火旺、津血不足、痰热内阻及上火者不宜食用。对便秘者而言，多数是因为内热较重，出现阳盛阴衰，燥热伤阴，使得津液减少，肠道干涩，肠道滋润失养所致，食用此类食物后无疑会加重便秘症状。

2.剁椒具有辛辣刺激性味道，少量的食用能开胃消食，但是过多食用易损伤胃肠壁，导致胃炎及溃疡的发生，对健康不利。

花椒

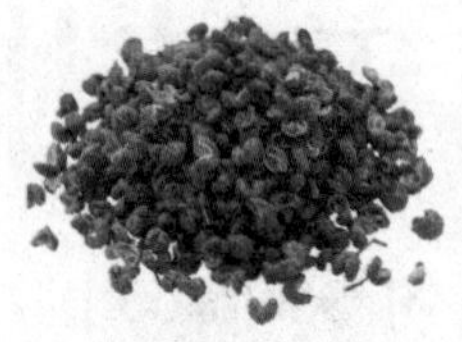

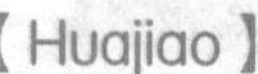

【Huajiao】

慎吃花椒的原因

1.花椒是一种天然的香料，有研究显示，天然香料都含有一种诱变物，能改变正常组织细胞的遗传功能，能增加患癌症的风险，故不宜多食。

2.花椒性属温热，能增加内热、助火生痰，故阴虚火旺、津血亏虚者不宜食用。对燥热内结和津血不足引起的便秘者而言，食用此类大热性食材后会加重内热，津液消耗更为严重，从而使便秘症状加重。

胡椒

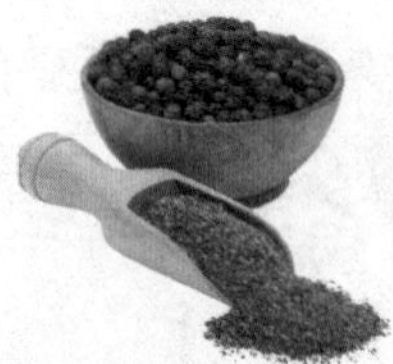

【Hujiao】

慎吃胡椒的原因

1.胡椒刺激性太强，有引起或加重肾脏病、高血压、胃炎、便秘及皮肤生疖疮的危害。特别是患有急性或慢性喉炎、痔疮的人更不宜多吃。

2.胡椒是辛热之品，不适合夏季大量食用，过多食用容易消耗肠道的分泌液，使肠道变得干枯，肠道滋润失养，出现肠道推送无力，从而导致便秘的发生。对便秘者来说无疑会使病情加重。

咖喱粉

【Galifen】

慎吃咖喱粉的原因

1.咖喱粉是由多种香辣辛料混合制作而成的，适量应用能开胃消食。由于其性热，过多地食用后会出现上火症状，对便秘患者来说，多数是因为阴虚火旺、津液不足、燥热内结等阳盛阴虚所致的，食用此类食物后会使便秘症状更为严重。

2.咖喱粉有刺激胃酸分泌的作用，过多地食用咖喱粉，致使胃酸分泌过多，可造成胆囊收缩加剧，诱发胆绞痛，对健康不利。

芥末

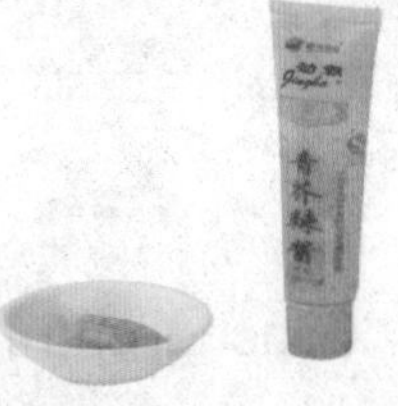

【Jiemo】

慎吃芥末的原因

1.芥末具有较强的刺激性味道，不宜多食。有胃炎、消化道溃疡及有眼疾的患者不宜食用，以免加重病情。

2.芥末性属温热，食用后可使内热加重，有上火、阴虚血燥、津血亏虚症状者不宜食用。对便秘者来说，其多数是因为内热盛行，出现阴虚火旺、阳盛灼阴、津液耗损等阳盛阴虚现象，食用热性食材后显然会使便秘症状加重。

豆瓣酱

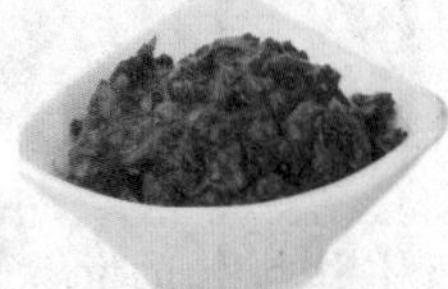

【Doubanjiang】

慎吃豆瓣酱的原因

1.豆瓣酱是腌制品，也是辛辣刺激性食物。对便秘者而言，特别是燥热内结、阴虚火旺等热性便秘，食用后会使症状加重。

2.豆瓣酱的制作过程是在无氧情况下腌制而成，而在无氧的情况下很容易有肉毒杆菌的生存和繁殖，而其在繁殖过程中会产生一种具有很强度毒性的蛋白质——肉毒毒素，若食入过多会出现神经中毒症状。

大蒜

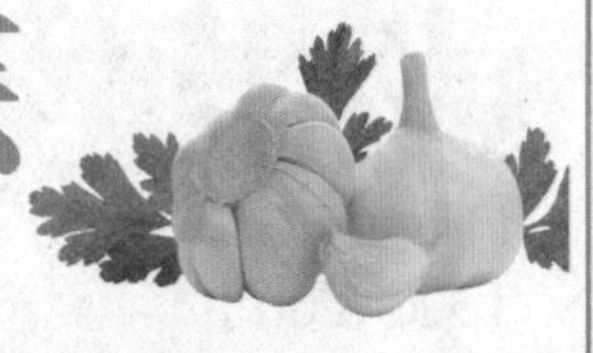

【Dasuan】

慎吃大蒜的原因

1.大蒜属于辛辣刺激性食物，性温燥，过多食用对眼睛不利，阴虚火旺、内热重者不宜食用。对热性便秘者而言，食用此类食物会加重便秘症状。

2.大蒜能抑菌，同样也会杀死寄生于肠内的有益细菌，破坏体内制造维生素B_2和维生素B_6的“原料”，妨碍人体对B族维生素的吸收。故不宜过多地食用。此外，大蒜含有的有害物质，能损伤红细胞中的血色素，长期过量食用大蒜会导致贫血。

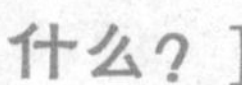

生姜

【Shengjiang】

慎吃生姜的原因

1.俗话说：“一年之内秋不食姜，一日之内夜不食姜”。因为秋天气候干燥，食用生姜后易伤肺。此外，腐烂的生姜不宜食用，因为腐烂的生姜会产生毒素，严重时会导致肝癌和食管癌的发生。

2.生姜属于辛热之品，故口干、眼干、鼻干、皮肤干、心烦易怒、五心潮热等燥热症状者不宜食用。对燥热内结便秘者来说，食用生姜显然会加重便秘症状。

鸡蛋黄

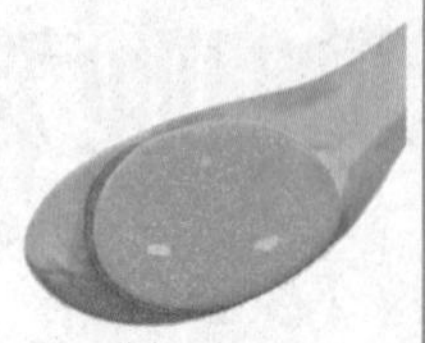

【Jidanhuan】

慎吃鸡蛋黄的原因

1.鸡蛋黄含有丰富的脂肪酸和胆固醇，过多地食用会加重肝脏的负担。此外，没排净的胆固醇会堆积在体内，引发动脉硬化及心血管疾病的发生，对健康不利。对便秘患者而言，食用后会使病情更为严重。

2.鸡蛋黄性温而腻，对因脾肾阳虚引起的便秘患者来说，其本身脾脏功能不好，食用蛋黄后会加重其负担，对其不利，也会加重便秘症状。

咸蛋

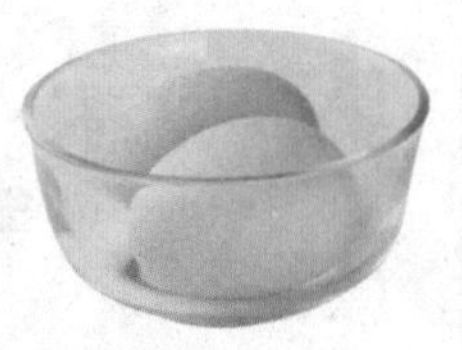

【Xiandan】

慎吃咸蛋的原因

1.咸蛋是腌制产品的一种，在工业生产过程中，为了使咸蛋的保质期长和新鲜，会添加一些防腐剂，若过多地食用含防腐剂的食物，对身体的损害极大。对便秘者而言，其排泄功能不佳，食用过多会增加有害物质在体内的停留时间，对健康不利。

2.咸蛋中盐分的含量很高，过多的盐分会使肠道变得更为干枯，肠道推送无力，会加重便秘症状。

松花蛋

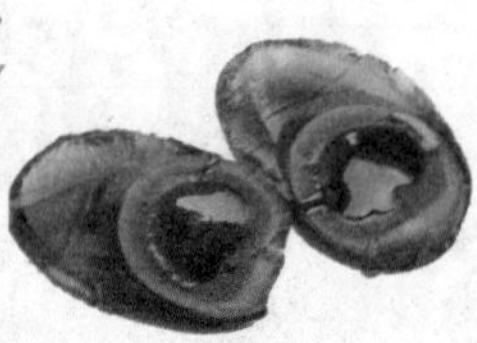

【Songhuadan】

慎吃松花蛋的原因

1.松花蛋含有重金属铅，过多地食用容易引起铅中毒的症状，进而出现如智力低下，反应迟钝，多动，听力下降，贫血等症状。对便秘者而言，其代谢、排泄功能较差，食用过多的皮蛋无疑会加大重金属铅在体内的停留时间，从而使中毒症状更为明显。

2.松花蛋蛋壳上含大量细菌，这些细菌若大量通过蛋壳的孔隙进入蛋内，吃了这样的松花蛋就会导致中毒，对健康不利。

臭豆腐

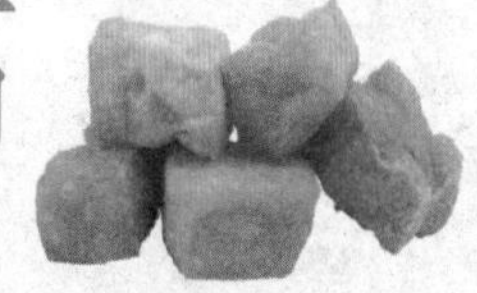

【Choudoufu】

慎吃臭豆腐的原因

1.臭豆腐属于油炸食物，食用过多油炸类食物，易耗损人体津液，对津血不足的便秘患者而言，过多地食用显然会加重便秘症状。

2.豆腐在发酵过程中会产生甲胺、腐胺、色胺等胺类物质以及硫化氢。它们具有一股特殊的臭味和很强的挥发性，多吃对健康无益处。

3.臭豆腐是发酵的豆制食品，过多地食用容易引起胃肠道疾病，对健康不利。

豆腐干

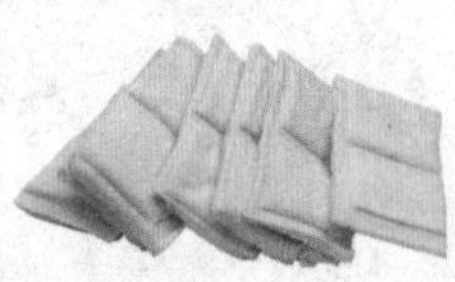

【Doufugan】

慎吃豆腐干的原因

1.豆腐干中钠的含量较高，故糖尿病、肥胖、肾脏病等慢性病患者不宜食用。对便秘者而言，其消化功能和代谢功能较差，过多食用会增加胃肠负担，也会使病情加重。

2.豆腐干的水分较少，过多地食用会耗损肠道的分泌液，对便秘者来说，其本身肠道较为干枯，肠道得不到滋润，食用此类食物后显然会加重便秘。

干豆角

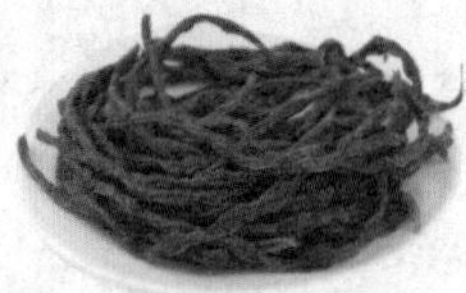

【Gandoujiao】

慎吃干豆角的原因

1.干豆角属腌制、风干食物，其腌制过程是在无氧的状态下进行的，而在缺氧的情况下极易有肉毒杆菌的存在，而过多的肉毒杆菌会产生肉毒素，若食用此类干豆角就会引起中毒，对健康不利。

2.干豆角较为干枯，食用后会耗损肠道的分泌液。对便秘者而言，特别是津液不足型便秘者，其本身津液缺少，肠道得不到应有的滋润，从而使得肠道干枯，食用后会加重便秘症状。

榨菜

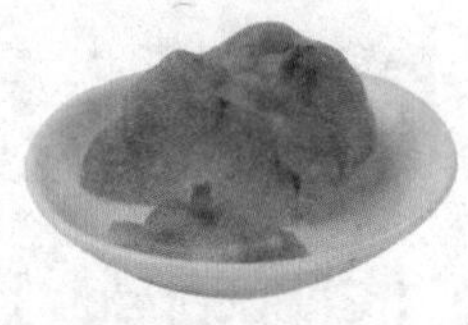

【Zhacai】

慎吃榨菜的原因

1.榨菜属于腌制产品的一种，经常过多地食用，容易诱发高血压，加重心脏的负担，更为严重的是引发心力衰竭，出现全身水肿及腹水，对健康不利。

2.榨菜是腌制类的蔬菜，或多或少的有一些亚硝酸盐成分。若长期过多地食用，会增加患癌的风险。另外，过咸的食物易耗损人体的阴液，对因津血不足引起的便秘者而言，食用后会加重便秘症状。

腌芥菜

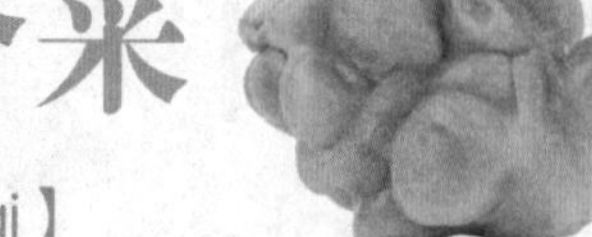

【Yanjiecai】

慎吃腌芥菜的原因

1.芥菜是辛热之品，医书记载：“久食则积温成热，辛散太甚，耗人真元，肝木受病，昏人眼目，发人痔疮。”故不宜多食。对气虚性便秘者而言，食用后会加重便秘症状。

2.腌芥菜的盐分含量较高，长期食用容易使血压升高，而且腌制品还能提高患癌症的概率。对因津液不足引起的便秘者来说，食用过咸的食物，会使津血耗损更为严重，对其病情不利。

泡菜

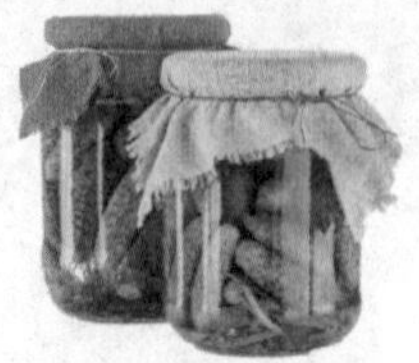

【Paocai】

慎吃泡菜的原因

1.有的泡菜制作时间较短，因此其亚硝酸胺的成分较多，食用此类泡菜会中毒，还利于便秘症状的缓解。

2.泡菜属于腌制品，盐分含量较高，摄入盐过多会导致上呼吸道感染。因为高盐饮食可使口腔唾液分泌减少，溶菌酶亦相应减少，再加上高盐饮食的渗透作用，使上呼吸道黏膜抵抗疾病侵袭的作用减弱，导致感染上呼吸道疾病。

炒蚕豆

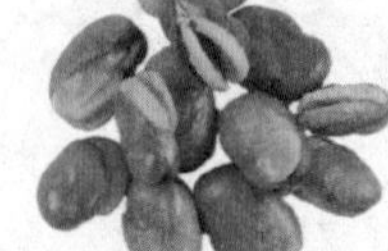

【Chaocandou】

慎吃炒蚕豆的原因

1.蚕豆性平腻滞，过多食用易产气、腹胀，形成饱腹感，消化不良、脾胃虚寒者不宜食用。对便秘者来说，特别是因饮食不节、脾肾阳虚引起的便秘患者，食用此类食物后会加重肠胃负担，使食积停滞现象加剧，从而使便秘症状加重。

2.炒蚕豆多数为油炸食品，过多地食用油炸食物，易燥血伤阴。对因阴虚内热和津血不足引起的便秘而言，食用后会使便秘症状更为严重。

炒花生

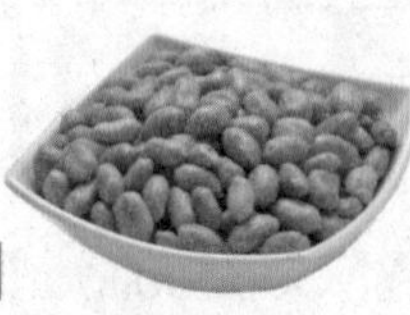

【Chaohuasheng】

慎吃炒花生的原因

1.炒花生属于油炸类食物，油炸类食物多经高温烹炸而成，过多食用对健康无益。此外，食用油炸类食物易燥热伤阴、燥血伤津，对便秘者来说，特别是热性便秘和津血不足的虚性便秘患者，食用此类食物会使病情加剧。

2.脾胃虚弱的人不宜吃花生，过多食用会导致消化不良、腹泻。对因脾肾阳虚引起的便秘者来说，食用后会加剧食运不化、消化不良，从而使便秘更为严重。

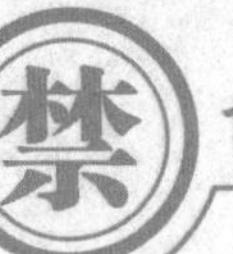

炒黄豆

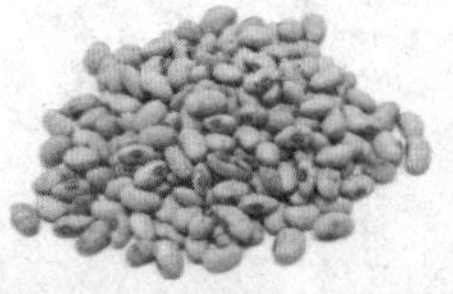

【Chaohuangdou】

慎吃炒黄豆的原因

1.黄豆中含有胰蛋白酶抑制剂、尿酶、血细胞凝集素等，均为耐热的有毒物质。黄豆经过干炒，毒素不能被彻底破坏，如进食过多则对胃肠道有刺激作用，在体内可抑制蛋白酶的活性，引起各种临床症状，如头痛、恶心呕吐、腹痛等，对健康不利。

2.黄豆过多食用易产气，对因气机郁滞所致气运不畅，肠道推送无力引起的便秘患者，食用黄豆后会使便秘症状加剧。

炒米花糖

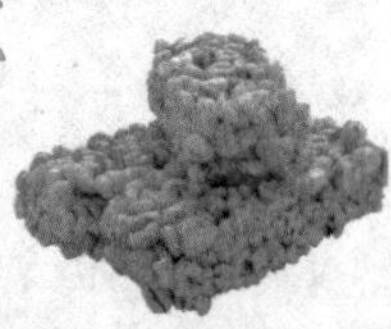

【Chaomihuatang】

慎吃炒米花糖的原因

1.米花糖制作原料主要为糯米和白砂糖，也属于糯米制品。糯米黏度较高，而且腻滞，不宜消化，过多食用易导致消化不良、食积停滞。对因脾肾阳虚引起的冷秘者来说，其本身脾胃虚寒，消化不良，食用此类食物后显然会加重病情。

2.糯米花糖属于干枯食品，在消化时要耗损较多的津液。对因津液不足引起的便秘者来说，其本身津血耗损较大，食用该类食物后，显然会加重病情。

油条

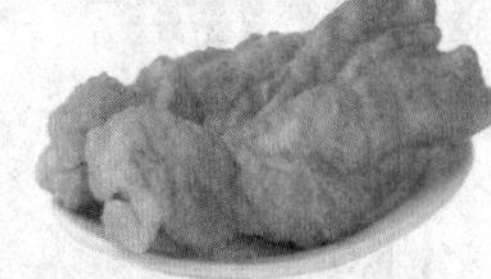

【Youtiao】

慎吃油条的原因

1.油条在制作时需加入一定量的明矾，明矾是一种含铝的无机物。被摄入的铝虽然能经过肾脏排出一部分，但如果多食，天天摄入就很难排净，超量的铝会毒害人的大脑及神经细胞。便秘患者其代谢功能低下，食用后会增加铝在体内的停留时间，从而使症状更为严重。

2.油条是煎炸类食物，水分含量较低，过多食用易耗损人体津液。津血不足的便秘患者食用后会加重便秘症状。

麻花

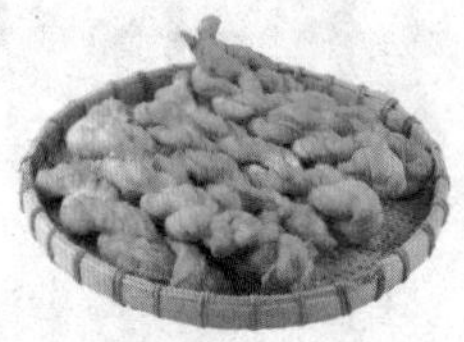

【Mahua】

慎吃麻花的原因

1.炸麻花属于油炸食物，过多地食用油炸食物易燥血伤津、积热生燥，从而导致上火。燥热内结等热性便秘患者食用此类食物会加重症状。

2.炸麻花在制作过程中会加热到120℃以上，这时就会产生丙烯酰胺，属中等毒物类，可经皮肤、呼吸道和消化道吸收，并有部分在体内蓄积。由于便秘者排泄功能差，毒素在体内停留时间延长，从而使得中毒症状更为严重。

浓茶

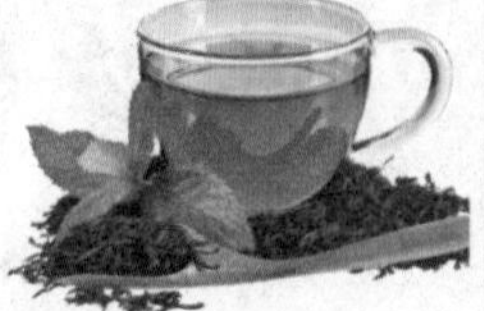

【Nongcha】

不宜喝浓茶的原因

1.浓茶中含有大量的鞣酸，而鞣酸和食物中的蛋白质结合，会生成不容易被消化吸收的鞣酸蛋白，从而导致便秘的发生。对便秘患者而言，饮用浓茶会使病情加剧。

2.浓茶易阻碍铁的吸收。大量饮用浓茶，鞣酸与铁质的结合就会更加活跃，给人体对铁的吸收带来障碍和影响，表现出缺铁性贫血的症状。对便秘者不利。

红茶

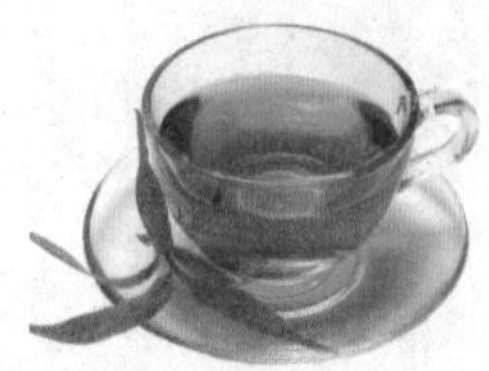

【Hongcha】

不宜喝红茶的原因

1.浓郁的红茶含有类似咖啡因的成分，能兴奋大脑中枢神经系统。对便秘者来说，长期的便秘会使患者情绪较为激动、脾气暴躁、失眠。饮用红茶后显然会使该类症状加剧。

2.红茶属于温性饮品，有胃热的患者不宜饮用。对阴虚内热、燥热内结等热性便秘患者来说，饮用红茶会使内热加重，从而使便秘症状加剧。

桂花茶

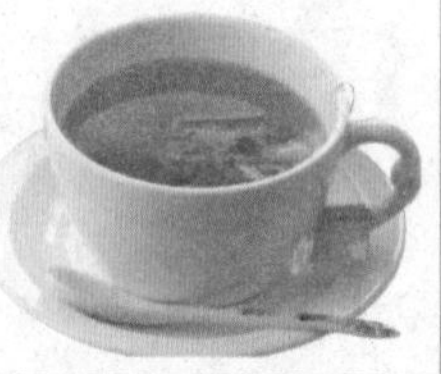

【Guihuacha】

不宜喝桂花茶的原因

1.桂花茶顾名思义就是桂花泡的茶或其他饮品。桂花性味温辛，故胃热脘痛、阴虚火旺等热性病患者不宜饮用。对阴虚内热、痰热内阻、燥热内结等热性便秘者而言，饮用此类茶会使内热加重，从而使便秘症状更为严重。

2.桂花茶对便秘患者也不是绝对的禁忌。桂花茶能温补阳气、养阴润肺、化痰止咳，脾肾阳虚的便秘患者可以适量的饮用。

咖啡

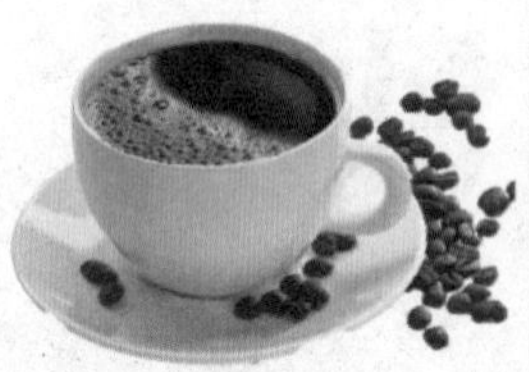

【Kafei】

不宜喝咖啡的原因

1.咖啡中含有咖啡因，如果长期大量饮用咖啡，会使心率加快，血压升高。另外，咖啡能刺激大脑皮质，使之处于兴奋状态，长期饮用容易破坏大脑的正常运转规律，改变体内的代谢，对身体不利。

2.咖啡属于温热类饮品，故阴虚内热、胃热较重者不宜饮用。对热性便秘患者而言，其本身内热较重，饮用咖啡显然会使便秘症状加剧。

白酒

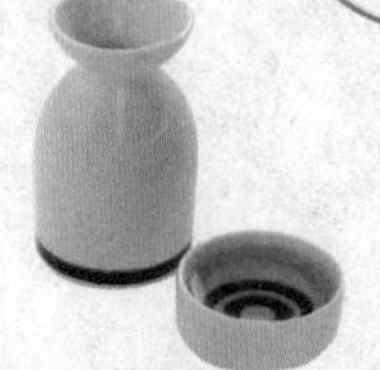

【Baijiu】

不宜喝白酒的原因

1.烈性白酒其酒精度数较高，而酒精要经过肝脏的解毒作用后才能排出体外。若过多的饮用，显然会对肝脏造成一种负担，一担肝脏出现失代偿现象就易导致肝硬化，甚至肝癌。对因肝脏代谢功能减弱引起的便秘者来说，饮用后会使肝脏损害更为严重，不利于病情。

2.过量的饮酒，极易导致肠胃疾病，如胃溃疡等，而且对大脑有一定的损害，长期如此会出现脑萎缩，导致痴呆。

糖

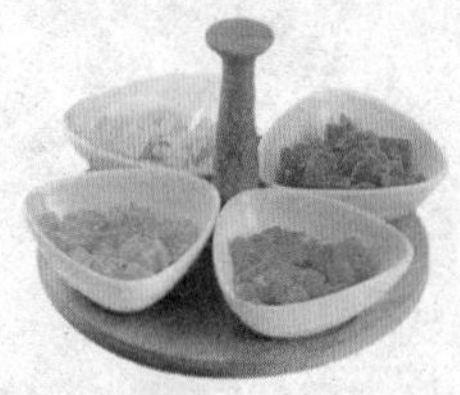

【Tang】

慎吃糖的原因

1.糖能为人体提供能量，过多食用容易引发肥胖、动脉硬化、高血脂、糖尿病以及龋齿等疾病，严重危害人体健康。

2.糖不宜多吃，特别是空腹时大量吃糖，会使血液中的血糖突然增高，破坏机体的酸碱平衡与体内各种有益微生物的平衡，不利于人体健康。

3.糖是高能食物，有一定的燥性，对热性便秘者来说，食用过多的燥热食物会使便秘症状加剧。

巧克力

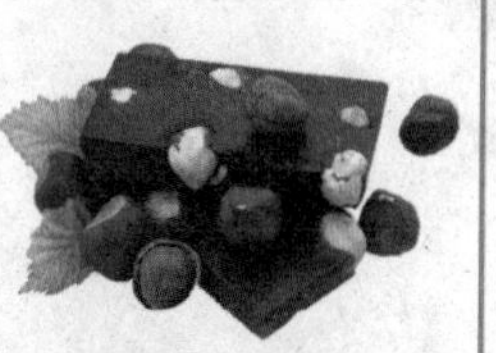

【Qiaokeli】

慎吃巧克力的原因

1.巧克力能够使下食管括约肌放松，过多地食用很容易引起胃酸倒流。对食管有一定的损伤，对便秘者而言，长期的便秘会导致消化功能降低，食用巧克力显然会加剧该类病症。

2.巧克力含有酪胺，是一种活性酸，过多地食用容易引起头痛。因为此类物质会导致机体产生能收缩血管的激素，而血管又在不停地扩张以抵抗这种收缩，从而出现头疼。

爆米花

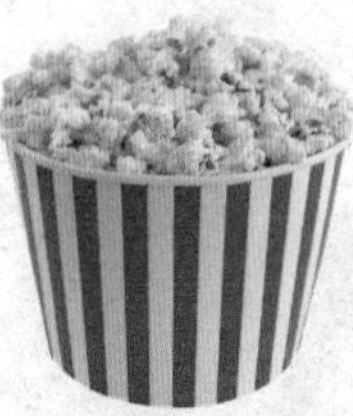

【Baomihua】

慎吃爆米花的原因

1.爆米花过多食用易造成肺部的损伤，易引起呼吸困难和哮喘，对健康不利。

2.爆米花机的铁罐内涂有一层含铅的合金，当给爆米机加热时其中的一部分铅会变成铅蒸气进入爆米花中，铅就会随着爆米花进入人体，常吃爆米花极易发生慢性铅中毒，造成食欲下降、腹泻、烦躁以及生长发育缓慢等现象。对便秘者而言，其代谢功能差，铅在体内的停留时间延长，会让中毒症状更明显。

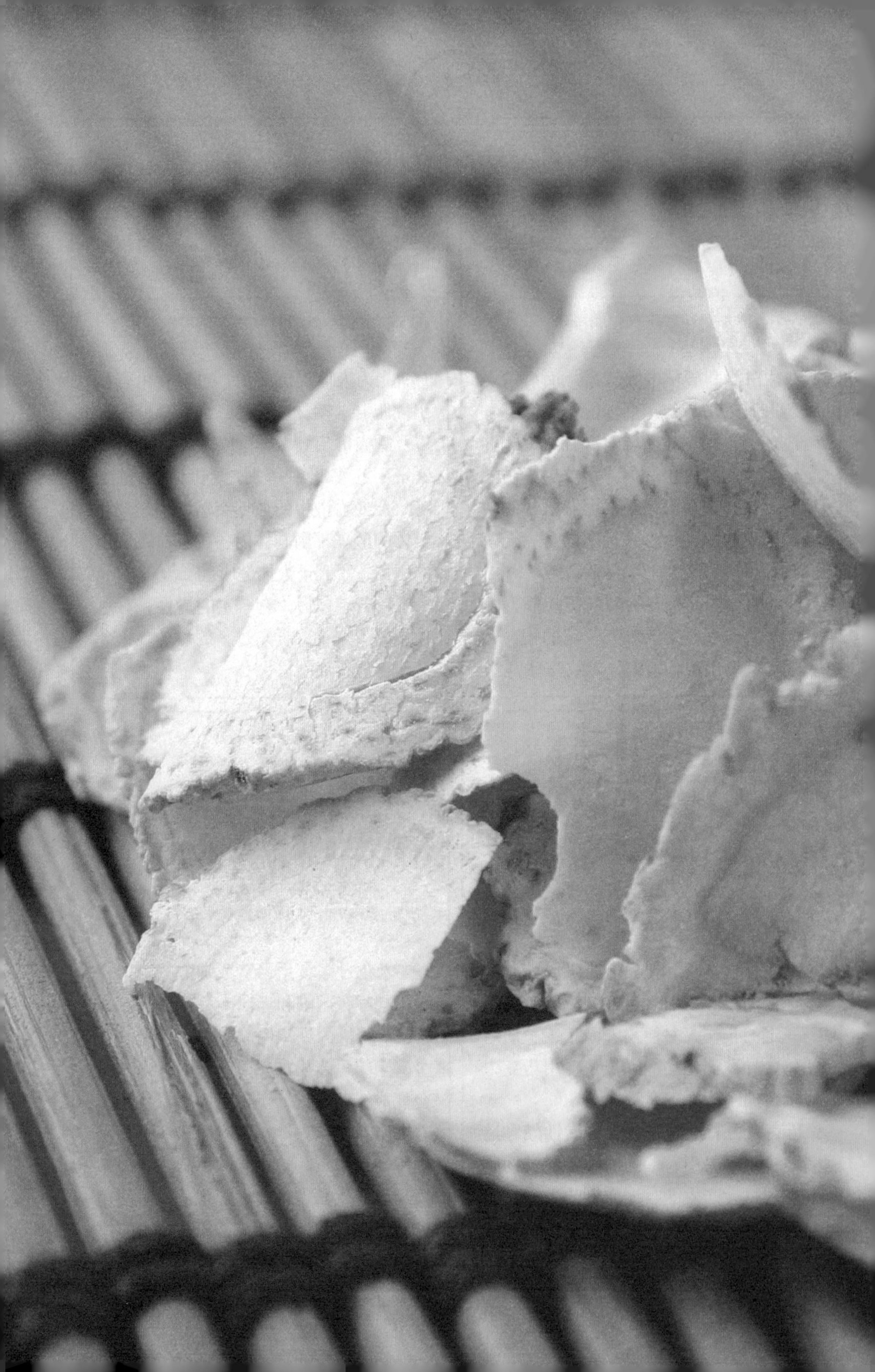

第四章

治疗便秘的常用

中药材本草详解

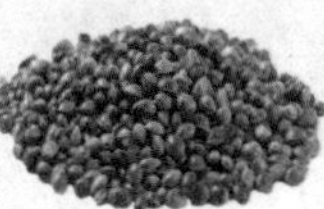
火麻仁

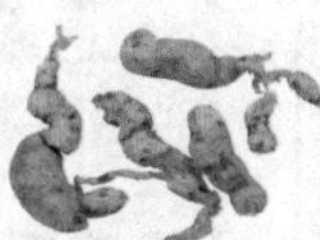
甘遂

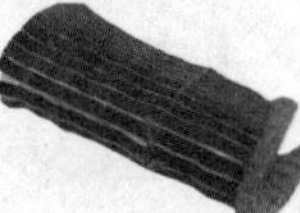
杜仲

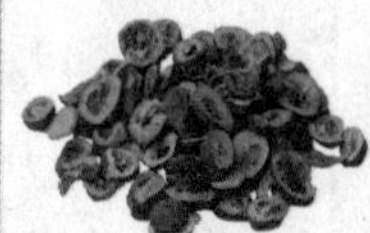
枳实

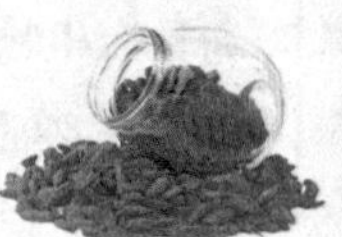
枸杞

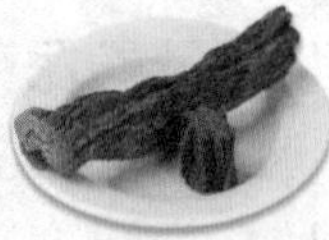
锁阳

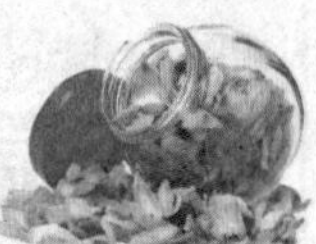
百合

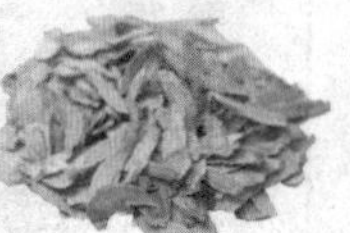
当归

便秘是很多人都会遇到的生活难题，其发病不分年龄阶段。现代人饮食过于油腻，生活习惯不健康，常会有便秘问题，长期便秘也容易导致肥胖问题。便秘虽然不是严重的疾病，但是却给人们带来很多生活上的烦恼与痛苦，如果没有及时正确的治疗，会给我们身体的消化系统的器官带来严重的危害。

便秘的人在我们生活中较为常见，大多与其生活习惯有关。为什么你身边的一些人会出现便秘，而有些人却没有。不便秘的人除了其自身的消化功能强之外，还与调理有关。中医治疗便秘重在调理，从中药材入手，调理治疗各种类型的便秘，具有良好的效果。本章在此与大家分享一些常用的治疗便秘的中药材。下面为大家一一介绍。

大黄 【Dahuang】

[别名：将军、黄良、火参、牛舌]

【性味归经】性寒，味苦。归胃、大肠、肝、脾经。

【用法用量】煎服，5~15克；入汤剂应后下，或用开水泡服。外用适量。

【主要成分】大黄含有蒽醌苷、双蒽酮苷、鞣质类、有机酸类、挥发油类，还含有脂肪酸、草酸钙、葡萄糖、果糖和淀粉。

【功效主治】大黄具有攻积滞、清湿热、泻火、凉血、祛瘀、解毒的功效。可用于治疗实热便秘、热结胸痞、湿热泻痢、黄疸、淋病、水肿腹满、排尿不利、目赤、咽喉肿痛、口舌生疮、胃热呕吐、咯血吐血、产后瘀滞腹痛、跌打损伤、热毒痈疡、丹毒、烫伤。临床可用于严重创伤、感染性休克等危重病的预防，并对胃肠功能衰竭等症有辅助疗效。

【药理作用】现代药理研究表明，大黄的有效成分口服后，在消化道内被细菌代谢为具有生物活性的代谢产物而发挥泻下作用。亦有研究证明，大黄发挥泻下作用的另一途径是番泻苷由小肠吸收后，经肝脏转化为苷元，再刺激胃壁神经丛而引起大肠蠕动致泻，同时一部分以原型或苷元随血转运到大肠，刺激黏膜下神经丛和更深部肌肉神经丛等，使肠运动亢进，引起泻下。

【选购保存】以外表黄棕色、锦纹及星点明显、体重、质坚实、有油性、气清香、味苦而不涩、嚼之发粘者为佳。放干燥通风处保存。

【使用宜忌】大黄生用泻下作用较强，熟用则泻下作用较缓而长于泻火解毒、清利湿热；酒制则能活血，且善清上焦血分之热；炒炭常用于凉血止血。表证未解、气血虚弱、脾胃虚寒、无实热瘀结者及孕妇胎前、产后均应慎用或忌服大黄。

应用指南

1.治疗湿热型便秘、便血，症见下血鲜红，大便不畅或稀溏，或伴腹痛，口苦，舌苔黄腻，脉濡数。取大黄适量，研成粉，每次服2克，每日3次，温开水送下。

2.温里散寒，通便止痛，用于腹痛便秘，胁下偏痛，发热，手足厥冷，舌苔白腻，脉弦紧：大黄9克、附子12克、细辛3克。水煎服。

芦荟 【Luhui】

[别名：卢会、讷会、奴会、劳伟]

【性味归经】性寒，味苦。归肝、大肠经。

【用法用量】内服可入丸或散剂，或研末入胶囊，1.0~1.5克；不入汤剂。外用适量，研末敷。

【主要成分】芦荟含有芦荟大黄素苷、对香豆酸、少量α-葡萄糖、多种氨基酸等。并含微量挥发油。

【功效主治】芦荟是兼有美容效果的润肠药品，具有清热、通便、杀虫的功效。主要用于治疗热结便秘、肝火头痛、目赤惊风、妇女闭经、小儿惊痫、疳热虫积、癣疮、痔瘘、萎缩性鼻炎、瘰疬等病症，还可解巴豆毒。

【药理作用】芦荟中的芦荟酊是抗菌性很强的物质，能杀灭真菌、霉菌、细菌、病毒等病菌，抑制和消灭病原体的发育繁殖。芦荟的缓激肽酶与血管紧张联合可抵抗炎症。尤其是芦荟的多糖类可增强人体对疾病的抵抗力，治愈皮肤炎、慢性肾炎、膀胱炎、支气管炎等慢性病症。芦荟多糖和维生素对人体的皮肤有良好的营养、滋润、增白作用。

【选购保存】选购时先看叶，叶肉厚实有硬度感的较好；然后看刺，越壮实的芦荟刺就越坚挺、锋利。芦荟叶应用保鲜膜将其包裹，放入冰箱储存。

【使用宜忌】适用于热结便秘患者，皮肤炎、慢性肾炎、膀胱炎、支气管炎等慢性病症患者。而脾胃虚寒及不思食者，慢性腹泻者，孕妇，痔疮出血、鼻出血的患者，过敏者等不宜使用。此外，芦荟对肾脏有一定的毒副作用，使用时要适量。

应用指南

1.能泻火，凉血，止痛，适用于烧烫伤： 新鲜芦荟叶1片（可根据伤面大小酌情加减），用冷开水洗净，挤汁涂抹在烫伤部位，每日敷2~3次。

2. 治疗外伤出血： 芦荟50克，烧干存性，研成细粉，装瓶备用。取芦荟粉少许，撒于伤口处。

3.适用于刀伤和擦伤： 芦荟叶适量，用热水消毒，洗净，切开，用分泌液涂于伤处。轻者数次可止血止痛。重者先洗净伤口，再涂以芦荟胶状物，用消毒纱布、绷带包扎固定。当胶状物干后再滴入芦荟汁。一般7~10天即可治愈。

火麻仁【Huomaren】

[别名：麻子、麻子仁、大麻子、大麻仁]

【性味归经】性平，味甘。归脾、胃、大肠经。

【用法用量】内服，水煎服或泡茶饮用5~12克。

【主要成分】火麻仁含有蛋白质、脂肪油、卵磷脂、葡萄糖醛酸、甾醇、钙、镁、维生素B_1、维生素B_2，脂肪油中含油酸、亚油酸、亚麻酸和大麻酚等成分。

【功效主治】火麻仁是老年人便秘的常用药，具有润燥、滑肠、通淋、活血的功效。常用于治疗体质较为虚弱、津血枯少的肠燥便秘、消渴、热淋、风痹、痢疾等病症。

【药理作用】火麻仁中的有效成分有润滑肠通的作用，同时在肠中遇碱性肠液后产生脂肪酸，刺激肠壁，使蠕动增强，从而达到通便作用。有研究表明，本品的某些特殊成分还能降低血压以及阻止血脂上升。

【选购保存】表面灰绿色或灰黄色，有微细的白色或棕色网纹，两边有棱，顶端略尖，基部有1圆形果梗痕；果皮薄而脆，易破碎；种皮绿色，子叶2个，乳白色，富油性；气微，味淡者为佳。置阴凉干燥处，防热，防蛀。

【使用宜忌】适宜体质较为虚弱、津血枯少的肠燥便秘患者；脚气、通身水肿、大小便涩者。而脾肾不足之便溏、阳痿、遗精、带下者慎服。火麻仁不宜过多食用，大量食用火麻仁会导致中毒。如食炒火麻仁60~120克，大多在食后1~2小时内发病，中毒症状为恶心呕吐、腹泻、四肢发麻、精神错乱、瞳孔散大等。

应用指南

1.治大便不通：麻子仁、粳米各适量。将火麻仁烘干后研磨成粉；粳米淘洗干净，加水煮粥，至粥成时拌入麻仁粉即可。

2.治白痢：火麻仁10克，绿豆100克。将火麻仁和绿豆分别用清水洗净，然后将火麻仁入锅煎水，取汁与绿豆入锅煮，至绿豆熟烂调入白糖食用。

3.治烫火伤：火麻仁、黄柏、栀子各适量，将药材用火烤干存性，共研末，调猪脂涂抹于患处。

4.治赤流肿丹毒：火麻仁适量，将其捣烂后加水少许和匀敷于患处即可。

郁李仁【Yuliren】

[别名：郁子、郁里仁、李仁肉]

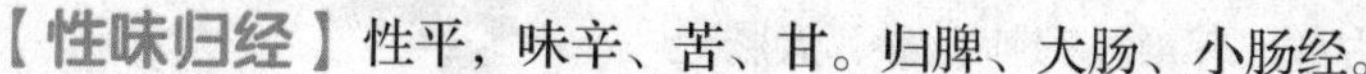

【性味归经】性平，味辛、苦、甘。归脾、大肠、小肠经。

【用法用量】内服，一般水煎服6~12克。

【主要成分】郁李仁含有苦杏仁苷、脂肪油、挥发性有机酸、粗蛋白质、纤维素、淀粉、油酸、皂苷及植物甾醇、维生素B_1等主要成分。

【功效主治】郁李仁具有润燥、滑肠、下气、利水的功效。可治大肠气滞、燥涩不通、排尿不利、大腹水肿、四肢水肿、脚气等病症。

【药理作用】郁李仁所含郁李仁苷对实验动物有强烈泻下作用。其泻下作用机制类似番泻苷，均属大肠性泻剂，但是郁李仁苷的副作用较后者小。有实验证明，郁李仁水提取物及其脂肪油给小鼠灌胃有极显著的促进小肠运动作用，郁李仁种子的水煎剂能明显缩短燥结型便秘模型小鼠排便时间，排便次数明显增加，如此说明郁李仁的通便成分不止一种。

【选购保存】郁李仁以粒饱满、完整、色黄白者为佳。放置阴凉干燥处，防蛀。

【使用宜忌】适用于肠燥便秘、排尿不利、水肿、脚气等症患者。脾虚泄泻者禁服；孕妇慎服。

应用指南

1.治疗肠燥便秘：郁李仁6克，火麻仁8克，瓜蒌仁10克。水煎服。

2.治风热气秘：郁李仁、陈皮（去白，酒一盏煮干）、京三棱（炮制）各50克。上三味，捣烂为散。每服15克，水煎服。

3.治产后肠胃燥热，大便秘涩：郁李仁（研如膏）、朴硝（研）各50克，当归（切、焙）、生地黄（焙）各100克。上四味，先将当归和生地粗捣筛，与郁李仁和朴硝二味和匀。每服15克，水煎服下。

4.治血分，气血壅涩，腹胁胀闷，四肢水肿，坐卧气促：郁李仁、牵牛子各50克，槟榔、干地黄各1.5克，桂枝、木香、青皮、延胡索各25克。将上药均研为细末，食前温酒调，每次10克。

牵牛子 【Qianniuzi】

[别名：黑丑、白丑、二丑、喇叭花]

【性味归经】味苦，性寒。有毒。归肺、肾、大肠经。

【用法用量】内服，水煎服，3～6克。研末吞服，每次0.5~1克，每日2~3次。

【主要成分】牵牛子含有牵牛子苷、牵牛子酸甲、没食子酸及生物碱麦角醇、裸麦角碱、喷尼棒麦角碱、异喷尼棒麦角碱、野麦碱。

【功效主治】牵牛子具有泻水通便，消痰涤饮，杀虫攻积的功效。用于治疗水肿胀满，二便不通，痰饮积聚，气逆喘咳，虫积腹痛，蛔虫、绦虫病等病症。

【药理作用】牵牛子中的牵牛子苷的化学性质与泻根素相似，有强烈的泻下作用。牵牛子苷在肠内遇胆汁及肠液分解出牵牛子素，刺激肠道，增进蠕动，导致泻下。牵牛子的水、醇浸剂对小鼠皆有泻下作用，但经煎煮后，即失去作用，如常见的炒食等。除去牵牛子苷后的水溶液，似仍有泻下作用。

【选购保存】呈三棱形，形似橘瓣状。表面灰黑色（黑牵牛子）或淡黄白色（白牵牛子）；种皮坚韧，背面有一纵沟；味辛苦，有麻舌感。放置阴凉干燥处保存，防潮。

【使用宜忌】适用于肢体水肿、肾炎水肿、肝硬化腹水、便秘、虫积腹痛等症。孕妇及胃弱气虚者忌服。由于本品对人体有毒性，故用量不宜大，大量使用除会直接引起呕吐、腹痛、腹泻及黏液血便外，还会刺激肾脏，引起血尿。

应用指南

1.治内热腹痛，热气上冲而呕：黑牵牛（炒半生，取头末36克）120克，马蹄大黄（酒拌炒）45克，槟榔、枳实、厚朴、三棱、莪术各18克。将以上各药均研磨成末，和以米汤为丸，如菜子大，每次服用9克。

2.治三焦气逆，胸膈壅塞，头弦目昏，涕唾痰涎，精神不爽：牵牛子（半生半熟）120克，皂角（酥炙）60克。上药均研磨成末，用生姜汁煮米糊为丸，做成梧桐子大小，每服20丸，荆芥、生姜煎汤送下。

3.治一切虫积：牵牛子(炒，研为末)100克，槟榔50克，使君子肉50个(微炒)。都研磨为末。每服8克，加以白糖调匀服下，小儿减半。

甘遂 【Gansui】

[别名：主田、重泽、甘藁、陵藁、甘泽]

【性味归经】味苦，性寒，有毒。归肺、肾、大肠经。

【用法用量】内服应醋制用，以减低毒性，可入丸或散服，每次0.5～1克。外用适量，宜生用。

【主要成分】甘遂含有四环三萜类化合物α–大戟醇和γ–大戟醇、甘遂醇、大戟二烯醇。此外，尚含棕榈酸、柠檬酸、鞣质、树脂等成分。

【功效主治】甘遂具有泻水消肿，消肿散结的功效。用于治疗水肿、腹水、留饮结胸、癫痫、喘咳、大小便不通等病症。

【药理作用】甘遂能刺激肠管，增加肠蠕动，造成峻泻。生甘遂作用较强，毒性亦较大，醋制后其泻下作用和毒性均有减轻。动物实验证明，甘遂萜酯A、甘遂萜酯B有镇痛作用。甘遂的乙醇提取物给妊娠豚鼠腹腔或肌内注射，均有引产作用。甘遂的粗制剂对小鼠免疫系统的功能表现为明显的抑制作用。

【选购保存】质脆，易折断，断面粉性，皮部类白色，木部淡黄色。选购应以肥大、类白色、粉性足者的成品为佳。置于通风干燥处储存，防潮防蛀。

【使用宜忌】适用于水肿，臌胀，胸胁停饮，风痰癫痫，疮痈肿毒者。虚弱者及孕妇忌用。不宜与甘草同用。另外，在服用时量不宜过大，以免中毒。

应用指南

1.治疗身面水肿：甘遂10克，生研为末，放入猪肾中，外包湿纸煨熟吃下。每日吃1次。如觉腹鸣，排尿亦通畅，即是见效。

2.治疗脚气肿痛：甘遂25克，木鳖子仁4个，共研为末。每次取8克，放入猪肾中，湿纸包好煨熟，用米汤送服。

3.治疗肢体麻木疼痛：甘遂100克，蓖麻子仁200克，樟脑50克。将以上各药共捣烂作饼，贴于患处即可。

4.治疗肝硬化腹水：甘遂3克，蟾蜍半个，砂仁6克，木香8克，鸡内金8克，焦山楂10克。水煎服，每日1剂，分2次服用。

番泻叶【Fanxieye】

[别名：旃那叶、泻叶]

【性味归经】性大寒，味甘、苦。归大肠经。

【用法用量】内服，可水煎服或泡茶，温开水泡服，1.5～3克；煎服，2～6克，宜后下。

【主要成分】狭叶番泻叶和尖叶番泻叶均含番泻苷、芦荟大黄素葡萄糖苷、大黄酸葡萄糖苷以及芦荟大黄素、大黄酸、山柰酚、植物甾醇及其苷等成分。

【功效主治】番泻叶具有泻热行滞、通便利水的功效。用于治疗热积便秘、食物积滞、胸腹胀满及腹水等病症。

【药理作用】番泻叶中含蒽醌的衍生物，其泻下作用及刺激性比含蒽醌类之其他泻药更强，因而泻下时可伴有腹痛。其有效成分主要为番泻苷A、番泻苷B，经胃、小肠吸收后，在肝中分解，分解产物经血行而兴奋骨盆神经节以收缩大肠，引起腹泻。经动物实验表明，蒽醌类对多种细菌（如葡萄球菌、大肠杆菌等）及皮肤真菌有抑制作用。

【选购保存】尖叶番泻叶以呈披针形或长卵形，略卷曲，叶端短尖或微凸，叶基不对称，两面均有细短毛茸的成品为佳。应避光，置通风干燥处储存，要防潮、防蛀。

【使用宜忌】适用于急性胰腺炎、胆囊炎、胆石症及消化道出血者、便秘者。妇女哺乳期、月经期及孕妇忌用，有痔疮出血者不宜用。剂量过大，有恶心、呕吐、腹痛等不良反应，用时要少量。

应用指南

1.治疗急性胰腺炎、胆囊炎、胆石症及消化道出血：每次服用番泻叶胶囊4粒（每粒含生药2.5克）每天3次，24小时内未大便者加服1次。

2.治疗便秘：每日用干番泻叶3～6克，重症可加至10克，开水浸泡后频饮。

3.治疗腹水肿胀：番泻叶3克，泡茶饮用，可频饮，或与牵牛子6克，大腹皮5克，水煎服，每日1剂。

4.治疗热结便秘，腹满胀痛：番泻叶8克，枳实10克，厚朴8克。水煎服，每日1剂，分2次服用。

香附

【Xiangfu】

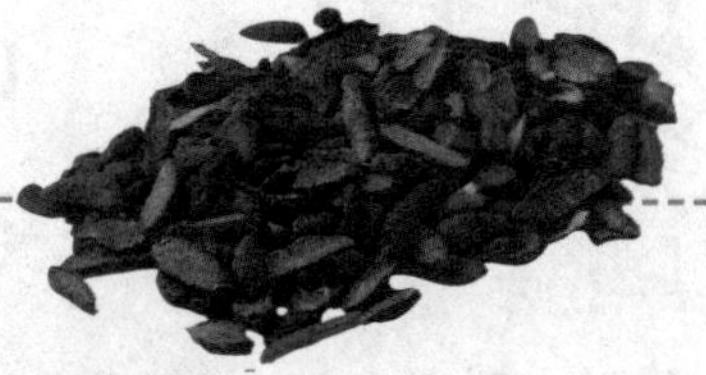

[别名：雀头香、香附子、雷公头、香附米]

【性味归经】味辛、微苦、微甘，性平。归肝、脾、三焦经。

【用法用量】内服，一般水煎服，5~12克。经过醋炙后止痛效果会增强。

【主要成分】香附含有挥发油，油中主要成分为β-蒎烯、香附子烯、α-香附酮、β-香附酮、广藿香酮、α-莎香醇、β-莎草醇、柠檬烯等。此外尚含生物碱、黄酮类及三萜类等成分。

【功效主治】香附具有理气解郁、调经止痛的功效。主治胁肋胀痛、乳房胀育、月经不调、脘腹痞满疼痛、嗳气吞酸、呕恶、经行腹痛、崩漏带下、胎动不安等病症。

【药理作用】5%香附浸膏对实验动物离体子宫均有抑制作用，能降低其收缩力和张力。小白鼠动物实验表明，其挥发油有轻度雌激素样作用；香附水煎剂可明显增加胆汁流量，并对肝细胞功能有保护作用；其水煎剂有降低肠管紧张性和拮抗乙酰胆碱的作用。

【选购保存】香附以个大，质坚实，色棕褐，香气浓者为佳。根据炮制方法的不同储存方法也有差异，炮制后的香附贮干燥容器内，醋香附、酒香附、四制香附应密闭，置阴凉干燥处，防蛀。

【使用宜忌】适用于肝郁气滞，胸、胁、脘腹胀痛，消化不良，胸脘痞闷，寒疝腹痛，乳房胀痛，月经不调，经闭痛经。凡气虚无滞、阴虚血热者忌服。

应用指南

1.治一切气疾心腹胀满，胸膈噎塞，嗳气吞酸：香附子（炒，去毛）1600克，缩砂仁400克，甘草200克。将上药研磨为末，每服10克，用盐汤服下。

2.治心腹刺痛，调中快气：乌药（去心）500克，甘草（炒）50克，香附子（去皮毛，焙干）1000克。上药研为细末，每服10克，入盐少许，或不放盐，沸汤服用。

3.治下血不止或成五色崩漏：香附子（去皮毛，略炒）适量，将其研磨为末。每服10克，用清米汤调服。

柴胡

【Chaihu】

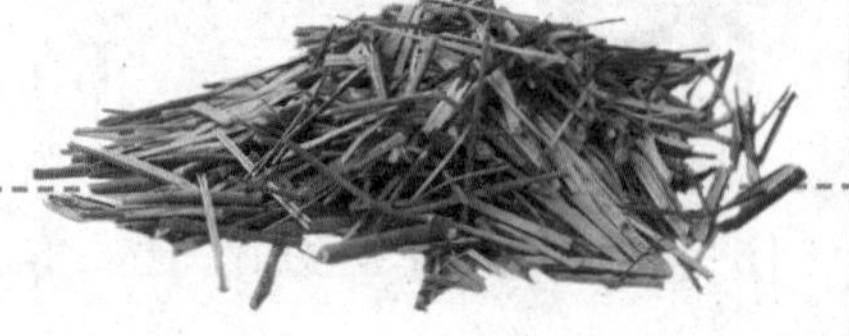

[别名：地熏、山菜、茹草、柴草]

【性味归经】 性微寒，味苦。归肝、胆经。

【用法用量】 内服，一般水煎服，5~12克。解表退热宜生用，且用量宜稍重；疏肝解郁宜醋炙；升阳可生用或酒炙，其用量均宜稍轻。

【主要成分】 柴胡根含有α-菠菜甾醇、春福寿草醇及柴胡皂苷a、柴胡皂苷c、柴胡皂苷d，另含挥发油等成分。

【功效主治】 柴胡具有和解表里、疏肝、升阳等功效。主治寒热往来、胸满肋痛、口苦耳聋、头痛目眩、疟疾、下利脱肛、月经不调、子宫下垂等病症。

【药理作用】 柴胡具有镇静、安定、镇痛、解热、镇咳等广泛的中枢抑制作用。柴胡及其有效成分柴胡皂苷有抗炎作用，其抗炎作用与促进肾上腺皮质系统功能等有关。动物实验表明，柴胡有较好的抗脂肪肝、抗肝损伤、利胆、降转氨酶、兴奋肠平滑肌、抑制胃酸分泌、抗溃疡、抑制胰蛋白酶等作用。柴胡煎剂对结核杆菌有抑制作用。

【选购保存】 以茎杆粗细均匀、无杂质、没有霉味者为佳。置阴凉干燥处储存，防霉，防蛀。

【使用宜忌】 适用于风热感冒患者；慢性咽炎患者；肝火上逆所致头胀痛、耳鸣、眩晕者。凡阴虚所致的咳嗽、潮热者慎用。

应用指南

1.治外感风寒，发热恶寒，头疼身痛，痎疟初起： 柴胡5~15克，防风5克，陈皮6克，芍药10克，甘草5克，生姜3~5片。水煎服，每日1剂，分3次服用，热服。

2.治疟疾，寒多热少，腹胀： 柴胡、半夏、厚朴、陈皮各10克。水煎服，每日1剂，可不拘时服用。

3.治肝郁气滞、脾胃湿热、便结腑实型胰腺炎： 柴胡15克，黄芩、胡黄连、木香、延胡索各10克，杭白芍15克，生大黄10克(后下)，芒硝10克(冲服)。水煎服，每日1剂，分3次服用。

陈皮

【Chenpi】

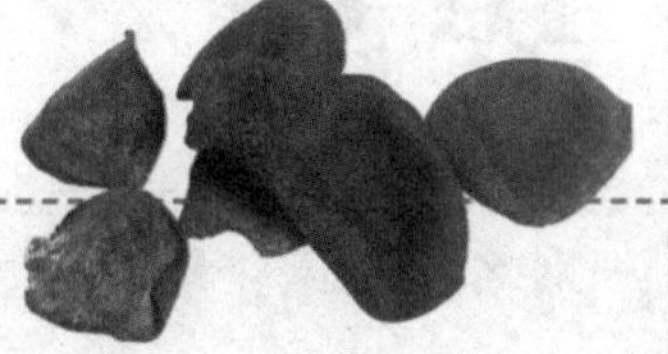

[别名：橘皮、红皮、广橘皮、柑皮、广陈皮]

【性味归经】性温，味苦、辛。归脾、胃、肺经。

【用法用量】内服，水煎服或泡茶饮用，5~10克。

【主要成分】陈皮中含有川陈皮素、橙皮苷、新橙皮苷、橙皮素、对羟福林、黄酮化合物等。陈皮挥发油含量为1.5%～2.0%，其成分有α-侧柏烯、柠檬烯等。

【功效主治】陈皮具有理气健脾、调中、燥湿、化痰的功效。治疗脾胃气滞之脘腹胀满或疼痛、消化不良；湿浊阻中之胸闷腹胀、纳呆便溏；痰湿壅肺之咳嗽气喘等病症。

【药理作用】本品煎剂对家兔及小白鼠离体肠管，麻醉兔、犬胃及肠运动均有直接抑制作用；小量煎剂可增强心脏收缩力，使心输出量增加，冠脉扩张，使冠脉流量增加，大剂量时可抑制心脏；陈皮水溶性总生物碱具有升高血压作用；陈皮提取物有清除氧自由基和抗脂质过氧化作用。

【选购保存】以干净无杂质，质稍硬而脆，气香，味辛而微苦者为佳。置于通风干燥处保存，防潮，防蛀。

【使用宜忌】适用于肺虚久咳气喘、咳痰者；湿浊阻中之胸闷腹胀、便溏、食欲不振者；病后产后体质虚弱者。阴虚燥咳者、出血症患者、吐血症患者不宜服用。

应用指南

1.治疗溃疡性结肠炎：陈皮15克，干荷叶10克，砂仁2克。水煎服，每日1剂，分2次服用。

2.治疗急性乳腺炎：陈皮70克，每日煎服1剂，可不拘时饮用。

3.治疗湿阻中焦、脘腹胀闷、便溏苔腻等症：陈皮8克，苍术12克，厚朴6克。水煎服，每日1剂，可频饮。

4.治疗湿痰壅肺、痰多咳嗽：陈皮10克，半夏8克，茯苓12克。水煎服，每日1剂，不拘时饮用。

5.治疗脾胃虚弱、饮食减少、消化不良、大便泄泻等症：陈皮8克，人参8克，白术12克，茯苓10克。水煎服，每日1剂，可频饮。

黄芪

【Huangqi】

[别名：北芪、绵黄芪、口芪、西黄芪]

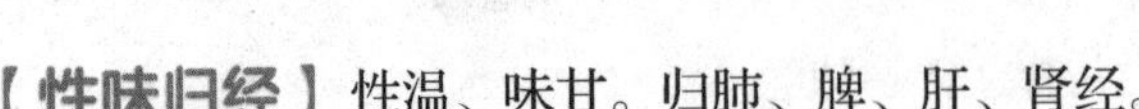

【性味归经】 性温、味甘。归肺、脾、肝、肾经。

【用法用量】 内服，水煎服或泡茶饮。泡茶5～10克；煎服20~30克。炙黄芪益气补中，生用固表托疮。

【主要成分】 黄芪含有黄酮类成分、蔗糖、葡萄糖醛酸、黄芪多糖A、黄芪多糖B、黄芪多糖C、黄芪多糖D，黏液质，多种氨基酸、苦味素、黄芪皂苷、甜菜碱、胆碱、叶酸、黄烷化合物及含有硒、硅、锌、钴、铜、钼等多种微量元素。

【功效主治】 黄芪具有益气固表、敛汗固脱、托疮生肌、利水消肿的功效。用于治疗气虚乏力，中气下陷，久泻脱肛，便血崩漏，表虚自汗，痈疽难溃，久溃不敛，血虚萎黄，内热消渴，慢性肾炎，蛋白尿，糖尿病等病症。

【药理作用】 黄芪能促进机体代谢、抗疲劳、促进血清和肝脏蛋白质的更新；有明显的利尿作用，能消除实验性肾炎尿蛋白；能改善贫血动物现象；能升高低血糖，降低高血糖；能兴奋呼吸；能增强和调节机体免疫功能。

【选购保存】 以条粗、皱纹少、断面色黄白、粉性足，味甘者为佳。置于通风干燥处保存，要防潮、防蛀。

【使用宜忌】 适用于脾虚腹泻者；气血不足者；慢性肝炎、低血压、糖尿病、肾炎患者。表实邪盛，气滞湿阻，食积停滞等实证，以及阴虚阳亢者，均须禁服。

应用指南

1.治疗气虚自汗，容易感冒，过敏性鼻炎、花粉症、哮喘、老人感冒： 黄芪15克，白术12克，防风10克。水煎服，每日1剂，分2次服用。

2.治疗骨质疏松、腰椎病、颈椎病、贫血等，可见关节疼痛、麻木自汗： 黄芪30克，桂枝10克，白芍15克，生姜3片，大枣12枚。水煎服，每日1剂，可不拘时饮用。

3.治疗老年人便秘： 黄芪、陈皮（去白）各20克，共研为末。每服9克，用大麻子10克，研烂，以水滤浆，煎至乳起，入蜂蜜一匙，再煎沸，温服。

白术 【Baizhu】

[别名：山蓟、山芥、天蓟、山姜、冬白术]

【性味归经】 性温，味苦、甘。归脾、胃经。

【用法用量】 水煎服，6～12克。炒用可增强补气健脾止泻作用。

【主要成分】 白术含有挥发油，油中主要有苍术酮、苍术醇、苍术醚、杜松脑、苍术内脂等，并含有果糖、菊糖、白术多糖，多种氨基酸及维生素A类成分等。

【功效主治】 白术具有补中益气，健脾和胃，燥湿利水，化痰止汗，安胎，增食欲的功效。主治脾胃气弱，不思饮食，倦怠少气，虚胀，泄泻，痰饮，水肿，黄疸，湿痹，排尿不利，头晕，自汗，胎气不安等病症。

【药理作用】 白术对肠管活动有双向调节作用，当肠管兴奋时呈抑制作用，而肠管抑制时则呈兴奋作用。动物实验表明，白术有防治实验性胃溃疡，强壮作用，能促进小鼠体重增加；能明显促进小肠蛋白质的合成；能促进细胞免疫功能；有一定提升白细胞的作用；还能保肝、利胆、利尿、降血糖、抗血凝、抗菌、抗肿瘤。

【选购保存】 以质坚硬，不易折断，断面不平坦，黄白色至淡棕色，有棕黄色的散在点状油室，气清香，嚼之略带黏性者为佳。置于通风干燥处保存，防潮防蛀。

【使用宜忌】 适用于脾胃气虚，不思饮食，倦怠无力，慢性腹泻，消化吸收功能低下，自汗易汗，小儿流涎者。凡郁结气滞，胀闷积聚，吼喘壅塞，胃痛由火，痈疽多脓者，皆应忌用。另外，在服用白术的同时应忌食桃、李、青鱼。

应用指南

1.治疗虚弱枯瘦，食而不化： 白术（酒浸，九蒸九晒）500克，菟丝子（酒煮吐丝，晒干）500克，共为末，做蜜丸如梧子大。每服10~15克。

2.治疗脾虚胀满： 白术100克，橘皮200克。共为末，酒糊丸，梧桐子大。每食前用木香3克煎水送下三十丸。

3.治疗脾虚泄泻： 白术50克，白芍10克（冬月不用白芍，加肉豆蔻，泄者炒用）。上药为末，用米粥糊丸如梧桐子大，每次20丸。

4.治疗手术后便秘： 生白术60克，生地30克，升麻3克。水煎服不拘时饮用。

枸杞 【Gouqi】

[别名：杞子、红青椒、枸杞果、枸杞豆]

【性味归经】性平，味甘。归肝、肾经。

【用法用量】内服，煎汤或入丸、散、膏、酒剂。用量5~15克。

【主要成分】枸杞含有甜菜碱、多糖、粗脂肪、粗蛋白、硫胺素、核黄素、烟酸、胡萝卜素、抗坏血酸、烟酸、β-谷甾醇、亚油酸、微量元素及氨基酸等成分。

【功效主治】枸杞具有滋肾润肺、补肝明目的功效。用于治疗虚劳精亏，腰膝酸痛，眩晕耳鸣，阳痿遗精，内热消渴，血虚萎黄，目昏不明等症。

【药理作用】枸杞子对免疫力有促进作用，同时具有免疫调节作用。动物实验表明，其有效成分可提高血睾酮水平，说明有强壮作用。通过研究发现，枸杞对造血功能有促进作用；对正常健康人也有显著升白细胞作用；还有抗衰老、抗突变、抗肿瘤、降血脂、保肝及抗脂肪肝、降血糖、降血压的作用。

【选购保存】枸杞以粒大、肉厚、种子少、色红、质柔软者为佳，粒小、肉薄、种子多、色灰红者质次。置于通风干燥处保存，防潮。

【使用宜忌】适用于肝肾阴虚、血虚、腰膝酸软、慢性眼病、头晕目眩、虚劳瘦弱、糖尿病、高血压、高脂血症、动脉硬化、慢性肝炎、脂肪肝等病症患者，以及癌症患者放疗、化疗后食用。而感冒发热患者，外邪实热，脾虚湿热泄泻者忌食。

应用指南

1.治肝肾不足，干涩眼病：熟地黄20克，山萸肉15克，茯苓12克，山药12克，丹皮15克，泽泻10克，枸杞子12克，菊花10克。将以上药材共研为末，炼蜜为丸如梧桐子大小，用温水送下，每次10丸。

2.治劳伤虚损：枸杞子100克，干地黄（切）30克，天门冬30克。将以上药材共研为末，用蜜和作丸，大如弹丸，每次10丸，每日2次。

3.治疗便秘、失眠等症：每晚干嚼枸杞20克，可缓解便秘，治疗失眠。值得注意的是，不是所有人都能吃枸杞，感冒患者、大便不成形的人不适宜吃枸杞，越吃会越拉肚子。

芍药

【Shaoyao】

[别名：金芍药、杭勺、白芍]

【性味归经】 性凉，味苦、酸。归肝、脾经。

【用法用量】 内服，煎汤或入丸、散剂，用量10~15克。

【主要成分】 白芍含有芍药苷、牡丹酚芍药花苷，还含芍药内酯、苯甲酸等。此外，还含挥发油、脂肪油、树脂糖、淀粉、黏液质、蛋白质和三萜类成分。

【功效主治】 白芍具有养血柔肝，缓中止痛，敛阴收汗的功效。用于治疗阴虚发热、月经不调、胸腹胁肋疼痛、四肢挛急，泻痢腹痛、自汗盗汗、崩漏、带下等病症。

【药理作用】 白芍水煎剂给小鼠喂饲，腹腔巨噬百分率和吞噬指数均较对照组有明显提高，说明白芍能促进小鼠腹腔巨噬细胞的吞噬功能。白芍水煎剂可拮抗环磷酰胺对小鼠外周T淋巴细胞的抑制作用，使之恢复正常水平，表明白芍可使处于低下状态的细胞免疫功能恢复正常。

【选购保存】 以根粗长、匀直、质坚实、粉性足、表面洁净者为佳。根条细瘦弯曲，大小不等，栓皮及须根痕较多，质松，粉性小，断面射线不明显的品质为次。置于通风干燥处保存，防霉防蛀。

【使用宜忌】 适用于血虚阴虚、胸腹胁肋疼痛、肝区痛、胆囊炎、胆结石疼痛、泻痢腹痛、妇女行经腹痛、自汗盗汗、腓肠肌痉挛等症患者食用。而小儿麻疹、虚寒、腹痛、泄泻者及妇女产后不可用。此外，服用中药藜芦者也不宜食用白芍。

应用指南

1.治肠胃燥热之便秘，见大便干结，排尿频数： 麻子仁20克，芍药9克，枳实9克，大黄12克，厚朴9克，杏仁10克。上为细末，炼蜜为丸，每次9克，每日1~2克，温开水送服，亦可改为汤剂煎服。

2.治疗痛经： 白芍100克，干姜40克。共为细末，分成8份，月经来时，每日服一包，黄酒为引，连服3个星期。

3.治疗消化性溃疡： 白芍200克，甘草150克，白胡椒20克。共研细末，每次5克，每日3次，饭前30分钟口服。可连服2个月。

玉竹

【Yuzhu】

[别名：委萎、山姜、芦莉花、连竹、西竹]

【性味归经】性平，味甘。归肺、胃经。

【用法用量】内服：煎汤，6～12克；熬膏、浸酒或入丸、散。外用适量，鲜品捣敷或熬膏涂。

【主要成分】玉竹含有甾体皂苷（铃兰苦苷、铃兰苷等）、黄酮及其糖苷（槲皮素苷等）、微量元素、氨基酸及其他含氮化合物，尚含黏液质，白屈菜酸、维生素A样物质等。

【功效主治】玉竹具有养阴润燥，止渴生津的功效。用于治疗燥咳劳嗽，热病阴液耗伤之咽干口渴、内热消渴、阴虚外感、头昏眩晕、筋脉挛痛等病症。

【药理作用】本品具有促进实验动物抗体生成，提高巨噬细胞的吞噬百分数和吞噬指数，促进干扰素合成，抑制结核杆菌生长，降血糖，降血脂，缓解动脉粥样斑块形成，使外周血管和冠脉扩张，延长耐缺氧时间，强心，抗氧化，抗衰老等作用。

【选购保存】以条长、肥状，色黄白者为佳。置阴凉干燥处，防霉，防蛀。

【使用宜忌】适用于体质虚弱、免疫力降低的人，阴虚燥热、食欲不振、肥胖者。而痰湿气滞者禁服，脾虚便溏者慎服玉竹，阴病内寒，服用玉竹为大忌。另外玉竹畏咸卤，不宜同服。

应用指南

1.治疗秋燥伤胃阴：玉竹10克，麦冬10克，沙参6克，生甘草4克。水煎服，每日1剂，分2次服用。

2.治疗心律失常，老年心动过缓，期前收缩者：玉竹30克，红参5克，炙甘草20克。水煎服，每日1剂，分2次服用。

3.治心悸，口干，气短，胸痛或心绞痛：玉竹、党参、丹参各15克，川芎10克。水煎服，每日1剂，分2次服用。

4.治热病伤阴，或夏天出汗多引起的口干思饮，大便干燥：玉竹、北沙参、石斛、麦冬各15克，乌梅5枚。水煎取汁，加冰糖适量代茶饮用。

石斛 【Shihu】

[别名：川石斛、金石斛、鲜石斛、黄草]

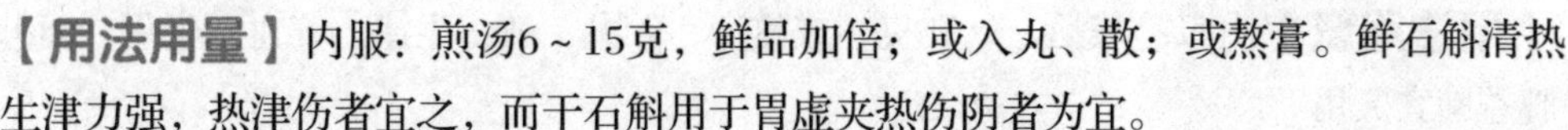

【性味归经】 性微寒，味甘。归胃、肾经。

【用法用量】 内服：煎汤6～15克，鲜品加倍；或入丸、散；或熬膏。鲜石斛清热生津力强，热津伤者宜之，而干石斛用于胃虚夹热伤阴者为宜。

【主要成分】 石斛含有石斛碱、石斛胺、石斛次胺、石斛星碱、石斛因碱等生物碱，及黏液质、淀粉等成分。

【功效主治】 石斛具有益胃生津，滋阴清热的功效。用于治疗阴伤津亏，口干烦渴，食少干呕，病后虚热，目暗不明等病症。

【药理作用】 石斛能促进胃液的分泌而助消化，使其蠕动亢进而通便；但若用量增大，反使肠肌麻痹。其有一定镇痛解热作用，其作用与非那西丁相似而较弱；可提高小鼠巨噬细胞吞噬作用，用氢化可的松抑制小鼠的免疫功能之后，石斛多糖能恢复小鼠免疫功能。

【选购保存】 以表面金黄色，有光泽，具细纵纹；质柔韧而实，断面较平坦；无臭，味淡者为佳。置通风干燥处保存，防潮防霉。

【使用宜忌】 适用于热伤津液，低热烦渴，胃阴不足，口渴咽干，呕逆少食，视物昏花者食用。而热病早期阴未伤者，湿温病未化燥者，脾胃虚寒者均禁服。

应用指南

1.能生津养胃，助消化。治疗胃有虚热，津液不足，口中干渴，饮食不香： 石斛10克，水煎代茶饮用。

2.治疗虚劳消瘦： 石斛、麦冬、牛膝、杜仲、党参、枸杞子、白芍各9克，炙甘草、五味子各6克。水煎服，每日1剂，分3次服用。

3.治疗老年人肝肾不足，两目昏花，视物模糊者： 石斛15克，熟地15克，山药12克，山茱萸9克，枸杞子12克，白菊花6克。水煎服，每日1剂，分3次服用。

4.治疗夜盲症： 石斛、仙灵脾各30克，苍术15克。共研细末，每服6克，每日3次。

5.治疗老年人血压偏高，动脉硬化，视物不清： 石斛30克，桑寄生、罗布麻各9克。水煎服，每日1剂，分多次服用。

党参 【Dangshen】

[别名：黄参、狮头参、中灵草、汶元参]

【性味归经】性平，味甘。归脾、肺经。

【用法用量】内服：煎汤，6~15克，或熬膏、入丸、散。生津、养血宜生用，而补脾益肺宜炙用。

【主要成分】党参含有甾醇、党参苷、党参多糖、党参内酯、生物碱、矿物质、氨基酸等成分。

【功效主治】党参具有补中益气，健脾益肺的功效。用于治疗脾肺虚弱，气短心悸，食少便溏，虚喘咳嗽，内热消渴等病症。

【药理作用】党参能调节胃肠运动、抗溃疡、增强免疫功能；对兴奋和抑制两种神经过程都有影响；党参皂苷还能兴奋呼吸中枢；对动物有短暂的降压作用，但又能使晚期失血性休克家兔的血压回升；能显著升高实验兔子的血糖，而其升血糖作用与所含糖分有关；能升高动物红细胞、血红蛋白、网织红细胞。

【选购保存】以根条肥大粗壮、肉质柔阔、香气浓、甜味重，嚼之无渣者为佳。置于阴凉干燥处储存，防潮防蛀。

【使用宜忌】适用于体质虚弱，气血不足，面色萎黄及病后产后体虚者；脾胃气虚，神疲倦怠，食少便溏，慢性腹泻，咳嗽气促，易感冒，气虚血亏者。而气滞者、肝火盛者；结膜炎、流行性腮腺炎、肝炎、肺气肿患者不宜。此外，党参不宜与藜芦同用。

应用指南

1.治疗小儿口疮：党参50克，黄柏25克。共为细末，取其粉末适量吹撒患处。

2.治疗中气不足，内脏下垂：党参、炙黄芪各15克，白术9克，升麻5克。水煎服，每日1剂，分2次服用。

3.治原发性低血压：党参6克，黄芪6克，五味子、麦冬、肉桂各3克。研粉吞服，每次6克，每日3次，连服30日。

4.治疗热病口渴，口干舌燥：党参与枸杞子（2：1的比例）混合制成参杞冲剂服用，每次8克。

玄参

【Xuanshen】

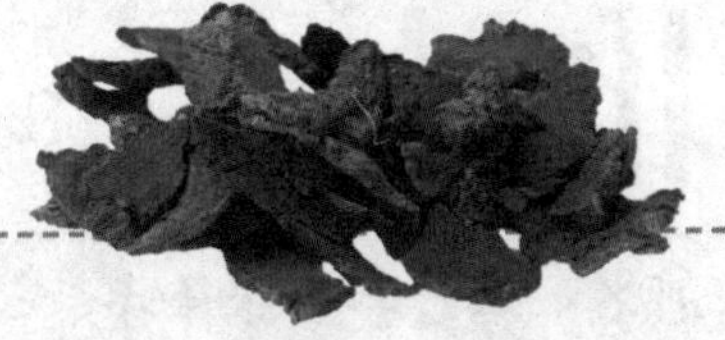

[别名：正马、鹿肠、黑参、元参]

【性味归经】性微寒，味甜、微苦。归肺、胃、肾经。

【用法用量】水煎服，10~15克。

【主要成分】玄参含有哈巴苷、哈巴苷元、桃叶珊瑚苷、6-对甲基梓醇，玄参苷甲、玄参苷乙等环烯醚萜类化合物及生物碱、植物甾醇、油酸、硬脂酸、葡萄糖、天冬酰胺、微量挥发油等成分。

【功效主治】玄参具有清热凉血，泻火解毒，滋阴的功效。治疗温邪入营、内陷心包，温毒发斑，热病伤阴，舌绛烦渴，津伤便秘，骨蒸劳嗽，目赤，咽痛瘰疬，白喉，痈肿疮毒等病症。

【药理作用】动物实验表明本品水浸剂、醇浸剂和煎剂均有降血压作用；其醇浸膏水溶液能增加小鼠心肌营养血流量，并可对抗垂体后叶素所致的冠脉收缩；本品还对金黄色葡萄球菌、白喉杆菌、伤寒杆菌、乙型溶血性链球菌、绿脓杆菌、福氏痢疾杆菌、大肠杆菌、须发癣菌、絮状表皮癣菌、羊毛状小芽孢菌和星形奴卡氏菌均有抑制作用。

【选购保存】以条粗壮、质坚实、断面色黑者为佳。置通风干燥处保存，防潮防霉。

【使用宜忌】适用于自汗、盗汗者，咽喉肿痛、痈肿者，目赤、白喉、疮毒者等服用。而脾胃虚寒，食少便溏者不宜服用。另外，玄参反藜芦，不宜与藜芦、黄芪、干姜、大枣、山茱萸同用。

应用指南

1.治疗三焦积热：玄参、黄连、大黄各50克。以上药材共研为末，炼蜜为丸如梧子大。每服三四十丸，用温水送下。

2.治疗伤寒上焦虚，毒气热壅塞，咽喉连舌肿痛：玄参、射干、黄药各50克。上药捣碎粗筛为末，每服25克，加水煎汁，煎至五分，去滓，不拘时温服。

3.治疗慢性咽炎：玄参10克，麦冬8克，草决明10克。开水泡服，不拘时饮用。

4.治习惯性便秘：玄参20克，当归15克，天花粉10克，莱菔子12克。将以上药材，共研为末，制为散剂内服，每次8克。

北沙参【Beishashen】

[别名：海沙参、银条参、辽沙参、野香菜根]

【性味归经】性凉，味甘、苦。归胃、肺经。

【用法用量】内服：煎汤，5~15克；熬膏或入丸剂。

【主要成分】北沙参主要含生物碱、淀粉、多糖、多种香豆素类成分，微量挥发油及佛手柑内酯等成分。

【功效主治】北沙参具有养阴清肺、益脾健胃、养肝补肾、生津祛痰的功效。主治燥伤肺阴之干咳痰少，咽干鼻燥，肺痨阴虚之久咯血，热伤胃阴之口渴舌干，食欲不振，大便秘结等病症。

【药理作用】北沙参的乙醇提取物有降低体温和镇痛作用；北沙参多糖对免疫功能有抑制作用，可用于体内免疫功能异常亢进的疾病；其水浸液在低浓度时，能加强离体蟾蜍心脏收缩，浓度增高，则出现抑制直至心室停跳，但可以恢复。

【选购保存】以根条细长、均匀色白、质坚实者佳。置通风干燥处，防蛀。

【使用宜忌】适用于热病津伤者；阴虚气喘咳嗽者；自汗盗汗者；三高病、冠心病、慢性咽炎等患者服用。而风寒作嗽及肺胃虚寒者，痰湿中阻、食积腹胀者不宜。此外，北沙参反藜芦、恶防已，不宜同服。

应用指南

1.治疗慢性胃炎、慢性萎缩性胃炎，症见口干舌燥：北沙参12克，玉竹、石斛、天花粉、党参各9克。水煎服，每日1剂，分3次服用

2.治疗糖尿病，症见口干口渴：北沙参、生地各12克，石斛、麦冬、天花粉各9克。每日1剂，水煎服，分3次服用。

3.治疗脾胃气阴两虚，食欲减退，消化不良，神疲乏力，口干：北沙参15克，淮山药 15克，炒扁豆12克，莲子10克。水煎服，水沸1小时后，取汤温服，每日1次。

4.治疗慢性迁延性肝炎：北沙参10克，当归10克，麦冬10克，枸杞子12克，生地12克，川楝子9克。水煎服，每日1剂，分3次服用。

杜仲

【Duzhong】

[别名：思仙、思仲、石思仙、丝楝树皮]

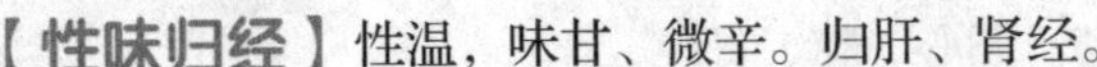

【性味归经】性温，味甘、微辛。归肝、肾经。

【用法用量】内服：煎汤，6~15克；浸酒或入丸、散剂。

【主要成分】杜仲含有杜仲胶、杜仲苷、松脂醇二葡萄糖苷、桃叶珊瑚苷、鞣质、黄酮类化合物等成分。

【功效主治】杜仲具有补肝肾，强筋骨，安胎的功效。治疗腰脊酸疼、足膝痿弱、排尿余沥、阴下湿痒、胎漏欲堕、胎动不安、高血压等病症。

【药理作用】杜仲皮煎剂可显著减少小鼠活动次数。杜仲煎剂能延长睡眠时间，并能使实验动物反应迟钝，嗜睡等，说明其煎剂有一定的安神作用。杜仲皮能抑制DNCB所致小鼠迟发型超敏反应；能对抗氧化可的松的免疫抑制作用，具有调节细胞免疫平衡的功能，且能增强荷瘤小鼠肝糖原含量增加的作用，并能使血糖增高。

【选购保存】以皮厚而大，粗皮刮净，内表面暗紫色，断面银白橡胶丝多而长者为佳。置于通风干燥处保存，防潮。

【使用宜忌】适用于中老年人肾气不足，腰膝疼痛，腿脚软弱无力，排尿余沥者；妇女体质虚弱，胎漏欲堕及习惯性流产者。而阴虚火旺者，少尿、尿黄者慎服。

应用指南

1.能补肝肾、强筋骨，治疗腰痛：杜仲、丹参各25克，川芎15克。上3味切片，以酒1升渍5晚，随性少量饮之。

2.治疗排尿余沥，阴下湿痒：川杜仲200克，小茴香200克(俱盐、酒浸炒)，车前子175克，山茱萸150克(俱炒)。上药共为末，炼蜜为丸，如梧桐子大。每早服25克，温水送服。

3.治疗急性肾炎：猪腰1个，杜仲30克。杜仲研为末，装入除去白色的筋膜的猪腰内炖熟，食肉服汤，每日1剂。

4.治疗慢性肾炎：杜仲、海金沙、仙茅、双肾草各15克，水煎服，每日1剂，分2次服用。

麦冬 【Maidong】

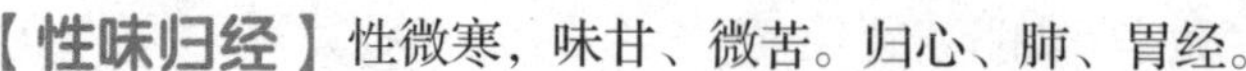

[别名：麦门冬、寸冬、川麦冬、浙麦冬]

【性味归经】性微寒，味甘、微苦。归心、肺、胃经。

【用法用量】内服：煎汤，10～20克；或6～12克入丸、散。清养肺胃之阴多去心用，滋阴清心多连心用。

【主要成分】麦冬含有多种甾体皂苷、β–谷甾醇、豆甾醇、高异黄酮类化合物、多种氨基酸、各种类型的多聚糖、维生素A样物质、铜、锌、铁、钾等成分。

【功效主治】麦冬具有滋阴生津、润肺止咳、清心除烦的功效。主治热病伤津、心烦、口渴、咽干肺热、咳嗽、肺结核等病症。

【药理作用】家兔用麦冬煎剂肌内注射，能升高血糖；正常兔口服麦冬的水、醇提取物则有降血糖作用；麦冬能增强网状内皮系统吞噬能力，升高外周白细胞，提高免疫功能；能显著提高实验动物耐缺氧能力，增加冠脉流量。

【选购保存】以表面黄白色或淡黄色，有细纵纹；质柔韧，断面黄白色，半透明，中柱细小，气微香者为佳。置通风干燥处保存，防潮防蛀。

【使用宜忌】适用于阴虚内热者、产后病后体虚者、血虚失眠者食用。凡脾胃虚寒泄泻，胃有痰饮湿浊者均忌服麦冬。麦冬恶款冬花、苦瓠，畏苦参、青囊，故不宜与之同服。

应用指南

1.治疗燥伤肺胃阴分，或热或咳者：沙参15克，麦冬15克，玉竹10克，生甘草5克，冬桑叶7.5克，扁豆7.5克，花粉7.5克。水煎服，每2日1剂。

2.治疗热伤元气，肢体倦怠，气短懒言，口干作渴，汗出不止，津枯液涸：人参25克，麦门冬（去心）15克，五味子10克（碎）。水煎服，每日1剂，不拘时温服。

3.治疗燥伤胃阴：玉竹15克，麦冬15克，沙参10克，生甘草5克。水煎服，每日1剂，分2次服用。

4.治疗热病心烦不安：麦冬、栀子、竹叶各9克，生地15克，莲子心6克。水煎服，每日1剂，分3次服用。

天冬 【Tiandong】

[别名：天门冬、大当门根、多儿母]

【性味归经】性寒，味甘、苦。归肺、肾经。

【用法用量】内服：煎汤，10~20克；熬膏或入丸、散剂。

【主要成分】天冬含有天门冬素（天冬酰胺）、黏液质、β-谷甾醇及5-甲氧基甲基糠醛、甾体皂苷、多种氨基酸、新酮糖、寡糖及多糖等成分。

【功效主治】天冬具有养阴生津、润肺清心的功效。用于治疗燥热咳嗽、阴虚劳嗽、热病伤阴、内热消渴、肠燥便秘、咽喉肿痛、糖尿病等病症。外用可治疮疡肿毒，蛇咬伤。

【药理作用】天冬中的天冬酰胺有一定平喘镇咳祛痰作用，可使外周血管扩张、血压下降、心收缩力增强、心率减慢和尿量增加。其煎剂体外试验对甲型及乙型溶血性链球菌、白喉杆菌、肺炎双球菌、金黄色葡萄球菌等均有不同程度的抑制作用；天冬具有升高外周白细胞，增强网状内皮系统吞噬能力及体液免疫功能的作用；其煎剂或醇提取液可促进抗体生成，延长抗体生存时间。

【选购保存】以干透者质坚硬而脆，未干透者质柔软，有黏性，断面蜡质样，黄白色，半透明，中间有不透明白心者为佳。置通风干燥处保存，防潮。

【使用宜忌】适用于咳嗽吐血、肺痿、肺痈者，风寒、腹泻、食少者，内热消渴者，阴虚发热者，肠燥便秘者食用。而脾胃虚寒和便溏者慎服。

应用指南

1.治疗老人大肠燥结不通：天冬40克，麦冬、当归、麻子仁、生地黄各100克。熬膏，炼蜜收。每早晚白汤调服十茶匙。

2.治疗百日咳：天冬、麦冬各15克，百部根9克，瓜蒌仁6克，橘红6克。水煎两次，1~3岁每次分3顿服；4~6岁每次分2顿服；7~10岁1次服。

3.治疗功能性子宫出血：天冬15~30克，水煎服，每日1次，红糖为引。

4.治疗肺胃燥热，痰涩咳嗽：天冬（去心）、麦冬（去心）等份。上两味熬膏，炼白蜜收，不时含热咽之。

枳实

【Zhishi】

[别名：川枳实、江枳实]

【性味归经】性寒，味苦。归脾、胃、肝、心经。

【用法用量】内服：水煎，3~10克；或入丸、散剂。外用适量，研末调涂。

【主要成分】枳实含有挥发油、黄酮苷（主要为橙皮苷、新橙皮苷、柚皮苷、野漆树苷及忍冬苷等）、N–甲基酪胺、对羟福林、去甲肾上腺素、色胺诺林等。另外，尚含脂肪、蛋白质、碳水化合物、胡萝卜素、核黄素、钙、磷、铁等成分。

【功效主治】枳实具有破气散痞、消食的功效。用于治疗积滞内停，痞满胀痛，大便秘结，泻痢后重，结胸，胃下垂，子宫脱垂，脱肛等病症。

【药理作用】动物实验表明，枳实能缓解乙酰胆碱或氯化钡所致的小肠痉挛，可使胃肠收缩节律增加；枳实能使胆囊收缩、奥狄氏括约肌张力增加；枳实、枳壳有抑制血栓形成的作用及抗溃疡作用；其煎剂对已孕、未孕小白鼠离体子宫有抑制作用，对已孕、未孕家兔离体、在位子宫均呈兴奋作用。

【选购保存】以外果皮黑绿色或暗棕绿色，具颗粒状突起和皱纹，有明显的花柱残迹或果梗痕，切面中果皮略隆起，黄白色或黄褐色者为佳。置阴凉干燥处保存，防潮防蛀。

【使用宜忌】适用于胸腹胀满者；痞痛、痰癖、水肿、食积、便秘、胃下垂、子宫下垂、脱肛患者服用。而脾胃虚弱者及孕妇慎服。

应用指南

1.治疗大便不通：枳实、皂荚等分。将其共研为末，用米糊为丸，如梧桐子大，米汤饮下，每次10丸。

2.治疗两胁疼痛：枳实50克，白芍药（炒）、川芎、人参各25克。将上药共研为末，以姜、枣汤调8克服用，也可用酒饮下。

3.治疗心力衰竭：枳实30克，葶苈子30~50克，大枣15枚。水煎服，每日1剂，分3次服用。

4.治疗小儿头疮：枳实适量，烧灰存性，用猪脂调涂患处。

桃仁 【Taoren】

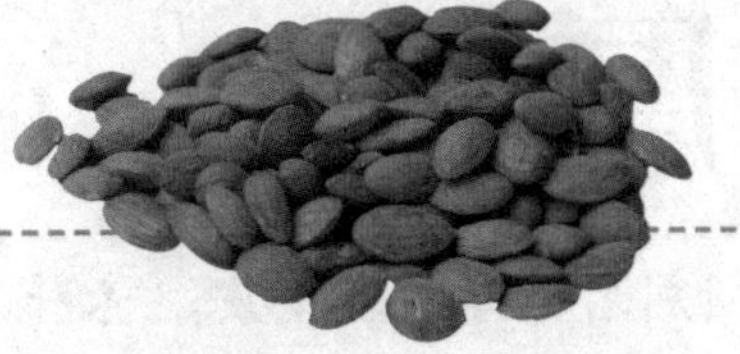

[别名：扁桃仁、大桃仁]

【性味归经】味苦、甘，性平，有小毒。归心、肝、大肠经。

【用法用量】水煎服，5~10克。

【主要成分】桃仁含有苦杏仁苷、苦杏仁酶、挥发油、脂肪油等成分，油中主要含有油酸甘油酯和少量亚油酸甘油酯。

【功效主治】桃仁具有活血祛瘀，润肠通便，止咳平喘的功效。用于治疗经闭，痛经，癥瘕痞块，跌扑损伤，肠燥便秘等病症。

【药理作用】桃仁提取液能明显增加脑血流量，增加犬股动脉的血流量，降低血管阻力，改善血流动力学状况，提取物还能改善动物的肝脏表面微循环，并促进胆汁分泌。桃仁可使小鼠的出血及凝血时间明显延长，煎剂对体外血栓有抑制作用，水煎液有纤维促进作用。桃仁中含45%的脂肪油可润滑肠道，利于排便；能促进初产妇子宫收缩及出血。其水煎剂及提取物有镇痛、抗炎、抗菌、抗过敏作用。此外，桃仁中的苦杏仁苷有镇咳平喘及抗肝纤维化的作用。

【选购保存】以饱满、种仁白、完整为佳。置阴凉干燥处保存，防潮防蛀。

【使用宜忌】一般人群均可食用，尤其适用于高血糖，糖尿病患者。而便溏者慎用，孕妇忌服。另外，本品有小毒，故不可过量食用。

应用指南

1.治疗产后血闭：桃仁20枚(去皮、尖)，藕一块。水煎服。

2.治疗上气咳嗽，胸膈痞满，气喘：桃仁20克，去皮、尖，煎取汁液，和粳米50克，煮粥食用。

3.治疗里急后重，大便不快：桃仁(去皮)50克，吴茱萸30克，盐20克。上三味，同炒熟，去盐和茱萸。只留桃仁，不拘时食用，任意嚼5~20粒。

4.治疗老人虚秘：桃仁、柏子仁、火麻仁、松子仁等分。共研为末，炼蜜为丸，如梧桐子大，每次10丸。

厚朴 【Houpo】

[别名：厚皮、重皮、赤朴、烈朴]

【性味归经】性温，味辛、苦。归脾、胃、大肠经。

【用法用量】煎服，3～10克；或入丸、散剂。

【主要成分】厚朴含有挥发油约1%，油中主要含β-桉油醇和厚朴酚。此外，还含有少量的木兰箭毒碱、厚朴碱及鞣质等成分。

【功效主治】厚朴具有行气消积，燥湿除满，降逆平喘的功效。用于治疗食积气滞，腹胀便秘，湿阻中焦，脘痞吐泻，痰壅气逆，胸满喘咳等病症。

【药理作用】厚朴煎剂对肺炎球菌、白喉杆菌、溶血性链球菌、枯草杆菌、志贺氏菌及施氏痢疾杆菌、金黄色葡萄球菌、炭疽杆菌及若干皮肤真菌均有抑制作用。厚朴碱、异厚朴酚有明显的中枢性肌肉松弛作用，能松弛横纹肌，对肠管，小剂量出现兴奋，大剂量则为抑制。厚朴酚对实验性胃溃疡有防治作用。此外，厚朴还有降压作用，降压时反射性地引起呼吸兴奋，心率增加。

【选购保存】以皮厚、肉细、油性大，断面紫棕色、有小亮星、气味浓厚者为佳。置阴凉干燥处，防潮防蛀。

【使用宜忌】适用于食积气滞、腹胀、便秘者，寒湿泻痢者，咳嗽咳痰者，反胃呕吐者食用。而气虚津亏者及孕妇忌服。另外，厚朴不宜与豆类一起食用，容易形成气体充塞肠道，导致腹胀。

应用指南

1.治疗腹满疼痛，大便闭者：厚朴24克，大黄12克，枳实9克。上三味，先煮厚朴和枳实，最后下大黄，水煎服。

2.治疗虫积：厚朴、槟榔各10克，乌梅2个。水煎服。

3.治疗肠梗阻：厚朴35克，枳实30克，大黄20克。共入锅水煎服，每日1剂，分2次服用。

4.治疗肌肉强直：厚朴9～15克，水煎煮2次，取汁，不拘时饮。

知母 【Zhimu】

[别名：连母、水须、穿地龙]

【性味归经】性寒，味苦、甘。归肺、胃、肾经。

【用法用量】煎服，6~12克；或入丸、散剂。

【主要成分】知母根茎含多种知母皂苷、知母多糖。此外，还尚含芒果苷、异芒果苷、胆碱、尼克酰胺、鞣酸、烟酸及多种金属元素、黏液质、还原糖等成分。

【功效主治】知母具有清热泻火，生津润燥的功效。用于治疗外感热病，高热烦渴，肺热燥咳，骨蒸潮热，内热消渴，肠燥便秘等病症。

【药理作用】知母浸膏动物实验有防止和治疗大肠杆菌所致高热的作用。体外实验表明，知母煎剂对痢疾杆菌、伤寒杆菌、副伤寒杆菌、霍乱弧菌、大肠杆菌、变形杆菌、白喉杆菌、葡萄球菌、肺炎双球菌、β-溶血性链球菌、白色念珠菌及某些致病性皮肤癣菌等有不同程度的抑制作用；其所含知母聚糖A、知母聚糖B、知母聚糖C、知母聚糖D有降血糖作用，其中知母聚糖B的活性最强；知母皂苷有抗肿瘤作用。

【选购保存】知母肉表面黄白色，有扭曲的沟纹，有的可见叶痕及根痕。以条肥大、质坚硬；断面色黄白者为佳。置通风干燥处保存，防潮。

【使用宜忌】适用于温热病、高热烦渴、咳嗽气喘、燥咳、便秘、骨蒸潮热、虚烦不眠、消渴淋浊患者食用。而脾胃虚寒，大便溏泻者禁服。

应用指南

1.治疗肺燥、咳嗽气逆：知母8克，石膏10克，桔梗10克，甘草3克，地骨皮10克。水煎服，每日1剂，分3次服用。

2.治疗伤寒胃中有热、心觉懊恼、大便下血：知母10克，黄芩10克，甘草5克。水煎服，每日1剂，分2次服用。

3.治疗气虚劳伤，面黄肌瘦，气怯神离，动作倦怠者：知母15克，黄柏15克，人参10克，麦冬25克，陈皮5克，甘草3克。水煎服，每日1剂，分3次服用。

4.治疗头皮毛囊周围炎：用知母15克，夏枯草10克，煎水冷湿敷患处。

柏子仁【Boziren】

[别名：柏实、柏子、柏仁、侧柏子]

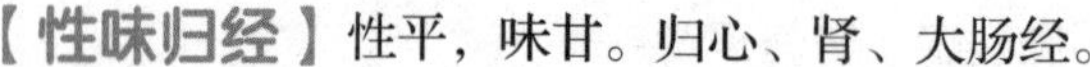

【性味归经】性平，味甘。归心、肾、大肠经。

【用法用量】水煎服，6~15克。

【主要成分】柏子仁含有脂肪酸约14 %，多为不饱和脂肪酸组成，还含有少量挥发油、皂苷、蛋白质、钙、磷、铁及多种维生素等成分。

【功效主治】柏子仁具有养心安神、润肠通便的功效。用于治疗惊悸、失眠、遗精、盗汗、便秘等症。

【药理作用】柏子仁单方注射液可使猫的慢波睡眠深睡期明显延长，并具有显著的恢复体力作用。用电极热损伤环小鼠两侧前脑基底核，每日灌胃给予柏子仁乙醇提取物，连续15天，对其有一定的恢复效果。在避暗法和跳台法试验中，均证明其对损伤造成的记忆再现障碍及记忆消失有促进和明显的改善；对损伤所致的获得障碍亦有改善倾向；对损伤造成的运动低下无拮抗作用。

【选购保存】新鲜柏子仁呈黄白色或淡黄色，久置后则呈黄棕色，并有油点渗出。以质软油润，断面黄白色，气微香，味淡而有油腻感者为佳。置阴凉干燥处，宜在30℃以下保存，防蛀，防热，防霉，防泛油变色。

【使用宜忌】适用于心神失养、惊悸恍惚、心慌、失眠、遗精、盗汗者及老年人慢性便秘者食用。而大便溏薄者及痰多者忌食。另外，柏子仁恶菊花、羊蹄、诸石及面条，故不宜与之同食。

应用指南

1.治疗心神虚怯，惊悸怔忡，颜色憔悴，肌肤燥痒：柏子仁10克，茯神10克，枣仁6克，生地12克，麦冬10克。水煎服，每日1剂，分3次服用。

2.治疗肾阴亏损，腰背重病，足膝软弱，阴虚盗汗：柏子仁10克，熟地12克，龟板8克，枸杞12克，牛膝10克。水煎服，每日1剂，分3次服用。

3.治疗老人虚秘：柏子仁、大麻子仁、松子仁各等分。同研为末，炼蜜为丸，如梧桐子大。饭前食用10丸。

罗汉果【Luohanguo】

[别名：拉汗果、假苦瓜]

【性味归经】性凉，味甘。归肺、大肠经。

【用法用量】内服，水煎服或泡茶。水煎服，1个；泡茶5~10克。

【主要成分】罗汉果中主要含三萜苷类，包括赛门苷Ⅰ、罗汉果苷ⅡE、罗汉果苷Ⅲ、罗汉果苷ⅢE、罗汉果苷Ⅴ、罗汉果苷Ⅵ、罗汉果新苷，黄酮类成分山柰酚-3,7-α-L-二鼠李糖苷和罗汉果黄素D-甘露醇，还含大量葡萄糖、果糖，又含锰、铁、镍等20多种无机元素，蛋白质，维生素C、维生素E等成分。

【功效主治】罗汉果具有清热润肺，止咳，利咽，滑肠通便的功效。用于治疗肺火燥咳，咽痛失音，肠燥便秘等病症。

【药理作用】罗汉果的水提物有较明显的镇咳、祛痰作用，有降低血清谷丙转氨酶活力的作用，能较显著提高实验动物外周血酸性α-醋酸萘酯酶阳性淋巴细胞的百分率，提示可增强机体的细胞免疫功能。

【选购保存】购买罗汉果时，应该挑选个大形圆，色泽黄褐，摇不响，壳不破，不焦，味甜而不苦者。置干燥处，防霉，防蛀。

【使用宜忌】适用于肺热咳嗽咳痰、肺阴虚干咳咯血者，热病伤津、咽喉干燥、肠燥便秘者，痤疮、痱子、疔疮患者食用。而便溏者及脾胃虚寒者慎服。

应用指南

1.治疗肺热阴虚、痰咳不爽及肺结核患者：罗汉果100克，枇杷叶150克，南沙参150克，桔梗150克。加水煎煮2次，合并煎液，滤过滤液静置24小时，取上清液浓缩至适量，加入蔗糖使溶解，再浓缩至1000毫升，即可。每次口服10毫升，每日3次。

2.治疗肺燥咳嗽痰多，咽干口燥：罗汉果半个，陈皮6克，瘦猪肉100克。先将陈皮浸泡，刮去白，然后与罗汉果、瘦肉共煮汤，熟后去罗汉果、陈皮，饮汤食肉。

3.治疗急、慢性支气管炎，扁桃体炎，咽炎，便秘：罗汉果15~30克。开水冲泡，代茶饮用。

莱菔子【laifuzi】

[别名：萝卜子、萝白子、菜头子]

【性味归经】性平，味辛、甘。归肺、脾、胃经。

【用法用量】煎服，6~10克。生用吐风痰，炒用消食下气化痰。

【主要成分】莱菔子含有莱菔素、芥子碱、脂肪油(油中含大量芥酸、亚油酸、亚麻酸)、β-谷甾醇、糖类及多种氨基酸、维生素等成分。

【功效主治】莱菔子具有消食除胀，降气化痰的功效。主治食积气滞，脘腹胀满，嗳气，下痢后重，咳嗽痰多，喘促胸满等病症。

【药理作用】莱菔子提取液，实验有缓和而持续的降压作用，且效果稳定，重复性强，亦无明显毒副作用；莱菔子注射液的降压作用与药物浓度有关。莱菔子能增强离体兔回肠节律性收缩和抑制小鼠胃排空，在体外对多种革兰氏阳性菌和阴性菌均有较强的抗菌活性；莱菔素1毫克/毫升浓度能显著抑制葡萄球菌和大肠杆菌，其水浸剂在试管内对同心性毛癣菌等6种皮肤真菌有不同程度的抑制作用。莱菔子还有抗菌、祛痰、镇咳、平喘、改善排尿功能及降低胆固醇，防止动脉硬化等作用。

【选购保存】成品的莱菔子呈类卵圆形或椭圆形，稍扁。表面黄棕色、红棕色或灰褐色。质地坚硬，种仁黄白色，破碎后有油性。选购时应选择粗大、饱满的成品。置阴凉干燥处保存，防潮防蛀。

【使用宜忌】适用于饮食停滞、脘腹胀痛、大便秘结、积滞泻痢、痰壅喘咳者。由于本品辛散耗气，故气虚及无食积、痰滞者慎用。不宜与人参同用。

应用指南

1.治百日咳：莱菔子6克，焙燥，研细粉，用白砂糖水送服，一日数回。

2.治高血脂症：莱菔子、白芥子、决明子各30克。水煎服，每日1剂，水煎分早、晚2次服，30天为一疗程。

3.治痢疾有积，后重不通：莱菔子25克，白芍药15克，大黄5克，木香2.5克。水煎服，每日1剂，分3次服用。

4.治风秘气秘：莱菔子(炒)6克，皂荚末10克。水煎服。

紫苏子【zisuzi】

[别名：苏子、黑苏子]

【性味归经】性温，味辛。归肺、脾经。

【用法用量】内热，煎服或煮粥食或入丸、散，5~10克。

【主要成分】紫苏种子中含大量油脂，出油率高达45%，油中含亚麻酸62.73%、亚油酸15.43%、油酸12.01%。种子中蛋白质含量占25%，内含18种氨基酸。

【功效主治】紫苏子具有降气消痰，平喘，润肠的功效。用于治疗痰壅气逆，咳嗽气喘，肠燥便秘，风寒感冒，妊娠呕吐，胎动不安等病症。还可解鱼蟹中毒。

【药理作用】紫苏子可增强学习记忆功能，其有效成分是紫苏子油，它能促进小鼠学习记忆功能，且该作用与小鼠脑内的核酸蛋白质及单胺类神经递质的含量有关。苏子有降血脂、降血压的作用，有效成分是α-亚麻酸。

【选购保存】 以粒大饱满，色灰棕，种子油性足者为佳。置阴凉干燥处，防潮，防蛀。

【使用宜忌】适用于咳喘痰多者；肠燥便秘者；肠道蛔虫病患者；高血压、高血脂患者。而肺虚咳喘，脾虚滑泄者禁服。

应用指南

1.能润肠通便，适用于老人、产妇、病后虚弱、体质虚弱等大便不通、燥结难解者：苏子10克，麻子仁10克，粳米100克。先将紫苏子、麻子仁捣烂如泥，然后加水慢研，滤汁去渣，再同粳米煮为稀粥食用。

2.治疗伤寒胸中痞满，心腹气滞，不思饮食：紫苏茎15克，陈皮（去白，焙）、茯苓各10克，大腹皮、旋覆花各8克，半夏（焙）6克。煎水，加入姜2片，枣3枚，取汁温服。

3.治疗肠道蛔虫病：紫苏子6克。将其捣碎或嚼烂空腹服。

4.治疗痰壅气逆，咳嗽气喘，痰多胸痞，甚则不能平卧之证者：白芥子6克，莱菔子8克，苏子6克。水煎服，每日1剂。

5.治疗腹内胀满，饮食不消：橘皮10克，高良姜6克，苏子8克，桂心8克，人参5克。水煎服，每日1剂。

肉苁蓉【Roucongrong】

[别名：肉松蓉、纵蓉、地精、金笋]

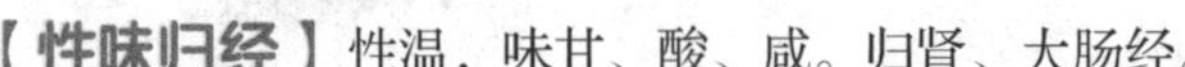

【性味归经】 性温，味甘、酸、咸。归肾、大肠经。

【用法用量】 内服，煎汤、煎膏滋、浸酒、煮粥。用量8~15克。

【主要成分】 肉苁蓉中含有的肉苁蓉脂溶性成分经气质联用鉴定出6–甲基吲哚，3–甲基–3乙基己烷。从肉苁蓉中得到水溶性的N,N–二甲基甘氨酸甲脂和甜菜碱等。

【功效主治】 肉苁蓉具有补肾阳、益精血、润肠通便的功效。常用于治疗男子阳痿、女子不孕、带下、血崩、腰膝酸软、筋骨无力、肠燥便秘等病症。

【药理作用】 肉苁蓉对阳虚和阴虚动物的肝脾核酸含量下降和升高有调整作用，具有激活肾上腺、释放皮质激素的作用，可增强下丘脑–垂体–卵巢的促黄体功能，提高垂体对促黄体生成激素释放因子的反应性及卵巢对黄体生成素的反应性，而不影响自然生殖周期的内分泌平衡。

【选购保存】 以条粗壮、密生鳞叶、质柔润者为佳。置于阴凉干燥处保存，防潮防蛀。

【使用宜忌】 适用于性功能衰退的男子，月经不调、不孕、四肢不温、腰膝酸痛的女性，体质虚弱的老年人、高血压患者、便秘者，肾虚阳痿，遗精早泄及腰膝冷痛，筋骨痿弱者。而相火偏旺、胃弱便溏、实热便结者禁服。

应用指南

1.治疗虚劳早衰： 肉苁蓉30克，精羊肉30克，粳米50克。煮粥食用。

2.治疗男子肾虚精亏，阳痿尿频： 肉苁蓉240克，熟地180克，五味子120克，菟丝子60克。将上药共研为细末，酒煮山药糊为丸。每次9克，每日2次。久服能温肾壮阳，固摄排尿。

3.治疗年老津枯、产后血虚、热病津伤之便秘： 肉苁蓉30克。水煎服，每日 1剂，可频饮。

4.治疗便秘： 肉苁蓉10克，决明子10克，蜂蜜适量。开水冲泡，代茶饮用。

5.治疗肾阳虚闭经： 肉苁蓉、附子、茯苓、白术、桃仁、白芍各15克，干姜10克。水煎服，每日1剂，分3次服用。

菟丝子【Tusizi】

[别名：菟丝实、吐丝子、黄湾子、黄网子]

【性味归经】性平，味辛、甘。归肾、肝、脾经。

【用法用量】内服，煎汤，6～12克；或入丸、散剂。外用适量。

【主要成分】菟丝子含生物碱、蒽醌、香豆素、黄酮、苷类、甾醇、鞣酸、糖类等成分。

【功效主治】菟丝子具有滋补肝肾、固精缩尿、安胎、明目、止泻的功效。可用于治疗腰膝酸软、目昏耳鸣、肾虚胎漏、胎动不安、脾肾虚泻、遗精、消渴、尿有余沥、目暗等病症。外用可治白癜风。

【药理作用】实验证明，菟丝子有提高果蝇性活力的作用，使其交配率明显增加，其作用强弱与给药浓度成正相关，对因氢化可的松所致的小鼠“阳虚”模型，用菟丝子后能使其阳虚症状有一定的恢复作用，但未能使动物恢复至正常对照组水平，说明菟丝子有壮阳的作用。

【选购保存】表面灰棕色或黄棕色，微粗糙，种皮坚硬，不易破碎，均粒饱满者为佳。

【使用宜忌】适用于肝肾不足的腰膝筋骨酸痛，腿脚软弱无力、阳痿遗精、排尿频数、尿有余沥、头晕眼花、视物不清、耳鸣耳聋以及妇女带下、习惯性流产等患者食用。而阳虚火旺、阳强不痿及大便燥结者禁服。

应用指南

1.治疗老人肝肾不足，脾气虚弱，体倦乏力，眩晕耳鸣，饮食减少：菟丝子150克，莲子、山药各100克，茯苓30克。共研为细末。每次约15克，温水冲调服用。

2.治疗肝血虚，或肝肾不足，视物昏花：菟丝子10克，枸杞5克，鸡蛋1个。鸡蛋敲破倒入碗中，与菟丝子、枸杞子一并调匀，用油煎熟食用。

3.治疗腰痛：菟丝子（酒浸）、杜仲（去皮，炒断丝）等份。上药共为细末，以山药糊丸如梧子大。每服五十丸，用盐酒或盐汤服下。

4.治疗消渴不止：菟丝子适量。用菟丝子煎汁随意饮服，以止为度。

补骨脂【Buguzhi】

[别名：胡韭子、婆固脂、破故纸、吉固子]

【性味归经】性温，味辛。归肾、心包、脾、胃、肺经。

【用法用量】内服，煎汤，6~15克；或入丸、散。外用适量，酒浸涂患处。

【主要成分】补骨脂含有香豆精类、黄酮类、单萜酚类以及挥发油、皂苷、多糖、类脂等成分。

【功效主治】补骨脂具有补肾助阳、纳气平喘、温脾止泻的功效。主治肾阳不足、下元虚冷、腰膝冷痛、阳痿遗精、尿频遗尿、肾不纳气、虚喘不止、脾肾两虚、大便久泻。外用于治疗白癜风、斑秃、银屑病。

【药理作用】复方补骨脂冲剂对垂体后叶素引起的小鼠急性心肌缺血有明显的保护作用，补骨脂对由组胺引起的气管收缩有明显扩张作用。补骨脂酚有雌激素样作用，能增强阴道角化，增强子宫重量。

【选购保存】选购表面黑棕色或棕褐色，具微细网纹，有芳香气味的补骨脂。置阴凉干燥处保存，防潮防蛀。

【使用宜忌】适用于肾虚冷泻、遗尿、滑精、排尿频数、阳痿、腰膝冷痛、虚寒喘嗽者。而阴虚火旺、内热烦渴、眩晕气虚、二便结者慎服。

应用指南

1.治小儿遗尿：补骨脂（炒）适量。将补骨脂研磨为末，每次3克，热汤调下，每日2次。

2.治肾气虚冷，排尿无度：补骨脂（盐炒）、茴香（盐炒）各等份。将上药共研为细末，酒糊为丸如梧桐子大。每服20丸，温酒或盐汤送服。

3.治疗牙痛日久：补骨脂适量，青盐适量。将其混合后入锅炒，存性。研碎，擦患处。

4.治疗遗尿：补骨脂、益智仁等份适量。将上药共研为末，晨起以米汤送服。

5.治疗阳痿：补骨脂50克，核桃仁、杜仲各30克。将上药共研为细末，每服9克，每天2次。

锁阳

【Suoyang】

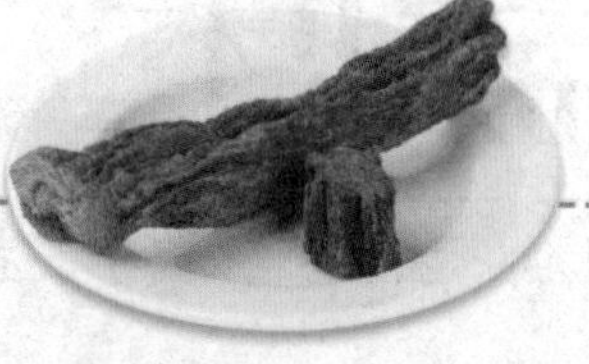

[别名：琐阳、不老药、地毛球、羊锁不拉]

【性味归经】性温，味甘。归脾、肾、大肠经。

【用法用量】内服，煎汤，煎膏滋，浸酒等。用量6~15克。

【主要成分】锁阳含有黄酮类有花色苷，萜类有熊果酸，乙酰熊果酸，醇类有β－谷甾醇、菜油甾醇，有机类有棕榈酸、油酸、亚麻酸等成分。

【功效主治】锁阳具有补肾润肠的功效。主治阳痿早泄、气弱阴虚、大便燥结、排尿频数、血尿、淋漓不尽、腰膝酸软、疲乏无力、畏寒、四肢疼痛、月经不调、宫冷带下、女子不孕、男子不育、失眠健忘等病症。

【药理作用】灌胃锁阳醇提物，可使吞噬功能低下小鼠的巨噬细胞吞噬鸡红细胞能力有所恢复。静脉滴注锁阳醇提物可使幼年大鼠血浆睾酮含量显著提高，提示锁阳有促进动物性成熟作用。

【选购保存】以个肥大、色红、坚实、断面粉性、不显筋脉者为佳。置通风干燥处，防蛀。

【使用宜忌】适用于肾虚阳痿、早泄、腰膝软弱无力的中老年人。而泄泻及阳易举而精不固者，大便溏薄者、性功能亢进者，阴虚火旺，脾虚泄泻及实热便秘者禁服。

应用指南

1.治肾虚遗精，阳痿：锁阳、龙骨、肉苁蓉、桑螵蛸、茯苓各等份。将以上药材共研为末，炼蜜为丸，每服15克，早晚各1次。

2.治肠燥便秘：锁阳1500克，浓煎，加炼蜜熬成膏，每次1～2匙，用开水或热酒化服，每日3次。

3.治疗肾阳不足，筋骨痿软，肠燥便秘：锁阳、肉苁蓉各500克，蜂蜜250克，熬膏，每次1～2匙，每日2次，开水冲服。

4.治阳痿、早泄：锁阳25克，党参、山药各20克，覆盆子15克。水煎服，每日1剂，分3次服用。

5.治消化不良：锁阳25克。水煎服，分多次服用。

益智仁【Yizhiren】

[别名：益智子、摘子、益智、智仁]

【性味归经】 性温，味辛。归脾、肾经。

【用法用量】 内服，煎服，3~9克；或入丸、散。

【主要成分】 益智仁含有挥发油、益智仁酮、维生素B_1、维生素B_2、维生素C、维生素E及多种氨基酸、脂肪酸等成分。

【功效主治】 益智仁具有温脾暖肾、固气涩精的功效。治疗脾胃虚寒、呕吐、泄泻、腹中冷痛、口多唾涎、肾虚遗尿、尿频、遗精、白浊、多唾液等病症。

【药理作用】 益智仁的甲醇提取物有抑制前列腺素合成酶活性的作用，还能增强豚鼠左心房收缩力的活性。报告者认为，益智酮甲的强心作用，部分是因为它对心肌内钠钾泵的抑制所致。益智仁的甲醇提取物，在兔的大动脉中，对钙的活性有拮抗作用，说明其有效成分为益智醇；此外，益智仁中的有效成分还能增强记忆力及免疫功能。

【选购保存】 益智仁以表面灰褐色或灰黄色，质硬，胚乳白色，有特异香气者为佳。置阴凉干燥处保存，防潮防蛀。

【使用宜忌】 适用于脾肾虚寒、腹痛腹泻或肾气虚寒、排尿频数、遗尿、遗精患者。而阴虚火旺或热证尿频、遗精、多涎者忌用。

应用指南

1.治疗脾虚多涎，口水自流，质地清稀： 益智仁、白术、党参、茯苓各9克，陈皮6克。水煎服，每日1剂，分3次服用。

2.治疗肾虚遗尿、尿频： 益智仁、乌药各等份。将上药共研为细末，酒煎上药末为糊，制丸如梧桐子大。每服9克，用淡盐汤或米汤送下，每日3次。

3.治疗脾肾虚寒，五更泄泻： 益智仁、补骨脂、肉豆蔻各10克。水煎服，每日1剂，分3次服用。

4.治漏胎下血： 益智仁20克，缩砂仁10克。将上药共研为末，每服6克，温水送服，每日2次。

当归

【Danggui】

[别名：干归、西归、秦归、川当归]

【性味归经】性温，味甘、辛。归肝、心、脾经。

【用法用量】内服，煎服6~12克；或入丸、散；或浸酒；或敷膏。

【主要成分】当归中含有β-蒎烯、α-蒎烯、莰烯等中性油成分，含对-甲基苯甲醇、5-甲氧基-2,3-二甲苯酚等酸性油成分，有机酸，糖类，维生素，氨基酸等。

【功效主治】当归具有补血活血、调经止痛、润燥滑肠的功效。治疗血虚诸证、月经不调、经闭痛经、症瘕结聚、崩漏、虚寒腹痛、痿痹、肌肤麻木、肠燥便难、赤痢后重、痈疽疮疡、跌扑损伤等病症。

【药理作用】当归水或醇溶性非挥发性物质对离体子宫有兴奋作用，使子宫收缩加强，大量或多次给药时，甚至可出现强直性收缩，醇溶性物质作用比水溶性物质作用强。当归浸膏有显著扩张离体豚鼠冠脉作用，增加冠脉血流量。

【选购保存】以主根粗长、油润、外皮颜色为黄棕色、肉质饱满、断面颜色黄白、气味浓郁者为佳。而干枯无油或断面呈绿褐色的，表明已经变质，不能药用。贮存当归前一定要先将它晾晒好，然后放在阴凉干燥处，防潮防蛀。

【使用宜忌】适用于腹胀疼痛、月经不调、气血不足者，血虚便秘者，血虚头晕，产后病后体虚者。而慢性腹泻、湿阻中满、大便溏薄者；热盛出血者；脘腹胀满、大便溏泄者不宜服用。

应用指南

1.治大便不通：当归、白芷各等分。将以上药材共研为末，每服6克，用米汤送服。

2.治血痢里急后重，肠中疼痛：当归10克，黄连8克（去须，微炒），龙骨12克。将以上药材共捣为粗末，每次4克，拌入米粥食用。

3.治附骨痈及一切恶疮：当归20克，甘草10克，山栀子12枚，木鳖子1枚（去皮）。将上药共研为细末，每服6克，冷酒调服。

熟地黄【Shudihuang】

[别名：熟地、地黄根、大熟地]

【性味归经】性微温，味甘。归肝、肾经。

【用法用量】水煎服，10~30克。

【主要成分】熟地含有梓醇、地黄素、甘露醇、维生素A类物质、糖类及氨基酸等成分。

【功效主治】熟地具有滋阴补血、补精益髓的功效。治疗阴虚血少，脑髓空虚所至的腰膝痿弱、劳嗽骨蒸，遗精，崩漏，月经不调，消渴，溲数，耳聋、目昏，心悸失眠、健忘，盗汗等病症。

【药理作用】熟地黄能对抗连续服用地塞米松后血浆皮质酮浓度的下降,并能防止肾上腺皮质萎缩。熟地黄煎剂灌胃能显著降低大白鼠肾上腺维生素C的含量，可见熟地黄具有对抗地塞米松对垂体-肾上腺皮质系统的抑制作用，并能促进肾上腺皮质激素的合成。六味地黄汤对大鼠实验性肾性高血压有明显的降血压、改善肾功能、降低病死亡率的作用，故熟地黄煎剂能使血压、血清胆固醇和甘油三酯的指标值下降。

【选购保存】以个大、体重、质柔软油润、断面乌黑、味甜者为佳。置阴凉干燥处保存，防潮防霉。

【使用宜忌】适用于阴虚潮热盗汗者；肝肾阴虚引起的遗精、盗汗、五心烦热、烦躁易怒、腰膝酸软患者。而气滞痰多、脘腹胀痛、食少便溏者忌服。

应用指南

1.治疗诸虚不足，腹胁疼痛，失血少气，不思饮食，月事不调：熟干地黄、当归各等份。将以上两位焙干后共研为细末，炼蜜和丸梧桐子大，每服20粒，用温水送下。

2.治疗气短似喘，呼吸促急，气道噎塞：熟地黄20克，炙甘草6克，当归10克。水煎服，每日1剂，分3次服用。

3.治疗烦热干渴，头痛牙疼失血等症：生石膏15克，熟地黄10克，麦冬8克，知母、牛膝各9克。水煎服，每日1剂，分3次服用。

生地黄【Shengdihuang】

[别名：地髓、原生地、山烟、山白菜]

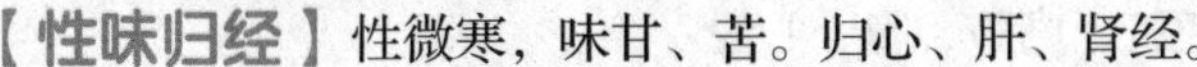

【性味归经】 性微寒，味甘、苦。归心、肝、肾经。

【用法用量】 水煎服，9~15克。

【主要成分】 生地黄含有梓醇、二氢梓醇、单密力特苷、乙酰梓醇、桃叶珊瑚苷、密力特苷、地黄苷、去羟栀子苷、筋骨草苷等。鲜地黄含20多种氨基酸，其中精氨酸含量最高。干地黄中含有15种氨基酸，其中丙氨酸含量最高。

【功效主治】 生地黄具有清热凉血，养阴，生津的功效。用于治疗热病舌绛烦渴，阴虚内热，骨蒸劳热，内热消渴，吐血，衄血，发斑发疹等病症。

【药理作用】 本品水提液有降压、镇静、抗炎、抗过敏作用；其流浸膏有强心、利尿作用；乙醇提取物有缩短凝血时间的作用。动物实验表明，生地黄有对抗连续服用地塞米松后血浆皮质酮浓度的下降，并能防止肾上腺皮质萎缩的作用，具有促进机体淋巴母细胞的转化、增加T淋巴细胞数量的作用，并能增强网状内皮细胞的吞噬功能，特别对免疫功能低下者作用更明显。

【选购保存】 选购以表面棕黑或棕灰色，极皱缩，具不规则的横曲纹，体重，质较软而韧，不易折断，断面棕黑或乌黑色，有光泽，具黏性，味微甜者为佳。置于通风干燥处保存，防霉防潮。

【使用宜忌】 适用于糖尿病患者，消渴者，月经不调、胎动不安者。而脾虚湿滞、便溏者不宜服用。

应用指南

1.治疗鼻衄、吐血不尽，内有瘀血，面黄，大便黑： 犀角15克，生地黄20克，白芍12克，牡丹皮15克。水煎服，每日1剂，分3服用。

2.治小儿热疾，烦渴头痛，壮热不止： 生地黄适量，蜂蜜适量。将生地洗净入锅煎汁，去渣取汁，加入蜂蜜调匀即可。

3.治劳热咳嗽，四肢无力，不能饮食： 生地黄汁200毫升，蜂蜜100毫升，青蒿汁100毫升。将上药汁混匀，可频饮。

百合

【Baihe】

[别名：白百合、蒜脑薯、玉手炉、倒仙]

【性味归经】性平，味甘、微苦。归肺、脾、心经。

【用法用量】内服，水煎服或用新鲜百合佐餐。煎服，8~15克；佐餐，50~100克。

【主要成分】百合含有酚酸甘油脂、丙酸酯衍生物、酚酸的糖苷、酚酸甘油酯糖苷、甾体糖苷、甾体生物碱、微量元素、淀粉、蛋白质、脂肪等成分。

【功效主治】百合具有养阴润肺，清心安神的功效。用于治疗阴虚久咳，痰中带血，虚烦惊悸，失眠多梦，精神恍惚等病症。

【药理作用】百合水提液对实验动物有止咳、祛痰作用；可对抗组织胺引起的哮喘；百合水提液还有强壮、镇静、抗过敏作用。百合水煎醇沉液有耐缺氧作用，还可防止环磷酰胺所致白细胞减少症。

【选购保存】新鲜百合以个大的、颜色白并瓣均、肉质厚、底部凹处泥土少者为佳；干品百合以干燥、无杂质、肉厚和晶莹剔透者为佳。新鲜百合置于冰箱储存，干百合置于干燥容器内并密封，放置在冰箱或通风干燥处储存。

【使用宜忌】适用于心烦易怒者，血虚心悸、失眠多梦者，神经衰弱者，五心潮热、肺结核患者。而风寒咳嗽、脾虚便溏者；痰湿中阻、食积腹胀者不宜服用。

应用指南

1.治疗肺燥咳嗽，干咳无痰：新鲜百合、粳米各50克，去尖杏仁10克，白糖适量。将百合洗净；粳米泡发洗净；杏仁洗净备用。将粳米入锅加水适量煮粥，至米粒开花时加入百合和杏仁拌匀，至粥成，加入适量白糖即可。

2.治疗支气管扩张：百合、白及、百部、蛤蚧粉等份。将以上药材共研为细末，以水为丸，每日3次，饭后服用，每次3克。

3.治神经衰弱、心烦失眠：百合25克，菖蒲6克，酸枣仁12克。水煎服，每日1剂，分2次服用。

4.治老年慢性支气管炎伴有肺气肿：新鲜百合两或三个，洗净捣汁，以温开水日服2次。

何首乌【Heshouwu】

[别名：地精、首乌、马肝石、小独根]

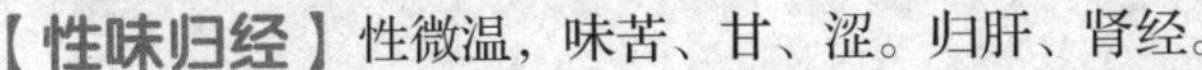

【性味归经】性微温，味苦、甘、涩。归肝、肾经。

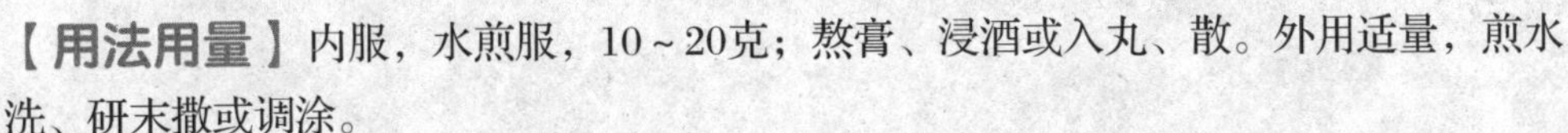

【用法用量】内服，水煎服，10～20克；熬膏、浸酒或入丸、散。外用适量，煎水洗、研末撒或调涂。

【主要成分】何首乌主要含蒽醌类化合物，主要成分为大黄酚和大黄素，还含卵磷脂、粗脂肪等。

【功效主治】何首乌具有补肝益肾、养血祛风的功效。治疗血虚贫血、头昏目眩、心悸失眠、肝肾阴虚之腰膝酸软、须发早白、耳鸣、遗精、肠燥便秘、久疟体虚、风疹瘙痒、疮痈瘰疬、痔疮等病症。

【药理作用】用含有何首乌粉的饲料给老年鹌鹑喂饲，能明显延长其平均生存时间，延长寿命。何首乌水煎液给老年小鼠和青年小鼠喂服，能显著增加其脑和肝中蛋白质含量。此外，何首乌中的大黄酚能促进肠管运动。

【选购保存】以身长圆块状，外皮红棕色，质坚粉性足，断面黄棕色，有梅花状纹理者为佳。置阴凉干燥处储存，防潮防蛀。

【使用宜忌】适用于血虚头晕者，肾虚头发早白、脱发者，阴虚盗汗者，烦热失眠等患者。而大便溏薄、脾湿中阻、食积腹胀者，风寒感冒未愈者，高胆固醇患者不宜服用。在服用何首乌类药物时应忌食猪肉、血、无鳞鱼、葱、蒜及萝卜。

应用指南

1.治气血俱虚，久疟不止：何首乌10克，当归15克，人参15克，陈皮10克，煨生姜三片。水煎服。

2.治遍身疮肿痒痛：防风、苦参、何首乌、薄荷各等份。将以上药材共研末，每用药20克，用水和酒各一半煎沸，热洗患处，于避风处睡一觉。

3.治自汗不止：何首乌适量。将何首乌研磨为末，水调，封脐中。

4.治疗白发：何首乌、熟地黄、当归各适量，白酒适量。将药材洗净后浸泡于白酒中，浸泡数十日后适量饮用即可。

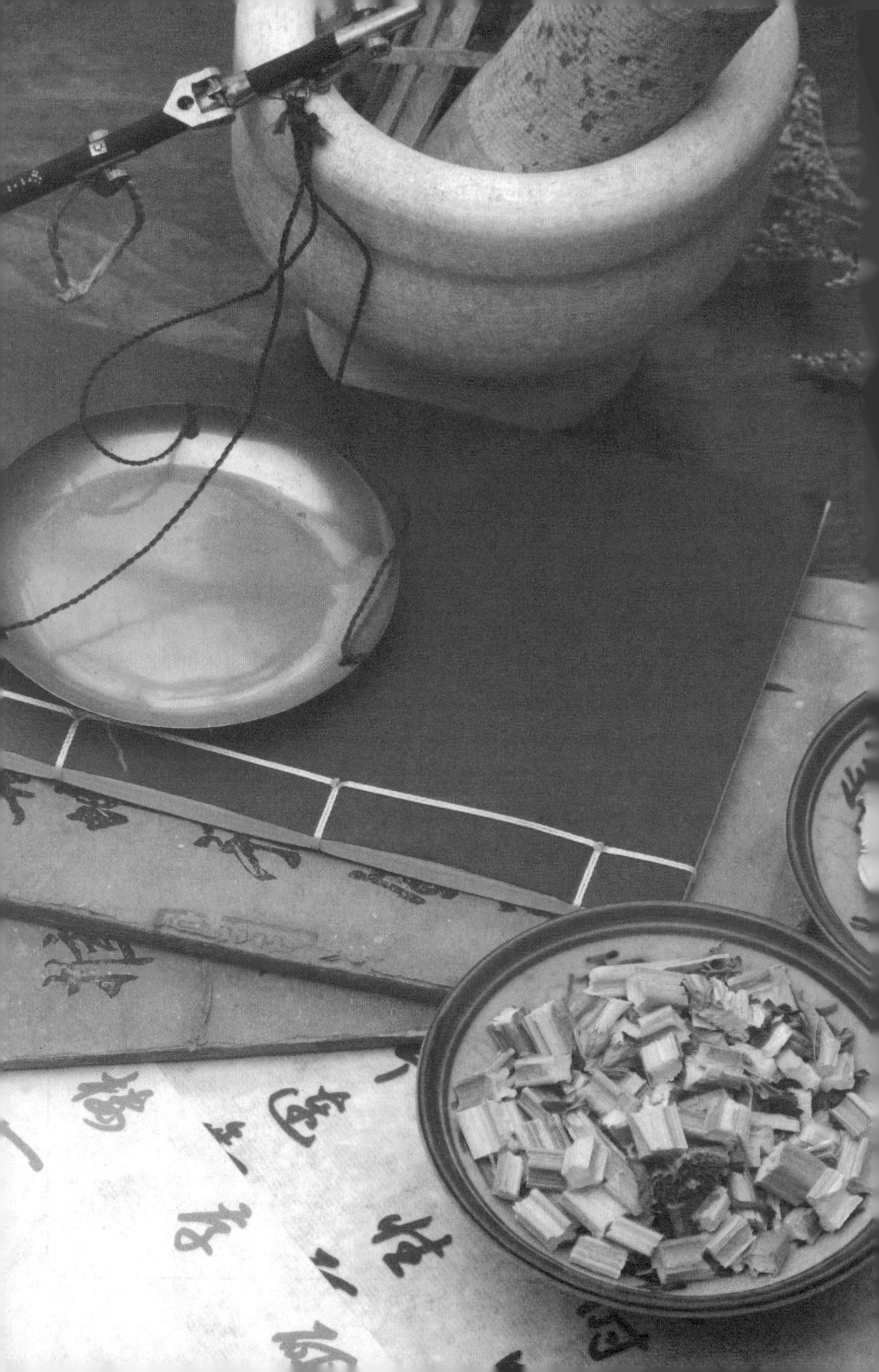

第五章

治疗便秘常用

中成药速查

便秘是临床常见的多种疾病的一个症状，是指排便频率降低，在不使用泻剂的情况下，每3～4天或更长的时间排便一次，或粪便量少且干硬，并常有排便困难的感觉，或合并排便时间长，直肠胀感，或有排便不尽感。中医学认为便秘是大便秘结不通，排便时间延长或欲大便而蹇涩不畅的一种病症。由于个体差异，每个人的情况亦有不同，不能以每日排便一次作为排便的标准，所以中、西医在便秘上的分型也有所不同。

治疗便秘除了中药材的选用以外，更为方便的是选择中成药。中成药是以中药材为原料，经制剂加工制成的各种不同剂型的中药制品，包括丸、散、膏、丹各种剂型，是我国历代医药学家经过千百年医疗实践创造、总结的有效方剂的精华。 本章对能有效改善便秘情况的一些中成药进行了收集整理，下面为大家一一“呈现”。

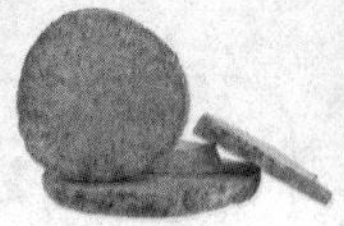

大黄

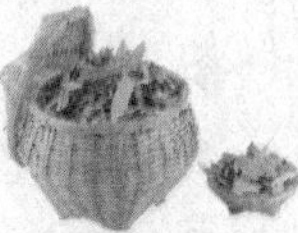

番泻叶

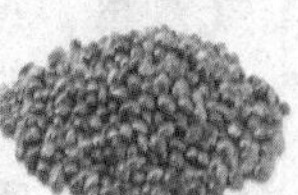

火麻仁

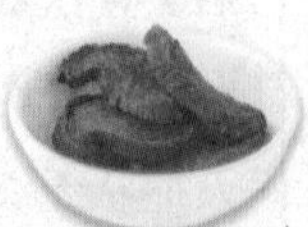

何首乌

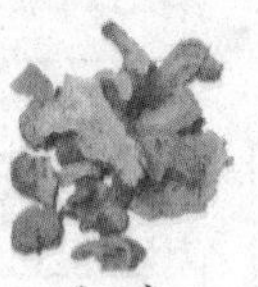

白术

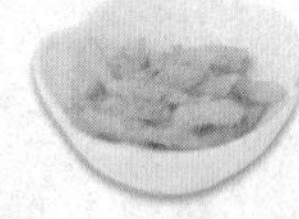

麦冬

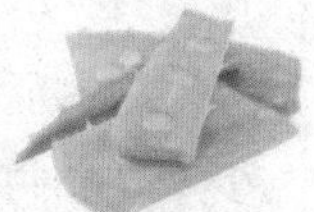

芦荟

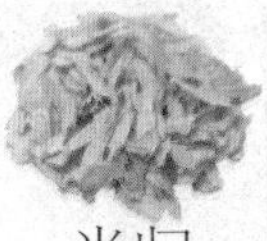

当归

黄连上清丸

【主要成分】黄连、栀子（姜制）、连翘、蔓荆子（炒）、防风、荆芥穗、白芷、黄芩、菊花、薄荷、酒大黄、黄柏（酒炒）、桔梗、川芎、石膏、旋覆花、甘草。

【功能主治】清热通便，散风止痛。治上焦风热，头晕脑胀，牙龈肿痛，口舌生疮，咽喉红肿，耳痛耳鸣，暴发火眼，排尿干燥，排尿黄赤。

【规格】每10丸重0.3克。

【用法用量】口服，一次3克，一日2次。

【注意事项】1.忌烟、酒及辛辣食物。 2.不宜在服药期间同时服用滋补性中药。3.有高血压、心脏病、肝病、糖尿病、肾病等慢性病严重者应在医师指导下服用。 4.服药后大便次数增多且不成形者，应酌情减量。 5.孕妇慎用，儿童、哺乳期妇女、年老体弱者应在医师指导下服用。 6.严格按用法用量服用，该药品不宜长期服用。 7.服药3天症状无缓解，应去医院就诊。 8.对该药品过敏者禁用，过敏体质者慎用。9.儿童必须在成人监护下使用。

【用药禁忌】孕妇禁用；脾胃虚寒者禁服。

番泻叶冲剂

【主要成分】番泻叶提取物。

【功能主治】泻热行滞，通便。用于便秘，也可用于肠道手术、内窥镜、B超、腹部X线平片检查前的肠道清洁准备。

【规格】每袋10克。

【用法用量】开水冲服。肠道手术及各种检查前准备，成人顿服20克，连服2日；便秘患者一次10克，一日2次。儿童用量酌减。

【注意事项】手术及各种检查前准备，服药后饮水不得少于400毫升，并按手术需要常规控制饮食。

【用药禁忌】完全性肠梗阻禁用；孕妇忌用；糖尿病患者慎用。

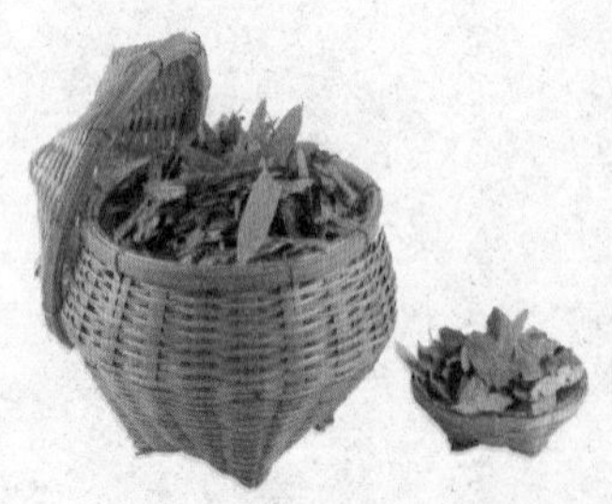

清新宁片

【主要成分】熟大黄。

【功能主治】清热解毒，泻火通便。用于内结实热所致的喉肿、牙痛、目赤、便秘、发热。

【规格】每片重0.31克。

【用法用量】口服。一次3～5片，一日3次；必要时可适当增量；学龄前儿童酌减或遵医嘱；用于便秘，临睡前服5片。

【注意事项】1.忌烟、酒及辛辣食物。2.不宜在服药期间同时服用滋补性中药。3.有高血压、心脏病、肝病、糖尿病、肾病等慢性病严重者应在医师指导下服用。4.服药后大便次数增多且不成形者，应酌情减量。5.儿童、孕妇、哺乳期妇女、年老体弱及脾虚便溏者应在医师指导下服用。6.服药3天症状无缓解，应去医院就诊。7.对该药品过敏者禁用，过敏体质者慎用。8.儿童必须在成人监护下使用。9.请将该药品放在儿童不能接触的地方。10.如正在使用其他药品，使用该药品前请咨询医师或药师。

【用药禁忌】对该药品过敏者禁用，过敏体质者慎用。

三黄片

【主要成分】大黄、盐酸小檗碱、黄芩浸膏。

【功能主治】清热解毒，泻火通便。用于三焦热盛所致的目赤肿痛、口鼻生疮、咽喉肿痛、牙龈肿痛、心烦口渴、尿黄便秘。

【规格】每片重0.52克。

【用法用量】口服。一次4片，一日2次，小儿酌减。

【注意事项】1.忌烟、酒及辛辣食物。2.不宜在服药期间同时服用滋补性中药。3.有高血压、心脏病、肝病、糖尿病、肾病等慢性病严重者应在医师指导下服用。4.服药后大便次数增多且不成形者，应酌情减量。5.该药品含盐酸小檗碱。儿童、哺乳期妇女、年老体弱及脾虚便溏者应在医师指导下服用。6.服药3天症状无缓解，应去医院就诊。7.严格按用法用量服用，该药品不宜长期服用。8.儿童必须在成人监护下使用。9.请将该药品放在儿童不能接触的地方。10.不良反应：偶有恶心、呕吐、皮疹和药热，停药后消失。

【用药禁忌】孕妇忌用；溶血性贫血患者及葡萄糖-6-磷酸脱氢酶缺乏患者禁用。

牛黄解毒片

【主要成分】牛黄、雄黄、石膏、大黄、黄芩、桔梗、冰片、甘草。

【功能主治】清热解毒，用于火热内盛，咽喉肿痛，牙龈肿痛，口舌生疮，目赤肿痛。

【规格】每片重0.27克。

【用法用量】口服，小片一次3 片，大片一次2片，一日2 ~ 3次。孕妇禁用。

【注意事项】1.忌烟酒及辛辣、油腻食物。2.高血压、心脏病、肝病、糖尿病、肾病等慢性病患者应在医师指导下服用。3.服药后大便次数每日2~3次者，应减量。4.服药三天后症状无改善，或加重者，应立即停药并去医院就诊。5.小儿、年老体弱者及脾胃虚寒者慎用。若需使用请咨询医师。6.如正在使用其他药品，使用本品前请咨询医师。7.超剂量及长时间服用，必须在医师及医师指导下进行。8.不宜与强心苷类、生物碱类、抗生素类或异烟肼、维生素B_1等药物合用。9.特异性或过敏体质者不宜使用。

【用药禁忌】孕妇禁用；新生儿禁用。

当归龙荟丸

【主要成分】当归（酒炒）、龙胆（酒炒）、芦荟、青黛、栀子、黄连（酒炒）、黄芩（酒炒）、黄柏（盐炒）、大黄（酒炒）、木香、麝香。

【功能主治】泻火通便。用于肝胆火旺，心烦不宁，头晕目眩，耳鸣耳聋，胁肋疼痛，脘腹胀痛，大便秘结。

【规格】每袋重6克。

【用法用量】口服。一次6克，一日2次。

【注意事项】1.忌烟、酒及辛辣食物。 2.不宜在服药期间同时服用滋补性中药。 3.有高血压、心脏病、肝病、糖尿病、肾病等慢性病严重者应在医师指导下服用。 4.服药后大便次数增多且不成形者，应酌情减量。 5.儿童、哺乳期妇女、年老体弱及脾虚便溏者应在医师指导下服用。 6.严格按用法用量服用，该药品不宜长期服用。 7.服药3天症状无缓解，应去医院就诊。 8.对该药品过敏者禁用，过敏体质者慎用。 9.请将该药品放在儿童不能接触的地方。

【用药禁忌】孕妇禁用。

清宁丸

【主要成分】大黄、绿豆、车前草、白术(炒)、黑豆、半夏(制)、香附(醋制)、桑叶、桃枝、厚朴(姜制)、陈皮、麦芽。

【功能主治】清热泻火，消肿通便。用于火毒内蕴所致的咽喉肿痛、口舌生疮、头晕耳鸣、目赤牙痛、腹中胀满、大便秘结。

【规格】大蜜丸每丸重9克。

【用法用量】口服。大蜜丸一次1丸，一日1～2次。

【注意事项】1.忌烟、酒及辛辣食物。2.不宜在服药期间同时服用滋补性中药。3.有高血压、心脏病、肝病、糖尿病、肾病等慢性病严重者应在医师指导下服用。4.服药后大便次数增多且不成形者，应酌情减量。5.儿童、哺乳期妇女、年老体弱及脾虚便溏者应在医师指导下服用。6.严格按用法用量服用，该药品不宜长期服用。7.服药3天症状无缓解，应去医院就诊。8.对该药品过敏者禁用，过敏体质者慎用。9.该药品性状发生改变时禁止使用。10.儿童必须在成人监护下使用。

【用药禁忌】孕妇忌服。

通乐颗粒

【主要成分】何首乌、地黄、当归、麦冬、玄参、枳壳。

【功能主治】滋阴补肾、润肠通便。本品用于阴虚便秘、症见大便秘结、口干、咽燥 、烦热、以及习惯性、功能性便秘者 。

【规格】每袋重6克。

【用法用量】开水冲服。一次2袋，一日2次。

【注意事项】1.饮食宜清淡，忌烟、酒及辛辣、生冷、油腻食物。2.不宜在服药期间同时服用滋补性中药。3.有高血压、心脏病、肝病、肾病等慢性病严重者应在医师、药师指导下服用。4.本品不宜长期服用，服药3天症状未见缓解，应去医院就医。5.严格按照用法用量服用，儿童、年老体弱者应在医师、药师指导下服用。6.对本品过敏者禁服，过敏体质者慎用。7.儿童需在成人监护下服用。8.请将本品放在儿童不能接触的地方。9.如正在使用其他药品，使用本品前请咨询医师、药师。

【用药禁忌】孕妇忌服；糖尿病患者禁服。

麻子仁丸

【主要成分】火麻仁、苦杏仁、大黄、枳实(炒)、厚朴(姜制)、白芍(炒)。

【功能主治】润肠通便。用于肠燥便秘。

【规格】大蜜丸每丸重9克。

【用法用量】口服，水蜜丸一次6克，小蜜丸一次9克，大蜜丸一次1丸，一日1～2次。

【注意事项】1.孕妇忌服，年老体虚者不宜久用。2.年青体壮者便秘时不宜用本药。3.忌食生冷、油腻、辛辣食品。4.按照用法用量服用，有慢性病史者、小儿及年老体虚者应在医师指导下服用。5.服用本品三天后症状未见改善，或出现其他症状时，应及时到医院就诊。6.药品性状发生改变时禁止服用。7.儿童必须在成人的监护下使用。8.请将此药品放在儿童不能接触的地方。9.如正在服用其他药品，使用本品前请咨询医师或药师。

【用药禁忌】孕妇忌服，年老体虚者不宜久用。

麻仁滋脾丸

【主要成分】大黄（制）、火麻仁、枳实、厚朴、苦杏仁、郁李仁、当归、白芍。

【功能主治】润肠通便，消食导滞。用于胃肠积热、肠燥津伤所致的大便秘结、胸腹胀满、饮食无味、烦躁不宁、舌红少津。

【规格】每丸重9克。

【用法用量】口服。一次1丸，一日2次。

【注意事项】1.服药期间忌食生冷、辛辣、油腻之物。2.服药后症状无改善，或症状加重，或出现新的症状者，应立即停药并到医院就诊。3.小儿及年老体弱者，应在医师指导下服用。4.对该药品过敏者禁用，过敏体质者慎用。5.该药品性状发生改变时禁止使用。6.儿童必须在成人监护下使用。7.请将该药品放在儿童不能接触的地方。8.如正在使用其他药品，使用该药品前请咨询医师或药师。

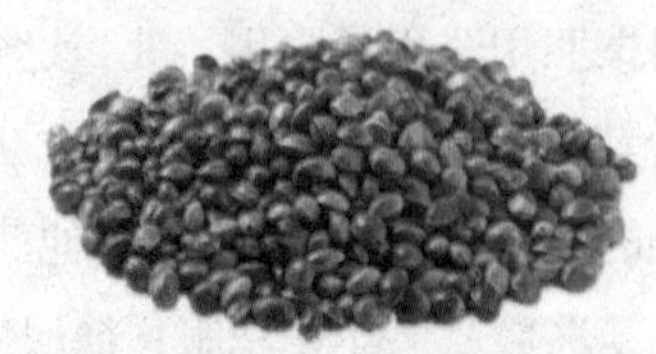

【用药禁忌】孕妇忌服。

九制大黄丸

【主要成分】大黄。

【功能主治】通便润燥，消食化滞。用于胃肠积滞，口渴不休，停食停水，胸热心烦，大便燥结，排尿赤黄。

【规格】每50粒重3克。

【用法用量】口服，一次6克，一日1次。

【注意事项】1.服药期间忌食生冷、辛辣油腻之物。2.服药后症状无改善，或症状加重，或出现新的症状者，应立即停药并到医院就诊。3.过敏体质者慎用。4.小儿及年老体弱者，应在医师指导下服用。5.对该药品过敏者禁用，过敏体质者慎用。6.该药品性状发生改变时禁止使用。7.儿童必须在成人监护下使用。8.请将该药品放在儿童不能接触的地方。9.如正在使用其他药品，使用该药品前请咨询医师或药师。

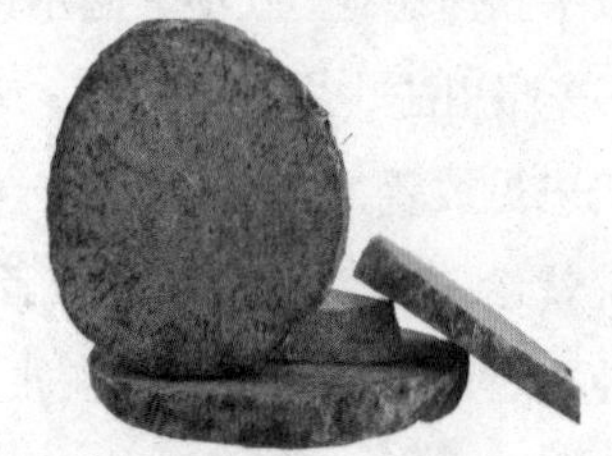

【用药禁忌】孕妇忌服。

上清丸

【主要成分】菊花、薄荷、川芎、白芷、荆芥、防风、桔梗、连翘、栀子、黄芩（酒炒）、黄柏（酒炒）、大黄（酒炒）。

【功能主治】清热散风，解毒，通便。用于头晕耳鸣，目赤，鼻窦炎，口舌生疮，牙龈肿痛，大便秘结。

【规格】每10丸重1克。

【用法用量】口服，一次6克，一日1～2次。

【注意事项】1.忌烟、酒及辛辣、油腻食物。2.心脏病、肝病、糖尿病、肾病等慢性病患者应在医师指导下服用。3.服药后大便次数每日2~3次者，应减量；每日3次以上者，应停用并向医师咨询。4.服药3天后或服药期间症状无改善，或加重者，应立即停药并去医院就诊。5.小儿、年老体弱及脾胃虚寒者慎用，若需使用，必须在医师指导下使用。6.对该药品过敏者禁用，过敏体质者慎用。7.该药品性状发生改变时禁止使用。8.请将该药品放在儿童不能接触的地方。

【用药禁忌】孕妇忌服。

金花消痤丸

【主要成分】黄连、黄芩、黄柏、栀子、金银花、大黄、薄荷、甘草、桔梗、芒硝。

【功能主治】清热泻火，解毒消肿。用于肺胃热盛所致的痤疮，粉刺，口舌生疮，胃火牙痛，咽喉肿痛，目赤，便秘，尿黄赤。

【规格】每袋重4克。

【用法用量】口服，一次4克，一日3次。

【注意事项】1.忌食辛辣、油腻食物。2.脾胃虚弱及便溏者慎用。3.服药后出现胃脘不适，食欲减退，或大便溏软者，应减量或停服。4.感冒时，不宜服用本药。5.切忌以手挤压患处。6.不宜滥用化妆品及外涂药物，必要时应在医师或药师指导下使用。7.按照用法、用量服用时，如出现不良反应，应停药，并向医师咨询。8.服药四周后仍未见效者，应到医院进一步诊治。9.如有较多囊肿、脓疮、结节等损害者，应去医院就诊。10.对该药品过敏者禁用，过敏体质者慎用。11.该药品性状发生改变时禁止使用。12.请将该药品放在儿童不能接触的地方。

【用药禁忌】孕妇忌服。

便秘通

【主要成分】白术、枳壳、肉苁蓉、火麻仁。

【功能主治】健脾益气，润肠通便，适用于虚性便秘，尤其是脾虚及脾肾两虚型便秘患者，症见：大便秘结，面色无华，腹胀，神疲气短，头晕耳鸣，腰膝酸软。

【规格】每瓶20毫升。

【用法用量】口服，每次20毫升，每日早晚各一次。

【注意事项】1.服药期间忌食生冷、辛辣、油腻之物。2.服药后症状无改善，或症状加重，或出现新的症状者，应立即停药并到医院就诊。3.小儿及年老体弱者，应在医师指导下服用。4.对该药品过敏者禁用，过敏体质者慎用。5.该药品性状发生改变时禁止使用。6.儿童必须在成人监护下使用。7.请将该药品放在儿童不能接触的地方。如正在使用其他药品，使用该药品前请咨询医师或药师。

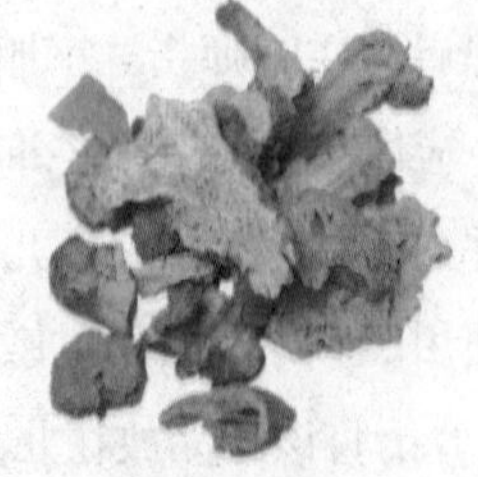

【用药禁忌】孕妇禁用。

苁蓉通便口服液

【主要成分】蜂蜜、何首乌、肉苁蓉、枳实。

【功能主治】润肠通便。用于老年便秘，产后便秘。

【规格】每瓶10毫升。

【用法用量】口服，一次1~2支（10~20毫升），一日1次，睡前或清晨服用。

【注意事项】1.孕妇慎用。2.年青体壮者便秘时不宜用本药。3.服用本药出现大便稀溏时应立即停服。4.服药三天后症状未改善，或出现其他症状时，应及时去医院就诊。5.本药久贮后可能会出现少量振摇即散的沉淀，可摇匀后服用，不影响疗效。6.对该药品过敏者禁用，过敏体质者慎用。7.该药品性状发生改变时禁止使用。8.儿童必须在成人监护下使用。9.请将该药品放在儿童不能接触的地方。10.如正在使用其他药品，使用该药品前请咨询医师或药师。

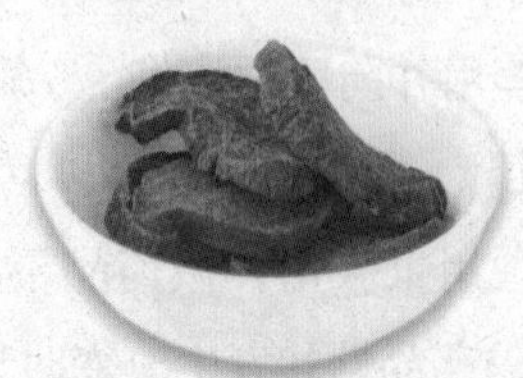

【用药禁忌】孕妇慎服。

复方芦荟胶囊

【主要成分】芦荟、青黛、琥珀、朱砂。

【功能主治】清肝泻热，润肠通便，宁心安神。用于心肝火盛，大便秘结，腹胀腹痛，烦躁失眠。

【规格】每粒0.5克。

【用法用量】口服，一次1~2粒，一日1~2次。

【注意事项】1.不宜长期服用。2.孕妇禁用。3.哺乳期妇女及肝肾功能不全者慎用。4.如与其他药物同时使用可能会发生药物相互作用，详情请咨询医师或药师。

【用药禁忌】孕妇禁用；哺乳期妇女及肝肾功能不全者慎用。

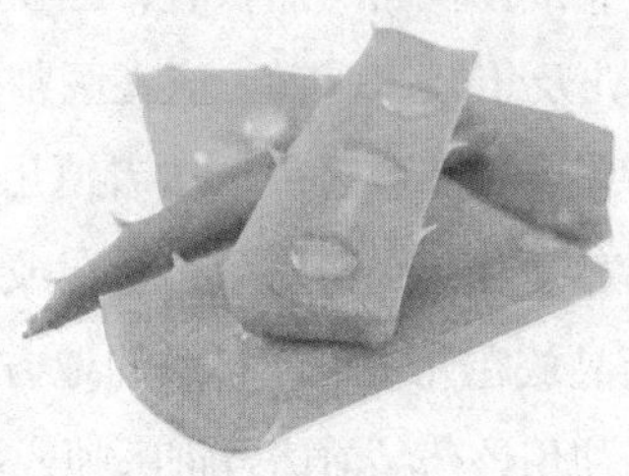

一清胶囊

【主要成分】大黄、黄芩、黄连、淀粉、滑石粉、硬脂酸镁。

【功能主治】清热泻火解毒，化瘀凉血止血。用于火毒血热所致的身热烦躁、目赤口疮、咽喉牙龈肿痛、大便秘结；咽炎、扁桃体炎、牙龈炎见上述证候者。

【规格】每粒胶囊500毫克。

【用法用量】口服。一次2粒，一日3次。

【注意事项】1.忌烟、酒及辛辣食物。2.不宜在服药期间同时服用滋补性中药。3.糖尿病患者及有高血压、心脏病、肝病、肾病等慢性病严重者应在医师指导下服用。4.出现腹泻时可酌情减量。服药后大便次数每日2~3次者，应减量；每日3次以上者，应停用并向医师咨询。5.扁桃体有化脓或发热体温超过38.5℃的患者应去医院就诊。6.儿童、孕妇、哺乳期妇女、年老体弱及脾虚便溏者应在医师指导下服用。7.严格按用法用量服用，该药品不宜长期服用。8.对该药品过敏者禁用，过敏体质者慎用。10.该药品性状发生改变时禁止使用。11.儿童必须在成人监护下使用。

【用药禁忌】尚不明确。

通便灵胶囊

【主要成分】番泻叶、当归、肉苁蓉。

【功能主治】泻热导滞，润肠通便。用于热结便秘，长期卧床便秘，一时性腹胀便秘，老年习惯性便秘患者。

【规格】每粒0.25克。

【用法用量】口服，一次5～6粒，一日1次。

【注意事项】1.服药期间忌食生冷、辛辣、油腻之物。2.服药后症状无改善，或症状加重，或出现新的症状者，应立即停药并到医院就诊。3.小儿及年老体弱者，应在医师指导下服用。4.对该药品过敏者禁用，过敏体质者慎用。5.该药品性状发生改变时禁止使用。6.儿童必须在成人监护下使用。7.请将该药品放在儿童不能接触的地方。8.如正在使用其他药品，使用该药品前请咨询医师或药师。

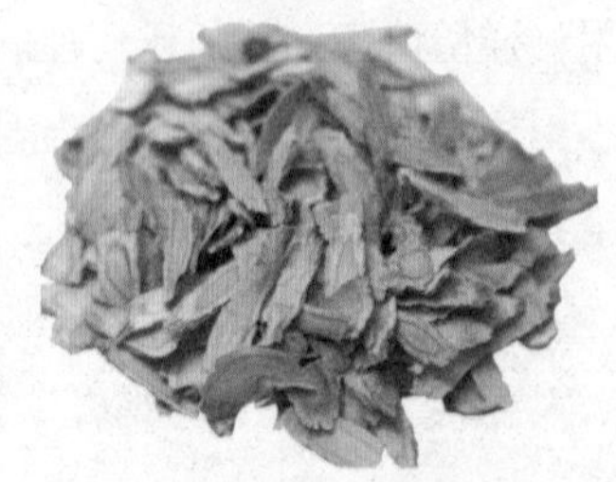

【用药禁忌】 孕妇忌服。

大黄通便冲剂

【主要成分】大黄。

【功能主治】清热通便。用于实热食滞，便秘以及湿热型食欲不振。

【规格】每袋5克。

【用法用量】开水冲服，一次5g，一日2~3次。

【注意事项】1.饮食宜清淡，忌烟、酒及辛辣、生冷、油腻食物。 2.不宜在服药期间同时服用滋补性中药。 3.有高血压、心脏病、肝病、肾病等慢性病严重者应在医师指导下服用。4.该药品不宜长期服用，服药3天症状未缓解，应去医院就诊。 5.严格按用法用量服用，儿童、年老体弱者应在医师指导下服用。6.对该药品过敏者禁用，过敏体质者慎用。7.药品性状发生改变时禁止服用。8.儿童必须在成人监护下使用。9.请将此药品放在儿童不能接触的地方。10.如正在服用其他药品，使用该药品前请咨询医师或药师。

【用药禁忌】孕妇禁用；糖尿病患者禁服。

牛黄清胃丸

【主要成分】人工牛黄、大黄、菊花、麦冬、薄荷、石膏、栀子、玄参、番泻叶、黄芩、甘草、桔梗、黄柏、连翘、牵牛子（炒）、枳实（沙烫）、冰片。

【功能主治】清胃泻火，润燥通便，用于心胃火盛，头晕目眩，口舌生疮，牙龈肿痛，乳蛾咽痛，便秘尿赤。

【规格】每丸重6克。

【用法用量】口服，一次2丸，一日2次。

【注意事项】1.服用前应除去蜡皮、塑料球壳。 2.本品不可整丸吞服。3.如与其他药物同时使用可能会发生药物相互作用，详情请咨询医师或药师。

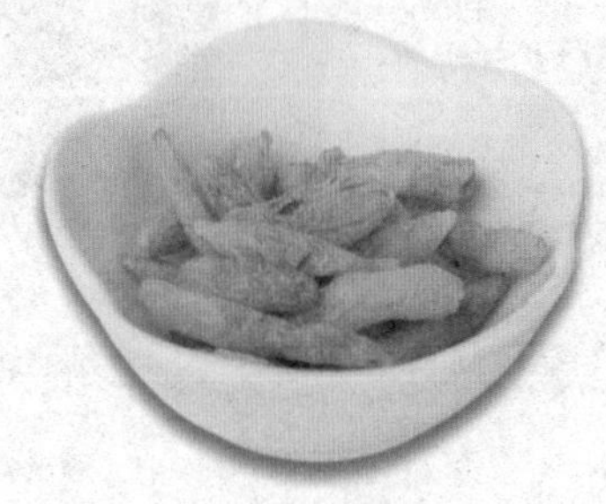

【用药禁忌】孕妇忌服。

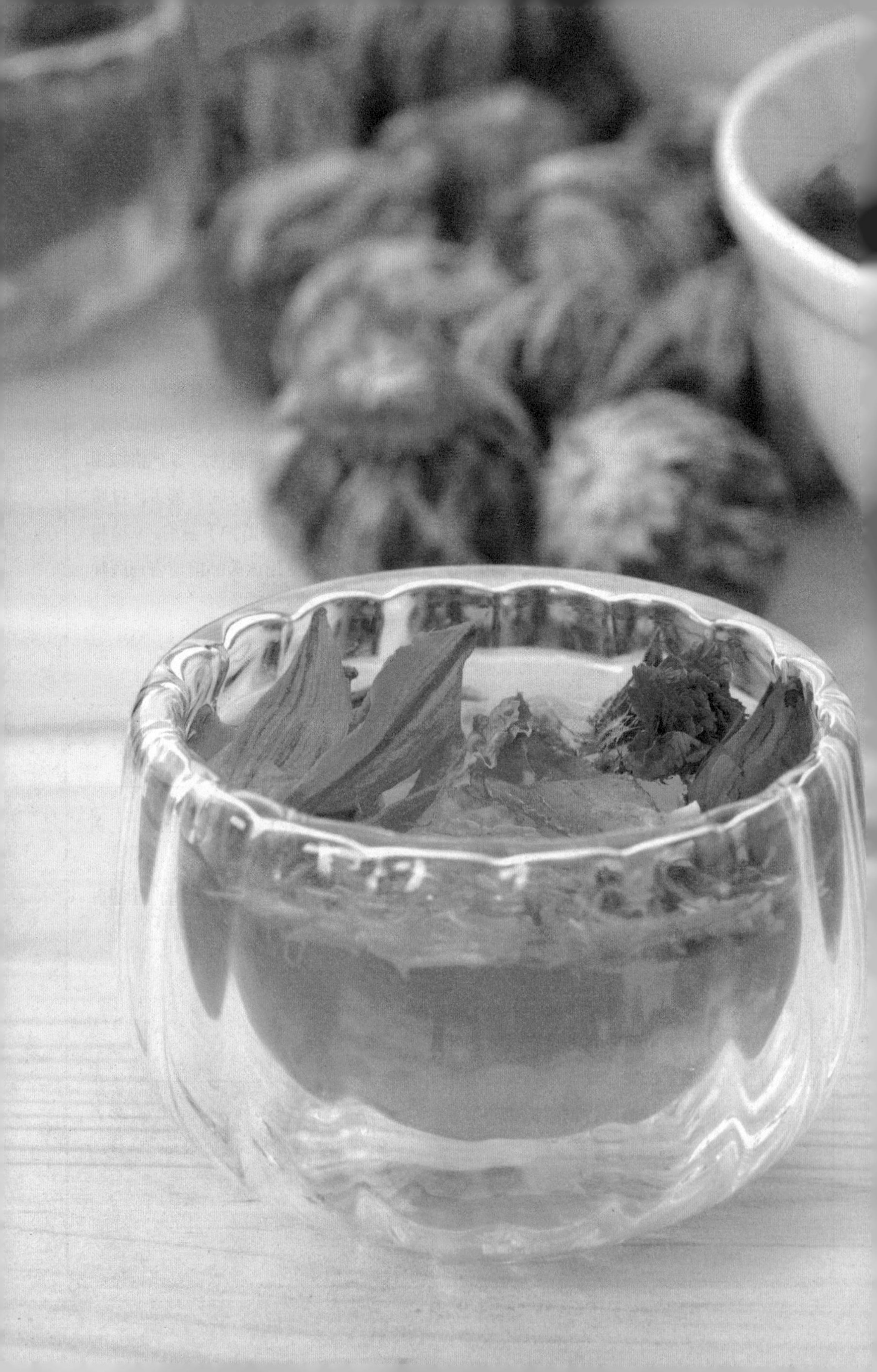

第六章

36道调治便秘的花草药茶

药茶是祖国传统医学宝库中一个重要的组成部分，其应用历史非常悠久，历代医书中均有记载，最早记载药茶方剂的是三国时期的张揖所著的《广雅》："荆巴间采茶作饼成米膏出之。若饮，先炙令赤，……其饮醒酒。"此方具有配伍、服法与功效，当属于药茶方剂无疑。而在现代，药茶是在茶叶中添加食物或药物制作而成的具一定疗效的特殊的液体饮料。广义的药茶还包括不含茶叶，由食物和药物经冲泡、煎煮、压榨及蒸馏等方法制作而成的代茶饮用品，如汤饮、鲜汁、露剂、乳剂等。现代的药茶具有用料简单，方便容易购买，制作简单容易实现等多种特点，通过饮用药茶来调理便秘是一种既简单又时尚的方法。

本章收集整理了36道具有代表性的花草药茶，并对其制作材料、制作方法、药茶功效等内容进行了详细的介绍，为便秘患者提供更多的选择。

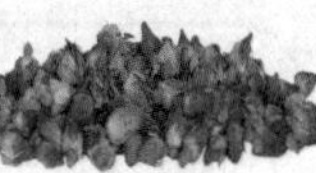
玫瑰花

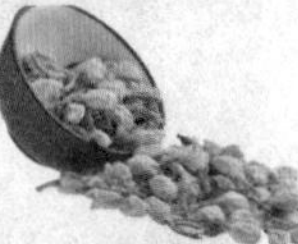
茉莉花

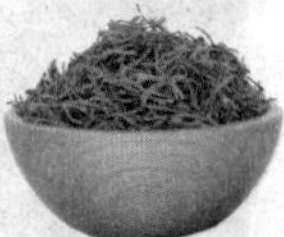
金银花

桂花

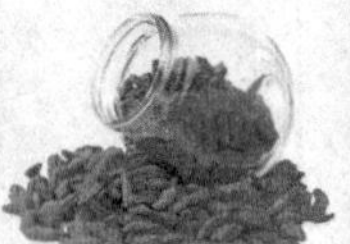
枸杞

荷叶

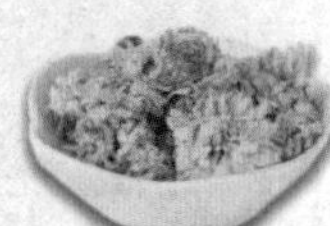
菊花

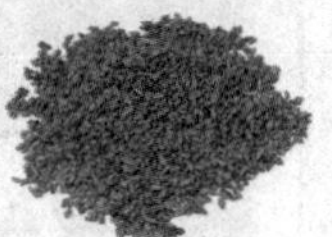
决明子

通便药茶 1 草本通便茶——清润通肠+减脂排毒

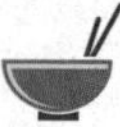

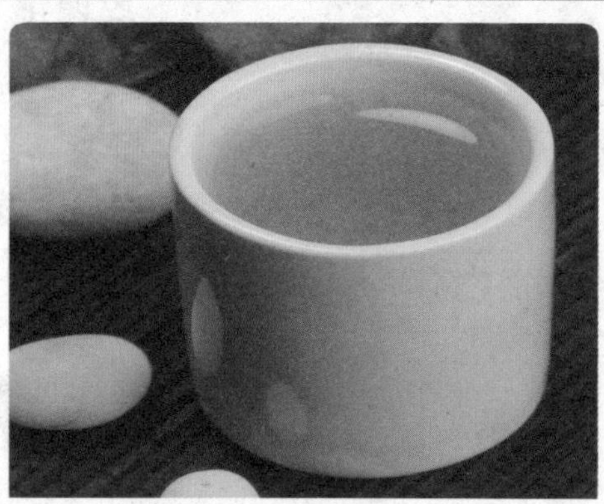

◎材料 玫瑰花、决明子、山楂、陈皮、甘草、薄荷叶各适量，白糖少量

◎制作 ①将玫瑰花、决明子、山楂、陈皮、甘草、薄荷叶分别洗净。②然后放入水中煮10余分钟，滤去药渣。③加适量白糖即可饮用。

◎功效 本品适合食后腹胀、烦躁易怒、便秘、高血压、肥胖症等患者饮用。

通便药茶 2 荷叶乌龙茶——利水消肿+润肠排毒

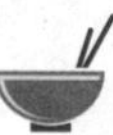

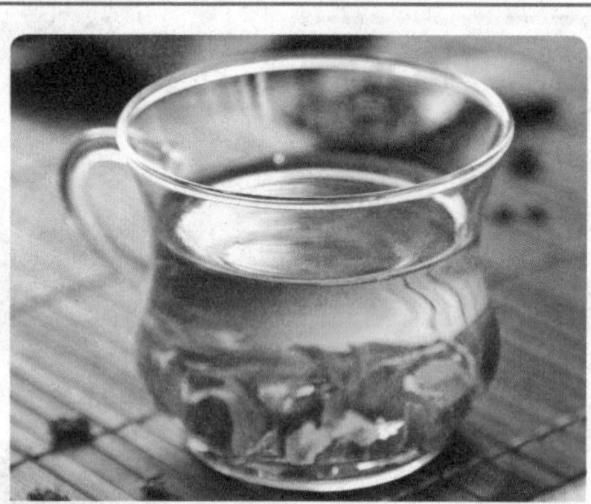

◎材料 干荷叶10克，乌龙茶5克

◎制作 ①用清水将荷叶、乌龙茶分别冲洗干净，放入杯中，加入适量沸水冲泡。②泡水当茶饮，三餐饭前饭后各饮一次，连服一个月。

◎功效 本品可促进肠道蠕动、排出毒素、排水利尿、健康消脂。女性应少饮，孕妇忌饮。

通便药茶 3 荷叶绿茶——清润通肠+减脂排毒

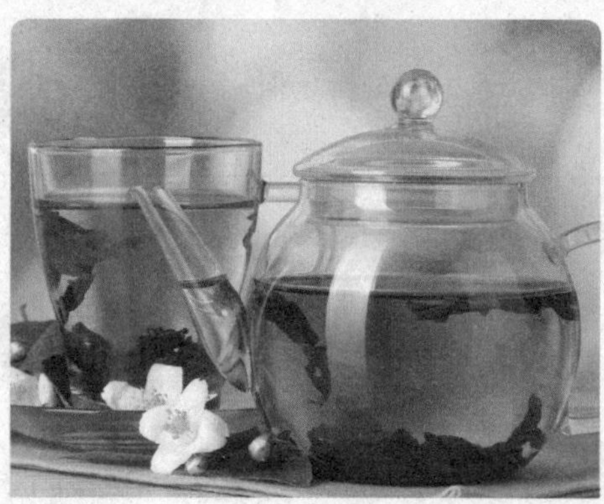

◎材料 干荷叶10克，绿茶10克

◎制作 ①用清水将荷叶、绿茶分别冲洗一下，放入杯中，加入适量沸水冲泡。②泡水当茶饮，三餐饭前饭后各饮一次，连服一个月。

◎功效 本品可促进肠道蠕动、排出毒素、防衰老、防癌、抗癌、杀菌、消炎。孕妇忌饮。

通便药茶 4 决明子明目茶

清润通肠+减脂排毒 

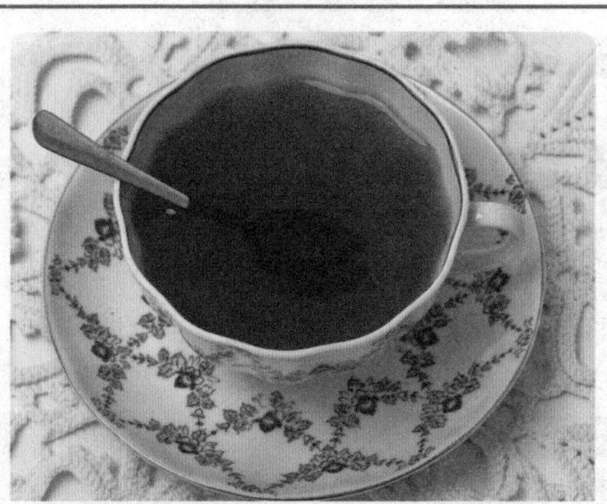

◎材料 决明子30克

◎制作 ①用清水将决明子冲洗一下，放入锅中，加入适量清水，以大火煮沸，转小火继续煎煮5分钟。②去渣取汁，倒入杯中，分两次服用。

◎功效 本品具有清肝明目、润肠通便的功效，适合慢性热结便秘者饮用。便溏泄泻者慎服。

通便药茶 5 番泻叶茶

清润通肠+减脂排毒 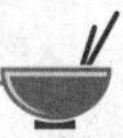

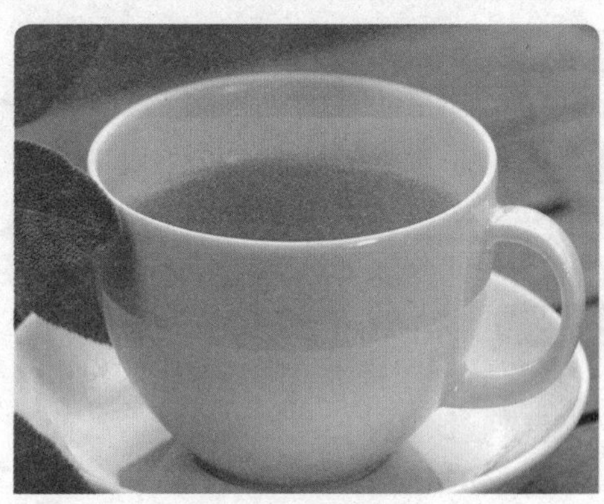

◎材料 番泻叶2～6克

◎制作 ①番泻叶用清水冲洗干净，放入壶中，加入适量开水。②盖上盖闷5分钟，去渣后取汁，倒入杯中即可饮用。

◎功效 本品有泻下导滞之功，大剂量攻下，能治疗热结便秘；小剂量缓泻，适用于习惯性便秘及老年便秘者。

通便药茶 6 玫瑰红茶

去油减脂+净化肠胃 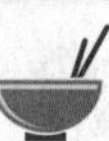

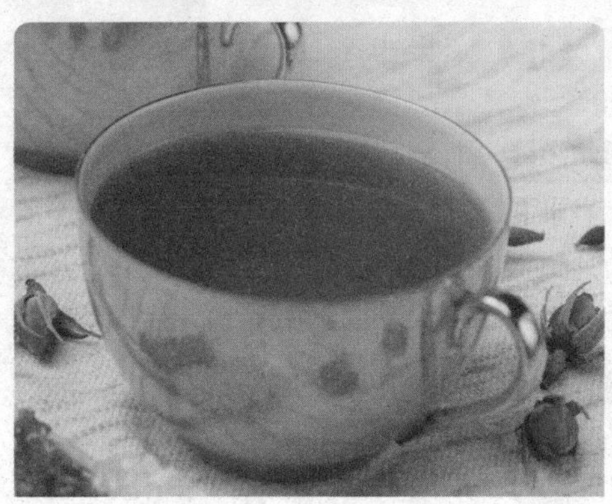

◎材料 红茶2茶匙或1~2袋，干玫瑰花5朵，蜂蜜适量，回冲总水量500毫升

◎制作 ①红茶、玫瑰花置于壶内。②把水煮沸，放置温度降至85℃时，倒入壶中。③浸润10分钟，可调入蜂蜜即可。

◎功效 本品能养颜美容、放松精神、调经补血、润肠通便，适宜一般人群饮用。但体质偏寒的人或是孕期、经期的女性不宜多饮。

通便药茶 7 姜汁红茶——补血生津+润肠通便

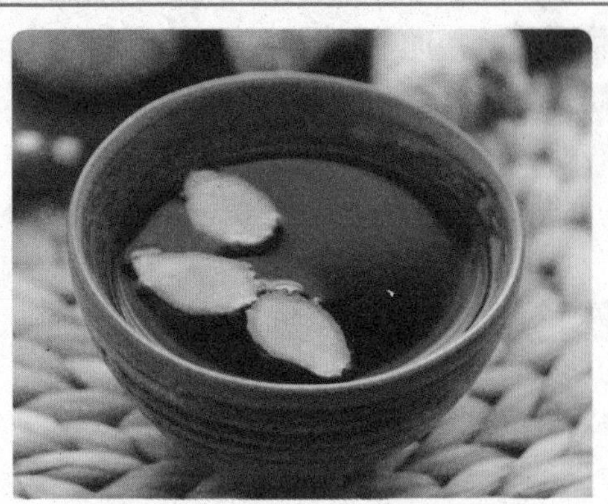

◎材料 红茶2茶匙或1~2袋，老姜1块（20克），回冲总水量500~1000毫升

◎制作 ①将老姜拍碎，切片备用。②把红茶放在壶内，把水煮沸后，把老姜片放入沸水中熬煮20分钟。③熄火后，姜汁静置至85℃以下时，冲入壶内，浸润红茶5分钟即可。

◎功效 本品促进汗腺分泌、提高新陈代谢功能、改善血液循环，便秘者宜饮。

通便药茶 8 紫苏梅绿茶——去油减脂+净化肠胃

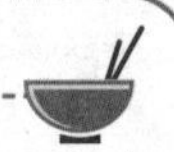

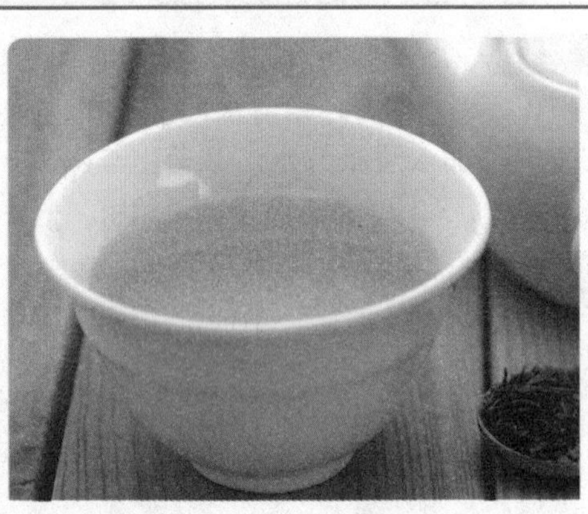

◎材料 绿茶2茶匙或1~2袋，紫苏梅3颗，回冲总水量500毫升

◎制作 ①水沸后静置至80℃以下。②茶壶内放入绿茶和紫苏梅，加水回冲。③泡5分钟即可。

◎功效 本品有生津润喉、去油减脂、净化肠胃、利尿排毒、降低血脂的作用，便秘患者宜饮。孕妇或经期女性若欲饮，可减少绿茶的比例。

通便药茶 9 苹果绿茶——清润通肠+排毒

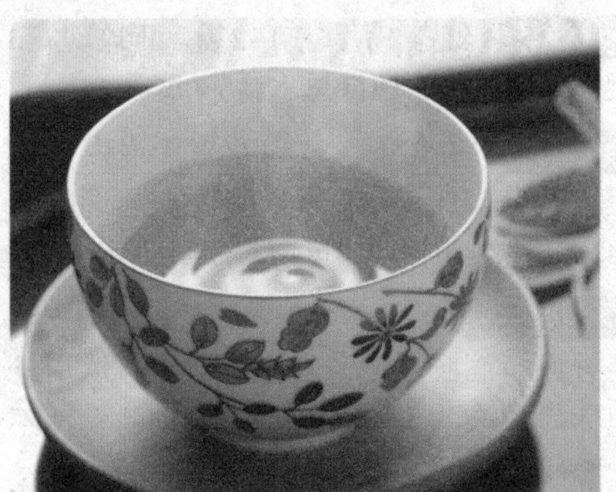

◎材料 苹果半个，绿茶粉1匙，开水200毫升

◎制作 ①苹果洗净去皮，切小块。②把苹果和水放入榨汁机中压榨成泥，连渣带泥倒入杯中待用。③绿茶粉用50毫升水调匀，加入苹果汁内，搅拌均匀后即食。

◎功效 本品可促进新陈代谢、去油减脂、利尿排毒，便秘者宜饮。经期女性、孕妇或坐月子期间女性，应减少绿茶摄取量。

通便药茶10 玫瑰蜜枣茶——调经养颜+生津通便

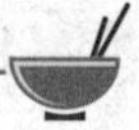

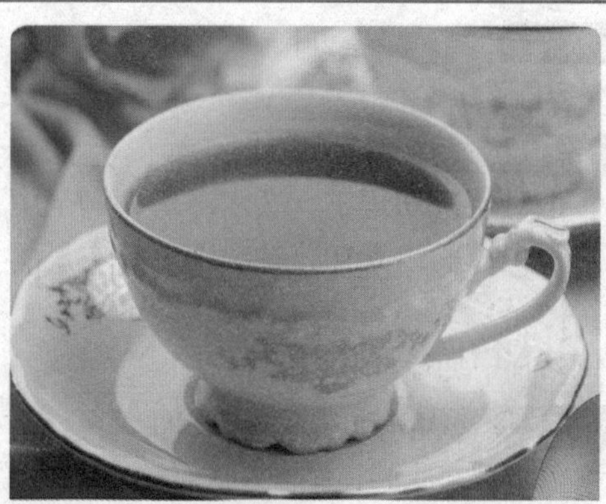

◎材料 干玫瑰花6朵，蜜枣干4颗，回冲总水量500毫升

◎制作 ①水沸后放入蜜枣干继续滚煮2分钟。②将玫瑰花放在壶中备用。③待蜜枣茶降至80℃再倒入壶中，浸润玫瑰花6分钟即可。

◎功效 本品可调经养颜、促进血液循环、帮助消化、生津通便。但孕妇、肠胃功能不佳者或严重腹泻者不宜饮用。

通便药茶11 茉香玫瑰茶——清润通肠+减脂排毒

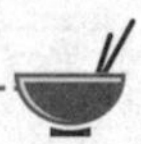

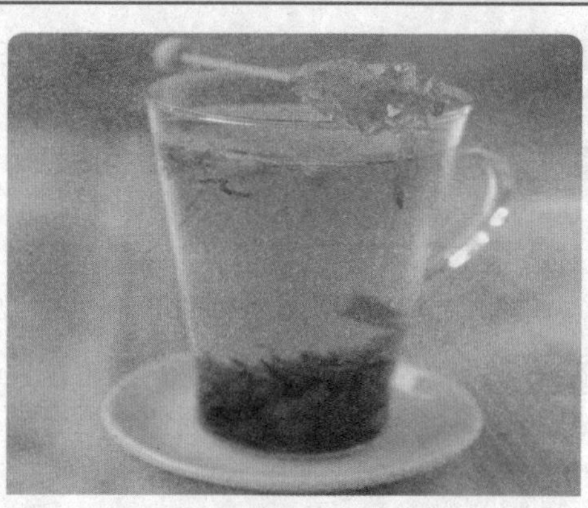

◎材料 茉莉花10朵，玫瑰花5朵，回冲总水量500毫升

◎制作 ①将玫瑰花、茉莉花放在茶壶中备用。②水沸后静置片刻，等水温降至80℃以下，再回冲泡入壶内。③浸润花朵5分钟即可。

◎功效 本品有清热降火、润泽肌肤、缓解压力、调经理气、润燥通便的功能，适合月经不调、心烦气躁和便秘者饮用。

通便药茶12 金菊玫瑰花茶——生津通便+清热解毒

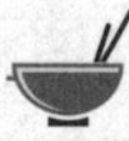

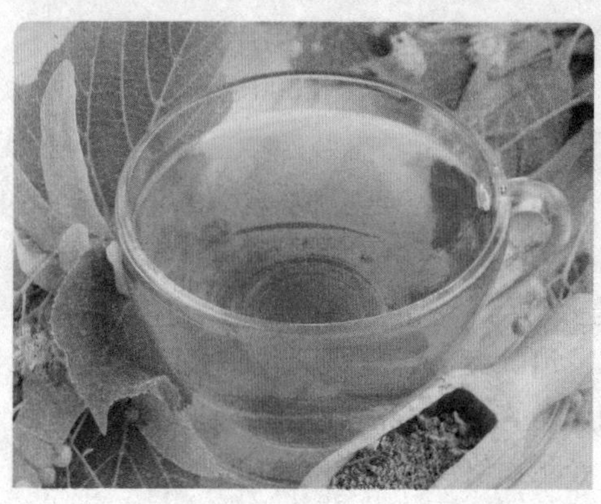

◎材料 金银花20克，黄菊花10克，玫瑰花6朵，回冲总水量500毫升

◎制作 ①将三种花放入壶中备用。②水煮开后静置至80℃以下，再冲泡入壶中。③浸润10分钟即可。

◎功效 本品能清热解毒、降火消暑、退火消炎、疏肝解郁、生津通便；适合心烦气躁、心悸失眠、便秘者饮用。

通便药茶13 蜂蜜芦荟茶 养颜瘦身+润肤美白

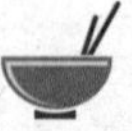

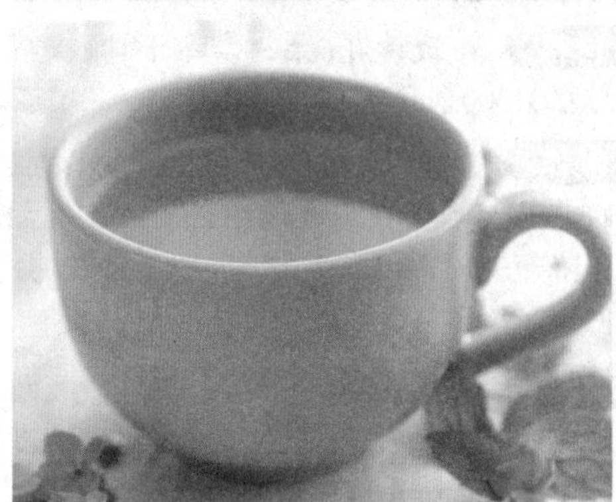

◎材料 新鲜芦荟2叶，蜂蜜适量，开水300~500毫升

◎制作 ①将芦荟叶洗干净，去掉外皮，把透明肉切成丁。②水沸后，调至中火，放入芦荟肉煮10分钟。③见叶肉呈熟软半融解状态、汁液释出时，即可熄火。④倒入杯中加蜂蜜调味。

◎功效 本品可润肠通便、润肤美白，适合面色暗沉、肥胖、便秘者饮用。

通便药茶14 薄荷甘草玫瑰茶 清热解郁+润肠通便

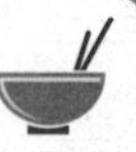

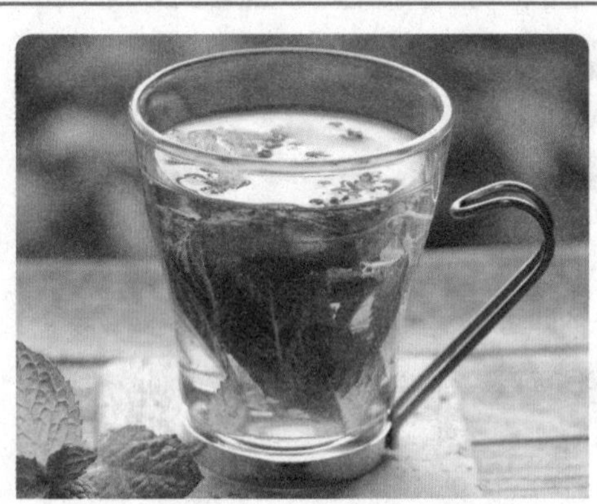

◎材料 新鲜薄荷叶10片，甘草2~3片，玫瑰花5朵，回冲总水量500毫升

◎制作 ①将薄荷叶洗净，用手稍微搓揉后连同玫瑰花一起放入壶中。②水沸后，加入甘草继续煮10分钟。③当甘草水降至80℃时，回冲入壶内，浸润10分钟即可。

◎功效 本品能调经理气、舒缓解压、清热解郁、润喉生津、润肠通便，适合神经紧张、头痛头胀、便秘不畅者。

通便药茶15 薄荷柠蜜茶 清润止咳+润肠通便

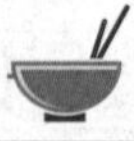

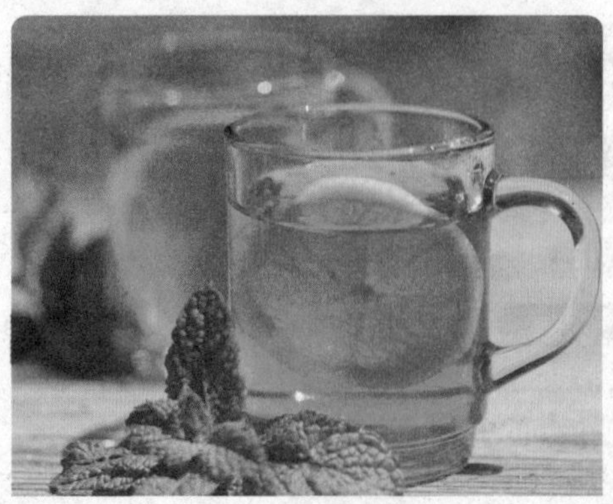

◎材料 新鲜薄荷叶10片，柠檬1/2个，蜂蜜适量，回冲总水量500毫升

◎制作 ①将薄荷叶洗净，用手稍微搓揉后放入茶壶中。②水沸后放凉至85℃冲入壶中，浸润薄荷叶6~10分钟，调入蜂蜜即可。

◎功效 本品可提神醒脑、减压、清热解郁、消除疲劳、促进消化、去除油腻感、加速新陈代谢、消肿化淤、润泽内脏、美白养颜。孕妇宜降低薄荷比例或不饮用。

通便药茶16 四仙女茶——清润通肠+除热生津

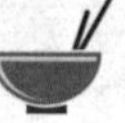

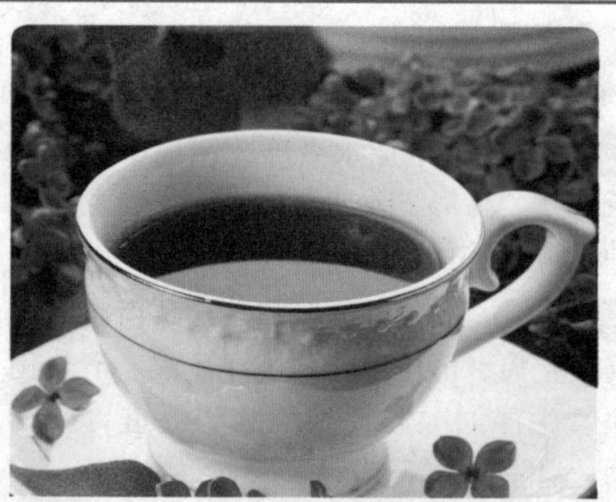

◎材料 决明子20克，山楂10克，陈皮10克，甘草5克，回冲总水量500毫升

◎制作 ①加入决明子、山楂、陈皮和甘草，调成中火，煮30分钟。②熄火后，趁热饮用或温服。

◎功效 本品可理肠通便、养肝明目、活血生津、散癖消肿、化散行滞气、理肠消食、祛热、生津止渴、补脾肾。有慢性胃肠炎或容易胃痛者不宜多饮。

通便药茶17 决明子大枣枸杞茶——润肠通便+清热明目

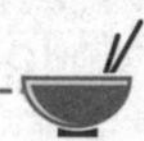

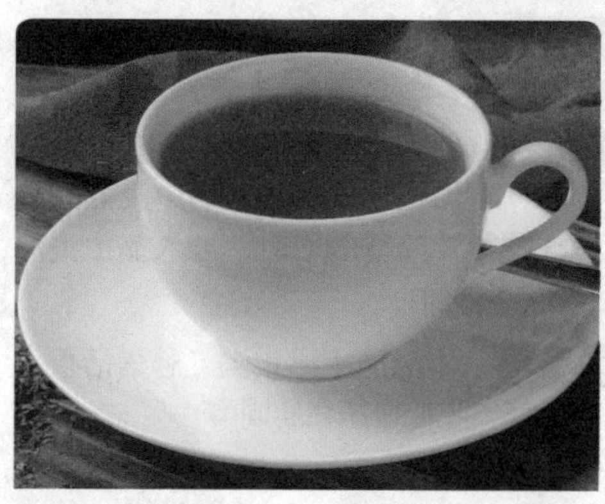

◎材料 决明子20克，大枣6颗，枸杞子10克，回冲总水量500~1000毫升

◎制作 ①锅中加入适量清水煮沸，转成中火，放入决明子和大枣煮30分钟。②熄火前加入枸杞子一起浸润5~10分钟，去渣去汁，倒入杯中即可饮用。

◎功效 本品可润肠通便、活血理气、养肝明目、利尿消肿、养心润肺。

通便药茶18 荷叶薏仁茶——清润肠道+降脂减肥

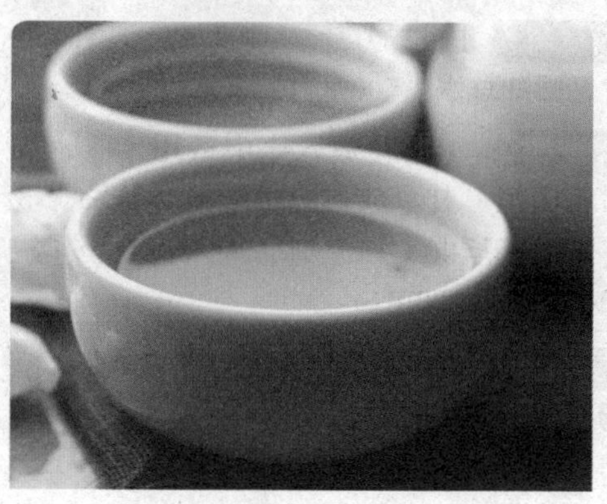

◎材料 干荷叶10克，薏苡仁20克，蜂蜜适量，回冲总水量500毫升

◎制作 ①将薏苡仁浸泡2小时备用。②将荷叶洗净，剪成片状或条状备用。③水沸后将薏苡仁和荷叶一同放入水中，中火熬煮30分钟，水呈浅绿色，加入蜂蜜即可。

◎功效 本品可清热消暑、润肠通便、改善水肿、调节内分泌、润肤美白、减少斑点、润肺化痰、散癖去滞气。

通便药茶19 竹叶梅瑰茶 清热化痰+生津润肠

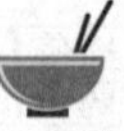

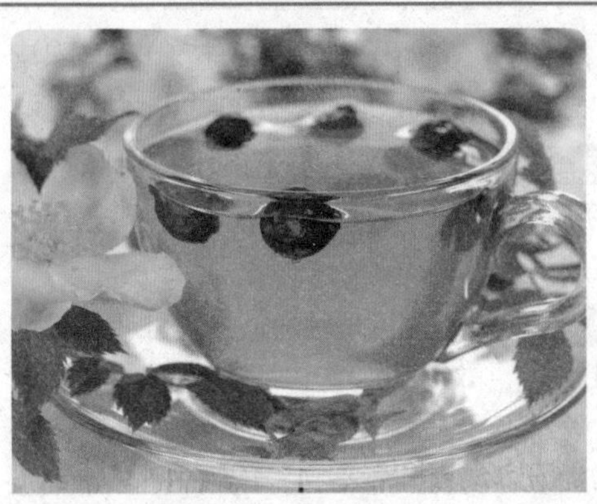

◎材料 淡竹叶10片，乌梅3颗，玫瑰花5朵，蜂蜜适量，回冲总水量500毫升

◎制作 锅中加水煮沸，调成中火，把淡竹叶、乌梅、玫瑰花放进锅里，煮15分钟，倒入杯中即可。

◎功效 本品可调经理气、美白肌肤、消炎止痛、舒压解闷、生津止渴、清热化痰、生津润喉、提神醒脑、促进胃肠蠕动、消除水肿等。

通便药茶20 桂花党参山楂茶 清润通肠+减脂排毒

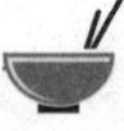

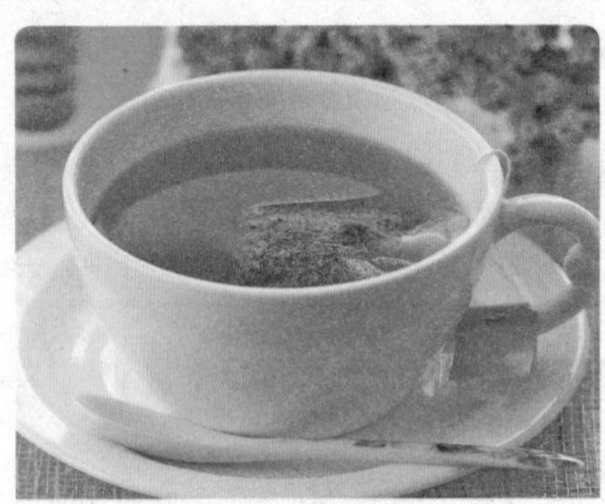

◎材料 桂花10克，党参5克，山楂5克，回冲总水最500毫升

◎制作 ①取适量桂花放入茶壶中。②水沸后，将山楂、党参放入锅中浸煮30分钟。③待茶汁降至80℃时，冲入壶中浸润桂花5~6分钟即可。

◎功效 本品能生津止渴、补气活血、化痰祛瘀、降低血压和胆固醇。

通便药茶21 山菊甘草茶 消食降脂+润肠通便

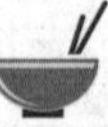

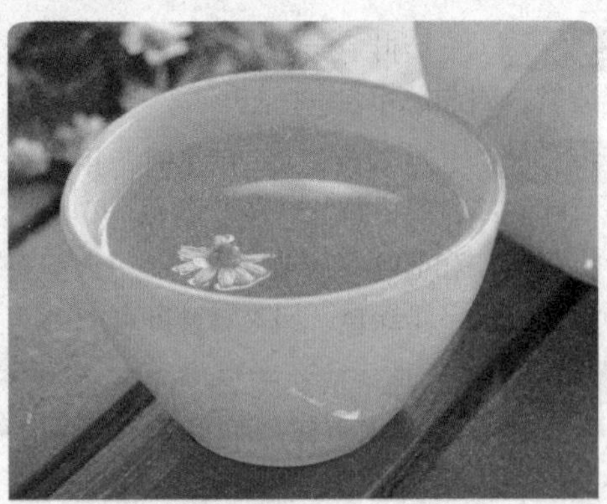

◎材料 山楂10片，菊花5朵，甘草2片，回冲总水量500毫升

◎制作 ①菊花放入壶中备用。②水沸后将山楂、甘草放入沸水中煮10分钟。③待水温降至80℃以下时，冲入壶中。④浸润菊花5分钟即可。

◎功效 本品能生津止渴、消食降脂、润肠通便、清热解毒、养肝明目。

通便药茶22 山楂乌梅甘草茶——生津止渴+消食降脂

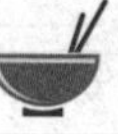

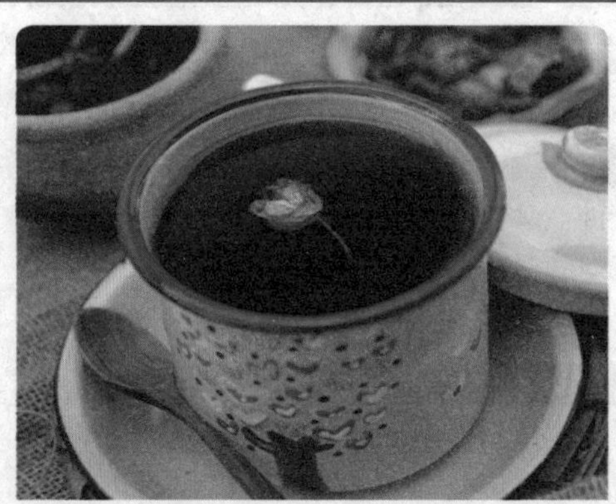

◎材料 山楂10片，乌梅5颗，甘草1片，回冲总水量500~1000毫升

◎制作 ①锅中加水煮沸，调成中火，放入山楂、乌梅，煮10分钟。②加入甘草，浸煮3分钟，倒入杯中即可。

◎功效 本品能生津止渴、消食降脂、润喉消肿、提神益气、护脾保胃、清热去火，适合便秘患者饮用。

通便药茶23 菊花普洱茶——通便消脂+祛痰泻热

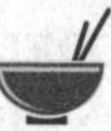

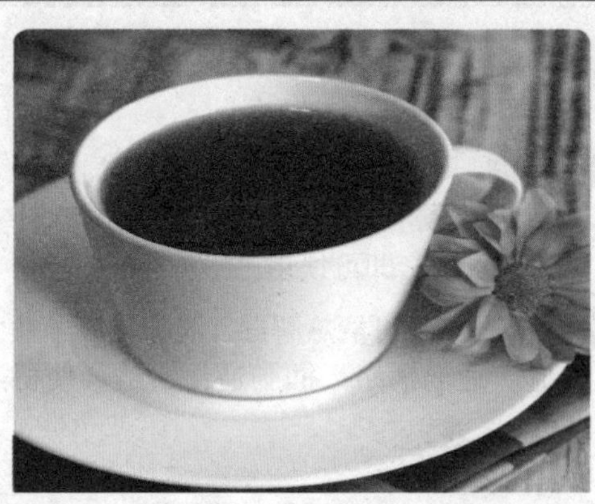

◎材料 菊花5~6朵，普洱茶叶适量(依喜好增减)，开水适量

◎制作 ①将茶叶放入水中，第一泡以热水冲3~5分钟后倒掉。②再将菊花放入，加水煮5~10分钟即可。

◎功效 本品能消脂通便、促进消化、祛痰泻热、明目清神，适合肥胖者、便秘患者饮用。

通便药茶24 麦芽山楂茶——清润通肠+减脂排毒

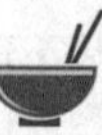

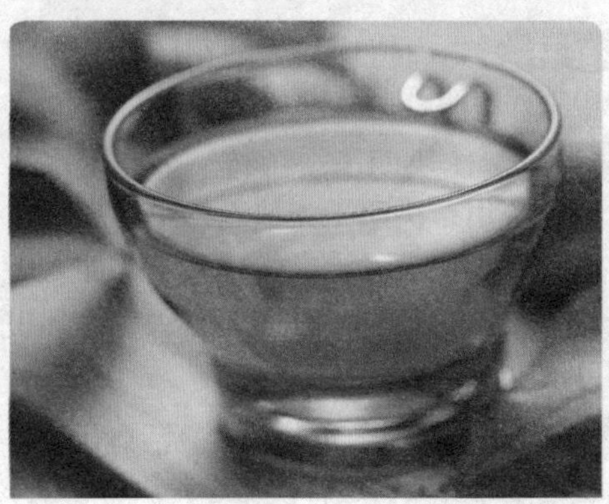

◎材料 炒麦芽20克，山楂5克，开水500毫升

◎制作 ①锅中加水煮沸，调成中火，加入麦芽、山楂煮20分钟。②去渣取汁，倒入杯中即可饮用。

◎功效 本品可生津止渴、消食降脂、抗癌、降低胆固醇、通便、降血糖、补虚养血，适合便秘患者饮用。

通便药茶25 苦丁蜂蜜茶——清热消暑+降压减肥

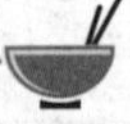

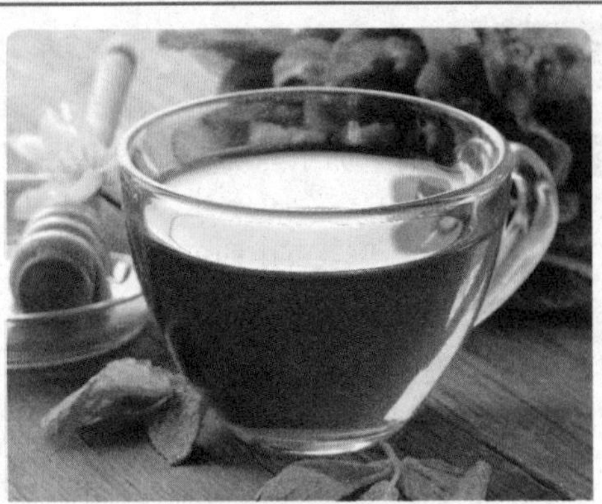

◎材料 苦丁25克，蜂蜜适量，回冲总水量500毫升

◎制作 ①水煮开后，加入苦丁再煮10分钟。②调入蜂蜜即饮。或第二天清晨起床空腹饮苦丁蜂蜜茶后，再喝上一杯白开水，一般2~4小时后可通便。

◎功效 本品有清热消暑、生津止渴、利尿强心、降压减肥、抗衰老、活血脉、润肠通便、消炎等多种功效。

通便药茶26 金银洛神蜂蜜茶——清热解毒+润肠通便

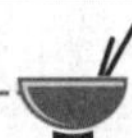

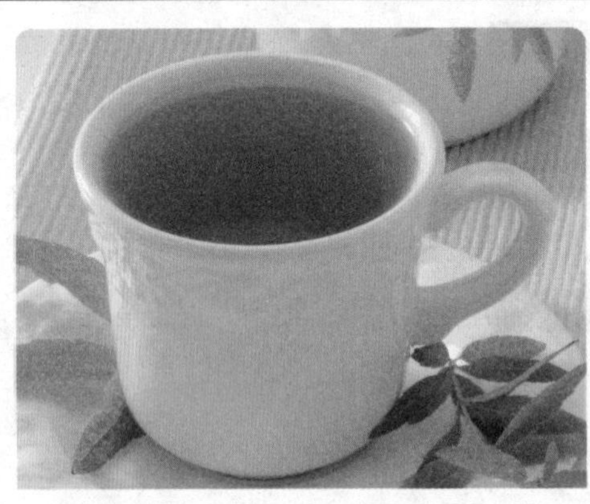

◎材料 金银花10克，洛神花3朵，蜂蜜适量，回冲总水量500毫升

◎制作 ①锅中加水煮沸，加入金银花、洛神花煮5分钟，去渣取汁，倒入杯中。②调入蜂蜜即可饮用。

◎功效 本品可清热解毒、润肺化痰、补血养血、通筋活络、润肠通便，适合便秘患者饮用。

通便药茶27 山菊子茶——活血化瘀+降脂减肥

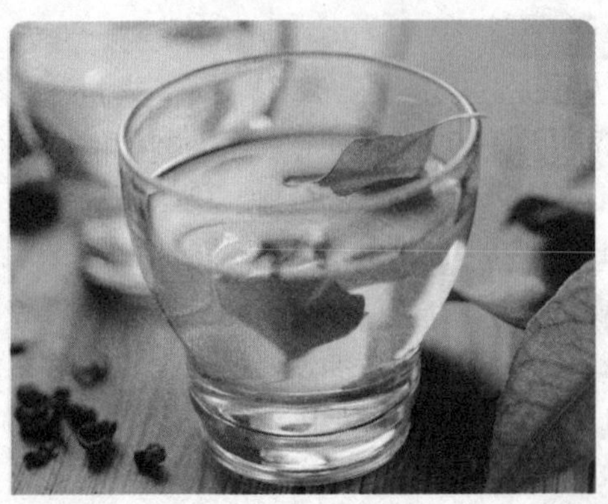

◎材料 生山楂10片，菊花10朵，决明子10克，回冲总水量500毫升

◎制作 ①决明子、山楂、菊花用水冲洗干净备用；决明子先放入锅中，加入适量清水，以大火煮沸，转中火。②加入山楂、菊花再煮5分钟，去渣取汁，倒入杯中即可饮用。

◎功效 本品具有清热明目、活血化瘀、润肠通便的功效，适合便秘患者饮用。

通便药茶28 洛神花茶 清润通肠+减脂排毒

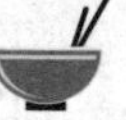

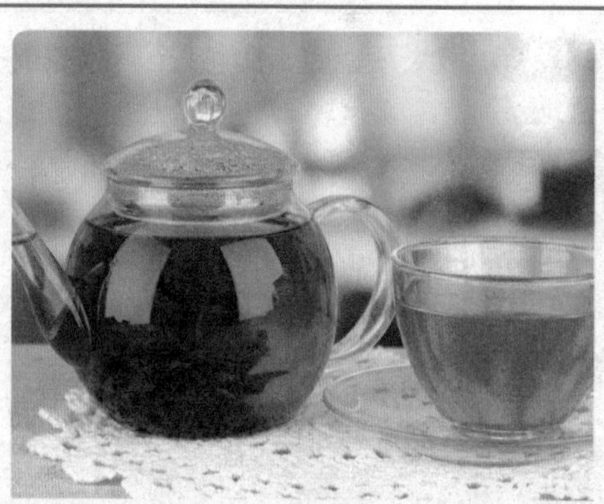

◎材料 洛神花5克，冰糖或蜂蜜适量

◎制作 取洛神花用清水稍微冲洗一下，放入壶中，用温开水冲泡第一泡，倒出后加入开水冲泡第二泡，加入适量的冰糖或蜂蜜，代茶饮。

◎功效 长期饮用本品可润肠通便，有助于降低人体血液中的总胆固醇值和甘油三脂值，达到防治心血管疾病和减肥的功效。

通便药茶29 洛神玫瑰茶 活血祛瘀+润肠通便

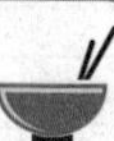

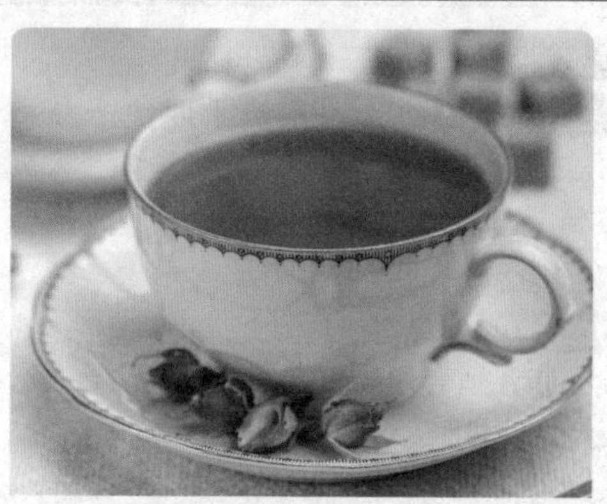

◎材料 荷叶3克，玫瑰花3朵，洛神花3朵，蜂蜜适量

◎制作 ①锅中加水，大火烧开，加入荷叶、洛神花、玫瑰花煮5分钟，去渣取汁，倒入杯中。②调入蜂蜜即可饮用。

◎功效 本品可调经理气、活血祛瘀、行气解郁、润肠通便，适合烦心忧虑者、便秘患者饮用。

通便药茶30 决明子枸杞茶 清润通肠+清泻火热

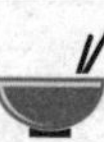

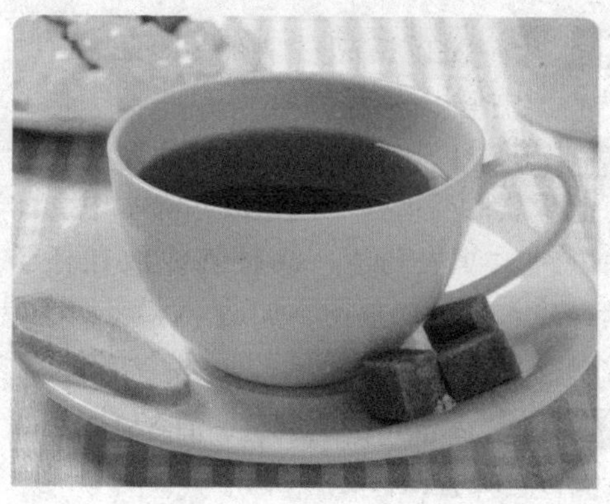

◎材料 决明子15克，枸杞9克，杭白菊5克，生地黄5克

◎制作 将单味炒决明子或已打碎的决明子15克，与枸杞、杭白菊、生地黄一同泡服，以茶代饮，直至茶水无色。若老年人有气虚之症，宜加生晒参3克同泡服。

◎功效 本品能清肝泻火、养阴明目、润肠通便、降压降脂。

通便药茶31 玉米须山楂茶——开胃消食+去水消脂

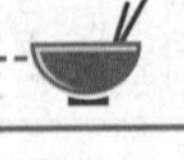

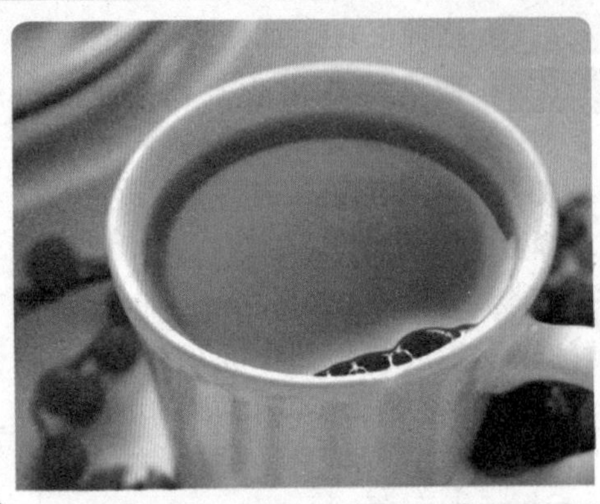

◎材料 玉米须10克，山楂2个，冰糖或蜂蜜适量

◎制作 ①玉米须把变黑的、脏的部分去掉，用水清洗几遍，然后扎成一小捆。②山楂和玉米须放入锅中，倒入适量清水。③大火把水烧开后，转小火再烧10分钟，待水稍凉后加入冰糖或蜂蜜调味。

◎功效 本品可开胃消食，健脾益气，消脂去水。

通便药茶32 大黄绿茶——清热泻火+润燥通便

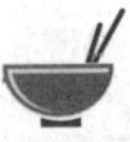

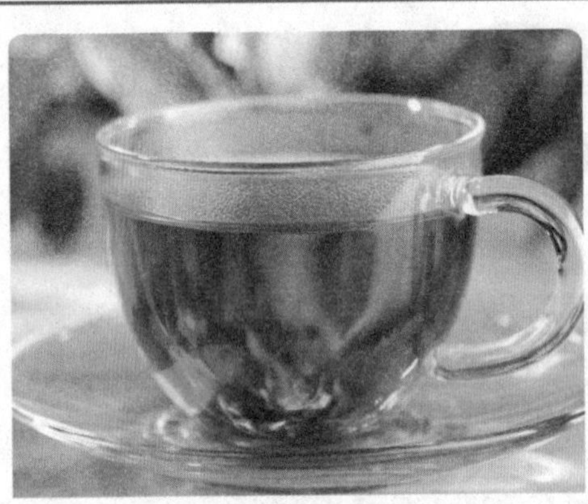

◎材料 大黄2克，绿茶6克

◎制作 ①将大黄用清水冲洗干净备用。锅中加入适量清水，煮沸。②将大黄与绿茶一起倒入沸水中煮5分钟，去渣取汁，倒入杯中即可饮用。

◎功效 本品可清热泻火，润燥通便，消食去脂，适合便秘患者饮用，但孕妇及行经期女性忌服。

通便药茶33 薏仁通便茶——清热消暑+健脾安神

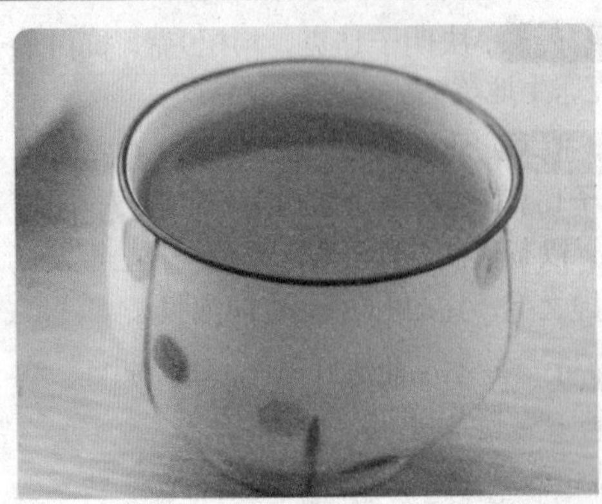

◎材料 薏苡仁10克，陈皮10克，荷叶10克，山楂15克，冰糖适量

◎制作 ①将薏苡仁洗净，泡发至软。②把薏苡仁、荷叶、山楂放入沸水中煮10余分钟，滤去药渣。③把陈皮放在杯子里，冲入薏苡仁茶汤，加适量冰糖，即可饮用。

◎功效 本品可清热解暑、消食降脂、健脾安神，适合便秘患者饮用。

通便药茶34 枸杞茯苓红茶 健脾益肾+利尿通淋

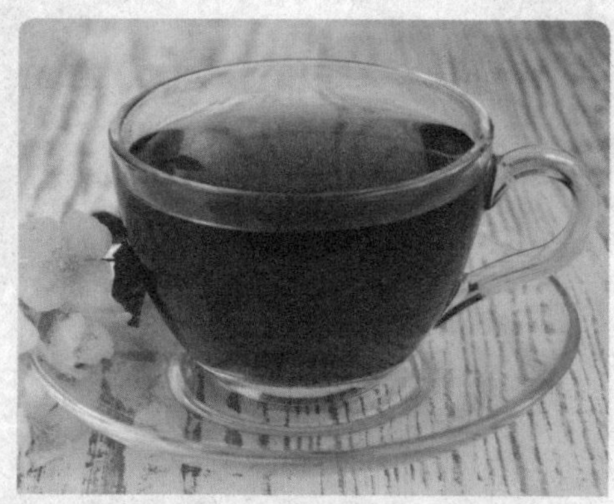

◎材料 枸杞子50克，茯苓100克，红茶100克

◎制作 ①将枸杞子与茯苓共研为粗末。②每次取5~10克，加红茶6克，用开水冲泡10分钟，取汁液即可饮用。

◎功效 本品具有健脾益肾，利尿通淋的功效，适用于慢性肾炎、少尿、尿痛、尿道炎患者等。

通便药茶35 枸百玫瑰茶 清热消炎+润肠通便

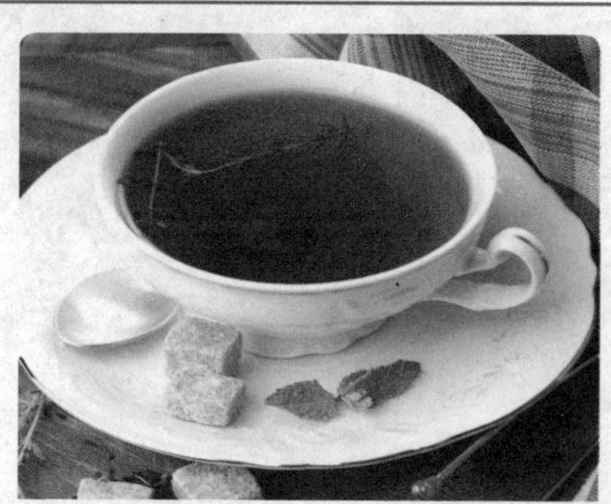

◎材料 枸杞子15克，百合10克，马鞭草5克，玫瑰花6朵，蜂蜜适量

◎制作 ①枸杞子、百合、马鞭草分别洗净。②放入沸水中煮20分钟，滤去药渣。③玫瑰花放在杯子里，冲入滚沸茶汤，泡10分钟即可。

◎功效 本品可利尿通淋、消气除胀、清热消炎、生津解渴、滋润心肺、润肠通便，适合便秘患者饮用。

通便药茶36 荷叶茯苓茶 清肝明目+润肠通便

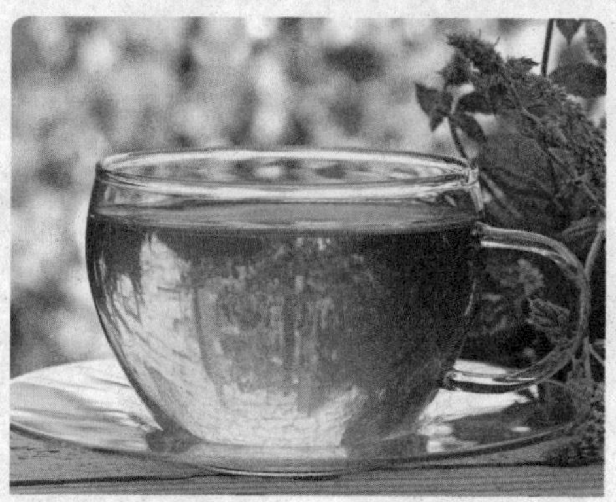

◎材料 荷叶10克、决明子10克、茯苓10克、紫苏5克、山楂2颗、乌龙茶5克

◎制作 ①荷叶、决明子，紫苏、山楂分别洗净。②把荷叶、决明子、茯苓、山楂、乌龙茶放进水壶中加1000毫升水煮沸，续煮10分钟，滤去药渣。③将紫苏放在茶杯中，加入沸药茶汤泡10分钟即可。

◎功效 本品可清肝明目、润肠通便、利水渗湿、消食化积、行气散瘀。

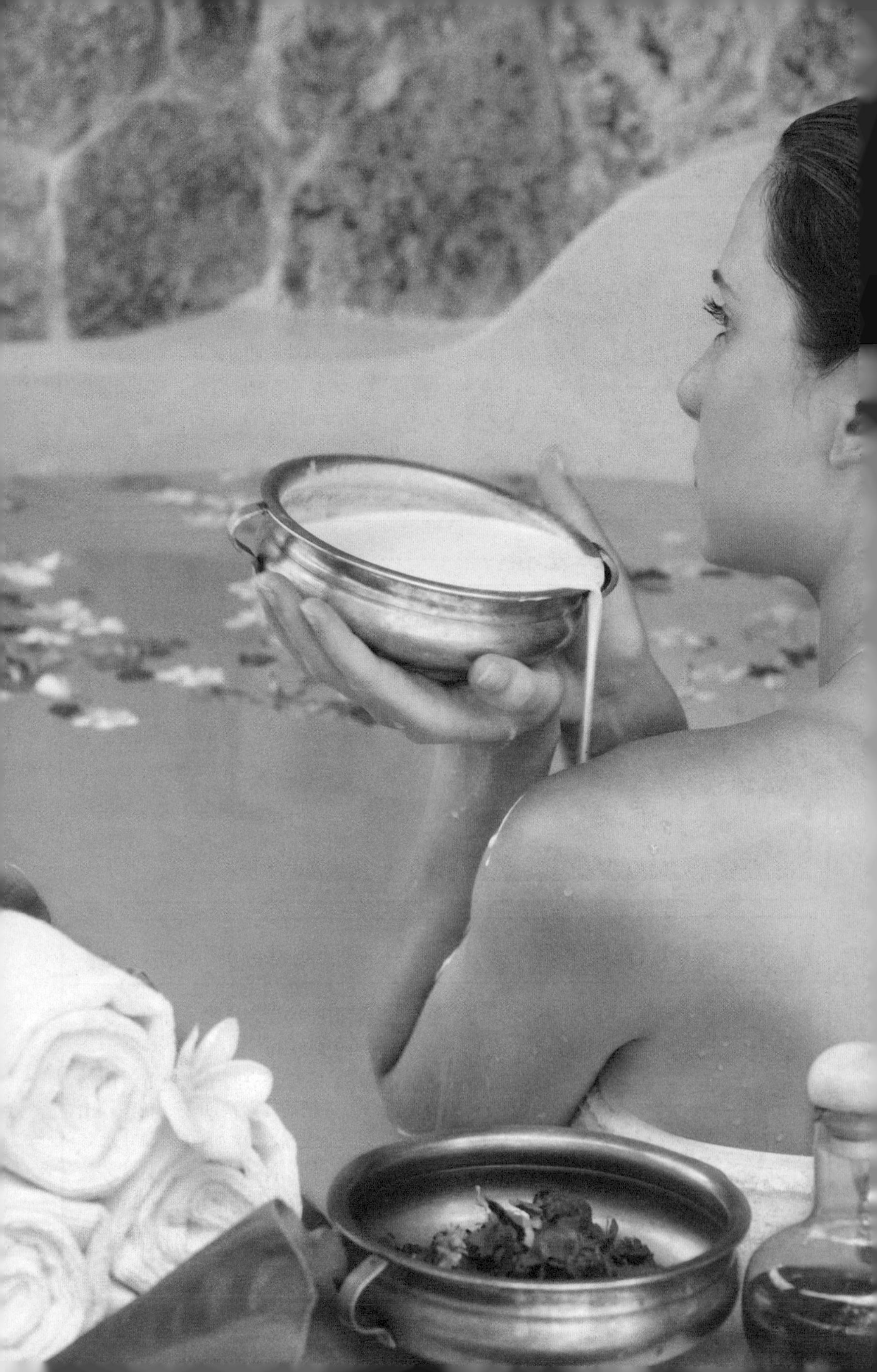

第七章

治疗便秘的物理疗法集锦

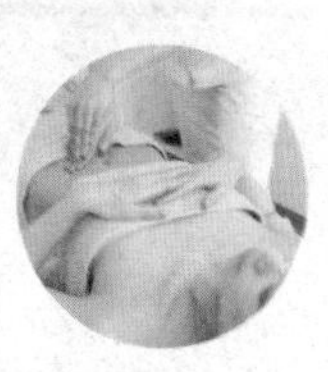

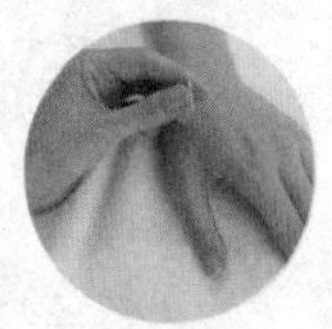

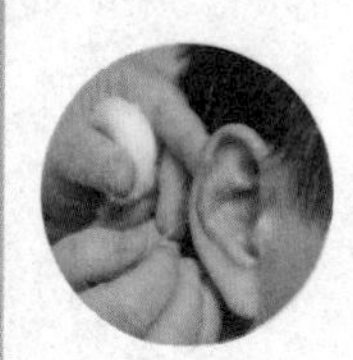

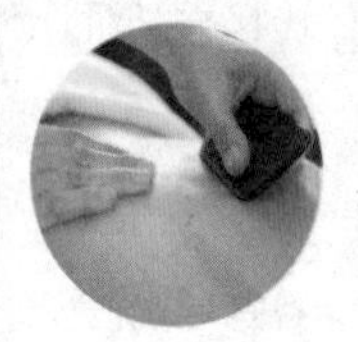

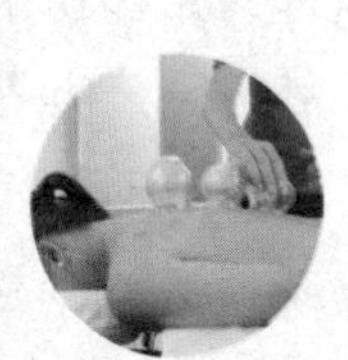

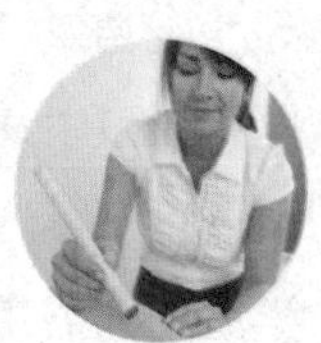

便秘是一个让多数患者很头疼的问题，有便意却怎么也解不出来，憋着非常难受，易使体内毒素堆积。而长期的毒素堆积极易使皮肤衰老速度加快，不利于美观，对身体健康造成不可估量的损害。

一般来说长期便秘的患者，常常会通过灌胃洗肠等方法来排出体内的毒素，而这种方法对身体的损伤很大，也会给患者带来痛苦，所以现在很多医学工作者不建议采用此方法，而建议通过自身调理或物理疗法来缓解或治疗便秘。早在我国古代，就有用物理疗法治疗疾病的相关记载，其历史悠久。在临床上也有数据资料显示，通过物理疗法治疗便秘的成功案例不在少数，所以此类方法是行之有效的。

从定义上讲，物理治疗是把研究和应用天然或人工的物理因子作用于人体，并通过人体神经、体液、内分泌和免疫等生理调节机制，达到保健、预防、治疗和康复目的的方法。具有见效快、无痛苦、不良反应少且疗效持久的优点，是深受广大患者推崇的治疗疾病的方法之一。总的来说，治疗便秘的物理方法有针灸、拔罐、按摩、洗浴等。

药浴治疗便秘

◎药浴通俗地说就是用中药熬成的汁液，通过擦拭、熏洗等方式来达到治疗疾病的目的。其操作方法较为简洁，方便易行，除了具有一般的药用作用外，还能缓解人体紧张的情绪。

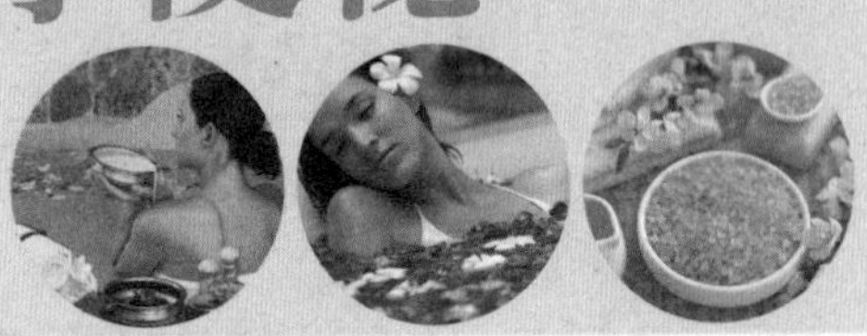

中药药浴，在中国已有几千年的历史，其渊源流传无外乎药浴治疗疾病和保健的效果明显。药浴在中医中是外治法之一，即用药液或含有药液水洗浴全身或局部的一种方法，其形式多种多样，如洗全身浴称“药水澡”；局部洗浴的又有“烫洗”“熏洗”“坐浴”“足浴”等，尤其“烫洗”最为常用。药浴是药液直接与皮肤接触，而皮肤是人体最大的器官，除有抵御外邪侵袭的保护作用外，还有分泌、吸收、渗透、排泄、感觉等多种功能。药浴疗法就是利用皮肤这一生理特性，起到治疗疾病的目的。总的来说药浴的作用原理，系药物作用于全身肌表、局部、患处，并经吸收，循行经络血脉，内达脏腑，由表及里，因而产生效应。从而起到疏通经络、调和气血、活血化瘀、驱风散寒、清热解毒、消肿散结、通络止痛、平衡阴阳、协调脏腑、濡养全身、美容保健等养生功效。现代药理也证实，药浴后能提高血液中某些免疫球蛋白的含量，促进血液循环，增强肌肤的弹性和活力。现实生活中药浴用药与内服药一样，亦需遵循处方原则，要辨病辨证，论证治疗，谨慎选药，即根据各自的体质、时间、地点、病情等因素，选用不同的方药，各司其属，以达到治疗疾病的最佳效果。根据中医的辨证分型，治疗便秘的药浴方法有以下几种：

（1）取新鲜艾叶50~100克(干品25~50克)，生姜25克(切片)，在浴缸中用沸水冲泡5~10分钟，然后冷却至适宜温度即可洗浴。洗时可撒少许食盐于小腹部，然后用艾叶和生姜在小腹部顺时针方向擦拭，直到皮肤红热为止。皮肤娇嫩者可不用食盐，直接用艾叶和生姜来擦拭，每日坚持1次，对缓解便秘大有裨益。本浴方适用于脾肾阳虚所致的大便干涩和便秘患者。

（2）取芒硝8克，大黄20克，甘遂4克，牵牛子10克。将以上药材先用清水浸泡30分钟，然后煎煮30分钟，滤去药渣，留汁洗浴。洗浴时让药液不断流动，冲洗脐部，水稍凉即停，也可将药液加热后再洗浴。本浴方具有泻热通便、润燥软坚的作用，适用于实热便秘者。

（3）取槐花30~50克，先用水泡发30分钟，然后煎煮30分钟。去渣取汁洗浴，淋浴肛门。本浴方适于老年习惯性便秘者。

针灸疗法治疗各类便秘

◎针灸是一种具有中国特色的治疗疾病的手段，其历史较为悠久。早在远古时代就有用针灸治疗疾病的相关记载。由于针灸是针与皮肤的直接接触，所以操作时要谨慎小心。

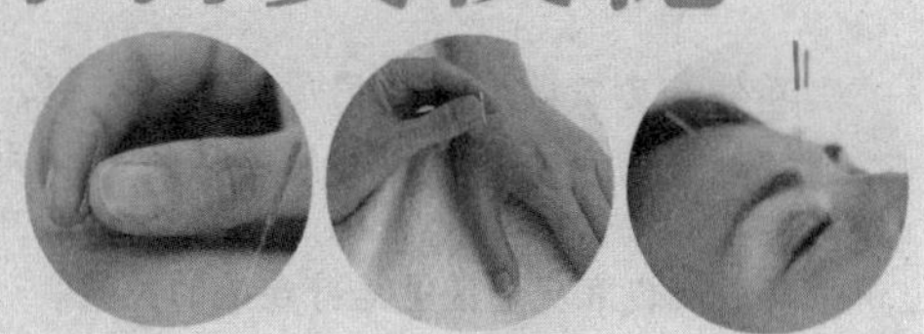

针灸是一种中国特有的治疗疾病的手段。它是一种“内病外治”的医术。针灸是针法和灸法的合称。针法是把毫针按一定穴位刺入患者体内，运用捻转与提插等针刺手法来治疗疾病。灸法是把燃烧着的艾绒按一定穴位熏灼皮肤，利用热的刺激来治疗疾病。由于针灸的治疗选择的是人体的经络及经络上的腧穴，而经络是“内络脏腑，外络肢体”的一个联络通道，所以针灸一般具有疏通经络、调和阴阳、扶正祛邪的作用。也正因为针灸有这些独特的作用，而且使用起来比较方便和经济，所以针灸学在疾病的治疗和保健方面有较广泛的应用。针灸治病和一般的中药治病一样，即要遵循中医的辨证论治、因人而治的原则，只有把病因摸清，对症治疗，疗效才得以显著。根据中医的辨证分型，主要将便秘分为燥热内结、肝火旺盛、热盛伤阴、痰热阻肺、气血不足、脾肾阳虚、气机郁滞七型，具体方法如下：

（1）燥热内结之大便燥结者治宜泻热通便，故取大肠俞、天枢、支沟、内庭、上巨虚、厉兑、曲池穴，均用泻法，持续行针5分钟，用泻法以泻热保津。运针时捻转角度小，用力轻，频率慢，时间短，大拇指向前，食指向后为补法；捻转角度大，用力重，频率快，时间长，大拇指向后，食指向前为泻法；虚则补之，实则泻之。

（2）热盛伤阴之大便燥结者治宜清热滋阴、润肠，故取大肠俞、天枢、上巨虚、三阴交、太溪穴。针刺大肠俞、天枢和上巨虚穴时用泻法，泻大肠之热，刺三阴交和太溪穴时用补发，以滋阴补液。持续行针5分钟，可每隔2小时行针1次。

（3）肝火旺盛之大便秘结者治宜清肝除热、通便，故取太冲、肝俞、大肠俞、侠溪穴，均用泻法，持续行针5分钟。

（4）气机郁滞之大便秘结者治宜疏肝理气、通便，故取中脘、阳陵泉、气海、支沟、内关穴，均用泻法，留针20分钟。

（5）痰热阻肺、腑气不通之大便秘结者治宜清热化痰、润肺通便，故取肺俞、列缺、丰隆、大肠俞、天枢穴，均用泻法，持续行针5分钟。

（6）气血不足之大便秘结者治宜补气养血，故取脾俞、胃俞、气海、足三里、三阴交、大肠俞、关元穴，均用补法，留针10分钟。

耳针疗法治疗便秘

◎耳针和足底按摩的作用原理基本类似，都是通过刺激的方法，作用其所在区域的相关反射区来达到治疗疾病的目的。其操作简单，在施以耳针时找准反射区是治疗疾病的关键。

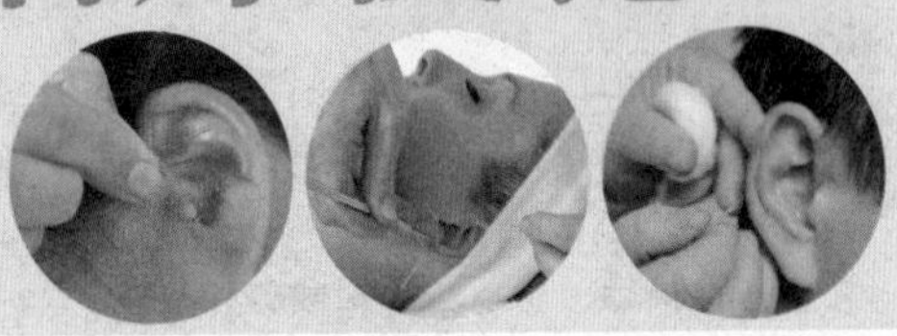

耳针是指使用短毫针针刺或其他方法刺激耳穴，以诊治疾病的一种方法。耳与脏腑的生理、病理有着密切的联系。医书记载："耳者，宗脉之聚也""南方赤色，入通于心，开窍于耳，藏精于心""耳珠属肾，耳轮属脾，耳上轮属心，耳皮肉属肺，耳背玉楼属肝"等。这些都表明耳与人体脏腑之间的联系。现代科学研究也表明，耳与脏腑器官在生理上有着密切联系，不仅存在着相关性，而且具有相对特异性，这为耳针法诊治疾病提供了客观依据。

耳穴在耳廓的分布呈现着一定规律，其分布图就像一个倒置的胎儿，头部朝下，臀部朝上。其分布规律为：与头面部相应的耳穴在耳垂和耳垂的邻近；与上肢相应的耳穴在耳舟；与躯干和下肢相应的耳穴在对耳轮和对耳轮上脚、对耳轮下脚；与内脏相应的耳穴多集中在耳甲艇和耳甲腔，而消化道的耳穴环形排列在耳轮脚周围。

耳针疗法易于掌握，操作简便，应用广泛，尤其对各种疼痛、急性炎症以及一些慢性病均有较好疗效。根据经络学说的观点，当人体发生疾病时，耳壳上的相应区域便会出现一定的反应点。因此耳针疗法，最重要是找到病变部位相应的点，找准了点才能对症治疗，疗效显著。对便秘这类病症来说，其病症主要在消化道，所以应取消化道的一些反射区和穴位，具体方法有以下几种：

（1）取大肠、直肠、脾、交感等穴位，采用针刺法时要强刺激后留针15分钟，留针期间捻转2次。

（2）取耳部大肠、直肠下段、便秘点、内分泌、皮质下、交感为主穴；配脾、胃、肝、胆、肾耳穴，贴压王不留行籽，留滞15~20分钟，治疗习惯性便秘。

（3）取大肠、腹、直肠、皮质下为主穴，配以耳穴的脾、肺。在以上的各个穴位采用王不留行籽贴压，留滞15分钟。治疗脾虚气弱型老年性便秘。

（4）取直肠下段为主穴，配以耳穴三焦，采用绿豆耳压法，留滞15分钟。治疗实热性便秘。

另外，也可以抚摸耳轮脚棘前上方的耳轮处，可治疗便秘、腹泻、脱肛、痔疾等病症。

揉腹法治疗便秘

◎揉腹法总的来说是推拿的一个重要分支，早在古代就有人通过推拿腹部来达到养生以及治疗疾病的目的，流传至今，其疗效也显而易见。

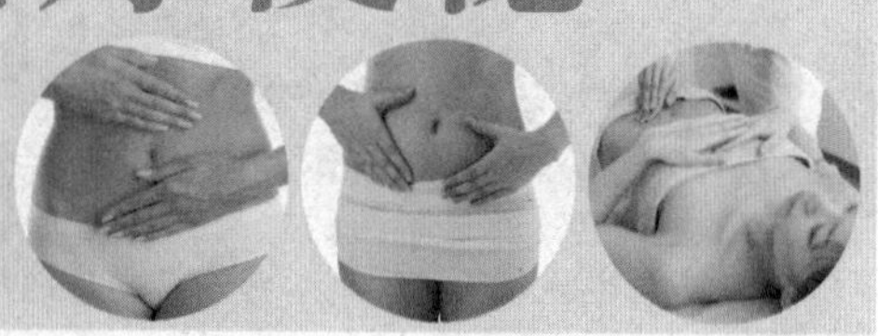

揉腹保健法又称为“内壮法”，即通过一整套简单有序的轻柔按摩方法，使内脏元气汇聚，气血运行通畅，而达到“内气强壮”的目的。中医学的观点认为，“背为阳，腹为阴”。腹部是五脏六腑所居之处，有肝、脾、胃、胆、大肠、小肠、肾、膀胱等脏器的分布，因而腹部被喻为：“五脏六腑之宫城，阴阳气血之发源。”现代医学认为，揉腹可增加腹肌和肠平滑肌的血流量淋巴液循环，增加胃肠内壁肌肉的张力及淋巴系统功能，增强胃肠蠕动，增加消化液的分泌，从而加强人体对食物的消化、吸收和排泄，明显改善大小肠的蠕动功能，可起到排泄作用，防止和消除便秘。从而有助于防止消化不良、胃炎、胃下垂、胃神经功能紊乱、慢性结肠炎和便秘等疾病。另外，坚持揉腹还可迅速消除积存在腹部的脂肪，有助于防治肥胖症，因此对高血压病、糖尿病和冠心病等疾病有不同程度的治疗作用。

揉腹一般是食指、中指和无名指三指合并使用，通过顺时针和逆时针、由上而下或由下而上的规律交替进行。具有通和上下，调理阴阳，充实五脏，驱外感之邪，补不足，泻有余，消食，祛病延年的作用。具体操作方法如下。

（1）第一步：做预备姿态，取仰卧位，调匀呼吸。第二步：按摩心窝部位，在胸前两手的食指、中指和无名指对接，按顺时针方向按摩20次。第三步：循环按摩腹中线及两侧，两手三指对接，从心窝一边顺时针按摩，一边向下行走至耻骨联合处，然后分两侧顺时针按摩至心窝，如此循环1次。第四步：以右手抚摸脐周，逆时针方向，按摩20次。最后就是用左右手分别推左侧胸腹部和右侧胸腹部。

（2）每天早上喝温开水300～500毫升。站立，两脚与肩同宽，身体放松。用右手掌心放在右下腹部，左手掌心放在右手背上，从下腹部按摩向上走至右季肋部，然后推向左季肋部，再向下按摩到左下腹部即可。沿顺时针方向反复按摩30～50遍，按摩的节奏要缓慢，按摩时压力不可过大，只需轻轻按摩即可。此方法刚开始效果不明显，但是长期坚持就会有疗效，是一个持久的过程。

磁穴疗法治疗便秘

◎磁疗是物理疗法中的一个重要学科，其作用的原理是把人看作电导体，体内分布有很多均衡的电粒子，通过磁场的作用，使电粒子发生移位产生生物电流，达到治疗疾病的目的。

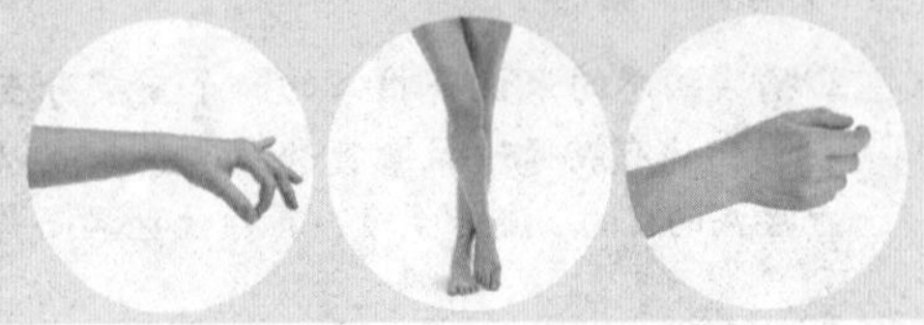

运用磁场作用于人体以治疗疾病的方法称为磁场疗法，简称磁疗。磁场作用于人体时可以改变人体生物电流的大小和方向，产生微弱的涡电流，影响体内电子运动的方向和细胞内外离子的分布、浓度和运动速度，改变细胞膜电位，影响神经的兴奋性，改变细胞膜的通透性、细胞内外物质交换和生化过程。

磁穴疗法，是让磁场作用于人体一定部位或穴位，使磁力线通过人体表面与内部相通的经络通道达到人体内部及深处，以治疗疾病的一种方法。磁疗的作用机制是加速细胞的复活更新，增强血细胞的生命力，净化血液，改善微循环，纠正内分泌的失调和紊乱，调节机体生理功能的阴阳平衡。

一般来讲，磁场疗法无明显的不良反应和禁忌证，仅有极少数患者出现血压波动、头晕、恶心、嗜睡或失眠等症状，一般不需处理，停止治疗数日即可自行消失，使用起来方便安全，所以磁疗在治疗疾病和保健方面较受大众的青睐。

单从磁疗治疗便秘来讲，磁场对胃肠功能的调节呈双向性，即能通便也能止泻。经实验研究及临床观察发现，便秘患者在磁场的作用下，胃肠蠕动功能改善，增加胃肠平滑肌的活动，使便秘解除。腹泻患者在磁场的作用下，肠蠕动的程度降低，蠕动的频率降低，肠黏膜对水分、电解质吸收的机会增多，起到止泻作用。同时，磁场有激活胆碱脂酶的作用，使肠道分泌量减少。磁场良好的止泻作用不仅对一般单纯性消化不良性腹泻有效，而且对中毒性消化不良腹泻也有一定的治疗作用。由于应用磁疗治疗便秘及腹泻疗效好，而且又没有痛苦，所以适合于所有的人群（体内有金属支架的患者，要远离其部位）。以下为磁穴疗法的具体过程：

（1）取穴支沟、天枢、足三里、气海、大横等穴，将直径1厘米左右的磁片贴敷于穴位处。磁片表面的磁感应强度为0.05~0.20特，15分钟后取下。

（2）取直肠、大肠、皮质下、便秘症点、内分泌等耳穴。先用磁棒点揉各穴1~3分钟；然后用磁棒推摩三角窝、耳甲艇、屏间切迹等穴及反射区1~3分钟；最后用双磁棒N极和S极对置点压便秘症点、大肠、内分泌等穴各1分钟。

按摩治疗便秘

◎按摩是一个技术活，没有技巧地瞎按，不仅施术者感到手臂酸痛、疲惫，而且患者也会感觉疼痛，不舒服。按摩有缓解疼痛，放松肌肉的作用，还有促进代谢的效果。

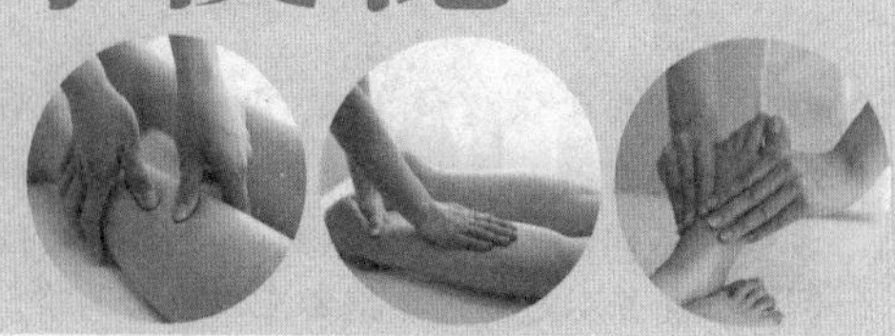

按摩又称为推拿，就是采用抚摸、按揉的手法来治疗疾病。按摩治病就是根据疾病的发病原因和症状，运用不同的补泻手法，按穴位、走经络，利用经络的传导作用，调整脏腑组织器官的功能，从而扶正祛邪，达到治病的目的。按摩操作方法比较简单，其直接接触病体，使痛点、病源产生异常变化，从而使身体恢复正常。经常接受推拿按摩治疗或自我按摩，能调节机体的神经功能，解除大脑的紧张和疲劳；能改善血液循环，加速代谢废物的排出，促进消化吸收和营养代谢，缓解肌肉痉挛，增强人体抵抗力，有效调理亚健康状况。按摩的作用机理是通过手或肢体其他部位作用于人体的经络和穴位，使之产生“热气”类的物质，通过经络腧穴系统，有规律地向人体内脏造成有效刺激，从而达到平衡阴阳、调和气血、祛风除湿、温经散寒、活血化瘀、消肿止痛等目的，来达到其治疗疾病的效果。长期便秘的患者可以按以下方法每天坚持做，疗效显著，具体方法如下：

（1）患者取坐姿，两手叉腰，拇指向前按于同侧肋端，中指按于肾俞穴，适当用力按揉30～50次。

（2）坐于床上，五指并拢，双手以各自掌根附于同侧的腰骶部，适当用力自上而下地推擦30～50次，至腰骶部发热。

（3）坐于床上，两膝关节自然伸直，用拇指指腹按在同侧的足三里穴上，其余四指紧附于小腿后侧，拇指适当用力揉按30～50次。

（4）仰卧于床上，双腿自然伸直，将右手掌心重叠在左手背上，左手的掌心紧贴于中脘穴上，适当用力揉按30～50次。

（5）仰卧于床上，双手叉腰，中指指腹放在同侧的天枢穴上，大拇指附于腹外侧，中指适当用力按揉30～50次。

（6）仰卧于床上，两手分别放在同侧的腹外侧，以掌根从季肋向下推至腹股沟，反复做30～50次。

（7）腹部按摩。睡在床上，双腿屈曲，腹肌放松，将一手掌放在肚脐正上方，用拇指以外的四指指腹，从右到左沿结肠走向按摩。按摩至左下腹时，适当加强指的压力，以不感疼痛为度，按压时呼气，放松时吸气，每次15分钟。

刮痧疗法治疗便秘

◎刮痧常用于保健和美容，用于治疗疾病时也有一定的疗效。在刮痧时并不是盲目的刮，应该根据不同的病症选取不同的经络和穴位加以刮拭，也并不是任何疾病都应以出痧为准。

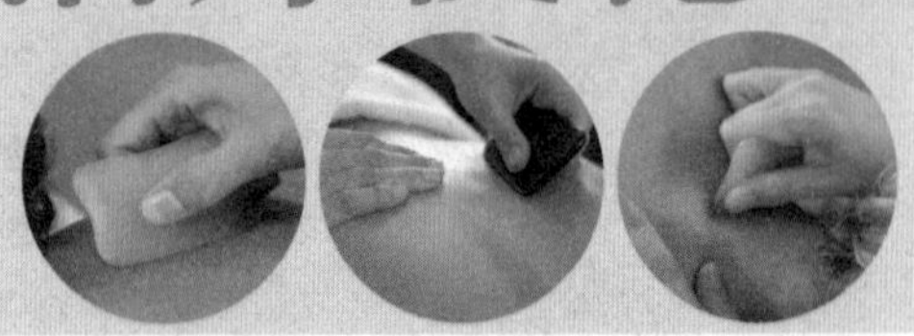

刮痧是指用边缘光滑的羊角、牛角片，或嫩竹板、瓷器片、小汤匙、铜钱、硬币、纽扣等工具，蘸润滑油，或清水，或药液、药油在体表部位进行反复刮动已达到治疗疾病目的的方法。人体皮肤富有大量的血管、淋巴管、汗腺和皮脂腺，它们参与机体的代谢过程，并有调节体内温度，保护皮下组织不受伤害的功能。刮痧术通过经络腧穴对神经系统产生良性的物理刺激，其作用是通过神经系统的反射活动而实现的。通过刮痧手法刺激有关的经络腧穴，反射性地调节自主神经的功能，促进患者的胃肠蠕动，提高其胃肠的吸收能力。刮痧可以促进正常免疫细胞的生长发育，并提高其活性。刮痧还对消除疲劳、增强体力有一定的作用。根据现代医学分析，刮痧疗法的作用原理首先是作用于神经系统，借助神经末梢的传导以加强人体的防御功能。其次可作用于循环系统，使血液回流加快，循环增强；淋巴液的循环加快；新陈代谢旺盛，从而增强对疾病的抵抗力及治疗疾病。从中国医学角度来看，五脏之腧穴皆分布于背部，刮治后可使脏腑秽浊之气通达于外，促使周身气血流畅，逐邪外出。故而具有疏风解表、活血化瘀、疏通经络、解除痉挛、退热镇痛的功效。具体的刮痧方法如下：

（1）取穴脾俞、肝俞、大肠俞。先将患者背部抹上滑润油，刮痧板准备好，轻刮至出现痧痕为止，刮时由上往下轻刮，由内向外，不可逆刮，每次20分钟。本法用于治疗气阴虚所致的习惯性便秘者。

（2）取穴大椎、大肠俞、小肠俞、天枢、肾俞、足三里、气海、三阴交。先刮大椎穴，再刮背部肾俞至大肠俞、小肠俞，然后刮腹部天枢至气海，再刮下肢三阴交，最后刮下肢外侧足三里。在需刮痧部位涂抹适量刮痧油。刮颈后高骨大椎穴，用力要轻柔，不可用力过重，可用刮板棱角刮拭，以出痧为度。刮拭背部肾俞至大肠俞、小肠俞穴，用刮板角部由上至下刮拭，30次，出痧。刮拭腹部正中线天枢穴至气海穴，用刮板角部自上而下刮拭，30次，出痧为度。最后用刮板角部重刮下肢内侧三阴交穴和外侧足三里穴，各30次，可不出痧。本法适用于虚性便秘。

拔罐疗法治疗便秘

◎拔罐用于外伤瘀血或疼痛时疗效显著，对于内科方面的疾病，其治疗效果不如其他方面明显，要根据其积累效应而定。拔罐要注意并不是留罐的时间越长越好，要有限度。

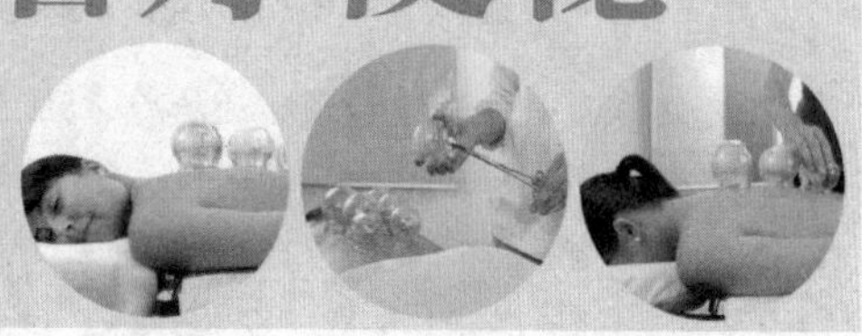

拔罐疗法是以罐为工具，利用燃烧、挤压等方法排除罐内空气，造成负压，使罐吸附于体表特定部位，产生广泛刺激，形成局部充血或瘀血现象，而达到防病治病，强壮身体目的的一种治疗方法。拔罐是中国一种传统的治疗疾病的方法。中医认为拔罐可以开泄腠理、扶正祛邪，其实也不无道理。因为拔罐产生的真空负压有一种较强的吸拔力，其吸拔力作用在经络穴位上，可将毛孔吸开并使皮肤充血，使体内的病理产物从皮肤毛孔中吸出体外，从而使经络气血得以疏通，使脏腑功能得以调整，从而去除邪症。故而拔罐可以逐寒祛湿、疏通经络、祛除瘀滞、行气活血、消肿止痛、拔毒泻热，具有调整人体的阴阳平衡、解除疲劳、增强体质的功能。从拔罐的特点及操作的方便简洁上来看，其治疗疾病的广泛性也就不足为怪。拔罐的器具种类很多，适合家庭应用的器具有竹罐、玻璃罐、抽气罐。常用的拔罐方法有火罐法和抽气法。拔罐治疗便秘的具体方法如下：

（1）取穴天枢、大横、脾俞、胃俞、大肠俞、小肠俞穴。采用闪火拔罐法，用闪火法将火罐吸拔在以上各个穴位上，留罐15分钟，隔日1次。本法适用于气血两虚型便秘。

（2）取穴气海、关元、肾俞、左水道。患者取坐位，选取中口径玻璃罐以闪火法吸拔诸穴，留罐15～20分钟。每日1次。本法适用于脾肾阳虚型便秘。

（3）取穴大椎、天枢、曲池、左水道。患者坐位，先以毫针点刺大椎穴，后再选用中口径玻璃罐以闪火法吸拔诸穴，留罐20分钟，每日1次。本法适用于实热型便秘。

（4）取穴神阙、天枢、大肠俞、上巨虚、支沟、涌泉、中脘、阳棱泉、太冲。先用走罐法来回走罐2~3次。再取上述部位的穴位留罐10~20分钟，每日治疗1次。本法适用于气机郁滞型便秘。

（5）取主穴天枢、上巨虚、大肠俞、丰隆、胃俞、脾俞，配以中脘、足三里、次髎辅穴。采用留罐法吸拔以上各个穴位，留罐15~20分钟。本法用于治疗大便秘结，实热型便秘。

艾灸疗法治疗便秘

◎艾灸作为一种保健和预防的治疗方法，在很多养生馆都得以应用。总的来说，艾灸分为直接灸和间接灸两种，而间接灸就是通常所说的隔物灸，其作用较广，疗效显著。

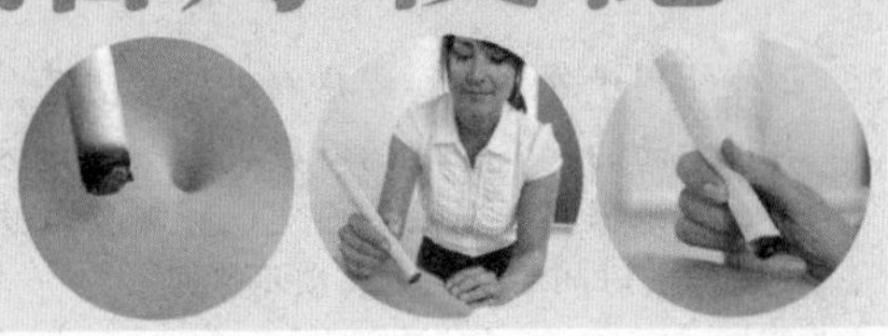

艾灸是中医针灸疗法中的灸法，是一种以使用点燃用的艾叶制成的艾炷、艾条为主，熏烤人体的穴位以达到保健治病的一种自然疗法。具有温阳补气、祛寒止痛、补虚固脱、温经通络、消瘀散结、补中益气的作用。其作用机制大体如下。

（1）局部刺激作用，多数人认为艾灸疗法的疗效与局部火的温热刺激有关。正因为是这种温热刺激，使局部皮肤充血，毛细血管扩张，增强局部的血液循环与淋巴循环，缓解和消除平滑肌痉挛，使局部的皮肤组织代谢能力加强，促进炎症、粘连、渗出物、血肿等病理产物消散吸收；还可引起大脑皮质抑制性物质的扩散，降低神经系统的兴奋性，发挥镇静、镇痛作用；同时温热作用还能促进药物的吸收等等，从而达到治疗疾病的目的。

（2）经络调节作用，经络学说认为，人是一个整体，五脏六腑、四肢百骸是互相协调的，这种相互协调关系，主要是靠经络的调节作用实现的。而经络腧穴对药物具有外敏性，即用同样艾灸方法选择一定的腧穴与一般的体表点，其作用是明显不同的。经络腧穴对药物的这种放大作用，并不是一个简单的体表循行路线，而是多层次、多功能、多形态的调控系统。在穴位上施灸时，影响其多层次的生理功能，在这种循环感应过程中，它们之间产生相互激发、相互协同、相互叠加的结果，从而导致了生理上的放大效应。另外，还依赖于经络腧穴对药物的储存性，腧穴具有储存药物的作用，使得药物的理化作用较长时间停留在腧穴或释放到全身，产生整体调节作用，使疾病得以治愈。

（3）调节免疫功能的作用，许多实验都证实灸疗具有增强免疫功能的作用。灸疗的许多治疗作用也是通过调节人体免疫功能实现的，这种作用具有双向调节的特性，即低者可以使之升高，高者可以使之降低，并且在病理状态下，这种调节作用更为明显。

（4）药物本身的药理作用。

（5）综合作用，灸疗作用于人体主要表现的是一种综合作用，是各种因素相互影响、相互补充、共同发挥的整体治疗作用。

艾灸一般分为艾炷灸、艾卷灸和温和灸，而艾炷灸又分为直接灸和间接灸（隔物灸）。以下为具体的操作方法：

（1）取穴上巨虚、大椎、归来、水道、天枢、内庭。采用艾条温和灸法，点燃艾条，火头距离穴位处皮肤2~3厘米进行熏烤，使皮肤有较强的刺激感，火力要壮而短促，以达消散邪气之效。每穴灸5分钟左右，若皮肤产生小泡，任其自然吸收，但不要产生大的瘢痕，刺激以能忍受为度。本穴位适用于燥热内结的实热性便秘。

（2）取穴太冲、大敦、大都、支沟、天枢。采用艾条温和灸法，直接点燃艾条，火头距离穴位皮肤2~3厘米处进行熏烤，每穴灸5分钟，注意烫伤。本穴位适用于大肠气虚便秘。

（3）取穴脾俞、气海、太白、三阴交、足三里。采用艾条温和灸法，每穴灸15分钟，注意烫伤。本穴位适用于脾弱气虚所致便秘。

（4）取穴肾俞、大钟、关元、承山、太溪。采用艾条温和灸法，每穴位灸15分钟，小心烫伤。本穴位适用于脾肾阳虚所致便秘。

（5）实性便秘取穴天枢、大肠俞、气海、足三里。采用隔姜灸，艾炷如花生大小，每穴灸5~7壮，每日1次。或采用直接灸，艾炷如麦粒大，每穴灸7壮，每日1次。

（6）虚性便秘取穴天枢、支沟、大肠俞。采用隔姜灸，艾炷如花生大小，每穴灸5~7壮，每日1次；或采用直接灸，艾炷如麦粒大，每穴灸7壮，每日1次；或艾条温和灸，每穴灸10~20分钟，每日1次。

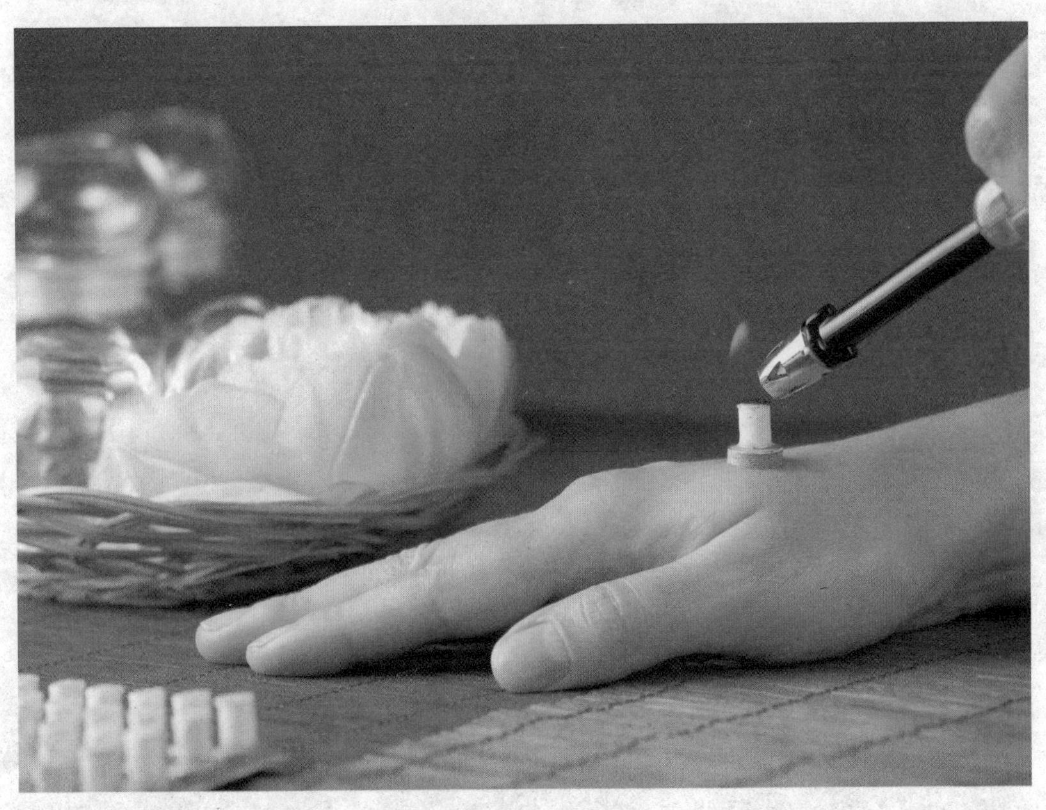

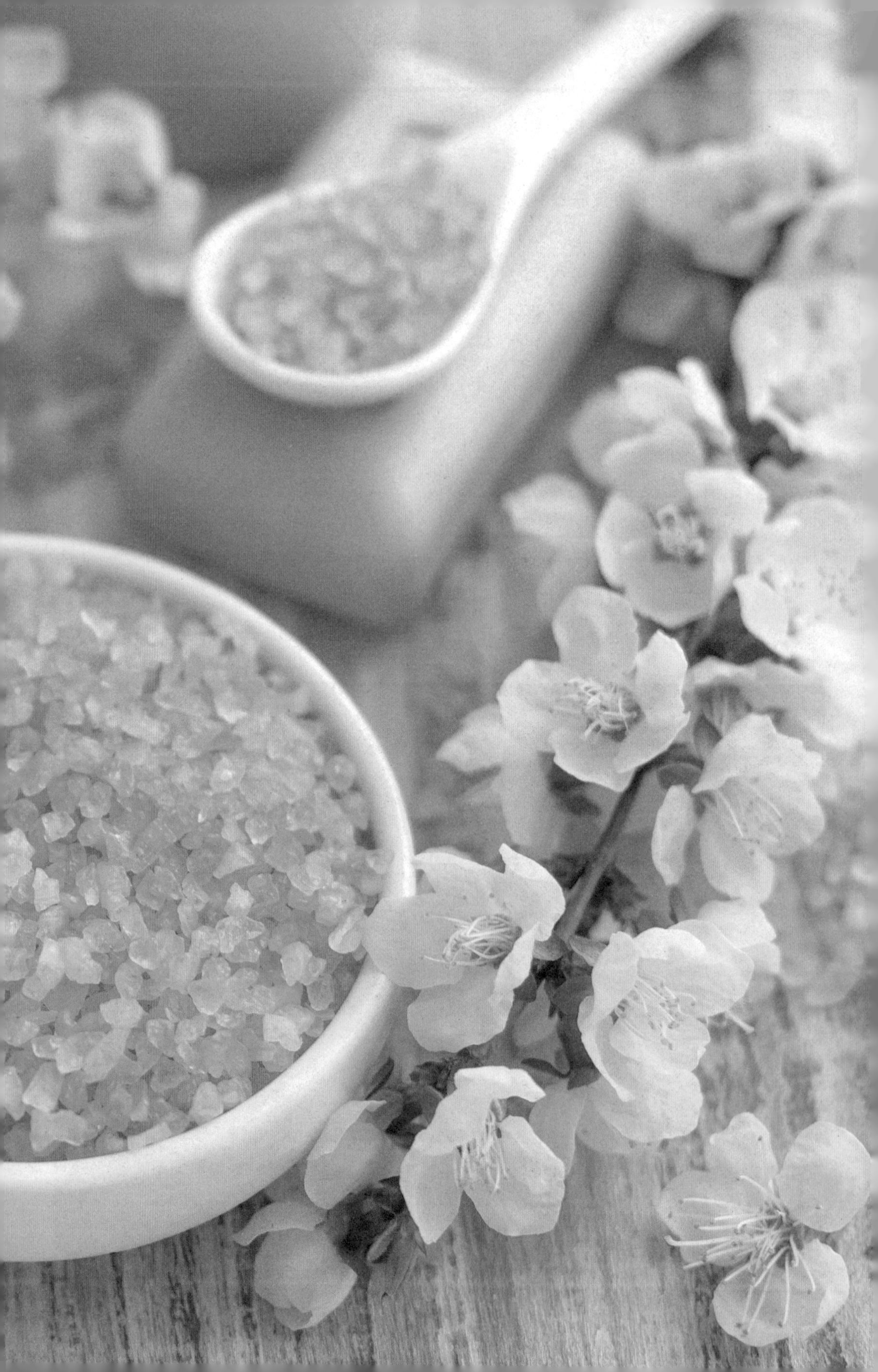

第八章

便秘患者

日常保健答疑

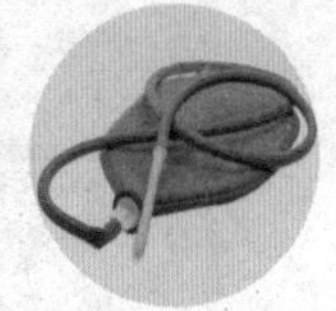

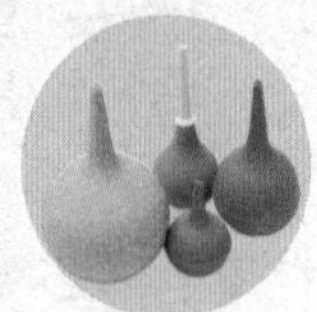

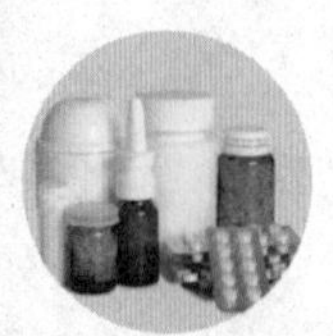

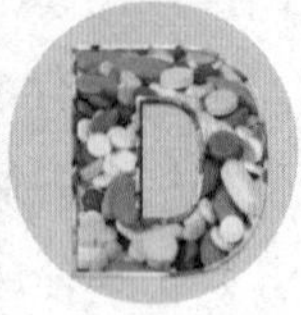

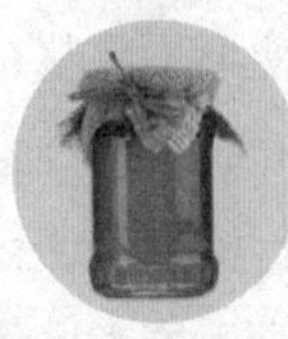

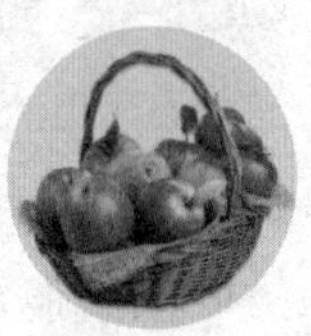

生活中大部分人对于便秘都是忽略不顾的，殊不知危害已经在慢慢接近。便秘患者需要根据便秘的轻重、病因和类型，采用综合的治疗和保健，以恢复正常的排便情况。便秘患者一定要注重日常保健，加强对便秘症的了解，采取合理的膳食原则，积极调整心态，科学对待便秘给人们带来的困扰，并全面有效地利用正确的日常保健方法改善和治疗便秘。了解和掌握住关于便秘的日常保健方法对于患者是至关重要的。

本章通过两个方面讲述了关于便秘的日常保健知识，包括便秘患者用药保健和生活保健，一共有31个小点。详细地为各位读者提供更多的有关于便秘的常识和误区。读者可以从中获益，为身边有需要的家人和朋友排忧解难，让患者恢复健康，远离便秘困扰。

便秘患者用药保健答疑

◎便秘患者在使用药物时，很许多需要注意的地方，如需要做哪些检查、用药原则、使用不同药物应注意的问题、不同年龄患者的治疗措施等。针对这些问题，以下将为您一一解答。

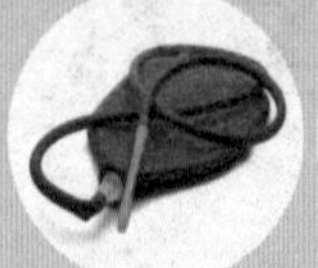
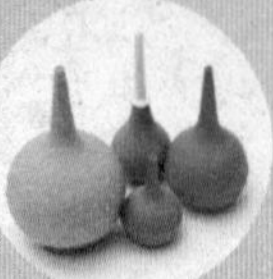
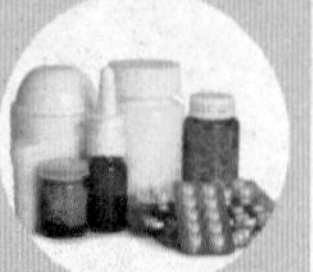

1 便秘患者需要做的常规检查有哪些

由于并没有特殊性的症状，所以一般人常常对便秘的检查都会忽略不顾。而有些类型的便秘症状表面之下，却隐藏着其他的疾病，如果没有及时进行治疗，则会有惹“祸”上身。由此，即使是再普通的便秘症都应该要接受医生的诊断，确定病因，并且做好相关的检查。

如果你有自幼儿时期开始有持续性便秘；过去从未发生便秘症情况，突然就开始出现便秘；本来就经常便秘，近来比较严重；出现顽固性便秘；即使自行治疗也没有改善；粪便中带有血丝或是黏液、便形不完整、伴随着有剧烈的腹痛或是呕吐，有符合这些症状的，就应该到医院进行检查。便秘患者需要在医生指导下进行常规检查排除器质性病变，如肛门指检、粪便隐血实验、肠镜、下消化道造影、结肠CT等。如果都没有问题的话，就要考虑到是功能性便秘，那么就应该做这些检查，第一个是结肠传输时间测定，第二个是肛门直肠测压，第三个是结肠压力监测，而最后一个就是气球排出试验。

2 便秘患者用药应遵循什么原则

便秘症很折磨人，让患者有苦说不出。那么对于这种情况，很多人都会选择吃药，但是便秘患者如果没有遵循用药的原则，那么效果往往是相反的。治疗便秘的药物很多，但多数都不适合慢性便秘患者，可见用药原则对于便秘患者是十分重要的。

第一，患者宜经过详细诊断，并且向医生咨询更多的可用药，尤其是对于患有其他疾病正在用药或是接受治疗的患者、怀孕或是可能怀孕的女性患者、出现剧烈腹痛、恶心呕吐等症状的患者都不能擅自用药，否则后果不堪设想。

第二，一定要遵守服用方法与剂量，切记不可以因为治愈心切而过量服用。

第三，绝对不可以将医师的处方交给他人，或是他人自行取得药物服用。

第四，服用便秘症药而引起严重的腹痛、腹泻、呕吐、发疹时，应该马上到医院进行诊治。

第五，服药一周之后，如果仍无药效，应该让医师做进一步的诊疗。治疗便秘的药物临床常用的药物类型有容积性泻药、润滑性泻剂、刺激性泻药等。此外，目前最常用的还有渗透性缓泻剂。这些缓泻剂是有效的，但不会立即产生作用，一般在用药后1～3天见效。

3 使用润滑药应注意哪些问题

润滑性泻药也叫大便软化剂，此类药物的主要功能就是润滑肠壁，软化大便，使粪便容易排出。此类药物有液状石蜡、甘油及开塞露，其中开塞露为复方制剂，有润滑及刺激肠道的双重作用。液状石蜡是润滑性泻药中最常用的，但大量应用会影响脂溶性维生素的吸收，老年人应用此药时，它可自松弛的肛门括约肌溢出而沾污衣裤，引起肛门瘙痒。

此类药物的剂型有固体栓剂和液体栓剂两种，固体栓剂适合儿童及老年人使用，每次1粒只需塞进肛门即可。使用液体栓剂时可用本类药物50%溶液灌肠，值得注意的是，此类药物用后会偶有头痛、咽部不适、口渴、恶心、呕吐等不良反应，严重者应该马上到医院诊治。

4 使用缓泻药物应注意哪些问题

缓泻药包括胃肠舒、蓖麻油、果导、甘油栓、大黄、开塞露、麻仁丸等。其中胃肠舒是一种生物制剂，具有刺激胆汁分泌、乳化脂肪、增强胰酶、促进和调节肠蠕动的作用；大黄、麻仁丸是中药剂，大黄具有清热、通腑攻下的作用，麻子仁具有润肠通便的作用。而缓泻药可以从功能不同分为三类，第一类是容积泻药，如白色合剂。第二类是肠道刺激药，如蓖麻油、果导。第三类就是润滑药，如甘油栓。

缓泻药是具有导泻力量温和及不良反应小的特点，故比较适合体质虚弱者，如老年人、孕妇、儿童等，但缓泻药不能被当作治疗便秘症的常规药长期使用，应先确定便秘症的原因和类型才能对症下药。另外，蓖麻油等缓泻药不但不能起到排出脂溶性毒物的作用，相反，还会容易促进这类毒物的吸收。极度衰弱、有脱水状态、机械性肠梗阻、腹膜炎、伤寒、妊娠末期及诊断未明的腹痛者，应禁用缓泻药。

5 服用容积泻药应注意哪些问题

容积性泻药也叫作盐类泻药或机械刺激性泻药，这类药物口服后不容易被肠道吸收而且也不容易溶解于水，使肠内渗透压升高，能吸收大量水分并组织肠道吸收水分，于是肠内保留大量水分，容积增大，扩张肠道，对肠道黏膜产生刺激，反射性引起小肠蠕动增强，促使内容物迅速进入大肠而引起泻下作用，达到排便的目的。此类药物包括硫酸镁、硫酸钠、一二三灌肠剂等。

容积性泻药一般比较适宜清晨空腹服用，导泻时不宜大量服用浓度过高的溶液，否则容易使体内水分被其大量吸收而导致脱水。口服此类泻药时，需多饮水，以便使药物能快速进入肠道发挥药效，服用后一般在4~5小时能致泻。该类药物禁用人群包括：肠道出血患者、急腹症患者、孕妇、经期妇女，以及中枢抑制药中毒患者。患者要多吃高渣性食物和纤维性蔬菜，多喝水，加强体育锻炼，增加肌肉张力，否则会致成泻药依赖性、结肠张力增加和便秘引起的结肠疼痛增剧、水和电解质缺乏等。

服用刺激肠道性泻药应注意哪些问题

刺激肠道性泻药作用快、效力强，药物本身或其体内的代谢物能够刺激肠壁，使肠道蠕动增加，以促进排出粪便，但要注意的是，因其无法参与粪便的形成，也改善不了粪便干结、坚硬的形状，服用者往往会出现“里急后重”的痛苦状，甚至还会导致痔疮破裂、脱肛。此类药会刺激黏膜和肠壁神经丛，并可能引起大肠肌无力，形成药物依赖，因而要注意此类药主要是用于迅速通便者，不宜长期应用。该类药物主要有果导、蓖麻油、大黄、番泻叶等。

还应注意的是，该类药与碳酸氢钠及氧化镁等碱性药并用时，能引起变色；其次连续使用易引起皮疹，也可出现变态反应及引起肠炎、皮炎及出血倾向等不良反应。因其刺激肠道导致排便所需时间为8~10小时，故应睡前口服。

7 孕妇服用泻药应注意哪些问题

便秘一直困扰着现代人，孕妇的便秘问题更应注意和防范。孕妇应该定期到医院检查，如果有发现胎位不正的情况就应该及时进行纠正，以免发生痔疮，给排便带来严重影响。

一般情况下，孕妇应该尽量避免服用泻药，但若是在多日不便或是排便困难的情况下，可选择适宜的泻药酌量服用。孕妇在服用泻药的时候应该注意：

第一，由于大多数容积泻药及肠道刺激药在刺激肠壁、使肠蠕动增强的同时可引起子宫收缩，故妊娠期特别是妊娠末期的女性服用此类泻药有导致早产或是流产的可能。因此，若孕妇便秘严重必须用药时，应该选择引起子宫收缩作用比较小的润滑药或是栓剂。

第二，长期服用液状石蜡导泻药会妨碍母体对钙、磷及脂溶性维生素的吸收，从而导致胎儿对这些物质摄取减少，造成胎儿发育迟缓或是发育不全。

第三，大多数泻药对于消化道会有刺激的作用，会引起恶心、呕吐，从而加重妊娠初期的妊娠反应，故在这方面的不良反应应该要注意。

8 因精神压力所导致的便秘应如何治疗

随着生活节奏的加快和工作压力的增加，一些青年人深受便秘之苦。他们经常会不吃早点就上班和上学，自身的自律神经不稳定，长期以来，便意消失，就会形成便秘。在高强度的工作节奏之下，许多人或不能及时排便，或虽有便意但一时强忍。常常两三天才排便一次，甚至因排便不畅而导致腹部疼痛，如果长期便秘，会有发生大肠癌的危险。在着手治疗便秘症之前，应做钡灌肠X线检查、内窥镜检查以及粪便检查，以排除有器质性疾病。

因为精神压力所导致的便秘应该从这几个方面入手，第一，注意日常起居保健。在日常生活、工作和学习中应该保持放松的心情，注意心态平和，保持一种平常心。此外还应该加强体育锻炼，通过锻炼身体增加胃肠蠕动，使精神放松。增加运动量，走路时加大腰和胯部的转动，促进胃肠的蠕动，对胃肠功能失常、消化不良引起的便秘疗效明显。生活一定要有规律，保持充分睡眠，消除精神压力。第二，不可滥用泻药。第三，可用按摩、针灸及水疗等非药物治疗方法。肠道水疗是当今最热门的物理性内调自然保健方法，有治疗便秘、美容美肤、缓解精神压力的作用。第四，重视饮食治疗。注意少吃辛辣性食品，如辣椒、油炸品等。

9 儿童便秘应采取哪些主要治疗措施

第一，急性便秘症。在儿童身上发生的急性便秘，大多由全身疾病、饮食变化和外出旅游等因素诱发。有便秘症状的婴儿若体重增加，且没有腹胀、腹绞痛等情况，可暂时不去医院，在家观察一段时间。相反，则应立即送医院治疗。可用小的甘油栓插入肛门或灌肠。年龄较大的儿童可用氧化镁乳剂或适量口服泻药。

第二，慢性便秘症。初学步幼儿和年龄较大儿童的慢性便秘症的治疗应分为清除和维持两个阶段。清除阶段一般通过一段时间的高渗磷酸盐灌肠进行治疗，每日一次，共3~4日；或者到对直肠内的粪便残渣基本清洗干净为止；也可使用结肠灌洗液，或以手清除。维持阶段的治疗可采取以下三种方法：

a.药物。用矿物油乳化药两匙，每天两次，或其他的替代方法，导泻药，隔天灌肠一次。

b.饮食。以高纤维食物为主。

c.大便习惯的训练。定时排便并保持适当的排便姿势。

慢性便秘症的婴儿首先要排除患有器质性疾病的可能性。如诊断为功能性便秘后采用饮食疗法。若是母乳或牛乳的不足所致，应给予适当的补充。此外也可能是菜汤或果汁供给不足所致，如适当增加摄入量症状可缓解。

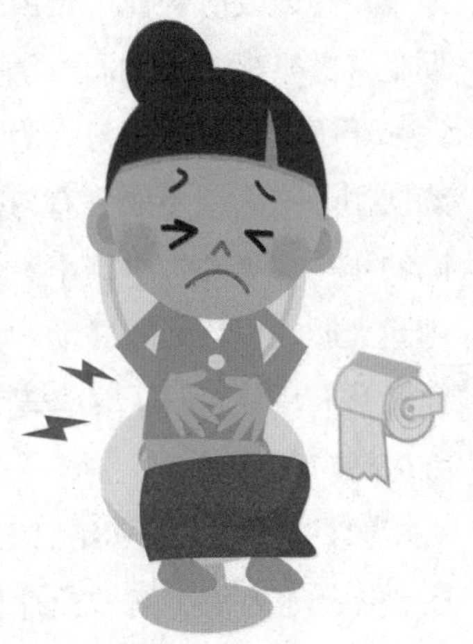

便秘患者生活保健答疑

◎在日常生活中，良好的生活习惯可以帮助便秘患者顺利排便。但同样的，不良的生活习惯也会导致正常人便秘，便秘者病情加重。日常生活中该如何保健，下文将给你一个满意的答案。

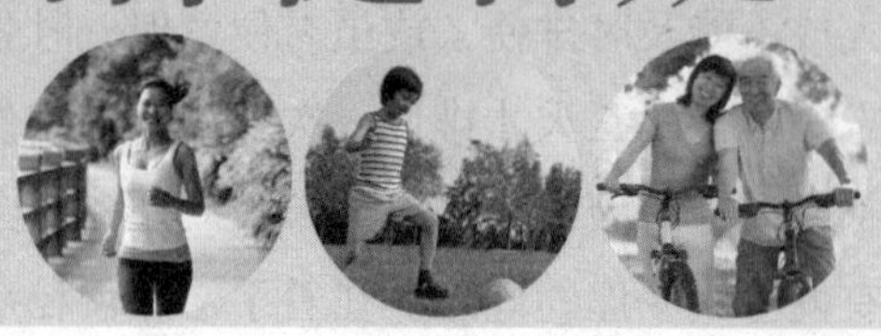

1 如何帮助便秘患者产生便意

第一，督促患者养成早餐后上厕所的习惯。每天早上务必使患者进食早餐，以产生便意，一旦患者感觉有便意就立即催促其上厕所。所能每天坚持这样做，就可以逐渐养成每天排便的好习惯。

第二，督促患者每天早上起床后空腹喝凉开水，调理肠胃,以改善便秘情况。有效的方法就是每天在固定的时间一口气喝下一定量的水，如每天早晨空腹饮水500毫升。这样水来不及在肠道吸收便到达结肠，有利于软化肠内容物，帮助排便。喝凉开水还能及时补充大便所需的水分。长期坚持更能养成早起排便的好习惯。

第三，尽可能地每天为患者提供凉牛奶饮用，饮用凉牛奶具有与饮用凉开水相同的作用。另外，牛奶中所含的乳糖具有刺激大肠、引起大肠蠕动的作用。饮食上注意补充芹菜、橙子、全麦食品等含粗纤维量高的食物。

第四，可以经常结合按摩、点穴指压、体操等方法，有效治疗便秘。在晚上空腹时，可以做做仰卧起坐，大概1~2分钟，或是沿着结肠走向顺时针按摩腹部，刺激肠道、促进肠蠕动。

2 对老年便秘患者如何进行心理辅导

不少老年人便秘的发生常和心理障碍、情绪、精神活动有密切的关系。在有思想矛盾、精神负担、过度精神疲劳、紧张失眠等情况下会容易发生便秘。也有的老人过分注意排便次数，偶尔未按规律排便即精神急躁、焦虑，甚至精神抑郁，从而加重便秘。在进入老年期以后一定要保持心情愉快，对身体上的一些不适或某些习惯的改变不用过分紧张，因为人进入老年期是一个自然的生理过程，其身体状况和心理状态必然和青壮年时期有着比较明显的区别。

首先，老年便秘患者在心理上应该要有一个适应的过程，排便次数要采取顺其自然的态度，就是偶尔出

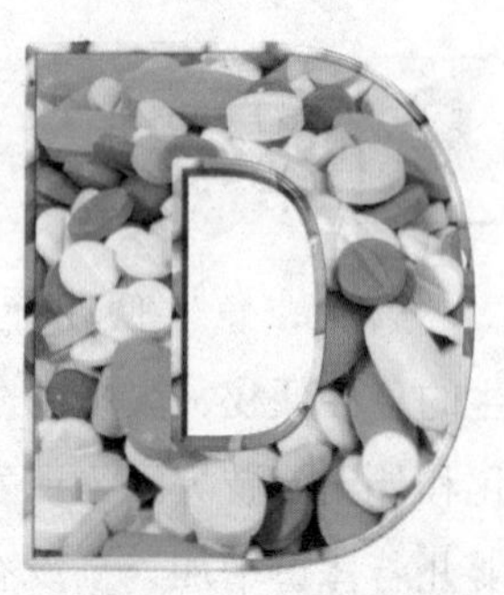

现未按时排便也不要太介意。对已有依赖服泻药习惯的老年人，应尽量减量服药，乃至最终停药。要树立信心，配合医生共同制定治疗方案，直到完全治愈。部分工作、生活压力比较大的老人，要注意劳逸结合。对于精神过分紧张、忧虑、失眠的老人，必要时少量服用镇静药物，使睡眠改善、精神松弛，有利于便秘的治疗。

3 在药物不能奏效的情况下如何帮助患者排便

有些便秘在药物的治疗下也没有效果，这时就需要用适当的方法帮助顽固便秘患者排便。对于大便硬结滞留于直肠的便秘症患者，一般泻剂不能解除患者的痛苦，必须要用手将大便取出，具体方法是：首先先让患者取蹲位或是跪俯卧位，暴露臀部，施术者必须要戴上无菌手套，并在手套外层涂上液状石蜡，用右手食指缓缓插进肛门，当触及大便硬结外端时，尽量将手指沿着直肠腹侧壁推进，越过大肠硬结，触及大便硬结另一端的时候，手指略弯曲，将大便挖出。若是大便硬结过长，可用手指将大便分成几段，分段挖出，整个过程动作一定要缓和，特别是有肛周疾患者，应该避免损伤肛周及直肠黏膜。

如果便秘比较严重的话，在排便的时候，还可以采用腹部呼吸法。用鼻子吸气，给腹部施加点力气，让腹部像皮球一样鼓起，然后突然收缩腹部，呼气。注意胸部不要动，这时不能给肛门施加压力，否则就会出现如肛裂、痔疮等情况。

4 哪些不良生活习惯容易导致便秘

对于便秘，很多人都会无从下手，吃药、食疗都不起作用，殊不知便秘往往与生活习惯有关。如果能纠正不良的生活习惯，有些便秘会不治而愈。

第一，饮食习惯。不良的饮食习惯，如进食量过少、饮水量少、过量进食辛辣食物、食物过于精细、食物的能量太高、每日食用蔬菜和水果量过少等因素，都可能导致肠道刺激不足而引起便秘。因此为了避免不良饮食习惯导致便秘，可以多吃些含粗纤维的食物，少吃肥腻辛辣的食物。

第二，缺乏运动。久坐不动，身体缺乏运动，肠道的肌肉就会变得松弛，蠕动功能减弱。这是诱发便秘的重要因素。因此在工作或是学习一段时间后就要注意起来运动，积极做好预防便秘的工作。

第三，排便不定时。很多人都有上厕所看书报的不良生活习惯，其实这也是诱发便秘的原因。当一个人把注意力全集中在了报纸上时，会导致排便反射逐渐减弱让便意消失，使得排便更不顺畅，长期如此容易诱发便秘问题。

第四，神经失调。人际关系紧张、家庭不和睦、心情长期处于压抑状态，都可使自主神经功能紊乱，引起肠蠕动抑制或是亢进。过度劳累、精神紧张会抑制肠蠕动和消化液分泌，导致消化不良，引起便秘。

第五，生活起居不规律。作息无规律，如长期熬夜，使得生物钟被破坏，也易扰乱植物神经系统调节功能，进而诱发肠胃功能紊乱，诱发便秘。

5 哪些良好的生活习惯有助于预防便秘

养成良好的生活习惯对于便秘患者是至关重要的。

第一，养成良好的排便习惯。一旦有便意应该及时排便，不可忍便。更好的习惯就是每天定时排便，生活和排便要有规律，要养成每天定时蹲厕所的习惯，不管当时有无便意，这样有利于形成正常排便的条件反射。

第二，保持精神愉快，情志调畅。若是情志失和，忧愁思虑过度，会致气机瘀滞而传导失职造成便秘。平时就应该多听一些柔和的音乐，避免观看感官刺激及情节紧张的影视。保持心胸豁达，遇事不要动怒。形成一些自己的小爱好，如养花、养鱼等。要合理安排工作、学习、生活，避免过分紧张和劳累，尽量使自己放松。和谐的气氛、愉悦的心情，不但有利于便秘的预防，还有益于整个身心的健康和长寿。

第三，保持良好、有规律的饮食习惯。便秘患者宜吃一些含粗纤维丰富的蔬菜和水果，多饮水，多吃一些富含B族维生素及润肠的食物，如粗粮、豆类、银耳、蜂蜜等。忌吃辛辣食物、油炸品，喝浓茶等。

第四，坚持锻炼。打球、跑步、跳绳、仰卧起坐等运动有助于保持大便通畅。可根据个人实际情况选择适当的体育活动。不但能使大便正常还能使人精神焕发、体魄健壮。

6 便秘患者应采取什么样的排便姿势

便秘的人最痛苦的事莫过于排便了，其实只要适当改变排便时的姿势，痛苦就会减轻。因为排便姿势与便秘症有着密切的关系。如果排便的姿势不正确，就很难产生便意，从而导致排便困难，长此以往，就会引起便秘症的发生。

对于便秘的人来说，蹲着上厕所是比较适合的。如果采取蹲便的姿势，肛门周围肌肉会更放松，可以缓解大便梗阻的现象，而且下蹲的姿势可以使腹压增大，有助于顺畅排便。在蹲厕的时候，两脚可以稍稍分开，比肩稍宽，两手轻轻握拳，放在两腿上，上身挺胸直腰并略带前倾，双眼目视前方。这样有利于排便顺畅。但现在家家户户的卫生间都很难找到“蹲厕”的踪影，取而代之的是坐着上厕所的“马桶”。如果是这样，你可以在双脚下垫上东西，比如小矮凳、几本厚杂志，把双脚垫高，使大腿面保持水平，调整身体高度，更有利于排便。

另外，便秘患者还可在每次排便前做一次扭腰运动，以加快大肠的蠕动、促进大便排出。具体的做法是：便秘患者取站立位，双手叉腰，按顺时针方向扭腰3分钟，直至出现明显的便意为止。

7 为什么便秘患者每日不能过度劳累

便秘患者应该好好安排自己的生活和工作，避免过于紧张和劳累，要做到劳逸结合，起居有常，生活轻松，精神愉快。尽量避免长时间坐着看书或是看电视等，也要避免久卧、久坐、久立、久行等，这对预防便秘症也很重要。

过度劳累是指在工作、生活、学习、家务中过度频繁劳累，或在进行一项活动和工作时超过自己所能负担的限度，如经常工作到深夜、睡眠不足、应酬过多、旅途奔波未能得到充分的休息等。疲劳能使人的身体处于虚弱和被动状态，消耗体力和精力，打扰人的正常生理活动规律，抑制排便反射从而引起便秘症。每天可留出一定的休息时间，进行休息恢复，如听音乐、绘画、散步等，帮助解除生理疲劳。中医认为，过度疲劳包括劳力过度、劳心过度、房劳过度，这三个方面均可导致便秘症的发生。

8 “早盐”和“晚蜜”哪种方法更适合便秘患者

现在“早喝盐水晚喝蜜”的说法十分流行，实际上，晚上喝蜜对人有益是自古以来就有的定论，而早晨饮盐水则是不科学的。

许多人认为早晨起床后空腹喝一杯淡盐水可改善肠胃的消化吸收功能，保持大便的通畅。盐的主要成分是钠，如果摄入过量会引起高血压，因此不提倡人们早晨喝盐水，但对于便秘患者来说，早晨喝一杯温开水，既能补充体内水分、清理肠道垃圾，又可以防止便秘。

蜂蜜对于保持大便通畅从古至今都有记载。蜂蜜还有补中、润燥、止痛、解毒的作用，常用来治疗脾胃虚弱、消化不良、肺燥干咳等疾病。还有研究证明，蜂蜜中所含的葡萄糖、维生素以及磷、钙等物质，能够调节神经系统功能紊乱，从而起到增加食欲、促进睡眠的作用。因此，每天睡觉前喝一杯蜂蜜水，不仅可以健脾和胃、补益气血，还有镇静、安神、除烦的作用。特别是对于便秘患者，既可以润肠通便，还可以改善便秘者长久以来的面色萎黄等的皮肤情况。

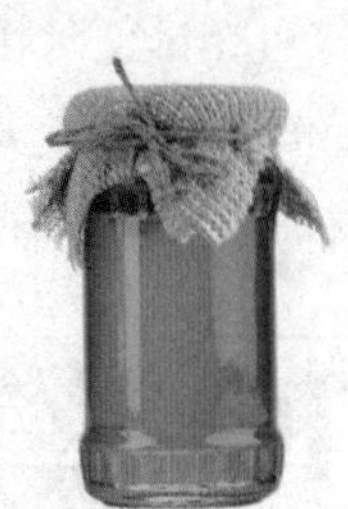

9 如何应对旅行中发生的便秘

旅游本来是一件很高兴的事情，可是旅行途中出现便秘却是一件令人头疼的事。不但影响旅游的心情，还会对身体健康造成影响。人在旅途中，由于环境的差异、精神的过度兴奋、饮食起居规律的突然改变，极易发生便秘。

第一，多喝水。除了在旅途中要带足够的水之外，最好每天清晨饮一大杯温开水，这不仅有利于通便，也是长途跋涉所需要的。但最好不要用浓茶取代温开水。

第二，按摩刺激排便。睡前和晨起时，平仰卧或直立，露出腹部，腹肌放松，双膝屈立，两手拇指各握入掌心，其余四个手指挺直按在肚脐的左右两边，然后以肚脐为中心顺时针方向按压肚脐周围，开始时用力较小，然后渐渐加重力量，碰到有发硬处时，可用两手集中仔细按压。按揉5分钟后坐起，用两手轻拍骶部20下，这样可以加强胃肠道蠕动，促使迅速排便。

第三，按摩天枢穴。平仰、卧、坐、立均可，双手中指分别于天枢穴上，轻揉20次，最后由上至下推擦至耻骨20次，此穴可在排便时按压，方法就是用左手食指和中指掐按左天枢穴，至有酸胀感后掐住不动，10秒后就会有便意出现。

10 便秘患者应采取什么样的饮水方式

便秘症是因为粪便在大肠内停留时间太长，其所含的水分被大量吸收，使大便变得难以排出，所以要想排便通畅，就要使肠腔内有充足的水分。对于便秘，很多人都知道要多喝水，还有些人每天给自己规定喝八杯水，但虽然如此，仍有很多人依然便秘。这就是因为对于便秘患者来说，喝水也是很有讲究的。如果患者是小口小口地喝水，水流速度很慢，水就会很容易在胃里被吸收，产生尿液。所以，患有便秘的人最好的方法就是大口大口地喝水，吞咽动作要快一些，这样的话水能够尽快到达结肠，同时刺激肠蠕动，改善便秘的症状。患者最好是选择在早晨空腹的时候喝300毫升温开水，因为经过一个晚上的消化吸收，代谢废物积存在体内，早晨排出有利于清理肠胃。如果在晚上睡觉前有时间，就尽量做一下腹部按摩，以右下腹右上腹左上腹左下腹的顺序按摩40次，也能缓解便秘症。有效预防便秘除了要科学喝水外，还要保证足够饮食纤维的摄入，一个原则就是要常吃粗粮，多吃蔬菜水果。

11 饭后立即吃水果容易导致便秘吗

便秘与饭后吃水果是有非常大的关系的，不少人认为饭后吃水果能促进胃肠道蠕动，其实不然，饭后吃水果会影响消化功能，尤其是老年人，长期饭后吃水果会导致便秘。

食物进入胃以后，需经过1~2个小时的消化过程，才能缓慢排出，如果在饭后立即吃水果，就会被先到达的食物阻滞在胃内，致使水果不能够正常在胃内消化，因而在胃内停留时间过长，从而造成腹胀、便秘等症状。

老年人的胃肠功能比较弱，肠胃蠕动比较慢，更容易引起便秘的发生。此外，长期坚持这种生活习惯，还会引起消化功能紊乱。因而即便要吃水果，也应该是在饭后1~2小时。饭后吃水果不如饭前吃水果，因为胃在饭前都已经基本排空，吃了水果之后，其中的糖类可在体内迅速转化为葡萄糖，更易被机体吸收。

12 便秘患者为什么要养成吃早餐的习惯

吃早餐是每个人早晨必须做的一件事，而对于便秘症的患者就显得更为重要了。部分便秘症患者的病因就是因为对早餐的忽视造成的。这部分人常常是为了节省时间、懒惰以及美容之类的理由，而不愿进食早餐。早晨不吃东西，便无法引发胃肠反射，当然就不能使大肠在早晨产生阵发性的强蠕动，也就不能引起便意。因此便秘症的患者应该每天早上都要进食早餐，以引起便意，一感觉有便意的时候就应该立即上厕所。若是能持续如此，必然可以每天引起便意，并逐渐远离便秘症的困扰。

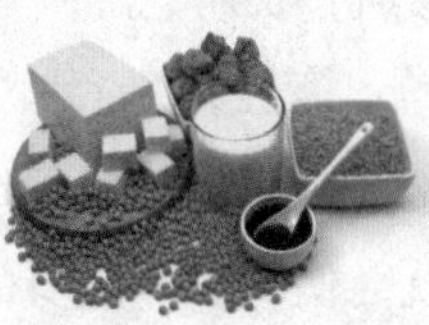

13 为什么说长期服用排毒养颜药容易导致便秘

现在排毒养颜在众多爱美时尚女性中成为了一种新兴的生活休闲方式。然而，目前市场上的排毒养颜药物其主要成分是大黄与芒硝，加上西洋参、生白术、青洋参、小红参、荷叶等组成。大黄与芒硝都是属于寒性的药物，主要作用就是泻下攻火。人体摄入的食物经过消化吸收后，残渣在结肠中形成粪块，粪块经结肠运动进入直肠，引起直肠交感神经兴奋，在交感神经的作用下，直肠收缩，肛门括约肌松弛，大便排出。排毒养颜的药物之所以通便，是因为肠道在药物的化学成分的强烈刺激下加快了蠕动，导致排便。然而，在药物的刺激下，肠道的交感神经系统的敏感性会减弱，从而导致便秘症的产生。因此，女性美容应该以调整饮食习惯和生活习惯为主，科学通便，对症下药，切勿急于求成，滥用药物。

14 便秘患者为什么不宜吃零食

很多人都有吃零食的习惯，还有部分人有时候会把零食当成正餐，进食很不规律。但是不良的饮食习惯恰恰就是形成便秘症最常见的原因。

琳琅满目的零食，如油炸品、腌制品等，大大满足了人们的食欲，却因为缺少纤维素而给肠道蠕动造成了巨大的障碍。甚至有些爱美的女性会为了控制体重一味地控制食量，这样就会因为食物残渣积存不足，而导致肠道蠕动失去动力，致使从粪便中持续吸收水分和电解质。种种的原因造成排入直肠的粪便重量的压力达不到刺激神经末梢感受器兴奋的正常值，无法形成排便反射。因此不能经常吃零食，易导致便秘症，更不利于便秘症的痊愈。

15 便秘患者为什么不宜在吃油腻的食物后喝茶

很多人喜欢在摄取过多油腻食物后，通过喝茶来缓解油腻的感觉，其实这样做是不对的。喝茶要选取一个适当的时间，才能发挥出它的疗效，而不导致便秘。

茶叶中含有大量的鞣酸，与蛋白质结合后会生成具有收敛性的鞣酸蛋白质，使肠蠕动减慢，从而延长粪便在肠道内滞留的时间，既容易形成便秘症，又增加有毒和致癌物质被人体吸收的可能性。因此，吃了油腻的食物后喝茶水不仅不能帮助消除油腻的感觉，而且还会导致便秘症。

16 为什么说运动能预防便秘

对于便秘症的患者来说，运动绝对是不可缺少的习惯之一。因为运动可增加腹肌张力和增强胃肠道蠕动，改善排便动力不足。早晨散散步、慢跑、深呼吸、活动腰部等，都有良好的促进消化和排便的作用。长期不能行动的患者也应该适当动一动，或是做一些适当的按摩以增强肠道的蠕动，久坐不动是引起便秘症的重要因素之一，而坚持户外运动和适宜的体育锻炼，不仅能改善体质，保持体力和精力，还能增进食欲，促使肠道蠕动功能提高，使腹壁肌肉、膈肌、盆腔肌肉等排便肌群得到锻炼而增加肌力，从而做到预防便秘症。

17 哪些运动方式更适合便秘患者

体育活动不仅对多种疾病有预防作用，而且还能使肠胃活动增加，提高肠道的蠕动能力，因而可提高排便动力，预防和治疗便秘症。有几种适合便秘症患者的运动方式：

第一，走楼梯。在下楼梯的时候，踮起脚尖走路，在家赤脚时，也同样用脚尖走路，通过动作来锻炼足肌和腹肌。

第二，踏车运动。仰卧位，轮流屈伸双腿，模仿踏自行车运动，动作要求略快而灵活，屈伸范围尽量大。重复做16次。

第三，半蹲运动。如果长时间站立或是久坐不动，在休息时可以进行半蹲运动，具体做法就是微微分开两脚站立，屈膝呈90°，保持这种姿势，达到30秒即可。

第四，伸展运动。在工作劳累的时候，可以坐在椅子上做伸展运动。具体做法是背靠椅背，双手举高，然后上身后仰，如此反复10次左右。此运动主要锻炼腹肌，长期坚持，可提高腹部力量。

第五，步行。尽量不坐车或是不开车，路途不远最好走路，长期坚持下去，就会使腹肌和全身的肌肉得到锻炼，从而对预防便秘症也十分有效。

18 便秘患者如何做腹肌运动

对于便秘患者来说，经常进行腹肌锻炼对预防便秘症十分有效。

第一，仰卧起坐，仰卧床面身体保持正直，踝关节固定，上体抬至体前屈，双手触及脚面，也可双手交叉抱在头后进行。

第二，收腹举腿，仰卧床面身体保持正直，上体固定，两腿并拢同时上举至90°还原时稍慢。

第三，拉筋运动。坐在床上，两腿伸直，脚尖绷直，两手向后扶床支住身体，双腿向上抬30～50厘米，坚持一段时间，持续时间可由短逐渐加长，每次重复做2~3回。

第四，腹部运动。坐在床上或地上，两腿并拢，小腿与大腿收起，小腿与大腿、大腿与身体之间均呈90°，然后臀部上抬，腹部挺起，这时面部向上，身体呈弓形，双眼能见到腹部为止。

第五，面部向上仰卧，全身放松，静静地做腹式呼吸。

19 经常跳绳对便秘患者有哪些益处

跳绳是一种简便易行、老少皆宜的运动方式，也可防治便秘。防治便秘最好的方式就是通过跳绳震动内脏。弹跳能刺激骨骼、肌肉，促进血液循环，此外还能加强淋巴系统的免疫功能，这对缓解便秘十分重要。同时跳绳时呼吸加快加深，使胸、背、膈肌都参加了运动。跳绳对腹肌、膈肌、盆腔肌群等是一种全面的锻炼，可保证这些参与排便动作的肌群，永葆张力，防止排便动力不足，可预防便秘症。

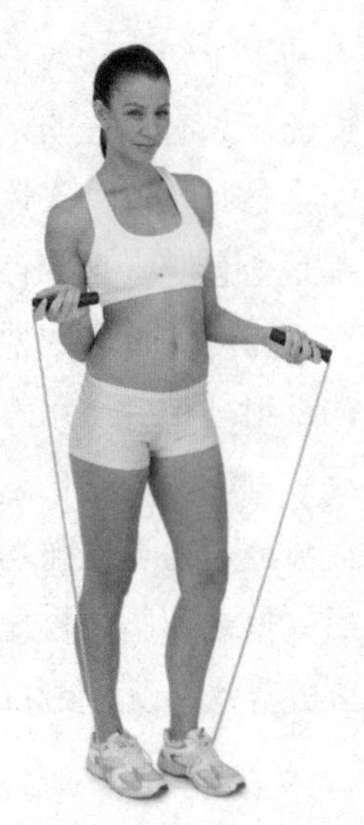

另外，足底是人体经络汇集之处，跳绳运动时脚不断弹跳对足底不断地产生刺激和按摩。对便秘患者也有治疗作用。

20 慢走对便秘患者有哪些益处

如果有时间，在饭前或是饭后都可以到户外或是自家小区散散步，以缓解便秘症。因为人在行走的时候，绝大多数肌肉、骨骼、韧带都能参与活动，可以促进血液循环，调节心肺及胃肠功能。慢走的好处有很多，对习惯性便秘症、心脏病、高血压、动脉硬化、气管炎、胃溃疡等疾病均有一定的治疗作用。但在慢走的时候也要注意一些要领：

首先就是行走的姿势，要注意保持头部直立，肩部放平，背部放松，收小腹，使下背部不致弯曲。在步行的时候，两脚平行，以肩宽为步伐大小。

其次，在行走的过程中可握拳并有节奏地捶击腹部，以感觉不痛为宜，每分钟捶击30次左右，每天捶腹1次，每次坚持半小时，可使排便通畅。

最后应避免在很冷、很热、大风或是极潮湿的天气中进行锻炼。走路的时候也不宜穿高跟鞋、尖头鞋，以运动鞋为宜，配穿棉袜，这样不仅能吸汗，也可以防止起水泡。行走时还要注意步伐稳健，如果累了就要适当休息。

21 常听音乐有益于治疗便秘有什么道理

音乐有调节心神之功能，可使机体气机舒展通畅，调节体内各脏腑气血平和，使生命活动强盛，从而维持人体有机体的生命和健康。美妙的音乐，通过听觉器官传入大脑，可提高大脑皮质神经细胞的兴奋性，活跃和改善情绪，清楚外界精神心理因素所造成的紧张情绪，通过神经和神经体液调节机制，促进人体分泌出多种有益健康的激素、酶等生理物质，从而起到调节血液流量，促进血液循环，增强心脑肝肾等功能，增加胃肠蠕动和消化腺体分泌，加强新陈代谢等作用。

当人患病时，体内节奏处于异常状态，选择相应的乐曲，借音乐产生的和谐音频，可使人体各种振频活动更加协调，从而起到兴奋、镇痛、调整情绪等作用，达到治疗目的。

音乐对于人体产生的影响主要是通过心理作用和物理作用这两条途径来实现的。音乐的心理作用非常明显，不同的音乐可激发人们不同的情绪。音乐能影响人对客观事物的态度和评价，从而有利于改善和协调人与周围环境的关系，并且可以锻炼人的注意力和记忆力，启发和丰富人的想象力和创造力，从而有利于调整和改善人的个性特点和行为方式，同时还能加强人们对人生意义的认识和自我信心。音乐的物理作用是通过音响来影响人体的生理功能，以使人体的能量被激发出来。

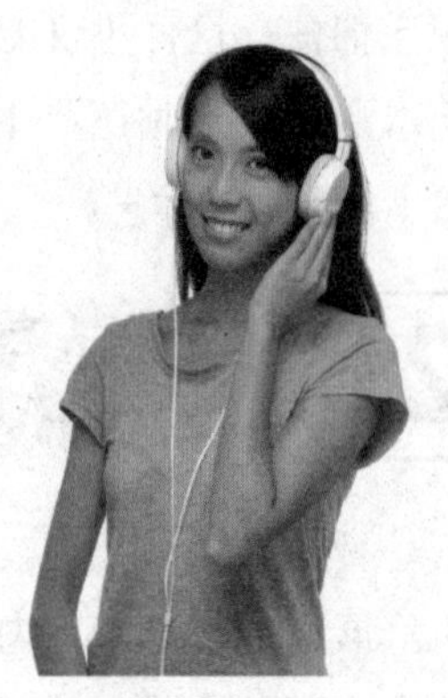

22 便秘患者经常进行足浴有哪些益处

在秋冬季节，很多人都喜欢用热水泡脚。因为秋冬天气寒冷，有些人双脚总处于冰凉状态，用热水泡脚，加快了血液循环，可让双脚很快暖和起来。

用热水洗脚，在医学上叫作足浴。我国自古以来就有足浴能养生的说法。人体有6条经络汇集在脚上，五脏六腑在脚上都有相应的穴位。用热水洗脚，热水加上双手的搓揉按摩，可刺激足部经穴，通过经络疏通气血，促进脏腑气血运行，并温养脏腑，调节脏腑功能。而现代医学研究也证明了我国医学的这一理论，认为热水可对脚上丰富的神经末梢产生温和的刺激，反射到大脑皮质，具有调节神经系统及全身组织器官功能活动的作用，并能促进血液循环和新陈代谢。

中西医理论都肯定了进行足浴能够增强肠胃功能，促进并调节胃肠运动，从而有利于排便的功效，所以热水足浴对防治便秘症具有良好的作用。另外，根据生物的全息胚学说，人体的耳、鼻、手、足等都是全息胚。足部存在着与人身各组织器官相对应的位区或地带，它们是反应敏感的反射地带。当用热水洗脚时，足部受到温热刺激，即把信息传递到周身而促进气血流通，协调脏腑功能。所以，如果足浴后，擦干双脚，再配合足部按摩，可起到强健身体、预防便秘的功效。